U0298013

超声医学临床实践基础

主　编　周　军　崔立刚

副主编　李开艳　周　青　王　静

编　委　（以姓氏笔画为序）

王　阳　王　娟　王　静　韦　力　刘　蓉

刘亚娟　李开艳　李琼兰　杨　兵　肖　蕾

何　勇　张文君　陈　亮　周　军　周　青

周　畅　赵　云　赵　胜　胡　兵　胡亚飞

姚　志　黄　浩　龚巧芹　崔立刚　谢　斌

鲍荣辉

秘　书　刘　芸

科学出版社

北京

内 容 简 介

本书主要介绍了超声医学基础、常见病的超声诊断及介入超声诊疗，共13章。第一章至第三章系统阐述了超声基础物理知识、超声仪器的调节与维护、超声常用术语及释义。第四章至第十三章介绍了常见疾病超声诊断、鉴别诊断及临床意义（心脏，消化系统，泌尿系统，男性生殖系统，妇产科，外周血管，腹壁、腹腔大血管，浅表器官，肌肉骨骼系统），并详细阐述了介入超声诊疗的应用，包括适应证、禁忌证、术前准备、操作方法、疗效及注意事项。内容系统全面，图文并茂，附图420余幅，注重临床实用性和可操作性。

本书适用于住院医师规范化培训，也可供影像专业实习生、进修生，基层超声医师参考阅读。

图书在版编目 (CIP) 数据

超声医学临床实践基础 / 周军，崔立刚主编 . —北京：科学出版社，2018.5

ISBN 978-7-03-057251-6

Ⅰ . ①超… Ⅱ . ①周… ②崔… Ⅲ . ①超声波诊断 Ⅳ . ① R445.1

中国版本图书馆 CIP 数据核字 (2018) 第 077262 号

责任编辑：马　莉 / 责任校对：严　娜　贾娜娜
责任印制：肖　兴 / 封面设计：龙　岩

科学出版社出版

北京东黄城根北街 16 号
邮政编码：100717
http://www.sciencep.com

北京汇瑞嘉合文化发展有限公司　印刷
科学出版社发行　各地新华书店经销

*

2018 年 5 月第　一　版　　开本：787×1092　1/16
2018 年 7 月第二次印刷　印张：25 3/4
字数：594 000

定价：198.00 元
（如有印装质量问题，我社负责调换）

序

随着科学技术的快速发展，特别是经过几代超声医学工作者的不懈努力，超声医学已经成为临床不可或缺的重要医学诊疗方法之一；据不完全统计，超声从业人数已超过20万，其规模和诊疗内容都不能同日而语。

超声医学的特点是以解剖学、物理学、病理生理学及临床医学为基础的一门交叉学科，加之我国超声医学走了一条有别于欧美国家的发展模式，使其从单纯的辅助检查逐步发展为集检查、诊断及治疗于一体的临床学科。2013年由国家卫生和计划生育委员会牵头的国家七部委局批准了超声医学成为规范化住院医师培训的独立学科，这将为我国超声医学进一步发展注入新的活力。超声医学涉及的临床知识较广、覆盖的医学专业较多，这就要求超声医师不仅要掌握医学影像及相关的内科、外科、妇科、儿科等多学科知识，还要具有得心应手的实践操作技能及严谨、敏捷的分析判断能力。

超声医学的住院医师规范化培训工作的广泛开展和即将开始的超声专科医师培训，是推动建设高素质超声人才队伍的重要保证，这将使超声医师的培养更加规范、更加严格。周军教授和崔立刚教授主编的《超声医学临床实践基础》，以系统为纲，主要介绍常见病、多发病，同时采取系统疾病超声诊断与介入诊疗相结合的方式进行编写，内容系统、全面，图文并茂，是广大年轻医师在按照大纲要求进行轮转学习的同时，通过自学来提高自己专业水平的重要参考书之一。本书所有编者均是工作在临床一线的中青年超声专家，他们既有很好的超声物理基础，又有丰富的超声临床实践和教学经验，这些将使本书的内容更加生动、更具有阅读性和启发性。

中国人民解放军总医院超声科主任医师、教授
中国医师协会超声医学分会会长

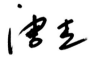

2018年4月

前　言

超声医学是基于声学理论和计算机技术应运而生的一门新兴学科。随着声学理论研究的深入、电子计算机科学的迅速发展，超声医学的新技术也层出不穷，如超宽频探头、谐波成像、实时三维成像、声学造影、介入超声等，大大拓宽了临床应用范围，使其几乎能对人体所有器官和组织进行检查及诊断。如今超声医学已超出传统医学影像学概念，成为融影像诊断和介入诊疗为一体的现代特色学科，这就对超声医师更快更好的成长提出了更高的要求。

当前，住院医师规范化培训已逐渐走向正轨，学员在紧张的培训中既要强化理论知识体系，又要加强临床操作技能，因此特别需要一本参考书，能针对超声仪器的使用，正确的检查手法及体位，各种常见病、多发病的诊断、鉴别诊断及临床价值，介入诊疗相关基本理论、基本技能进行系统讲解。鉴于此，我们邀请了一批有多年教学经验的专家参与编写此书。他们所在的医疗机构既有全国著名的医院，又有地区医疗中心；既是三甲医院，又是国家住院医师规范化培训基地。这是本书具有较强实用性和针对性的重要基础。

全书共13章，50余万字，精选图片420余幅，简明扼要，图文并举。第一章至第三章主要介绍超声的基础理论知识，包括超声物理特性及诊断基础、超声仪器的调节与维护、超声常用术语及释义。第四章至第十三章分系统介绍疾病的超声诊断（包括心脏、消化科、泌尿科、男性生殖科、妇科、产科、外周血管、腹部、浅表器官、肌肉骨骼系统等），从病因和病理、临床表现、超声诊断、鉴别诊断及临床价值五个方面一一讲述，帮助读者了解疾病的发生、发展规律，以及超声图像的共性与特性；同时以较大篇幅介绍疾病的超声介入诊疗知识，从适应证、禁忌证、术前准备、操作方法、疗效及注意事项六个方面进行阐述，帮助读者了解介入诊疗的适用范围、技术特点及其优势与不足。

本书的撰写得到了北京大学第三人民医院、华中科技大学同济医院、华中科技大学协和医院、湖北省人民医院、湖北省妇幼保健院、三峡大学第一临床医学院（宜昌市中心人民医院）、三峡大学仁和医院、十堰太和医院、恩施州中心医院、黄冈市中心医院、荆州市第一人民医院等单位超声影像科及三峡大学医学院的大力支持，解放军总医院唐杰教授也对本书编写提出了宝贵的指导意见，在此表示衷心感谢！三峡大学第一临床医学院超声科刘蓉博士负责全书统编工作，刘芸、龚巧芹等为本书编写与校对做了大量辅助性工作，在此一并致谢！

　　由于我们水平有限，加之统编时间仓促，若书中存在缺漏之处，恳请专家、读者不吝赐教，以期再版时资鉴修正。

三峡大学第一临床医学院副院长　周　军

北京大学第三医院超声科主任　　崔立刚

2018年4月

目 录

第一章

超声物理特性及诊断基础

第一节 超声波的概念及基本特性

一、超声及超声诊断的定义

超声（ultrasound）振动源所致弹性介质的机械振动，其频率超过人耳的听觉上限20 000Hz时称为超声波（简称超声），20 ~ 20 000Hz时称为声波，低于20Hz称为次声波。医疗诊断所用超声的频率范围在1MHz ~ 40MHz。

超声诊断（ultrasonic diagnosis）基本原理是把超声波作为信息载体，利用它在人体组织中的传播特性，即超声波进入人体后遇到各种组织器官介质界面时所产生的反射、散射、折射、吸收衰减等信号变化，利用相应设备获取超声波与人体组织相互作用后发生变化的信息，并将这些信息变化加以接收放大和处理，以各种可供分析的图像、曲线或其他数据形式显示出来，进行医学诊断。

过去半个世纪中，随着计算机技术的进步，超声诊断进展非常迅速，从早期的A型、M型超声，发展到B型超声，至现在的动态实时三维成像；由黑白灰阶超声成像发展到彩色血流显像、谐波成像、组织多普勒成像、弹性成像等。同时各项新的超声检查技术如腔内超声检查、器官声学造影检查、介入超声等进一步扩大了超声诊断的应用范围。目前超声诊断不仅能观察人体组织器官形态，而且能检测其功能和血流状态，在临床诊疗决策上发挥着重要作用，已经发展成为医学影像学的重要组成部分。

二、诊断超声的发射与接收

诊断超声主要是通过仪器探头内的压电晶体发射与接收。压电晶体（piezoelectric crystal）是超声探头的核心部分，是能产生压电效应的材料，如压电陶瓷。当在压电晶体上施加压力时，随着晶体宽度的变化，晶体表面出现异名电荷（图1-1），这种机械能转变为电能的现象称为压电效应（piezoelectric effect）。基于压电效应原理，当反射超声作用于探头的压电晶体上时，晶体两侧产生微弱的异名电荷，由仪器线路接收放大，以光点波幅的形式显示出来，构成图像，用于诊断疾病和引导治疗。当将压电晶体置于电场之中时，晶体的宽度出现变化，这种电能转化为机械能的现象称为逆压电效应（图1-2）。基于逆压电效应原理，给予超声探头高频交流电信号，形成电场，使其内的压电晶体发生体积胀缩改变，推动周围介质高频振动传播，即超声发射。由此可见，超声仪器上的探头是进行电声和声电转换，即发射和接收超声的核心部件，又称为换能器（transducer）。根据临床诊疗应用需求，超声探头的功能和外形设计多种多样，如腔内与体表、线阵与凸阵等。

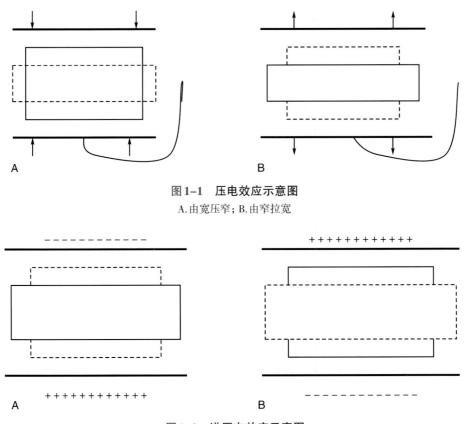

图1-1　压电效应示意图

A.由宽压窄；B.由窄拉宽

图1-2　逆压电效应示意图

A.由窄变宽；B.由宽变窄

三、超声波的物理特性

由声源发出的超声振动在介质中以疏密波方式传播，具有一定的波长（λ）、周期（T）、频率（f）和速度（C）。

1.波长　指超声在传播中两个相邻位相的相同质点之间的长度，即超声波在一个完整周期内所通过的距离。

2.频率　单位时间内质点振动的次数为频率，单位为赫兹（Hz），用于医学诊疗上的超声频率常为1～40MHz。超声成像时频率越高，则波长越短，穿透力越差，图像分辨力越高；反之，频率越低，则波长越长，穿透力越强，图像分辨力越低。

3.周期　超声传播过程中质点振动一次所需时间为一个周期，单位为s。周期和频率的关系为$T=1/f$。

4.声速　指超声在介质中传播时单位时间内行进的距离，单位为m/s，声速、频率、波长三者之间的关系为$C=f \cdot \lambda$。超声在介质中的传播速度与介质的弹性（K）和密度

（ρ）密切相关，遵循下列公式 $C=\sqrt{K/\rho}$，即弹性与密度比值大的介质，声速高，反之则声速低。超声波在固体中声速最快，液体中次之，气体中最慢。超声在同一介质中传播时，声速是固定不变的。

5.声阻抗（Z）　指超声波在介质中传播时某点的声压和该点速度的比值，它等于密度与声速的乘积，即 $Z=\rho \cdot C$。不同介质具有各自的声阻抗特性，以及两种相邻介质之间存在的声阻抗差，是支撑超声诊断的最基本物理特性之一。

6.界面　两种不同声阻抗物体的交界面称为界面（boundary），是形成超声反射和散射的基础。

四、超声波在人体组织内的传播特性

超声波在人体各类组织中传播时声速各不相同，人体软组织的声速与液体近似，平均为1540m/s；肺及胃肠道气体等为350m/s；骨与软骨约为4500m/s。超声进入人体组织传播时，与人体组织相互作用，产生多种物理现象，形成了声像图上的各种特征，是超声诊断的重要基础。

1.束射性（方向性）　超声波在介质中呈直线传播，具有良好的束射性或方向性，是超声对人体组织器官进行定向探测的基础。尽管如此，随着超声波传播距离的加大，超声场及声束仍会发生一定的扩散（图1-3）。扩散声场与直线传播方向所形成的角度称为扩散角（θ）。扩散角与声源直径（D）及波长（λ）有关，即 $\sin\theta=1.22\lambda/D$。通常将邻近探头（声源）一定范围内声束宽度几乎相等区域称为近场（near field），探头远方的区域称为远场（far field）。远场开始点与声源距离（L）、声源半径（r）及波长（λ）三者之间的关系为 $L=r^2/\lambda$。超声频率越高，波长越短，声束的指向性越好，则近场越长，声能扩散越小，图像质量就越好。超声成像中常常利用电子孔镜等多种方式对超声束进行聚焦，解决声能扩散问题以提高图像质量。

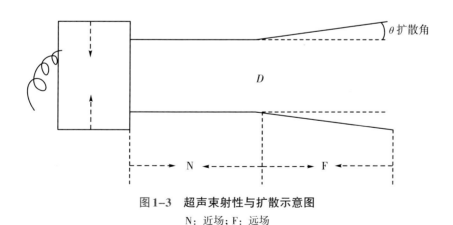

图1-3　超声束射性与扩散示意图

N：近场；F：远场

2.反射、折射和散射　超声在人体组织中传播，遇到两种不同声阻抗组织的交界面时，发生反射、透射、折射或散射，与界面两侧组织的声阻抗差和界面大小密切相关。超声束在同一声阻抗特性的均匀组织中呈直线传播，当超声束传播途中遇到大于波长且具有不同声阻抗的界面时，一部分声束发生反射，另一部分声束发生透射与折射进入另一种介质（图1-4）。反射声束的多少与两种介质间声阻抗差的大小有关，即声阻抗差越大，反射越多。反射声束方向与入射角有关，即入射角（θ_i）等于反射角（θ_r）。当超声束遇到小于波长且声阻抗不同的界面时（如红细胞），则声能量发生散射，返回探头方向的散射称为背向散射或后散射，可以通过计算背向散射积分指数，来评价人体组织结构器官的声学特性和功能状态。

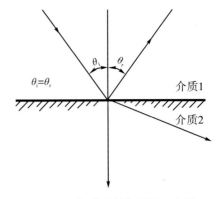

图1-4　超声反射与折射示意图

3. 衰减　指超声在介质中传播时随着距离的增大而发生能量衰减。衰减的机制包括声束的远场扩散、界面反射和散射、介质吸收（介质的黏滞性、导热性和弛豫性）。不同的人体组织对超声的吸收衰减程度不一，主要与组织中蛋白质和水的含量有关，常用半价层来表示，即超声在组织中传播时能量衰减一半所行进的距离。同一种组织中超声能量的衰减程度又随着频率的增高而增大。

4. 多普勒效应（Doppler effect）　是由奥地利物理学家Christian Johan Doppler于1842年首先提出，当时的物理学家在观察星体运动时发现星体颜色会发生改变，并研究证实，它是由于观察者与星体之间存在相对运动，从而引起星体光波频率改变，这种物理现象称为多普勒效应。超声诊断中，当超声束遇到运动界面时，反射波和散射波频率发生改变的现象属于多普勒效应，其频率变化称为多普勒频移（f_d）。这一物理特性被广泛应用于心脏、血管等活动脏器的检测。

5. 非线性传播　在传统的超声成像过程中，用于超声成像的反射波频率与发射的超声频率相同，反射波的强度也随发射波的强度成比例地增加或减少，即两者间呈一种线性关系。实际上，超声波在组织中传播时呈非线性关系。超声波在组织中传播时形成压缩区和稀疏区，前者压力高，后者压力低，两者间的压力差引起声波传播速度的改变。这种声波传播过程中各点的传播速度不同，引起波形逐渐畸变，导致谐波产生。因此，超声波在介质中传播时，除了与发射频率一样的超声波（称为基波）外，还含有整倍（如2倍、3倍等）于基波频率的声波，称为谐波（harmonic）。谐波的次数越高，频率越高，组织中衰减越大，振幅越小。目前可用于超声成像的非线性传播多为二次谐波，称为二次谐波成像（second harmonic imaging），利用人体组织来源的二次谐波进行成像，称为自然组织谐波成像（native tissue harmonic imaging），利用声学对比剂来源的二次谐波进行成像，则称为对比剂谐波成像。

第二节　超声诊断显示方式及其意义

超声诊断的显示方式甚多，最常用的有两类五型。常依据工作原理不同分为两类：脉冲回声式及差频回声式。脉冲回声式的基本工作原理为发射重复频率500～1000Hz或者更高频率的短脉冲超声，使用对数式放大器接收放大，数字扫描转换技术进行数模转换，显示图形。根据成像原理及显示方式不同可分为A型、B型、M型三型。差频回声式的基本工作原理为发射固定频率的脉冲式或连续性超声波，获取回声的频率变化（差频回声）信息，与发射频率比对，获得两者正负差量值，以图形方式显示。后者又根据工作及显示方式不同可分为D型速度频谱曲线和D型彩色成像两型。

1.A型（amplitude mode）　为振幅调制型，单条声束在传播途径中遇到各个界面所产生的一系列的散射和反射回声，在示波屏时间轴上以振幅高低表达。示波屏的X轴自左至右为回声时间的先后次序，代表人体组织的浅深；而Y轴自基线上代表回声振幅的高低。A型超声为一维图像，信息量少，目前仅在眼科临床中有应用，主要取其距离深度测量作为分析依据，在其他领域已不再应用。

2.B型（brightness mode）　为辉度调制型，基本原理为将声束传播途径中遇到的各个界面所产生的一系列散射和反射回声，在示波屏时间轴上以光点的辉度（灰度）表达。B型示波屏时间轴在Y轴上与A型仪不同。B型超声成像有如下特点：回声界面以光点表达；各界面回声振幅（或强度）以辉度（灰度）表达；声束顺序扫切脏器时，每一单条声束线上的光点群按次分布成切面声像图（图1-5）。本型又分灰阶（grey scale）与彩阶（color scale）显示，静态（static）和实时（realtime）显示等。目前临床常用的为帧频大于24f/s的实时灰阶（灰阶数大于64）或彩阶仪器。根据探头与扫

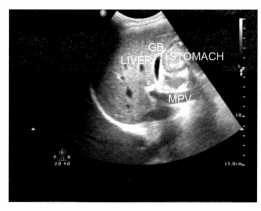

图1-5　B型超声的肝脏切面声像图
LIVER：肝脏；GB：胆囊；MPV：门静脉主干；STOMACH：胃

描方式又可分为线阵扫描、扇形扫描、凸弧扫描等，以凸弧扫描适用范围最广。

3.M型（motion mode）　为活动显示型，其原理为单条声束取样获得界面回声，回声辉度调制，示波屏Y轴为距离轴，代表界面深浅，示波屏X轴代表慢扫描时间的基线，表示在一段较长时间内（数秒至数十秒）超声与其他生理参数的显示线。M型获得"距离-时间"曲线，主要用于诊断心脏病及胎动、胎心率及心律测定。自从扇形扫描出现并发展完善后，M型主要用作心脏或瓣膜结构在时相上的细致分析，可进一步丰富、完善扇形扫描的图像诊断信息（图1-6）。

4.D型（Doppler mode）　速度频谱曲线。D型为差频示波型，是单条声束在传播中遇到各个活动界面所产生的差频回声，在X轴的慢扫描基线上沿Y轴显示其差频的大小。通常基线上方显示正值的差频，下方显示负值的差频，振幅高低代表差频的大小。例如，输入"声轴-流向"夹角θ数值，经计算可直接显示血流速度。曲线谱宽代表取样线段经过管腔所获得的多种流速范围，各点的辉度代表不同流速间的统计分布（图1-7）。

5.D型彩色成像（color Doppler flow imaging，CDFI）　是采用自相关技术获得一个较大腔室或管道中的全部差频回声信息，予以彩色编码，彩色图像直观显示腔室和血

管中的血流状况。一般要求：①彩色分离，通常用红黄色谱代表一种血流方向，蓝绿色谱代表另一种方向。并用红色表示低流速，越往黄色，流速越高，最高流速为白色（代表屏幕显示色）；以蓝色表示另一方向的低流速，越往绿色，流速越高，最高流速为白色（代表屏幕显示色）。②彩色实时显示，用于追踪小血管行径。

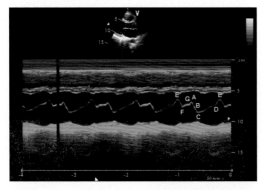

图1-6　M型超声显示二尖瓣前叶运动曲线

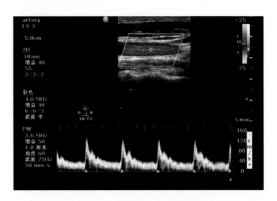

图1-7　D型速度频谱曲线

振幅的高低代表速度的大小，位于基线上方表示血流朝向探头

第三节　超声成像的基本原理

一、二维超声成像原理

二维超声成像的基本原理是将超声束在人体组织器官传播途径中遇到各个界面所产生的一系列背向散射和反射回声，在显示器上以不同亮度的光点（灰度）展示出来，构成一幅图像，通过图像比对分析，来获取诊疗信息。超声图像由许多像素构成，像素的亮度反映了回声强弱。显示器上图像从最暗到最亮的像素变化过程即从黑到灰再到白的过程称为灰度，将灰度分成若干等级，即为灰阶。诊疗过程中观察到的人体组织脏器切面图像，可以用不同的灰阶强度、回声的空间范围和几何形状等加以描述。

（一）人体组织声阻抗特性与图像回声强弱

人体不同组织具有各自的声阻抗特性，两种相邻组织之间存在声阻抗差，由此产生反射与散射，构成超声成像的基础。反射的强弱取决于界面两侧组织声阻抗差的大小，通常以反射系数 E 来表示，$E=(Z_1-Z_2)/(Z_1+Z_2)$。由此可见，声阻抗差越大，反射越强，反之则越弱，在图像上则表现为不同灰阶强度的回声信号。

1.强回声　反射系数大于50%，灰度明亮，后方常因衰减而形成声影，如骨骼、气体、结石、各种钙化灶等声像图表现。

2.高回声　反射系数大于20%，灰阶较明亮，后方常不伴有声影，如肾窦和纤维组织等声像图表现。

3.等回声　灰阶强度呈中等水平，如正常肝脏、脾脏的实质脏器的声像图表现。

4. **低回声** 呈灰暗水平的回声，如肾皮质等均质结构声像图表现。

5. **弱回声** 表现为透声性较好的和呈很低水平的回声，如肾锥体和正常淋巴结的回声。

6. **无回声** 均匀的液体内无声阻抗差异的界面或无反射即呈无回声，如正常充盈的胆囊内胆汁、膀胱内尿液、血管内血液等。

（二）镜面反射与脏器结构轮廓显示

超声在人体组织传播时发生反射、绕射与散射，除了取决于界面两侧组织的声阻抗差外，还取决于界面的大小，当超声束遇到大于波长的界面时发生反射，遇到小于波长的界面时发生散射，遇到等于波长的界面时发生绕射。脏器的包膜、血管壁等主要由纤维组织构成，与其前后组织存在较大的声阻抗差，形成较强的反射回声。同时，这些组织都属于比较大的界面，对超声波形成了类似镜面的反射，能清晰显示脏器的轮廓和血管壁的结构，是超声图像显示人体器官轮廓结构的重要基础。

（三）散射光点与图像内部回声分布

超声在人体组织器官内部传播时，常常都是小于波长界面所形成的背向散射回声，在二维超声图像上显示为灰度不同的光点，这些光点并不直接代表某一具体组织结构，常常按照图像中光点回声分布情况分为均匀性或不均匀性，后者包括规律性深度递减，以及点状、线状和小区性分布不均等随机性不均分布。此外，病灶内部的回声分布描述也可用均匀或不均匀进行表达。

分辨力（resolution power）是衡量超声图像质量最重要的技术指标。

二维超声分辨力：通常指二维超声图像上能够区别两个光点之间的最小距离。它包括轴向分辨力、侧向分辨力、横向分辨力、细微分辨力和对比分辨力。轴向分辨力指图像深度方向上的分辨力，取决于发生超声的频率，频率越高，则所成图像的分辨力越高，通常3.5MHz探头轴向分辨力在1mm左右。侧向分辨力指图像水平方向上的分辨力，取决于探头长轴方向的声束宽度、聚焦效果等，通常3.5MHz探头侧向分辨力在1.5～2mm。横向分辨力取决于探头的厚度及探头短轴方向的声束宽度，常常产生的问题是容积效应形成断面信息叠加图像。细微分辨力指显示散射光点大小的能力。对比分辨力指显示回声信号间微小差别的能力。

（四）回声形态的描述

二维超声图像除了脏器和病灶轮廓，内部回声强弱和光点分布均匀性外，正常组织器官或病灶内部常常出现一定形态的回声，大致分类如下。

1. **点状回声** 回声呈细小亮点状。

2. **斑点状回声** 回声聚集呈明亮的小片状，其大小在0.5cm以下，有清晰边界。

3. **团状回声** 回声光点聚集呈明亮的团状，有一定的边界。

4. **环状回声** 回声光点排列呈圆环状。

5. **带状或线状回声** 回声光点排列呈明亮的带状或线状。

（五）特殊回声征象

有些病变在二维超声图像上出现某种特征性回声或特殊征象，形象化地命名为某征，用以突出或强调这些征象的特点。

1. **"靶环"征及"牛眼"征** 在圆形高回声病灶四周有1～3mm的无回声环包绕，

宽度常大于原发性肝癌的声晕，称为"靶环"征。较大病灶的高回声中央部分有时可坏死、液化而出现粗点状无回声区，则称"牛眼"征，亦称"同心圆"征，常见于肝内转移性肿瘤。

2."驼峰"征　肝肿瘤自肝表面隆起者，包膜处呈驼峰样表现。

3."双筒枪"征与"平行管"征　肝门部肝外胆管或胆总管因下端梗阻产生扩张，在声像图上形成与门静脉平行且管径相近或略宽的管道回声，称为"双筒枪"征。同时，肝外胆管或胆总管梗阻，常有肝内胆管扩张，与并行的门静脉形成"平行管"征。

4."假肾"征　胃肠道肿瘤时，全周壁或较广泛管壁增厚，中间（多为偏心性）气体强回声和肿瘤组织低回声结构形成的声像图，类似于肾脏图像。

5."彗星尾"征　超声波遇到金属避孕环、游离气体、肝内胆管积气、某些结石等时，声像图表现为强回声及其后方的逐渐衰减、多次反射的狭长带状回声，形如"彗星尾"闪烁。

6."蝌蚪尾"征　乳房内或肝内小囊肿无回声区后方回声增强形成的图像。

（六）回声时间与测距

超声图像上组织厚度等径线测量，主要依据超声波通过它的时间与声速的乘积，因为时间为入射和反射超声波通过的时间之和，故测距公式为 $L=C \cdot T/2$。所有超声仪器计算距离时采用的声速为软组织和液体的平均值，是导致超声测值与实际值之间微小误差的原因之一。

二、多普勒超声成像原理

超声成像中以某种频率发射的超声波，遇到运动界面时会出现多普勒效应，致使接收到的频率与发射频率间出现偏差，这种频率变化称为多普勒频移（Doppler shift）。与发射频率比较，回声频率的高低取决于运动界面与探头间的相对运动，当运动界面朝向探头运动时，接收的回声信号较发射频率高，频移为正值，反之则低，频移为负值。其关系式为 $f_d=|f_r-f_0|= \pm 2V \cdot f_0 \cdot \cos\theta/C$，式中 f_d 为频移，f_0 为入射超声频率，f_r 为反射超声频率，V 为反射界面运动速度，C 为超声在介质中的声速，θ 为界面运动方向与入射声束方向间的夹角。由此公式可见，超声仪器自动获取 f_d、f_r、f_0、θ、C，可以即时计算出界面运动的速度 V，进而通过分析 V 值的变化来了解界面运动的状况，这是多普勒超声成像的基础。

（一）频谱多普勒

频谱多普勒是超声多普勒成像最基本工作模式，用来观察心脏、大血管、靶器官及病灶血管的血流情况。频谱多普勒在临床的应用分为脉冲多普勒（PW）和连续多普勒（CW）两种方式。

脉冲多普勒是通过调整采样容积（sample volume，SV）位置和大小，利用"距离选通"功能，进行深度定位采样分析血流信号的。它在检测高速血流时会产生血流混叠现象（aliasing），是由于频移值（f_d）超过 1/2 PRF（脉冲重复频率），即奈奎斯特（Nyquist）极限值，产生了频谱混叠，表现为正性频移将错误地表现为负性频移，频谱曲线图像上表现为基线上方的频谱转移至基线下方，反之亦然。混叠现象的出现给频谱曲线分析造成了困难，影响对高速血流的检测。

连续多普勒的脉冲重复频率实际上就是超声波的发射频率，理论上可以检测极高速血流而不会产生频谱混叠，常用来测量高速血流。但连续多普勒不可能采用时间延迟电路，无距离选通功能，因此，它所接收到的多普勒信号是采样声束经过途径中所有血流信号的总和，不利于准确进行深度定位分析。脉冲多普勒速度范围常常能够满足腹部脏器血流检测的要求，但在心脏疾病检测中，需两者结合应用，相互补充，才能全面掌握检测目标的血流信息。

频谱多普勒分辨力包括多普勒流速分布分辨力（流速分布范围）、多普勒流向分辨力（区别不同方向的血流）和多普勒最低流速分辨力（检测最低速血流）。

（二）彩色多普勒

彩色多普勒血流显像（color Doppler flow imaging，CDFI）是在脉冲多普勒技术基础上，将接收的信号经自相关技术处理，以伪彩色编码显示血流信息。伪彩色编码常以红、绿、蓝三种颜色为基础，一般朝向探头的血流定为红色，背离探头的血流定为蓝色，湍流以绿色表示（图1-8）。正向湍流的颜色接近黄色（红色与绿色混合所致），负向湍流接近湖蓝色（蓝色与绿色混合所致），正常血流为层流，显示出纯正的红色或蓝色，而红、蓝色的亮度与其相应的血流速度成正比。

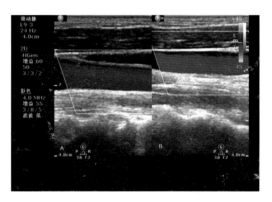

图1-8 彩色多普勒

A.血流朝向探头为红色；B.血流背离探头为蓝色

彩色多普勒所显示的实时二维血流图，能形象直观地显示血流的方向、流速和性质。

1.**彩色多普勒分辨力** 包括空间分辨力和时间分辨力，前者反映彩色血流信号边缘光滑程度及其与二维结构叠加状态，后者指实时检测反映彩色血流信号的能力。

彩色血流显示一般有四种方式：①速度-方差显示，它显示血流速度和方向，同时显示湍流（变化程度），多用于心腔高速血流检查。②速度显示，它也显示血流速度和方向，以红色代表朝向探头的方向，蓝色代表背离探头的方向，颜色的明暗反映血流速度的快慢，通常用于腹部及低速血流检查。③方差显示，它显示血流离散度，当血流速度超过仪器检测的极限或湍流时，彩色信号从单一彩色变为多种朦胧色，直至五彩镶嵌，常见于瓣膜口狭窄的射流及心室水平的分流等。④能量显示，用彩色的饱和度显示血流能量大小，多用于低速血流的检测。

2.**速度型彩色多普勒** 以红细胞运动速度为基础，以伪彩色显示血流图像，用彩色的颜色表示血流方向和分散性，用彩色的明暗表示血流平均速度快慢，优点是能显示血流的方向、速度和性质。速度型彩色多普勒也存在如下局限性：①对入射角的依赖性，入射角的改变不仅可以引起色彩亮度的改变，甚至可以改变颜色。当入射角为90°时，cos90°为零，不能显示血流。②超过奈奎斯特频率极限时出现彩色混叠。③检查深度、成像帧频、可检测流速之间相互制约。④有时可能会因流速过高而误认为是湍流。

3.**能量型彩色多普勒**（power Doppler imaging，PDI） 是以红细胞散射能量（功率）

的总积分进行彩色编码显示，通常以单色表示血流信息。它有以下特点：①对血流的显示只取决于红细胞散射的能量存在与否，彩色的亮度依赖于多普勒功率谱总积分，能量大小与红细胞数量有关，即使血流平均速度为零，只要存在运动的红细胞，能量积分不等于零，就能用能量图显示，所以能显示低速血流。②成像相对不受超声入射角度的影响。③不能显示血流的方向、速度、血流性质。④对高速血流不产生彩色混叠。该技术既可单独使用，也常常和声学造影技术联合用于观察脏器的血流灌注情况。

彩色多普勒有利于检出血管，鉴别管道性质是血管、胆管或其他结构，显示血流的起源、走行、时相，识别动静脉，了解血流性质及血流速度的快慢等。

（三）多普勒频谱分析

1.多普勒频谱分析原理　超声多普勒检测到的常常是众多红细胞，各个红细胞的运动速度及方向不可能完全相同，因此，探头接收的背向散射回声含有许多不同的频移信号，显示为复杂的频谱分布。把复杂振动的各个简谐振动频率和振幅分离出来，形成频谱，即为频谱分析。频谱分析法的基础是快速傅里叶转换技术（FFT），最常用的是"速度（频移）–时间"显示图谱（图1-9），图中X轴表示血流持续时间，单位为s，Y轴代表血流速度（频移），单位为cm/s。

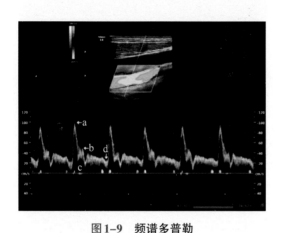

图1-9　频谱多普勒

a: 收缩峰；b: 频宽；c: 频窗；d: 舒张期末

2.频谱波形的意义

（1）基线上方的波形表示血流朝探头方向流动，而基线下方的波形表示血流背离探头方向。

（2）频谱灰阶表示取样门内速度方向相同的红细胞数量，灰阶高则数量多。

（3）频谱宽度是指频谱垂直方向上的宽度，表示某一时刻取样门中红细胞运动速度分布范围的大小。频谱宽，反映速度分布范围大；频谱窄，反映速度分布范围小。通常湍流为频谱宽，层流为频谱窄。频谱宽度也受取样门大小影响，取样门小，易获得窄频谱；取样门大，可使频谱变宽。大的动脉常为窄频谱，外周小血管常为宽频谱。

（4）"收缩峰"指在心动周期内达到的收缩峰频率，即峰值速度V_s或V_p。

（5）"舒张期末"指将要进入下一个收缩期的舒张期最末点，此点为舒张期末速度V_d。

（6）"窗"为无频率显示区域，也称为"频窗"。

（7）基线表示频移为零的水平线，在基线上方的频谱为正向频移，血流朝向探头移动，在基线下方的频谱则为负向频移，血流背离探头移动。

3.频谱多普勒对血流性质的判断

（1）层流显示为频谱窄、波形规整、单向、频窗明显。频谱信号音柔和有乐感。

（2）湍流显示为频谱宽、波形不规则、双向、没有频窗。频谱信号音粗糙刺耳。

（3）动脉血流频谱图形呈脉冲波形，收缩期幅度（速度）明显大于舒张期，舒张期开始可出现短暂的反向脉冲波形。频谱信号音呈明显的搏动音。

（4）静脉血流频谱呈连续的、有或无起伏的曲线。频谱信号音呈连续的吹风样或大风过境样声音。曲线的起伏是由于呼吸时静脉压力的变化所致，大的静脉（如腔静脉）更容易出现起伏，对静脉远端部位加压也可产生同样的效果。

4.频谱多普勒测量的血流参数

（1）由频谱图直接测量出 V_s 和 V_d，单位 m/s。

（2）选取一个心动周期的曲线包络，仪器自动对其进行 V_s 积分算出空间峰值时间平均流速 V_m（单位 m/s）和速度积分（VTI）。

（3）收缩期舒张期血流速度比值 $S/D=V_s/V_d$。

（4）阻力指数（resistive index，RI）$=（V_s-V_d）/V_s$；搏动指数（pulsative index，PI）$=（V_s-V_d）/V_m$。RI、PI 能在一定范围内反映被测血管的远端阻力和动脉管壁弹性等综合因素，它们排除了声束与血流夹角的影响，有较大的参考价值。

（5）跨瓣压差：运用简化伯努利方程 $\Delta P=4V_{max}^2$ 计算出两心腔之间或大血管与心腔之间的压差，进而换算为心腔或肺动脉压，公式中 ΔP 为压差，V_{max} 为频移的峰值速度。例如，测量右心室收缩压（RVSP），先用三尖瓣反流峰值速度（V_{TR}）计算出右心室与右心房间的压差 ΔP_{TR}，即 $\Delta P_{TR}=4V_{TR}^2$，而 $\Delta P_{TR}=RVSP-RAP$（右心房压），一般右心房压约为 10mmHg，从而计算出右心室收缩压 $RVSP=4V_{TR}^2+10mmHg$，大多数情况下，RVSP=PASP（肺动脉收缩压）。

（6）频谱多普勒测量加速时间、平均加速度、减速时间、平均减速度、分流量、反流量、反流分数、瓣口面积等。

（四）频谱多普勒技术的调节方法

1.频谱多普勒工作方式选择　低速血流，一般选用脉冲多普勒，如腹腔盆腔脏器、外周血管、表浅器官的血流。高速血流，多选用连续多普勒，如瓣膜口狭窄的射流、心室水平的分流、大血管与心腔间的分流及大血管间的分流等的高速射流。

2.滤波条件选择　滤波条件常根据血流速度高低选择。检测低速血流时，采用低通滤波；检测高速血流时，采用高通滤波，以排除过多的干扰信号。

3.速度（频移）标尺选择　要选择与检测速度（频移范围）相应的速度标尺。用高速标尺显示低速血流常常显示不满意，而用低速标尺显示高速血流则出现混叠现象。

4.取样门选择　对于血管检测，取样门应小于血管内径；而检查心腔内、瓣膜口血流时，取样门选用合适大小。

5.基线调节　移动基线，可增大某一方向的频移测量范围，以避免出现混叠。

6.频移信号反转　使用频移信号反转技术使负向频谱换成正向，以便于测量及自动包络频谱波形。

7.入射角　入射角度变化对检测血流速度有很大的影响，超声束与血流方向的夹角越小测量值越准确，当角度＞60°时，误差迅速上升。一般检查心脏大血管系统时应≤20°，检测外周血管时应≤60°，并进行角度矫正。

8.发射频率选择　检测低速血流选用较高频率，而检测高速血流则选用较低频率。

第四节　常见的超声伪像

（一）部分容积效应

病灶尺寸小于声束束宽，或虽然大于声束束宽，但部分处于声束内时，则病灶回声与周围正常组织的回声重叠，产生部分容积效应（partial volume effect）。它是由声束宽度引起，代表声束容积内回声信息在厚度上的叠加。部分容积效应多见于小型液性病灶，实质性病灶不存在或仅轻微存在。例如，小型肝囊肿因部分容积效应常可显示其内部出现细小回声（系周围肝组织回声重叠效应），而难以与实质性肿块做出鉴别；胆囊内出现假胆泥伪像。在此情况下，应立即观察有无后壁增强效应及后方强回声效应。

（二）声影

声影（acoustic shadow）指声束照射强反射或声衰减很大的结构（如气体、骨骼等）时，在组织或病灶后方出现回声低弱甚至接近无回声的条带，即为声影。声影是声路中较强衰减体所造成的，衰减的成因很多，高反射系数物体（如气体）后方具声影；高吸收系数物体（如骨骼、结石）后方具声影；兼具高反射及高吸收系数者更具明显声影。声影可作为结石、钙化灶和骨骼的诊断依据。

（三）后方增强效应

当病灶或组织的声衰减很小时，其后方回声强于同等深度的周围回声，称为后方增强效应（enhancement of behind echo）。声束在传播过程中会随深度的增加而不断增加其衰减，为使声像图显示深浅均匀、可比，常常利用深度增益补偿（DGC）调节系统加以弥补。后方增强效应是指在常规调节的DGC系统下所发生的图像显示效应，并非声能量在后方被其他任何物体能量所增强。DGC调节使与软组织衰减的损失一致时，获"正补偿"图。在整体图形正补偿，其中某一小区的声衰减特别小时，如液区，则回声在此区的补偿过大，成"过补偿区"，其后壁亦因补偿过高而较同等深度的周围组织明亮得多，称为后壁增强效应。此效应常出现在囊肿、脓肿及其他液区的后壁，但几乎不出现于血管腔的后壁。有些小肿瘤如小肝癌、血管瘤的后壁，亦可略见增强。

（四）折射声影

有时球形结构的两侧壁后方会出现一条细狭的声影，称为折射声影（侧壁失落效应）。大界面回声具明显角度依赖现象，入射角较大时，回声转向他侧不返回探头，则产生回声失落现象。例如，囊肿或肿瘤，其外周包以光滑的纤维薄包膜，超声常可清晰显示其细薄的前、后壁，而侧壁不能显示，正是声束对侧壁的入射角过大而形成的侧壁回声失落（lateral wall echo dropout）。

（五）混响效应

混响效应（reverberation effect）为声波在换能器表面与反射界面之间来回反射形成的等距多条回声，其强度逐渐减弱。声束扫查体内平滑大界面时，部分声能返回探头表面之后，又从探头的平滑面再次反射，第二次进入体内。由于第二次反射再进入人体内的声强明显减弱，故在一般实质脏器成像时，其微弱二次图形叠加在一次图形中，不被察觉；但如果大界面下方为较大液性暗区时，此微弱二次图形可在液区的前壁下方隐约显示。所显示的图形为大界面上方图形的重复、移位。在上方组织较薄或提高仪器增益后，可出现三次图形，移置于二次图形的下方，更为暗淡。混响效应多见于膀胱前壁及胆囊底、大囊肿前壁，可被误认为壁的增厚、分泌物、肿瘤等。

（六）振铃效应

当超声撞击强反射界面（如气体、骨骼、金属物质等）时，可能产生两种结果：要么没有任何声束通过该区域（声影）；或者产生众多的二次回响，后方形成长条状多层重复纹路分布的光亮带，称为振铃效应（ringing effect），也被称为"彗尾"征。宫腔内的"彗尾"征有助于识别金属节育器的存在，振铃效应亦可在胃肠道气体和胆道内气体后方出现，胆囊壁内胆固醇结晶小体伴少量液体时，其后方出现的彗尾亦为振铃效应。

（七）镜像效应

镜像效应（mirror effect）也称镜面折返虚像。声束穿过镜面近侧的靶标后，在平滑镜面结构（如横膈）按原入射路径折返回探头，并在镜面远侧形成与靶标距离相等、形态相似的声像图。此时膈肌两侧显示出两个"病灶"影像，较横膈浅的一处为实影，深者为虚影或镜像。

（赵　云）

第二章

超声仪器的调节与维护

使用超声仪器进行临床检查和诊断时，为了获得清晰的图像，需要超声医师熟悉仪器的性能、软硬件系统和操作调节方法。

第一节　超声诊断仪器硬件系统

超声诊断设备类型较多，但其基本的组成相类似，B型超声诊断仪主要由超声换能器（探头）、发射/接收单元、数字扫描转换器、显示照相记录系统、面板控制系统、键盘和电源装置等组成。

一、超声探头

（一）超声产生的原理

1.压电材料　如天然石英晶体、钛酸钡、压电陶瓷、压电高分子聚合物聚偏氟乙烯（PVDF）。一般需要磁场极化处理。

2.压电材料的特性——压电效应　在压电晶体上施加机械压力或振动，其表面产生电荷，这种机械能转变为电能的现象称为正压电效应。在压电晶体上施加交变电信号，由此产生晶体相应频率的机械振动，这种电能转换为机械能的现象称为逆压电效应。如果在压电晶体上施以高频交变电信号（逆压电效应），晶体产生相应高频的超声振动即超声波。如果在压电材料表面施以高频（1MHz～40MHz）的电脉冲信号，则压电晶体产生诊断常用的脉冲式超声波信号。

（二）超声探头的构成

超声探头的作用是将超声发射到人体后再接收人体中的超声回波信号。换能器的结构是由主体、壳体和导线三部分组成，其中压电材料（晶体）是主体的核心。超声探头由多晶体（阵元）排列构成。探头一般宽度为1cm，长度为5～15cm，探头中的晶体个数一般在64～128个；晶体的尺寸随使用的超声频率不同而不同；晶体之间不但有良好的电绝缘，同时尽可能做到完全的声隔离。为此在制造工艺上一般采用光刻的方法，在一个大晶体上刻制成相互分离的多个晶体。晶体后面附以吸声材料，用以吸收反向辐射的能量；晶体的前面（接触人体部分）用透声材料做成声透镜，在长条状探头的短轴方向形成声聚焦。每个阵元都是独立的，在长条状探头的长轴方向，用电子延迟线技术形成电子聚焦和多点聚焦，从而提高B型超声诊断仪的空间分辨力。

（三）超声探头的种类

1.电子扫描探头　包括线阵探头、凸阵探头、相控阵探头。

2.机械扫描探头　包括扇形扫描探头、环阵（相控）扇形扫描探头、旋转式扫描探头等。

3.腔内探头　阴道探头、直肠探头、血管内微型探头、导管内微型探头、腹腔镜用探头等。

（四）超声探头的频率

1.单频探头　中心频率固定的探头（频宽较窄），如2.5MHz探头、3.5MHz探头等。

2.变频探头　利用仪器面板控制，可根据临床检查需要选择2～3种发射频率，如同一探头可选择3.5MHz或5.0MHz。

3.宽频探头　采用宽频复合压电材料。发射时，带宽范围有2MHz～5MHz、5MHz～10MHz、6MHz～12MHz不等。

4.超高频探头　发射频率可高达40MHz～100MHz的探头，称为超高频率探头。此类探头主要用于皮肤超声成像；眼部专用的超声生物显微镜，观察眼前节（浅表部分）；冠状动脉成像（通过血管内探头进行）等。

二、发射/接收单元

通过探头发送和接收超声波信号，并对发射和接收的超声波信号实施电子聚焦和多点聚焦控制；同时对探头中的多个晶体实施电子开关控制，从而实现超声束的扫描。从探头接收的超声回波信号在该单元中进行放大、检测和各种预处理，然后送到数字扫描转换器。

三、数字扫描转换器

把从发射/接收单元进入的超声回波信号首先进行A/D转换（模拟/数字转换）变成数字信号，并予以存储和完成各项后处理的功能，所有将要显示的信号都在转换器中完成D/A转换，最后混合变为合成的视频信号送入监视、照相、记录系统。

四、显示照相记录系统

操作人员用来观察超声断层图像和各种相关信息，并对有价值的图像进行拍照和记录的系统。

五、面板控制系统

对仪器面板上的各种旋钮、开关、操作杆等的状态实施编码，并将编码信号送至发射/接收单元和数字扫描转换器，其中包括进出深度增益控制信号（或称距离时间控制信号）到发射/接收单元以控制放大器的放大倍数，从而补偿超声能量在传播过程中随距离的衰减。

六、电源装置

电源装置提供直流电压供各单元使用。

第二节　超声诊断仪器软件系统

超声诊断仪器软件系统主要包括一些超声新技术和诊断分析系统，如三维超声成像及后处理软件、超声造影成像及分析软件、弹性超声成像及分析软件、组织多普勒成像软件、宽景成像软件、胎儿检查数据系统分析软件等，这些系统与计算机软件的开发利用和发展密切相关。下面简要介绍三维超声成像、超声造影成像和组织多普勒成像。

一、三维超声成像

（一）三维超声成像技术种类

1.静态三维超声成像　先进行二维超声成像，然后用电脑技术对采集的二维图像进行重建，成为三维图像。

2.实时三维超声成像　以特制的探头，用电脑技术高速处理每次扫查的大量数据，即时显示三维超声图像，就是真正实时显示的三维超声成像。

（二）三维超声成像显示方式

三维超声成像主要显示方式有表面成像、透明成像、结构成像等。

（三）三维超声成像与二维成像的比较

1.三维成像能更准确地了解器官或病变的形状、轮廓、大小等。

2.三维显示组织脏器的邻接关系更清楚和准确。

3.三维成像可从不同的视角观察解剖结构。

4.补充二维成像不易显示的病变。

（四）三维超声成像的临床应用

1.在瓣膜病、先天性心脏病等心血管疾病时，较全面地显示病变的全貌，并能从各种角度观察病变的情况。

2.冠状动脉粥样硬化性心脏病（冠心病）时，单独应用或与负荷试验、超声造影并用，可立体显示心肌灌注缺损区、心肌缺血区，并测量其累及范围。

3.心内血流的三维显示，可以定量估计分流量、反流量的大小。

4.用于组织多普勒成像，可立体观察心肌活动的顺序，检测心脏异位起搏点、传导顺序、传导途径等。

5.心功能测定，心室容积、每搏量、射血分数等。

6.检测胎儿心脏病变，如先天性心脏病等。

7.显示腹腔、盆腔脏器的病变，如肿瘤、结石、畸形等。

8.显示胎儿先天性畸形，如面部、肢体等畸形。

二、超声造影成像

（一）超声造影基本原理

1.超声造影的散射回声源　微气泡是造影的散射回声源，包括空气、氧气、二氧化碳、氟烷类、六氟化硫等气体，目前使用最多的是六氟化硫气体。

2.超声造影散射回声信号强度　散射回声信号强度与微气泡大小、发射超声的功率成正比，与检测的深度成反比。

3.超声造影剂在血液循环中持续时间　持续时间与微气泡密度及最大圆截面成正比，与微气泡在血液的弥散度、饱和度成反比。

（二）超声造影途径

1.右心造影　从末梢静脉注入六氟化硫造影剂，造影剂微气泡直径大于红细胞直径（大于8μm），只在右心系统及肺动脉显影。

2.左心造影　从末梢静脉注入六氟化硫造影剂，造影剂微气泡直径小于红细胞直径（小于8μm），从右心通过肺循环回到左心，再从主动脉到外周血管。

3.心肌造影　与左心造影相同，反向脉冲谐波成像以增强造影剂显示，如造影剂微气泡直径小于1～2μm，用二次谐波成像、间歇式超声成像技术即可。

4.全身血管及外周血管超声造影　造影剂从肘静脉注入，采用造影剂六氟化硫。

（三）增强超声造影效果的技术

1.二次谐波成像　由于超声在人体组织中的传播及散射存在非线性效应，可出现两倍于发射波（基频）的反射波频率，即二次谐波或称二次谐频。二次谐波的强度比基波低，但频率高，被接收时只反映了造影剂的回声信号，基本不包括基波（解剖结构）回声信号。因此噪声信号少，信噪比高，分辨力高。

2.间歇式超声成像　用心电触发或其他方法使探头间歇发射超声，使造影剂能避免连续性破坏而大量积累在检测区，当再次受到超声作用时能瞬间产生强烈的回声信号。

3.反向脉冲谐波成像　在甚短的时间间隔内相继发射两组相位相反的超声，在反射回声时基波因相位相反而被抵消，而谐波相加因而信号更增强。

4.实时超声造影成像　超声造影时，图像帧频不降低，可以实时观察室壁运动及血流的实时灌注情况。其方法是交替发射高功率和低功率超声（高机械指数与低机械指数），造影能实时显示微气泡在血管内的充盈过程。

5.自然组织二次谐波成像　自然组织二次谐波成像的原理与造影剂谐波成像不同。超声在人体组织中传播时，在压缩期声速增加，而弛张期声速减低，此即产生声速的非线性效应而可提取其二次谐波。自然组织二次谐波成像具有分辨力高，噪声信号小，信噪比高等特点。

（四）超声造影的临床用途

1.心血管系统

（1）右心造影：识别解剖结构，诊断心腔与大血管的各种右向左分流，诊断右心瓣膜口、肺动脉瓣膜口的反流，根据负性造影区协助判断心腔与大血管的各种左向右分流。

（2）左心造影：与右心造影相似，但可直观造影剂从左向右分流，观察左心瓣膜口、主动脉瓣膜口的反流。

（3）心肌造影：检测心肌梗死的危险区、心肌梗死区、冠心病心绞痛型的心肌缺血区，心绞痛或心肌梗死侧支循环是否建立，判断心肌存活性，测定冠状动脉血流储备，评价介入治疗效果等。

2.腹部脏器、浅表器官、外周血管造影　可增强对小血管、低速低流量血流的显示，可用于评价肿瘤消融治疗后的凝固性坏死范围。

三、组织多普勒成像

（一）组织多普勒成像基本原理

用彩色多普勒血流成像的原理，因血流速度比室壁运动速度快，但运动能量小，改变彩色多普勒滤波器条件为低通，使速度低、能量高的组织被成像，而血流不被显像。

（二）组织多普勒成像的显示方式

1.速度型　原理与彩色多普勒血流显像相似，用此显示心肌活动速度和方向。

2.能量型　原理与能量多普勒血流显像相似，以单一彩色显示室壁的运动，显像更清晰，不受噪声信号的干扰，但不能表示室壁运动的方向和速度。

（三）组织多普勒成像速度型的显示方式

1.二维成像　与灰阶二维成像相同，但以彩色编码显示，在室壁断面上可显示和测量心肌运动速度的分布情况（心内膜＞心肌＞心外膜）。

2.M型　与M型超声心动图相似，但是以彩色带表示心肌在一度空间上的运动速度与时相变化，可表示室壁运动方向及运动速度。

3.脉冲波多普勒　与常规的频谱多普勒不同，不用于检测血流，而用于检测室壁及瓣膜环等解剖结构的运动速度和运动方向。

（四）组织多普勒成像的临床用途

1.室壁运动异常的检测诊断

（1）冠心病：节段性室壁运动减低、消失、矛盾运动，心肌梗死区的大小。与负荷试验、超声造影并用，提高检测的敏感性。跨壁心肌速度阶差减低，区域性舒张功能减低。

（2）肥厚型心肌病：跨壁心肌速度阶差减低，收缩及舒张功能减低。

（3）扩张型心肌病：室壁运动普遍减低，跨壁心肌速度阶差减低，收缩及舒张功能减低。

（4）限制型心肌病：室壁运动减低，心肌运动速度减慢，舒张功能减退。

2.收缩功能及舒张功能减退。

3.心脏传导系统的电生理研究。

第三节　超声诊断仪器的正确操作

超声诊断仪主机要调节深度增益补偿（DGC）、放大器动态范围、前处理、后处理、总增益、帧平均或机内已设置的不同脏器专用软件，使图像的细微分辨力、对比分辨力与图像均匀度达到最佳状态。在启用超声彩色血流成像前，应预选采标量程及滤波器。

一、实时灰阶超声诊断仪的操作和调节

1.选择探头类型及适当的发射频率　按照检查部位、脏器和患者年龄而定。

2.前处理　可理解为"脏器最佳条件预设置"，可按菜单首先调出"心脏""腹部""小器官""血管""产科"等各项目，并选出其中某项的具体细目。

（1）"腹部"（肝、肾、移植肾、前列腺、妇科、胎儿/产科等）：应选出其中某个需要检查的脏器或比较接近的脏器。

（2）"小器官"（甲状腺、乳腺、睾丸、肌骨、眼、浅表等）：应选出其中某个需要检查的脏器或比较接近的脏器。

（3）"血管"（颈动脉、上肢血管、下肢血管、腹主动脉、经颅多普勒等）：宜选择某种血管或近似的血管。

3.深度增益补偿（DGC）调节　根据不同探头和频率调整，不同脏器需要区别对待。例如，观察腹部肝脏和位于膀胱后方的前列腺、子宫，DGC的调节完全不同。

4.总增益　调至图像显示适当。增益过低易造成低回声和对比度差的病变漏诊，增益过高，又可能妨碍对小病变的辨认。

5.聚焦调节　可选一点聚焦，根据观察不同深度随时调节，也可选择两点聚焦和多点聚焦。

6.后处理　后处理曲线可使灰阶最佳分配。通常不必调节，除非前处理最佳脏器调节仍不满意。

二、彩色多普勒超声诊断仪的操作和调节

1.首先，必须进行实时灰阶超声的调节和图像观察，应清楚显示声像图并初步找到"感兴趣区"，特别注意应根据所检查的部位进行前处理调节。

2.按"Doppler"钮，开始出现彩色取样框。

（1）将取样框置于"感兴趣区"，调整聚焦点，注意彩色取样框不可过大。

（2）核定彩标色谱指示的血流方向（通常设定血流朝向探头为红色，背向探头为蓝色）。

（3）调整彩色速度标尺，使流速指示值接近实际血流速度水平，流速指示过低时易出现彩色混叠现象，过高时彩色充填不足。

（4）调节彩色增益至适当显示血管内血流。

（5）如果深部组织内血管彩色血流信号不显示或显示不充分时，宜降低多普勒频率或提高彩色增益。

（6）彩色偏转（左、中、右）调节：使声束与血流夹角变小，有利于提高彩色血流信号，从而增加敏感度。

（7）滤波器调节：有助于滤掉低频噪声信号，但过多滤波，易损失真实的血流信号。

3.Doppler频谱检测的操作

（1）按PW键（多普勒频谱）。

（2）调整取样线，使取样容积位于血管或心腔内的特定位置。

（3）调节取样容积大小，并使其位于血管中间。

（4）调节角度，使校正角度＜60°。

（5）注意基线：适当放低，可使正向频谱波充分朝上，反之亦然。

三、彩色多普勒技术的调节方法

1.彩色标图　速度显示方式用于检测中、低血流速度，速度-方差及方差显示方式用于检测高速血流速度。

2.发射超声频率　检测较表浅的器官、组织及经腔道检测用高频超声，对高速血流的检测用较低频超声，对低速血流的检测，在能达到被检测血流深度的前提下，应尽可能用高的超声频率。

3.滤波器调节　对低速血流用低通滤波，以防止低速血流被"切除"；对高速血流用高通滤波，以去除低频运动信号的干扰。

4.速度标尺　须与被检测的血流速度相匹配，对腹部及外周血管一般用低速标尺，对心血管系统用高速标尺。

5.增益调节　检测开始时，用较高的增益调节，使血流易于显示，同时噪声信号可能也多，然后再降低增益使血流显像最清晰而又无噪声信号。

6.取样框调节　取样框应包括需检测区的血流，但不宜太大，使帧频及显像灵敏度下降。有些超声仪还有类似取样容积的"gate"调节，也不宜过大，过大可导致彩色信号增宽。

7.零位基线移动　对检测较高速的血流，为避免奈奎斯特频率极限所致的彩色信号混叠，把零位基线下移，以增大检测的速度范围。

8.余辉调节　余辉调节钮可使帧图像重叠，即增大余辉，使低速度、低流量的血流更易于显示清楚。

9.扫查范围与方向调节　较小的扫查范围（角度）可增加帧频，彩色显像更清晰。与血流走向相同的扫查方向，可使彩色显像更敏感、更清晰。

10.消除彩色信号的闪烁　低频运动的多普勒信号，如呼吸、腹肌收缩运动等，可在血流的彩色成像图上闪烁出现不规则的彩色信号，干扰或遮盖血流的显示。可选用高速度标尺、高通滤波抗干扰，最佳方法是令患者屏住呼吸。

四、频谱多普勒技术的调节方法

1.多普勒种类选择　对于中、低流速的血流检测，选用脉冲波多普勒，如检测腹腔、盆腔脏器、外周血管、浅表器官的血流。对于高速血流的检测，选用连续波多普勒，如瓣膜口狭窄的射流、心室水平的分流、大血管与心腔间的分流、大血管间的分流等高速射流。用高脉冲重复频率的脉冲波多普勒，虽也可检测到6m/s的高速血流，但不如连续波多普勒技术方便。

2.滤波条件　检测低速血流，用低通滤波，以免低速血流被"切掉"不能显示。对于高速血流，用高通滤波，以免低速运动多普勒信号的干扰。

3.速度标尺　选择与被测血流速度相匹配的速度标尺，可使低速血流不被显示，对高速血流用低速标尺，可能使多普勒信号出现混叠。

4.取样容积　对血管检测，取样容积应略小于血管内径，不能比血管内径大，检查心腔内、瓣膜口血流时，取样容积选用中等大小。

5.频谱信号上下翻转　负向频谱转换成正向，可便于测量及自动包络频谱波形。

6.超声入射角度　超声束与血流方向的夹角，心血管系检查应限制在0°～20°，如外周血管检测的实际入射角＞60°，都应仔细调整探头使其校正到≤60°。

第四节　超声诊断仪器的维护

超声诊断医师在使用仪器过程中，除按规程操作外，还应保养仪器。为了延长仪器寿命，减少故障发生率，增加效益，所有保养应按需要定期进行。

一、超声诊断仪使用注意事项

（一）超声诊断仪操作环境、场所要求

1.温度：10～40℃。

2.压力：70～106kPa。

3.湿度：15%～95%。

4.检查室：无太阳直接照射，空气对流良好。周围无配电装置、X线装置等干扰，远离高磁场和强电流环境，如理疗科、放射科、发电机组、电焊场所等。

5.电源：插座具备接地条件。

6.搬运移动整机时，注意防震。

（二）开机前准备

1.确认仪器及稳压器上电源开关位于"OFF"位置后，方可将插头插入电源插座。

2.检查连接电缆、电线等连接状态和仪器控制键的设定位置，以确认仪器是否处于可正确工作状态。

3.电源电压是否稳定，是否与其他电气装置连同使用，将会影响超声诊断仪的性能。

（三）使用中注意事项

1.开机后应注意仪器发出的机械声音是否正常，并观察自检程序是否正确。

2.应经常监视主机、监视器和患者是否处于正常状态。

3.一旦出现突然断电现象，应立即将仪器电源还原于"OFF"位置；待电压稳定后，再重新开机。

4.切勿随时开关仪器。

5.仪器突然自动停机，应断掉电源，请专业维修人员帮助。

6.不允许患者接触仪器。

（四）关机后注意事项

1.先将各种操作关机、控制键设定于开始使用时的状态。

2.先关闭仪器电源开关，后关稳压器电源开关，再切断电源。

3.待仪器充分散热后，用仪器罩将其盖好。

二、超声系统保养与维修

在进行保养或清洁时，将电源开关至于"OFF"，并将其总开关拔掉，注意避免使用任何强力溶剂，如稀释剂或苯剂，以免损伤仪器外壳。

（一）清洁

1.定期使用较温和的洗涤剂和湿润的抹布清洁仪器的所有外表面。

2.当清洁仪器键盘和显示屏时，注意不要将液体流至仪器内部，并警告不要刮擦显示屏。

（二）空气滤过

1.系统的空气滤过装置应每周进行检查，需要时进行清洗。

2.滤过装置位于仪器前面底部或其他部位。根据空气滤过状况选择吸尘器或肥皂水清洗滤过板。

3.当移除滤过装置时要关闭电源开关，不要在空气滤过板未装入时启动主机系统。

（三）探头的保养与维护

1.探头容易因机械冲击而受损，尤其是与身体表面接触的面特别容易受损，因此，绝不能掉落在地上或碰撞。

2.切勿使整个探头浸在水里或其他液体中。探头的缆线连接部以下是不防水的。

3.过度弯曲或扭曲探头缆线会出现仪器和探头的操作错误或内部短路。

4.探头使用后，将耦合剂擦拭干净。清洁探头时，可用较温和的洗涤剂和湿润的抹布清洁。探头应经常保持清洁。

5.不要使用气体、液体或高温的方法来消毒探头，不要将探头放在55℃的环境中，这些消毒方法会永久地损坏探头。

（韦　力　周　军）

第三章

超声常用术语及释义

第一节 基础部分

医学影像诊断学（medical diagnostic imageology）是一门新兴的医学诊断技术，它包括超声显像、普通X线诊断学、X线计算机断层成像（CT）、放射性核素成像、磁共振成像（MRI）等。

超声（ultrasound）：振动源所致弹性介质的机械振动，其频率超过人耳的听觉上限20 000Hz时称为超声波（简称超声），20 ~ 20 000Hz称为声波，低于20Hz称为次声波。

声速（speed of sound）：声波在介质（或媒质）内的传播速度。

声源（sound source）：能发生超声的物体称为声源。

声束（sound beam）：指从声源发出的声波，一般它在一个较小的立体角内传播。

换能器（transducer）：超声声源装置，通常采用压电陶瓷、压电有机材料或混合压电材料组成。

声轴（sound axis）：声束的中心轴线为声轴，它代表超声在声源发生后其传播的主方向。

近场（near field）：在邻近探头的一段距离内，束宽几乎相等，称为近场。

远场（far field）：在探头远方的声束区域为远场，声束开始扩散，远场内声强分布均匀。

分辨力（resolution power）：指单一声束线上所测出的分辨两个细小目标的能力。

轴向分辨力（axial resolution）：指沿声束轴线方向的分辨力。

侧向分辨力（lateral resolution）：指在与声束轴线垂直的平面上，在探头长轴方向的分辨力。

横向分辨力（transverse resolution）：指在与声束轴线垂直的平面上，在探头短轴方向的分辨力。

声特性阻抗（acoustic characteristic impedance）：简称声阻抗，为密度与声速的乘积，单位为g/（$cm^2 \cdot s$）。

散射（scattering）：小界面对入射超声产生散射现象。散射使入射超声的能量中的一部分向各个空间方向分散辐射。

反射（reflection）：大界面对入射超声产生反射现象。反射使入射超声能量中的较大部分向一个方向折返。

折射（refraction）：由于人体各种组织、脏器中的声速不同，声束在经过这些组织间的大界面时，产生声束前进方向的改变，称为折射。

全反射（total reflection）：入射角大于临界角时，折射声束完全返回至第一介质称为全反射。

绕射（diffraction）：又名衍射，在声束边缘与大界面之间的距离，等于 1 ~ 2 个波长时，声束传播方向改变，趋向这一界面，称绕射现象。

衰减（attenuation）：声束在介质中传播时，因小界面散射，大界面反射，声束的扩散及软组织对超声能量的吸收等造成了超声能量的损失，称衰减。

多普勒效应（Doppler effect）：入射超声遇到运动界面时，反射波和散射波频率发生改变的现象属于多普勒效应，其频率变化称为多普勒频移。

声影（acoustic shadow）：指在 DGC 正常补偿调节后，在组织或病灶后方所显示的回声低弱甚或接近无回声的平直条状区。

部分容积效应（partial volume effect）：病灶尺寸小于声束束宽，或者虽然大于束宽，但部分处于声束内时，则病灶回声与周围正常组织的回声重叠。

强回声（strong echo）：反射系数大于50%，灰度明亮，后方常因衰减而形成声影，如骨骼、气体、结石、各种钙化灶等。

高回声（high echo）：反射系数大于20%，灰阶较明亮，后方常不伴有声影，如肾窦和纤维组织等。

等回声（isoecho）：灰阶强度呈中等水平，如正常肝、脾等实质脏器。

低回声（low echo）：呈灰暗水平的回声，如肾皮质等均质结构即表现为此类回声。

无回声（echoless）：均匀的液体内无声阻差异的界面，即呈无回声暗区，正常充盈的胆囊和膀胱等均为典型无回声区。

矢状面扫查（sagittal scan）：扫查面与人体的长轴平行。

横向扫查（transverse scan）：扫查面与人体长轴垂直。

斜向扫查（oblique scan）：扫查面与人体的长轴成一定角度。

冠状面扫查（coronary scan）：扫查面与人体侧腹部及人体额部平行。

第二节　各系统常见术语及解剖术语

1.心血管部分

每搏量（SV）：左心室在每个心动周期排出的血量。每搏量（SV）＝舒张末期容积（EDV）－收缩末期容积（ESV），正常值为60 ~ 120ml。

心搏指数（SI）：心搏量与体表面积的比值。心搏指数（SI）＝每搏量（SV）/体表面积（BSA）。正常值为40 ~ 80ml/m²。

心排血量（CO）：每分钟左心室收缩排出的血流量。心排血量（CO）＝每搏量（SV）×心率（HR），正常值为3.5 ~ 8.0L/min。

心脏指数（CI）：心排血量与体表面积的比值。心脏指数（CI）＝心排血量（CO）/体表面积（BSA）。正常值为2.2 ~ 5.0L/（min·m²）。

射血分数（EF）：每搏量与左心室舒张末容积的百分比。射血分数（EF）＝每搏量（SV）/舒张末期容积（EDV）×100%。正常值应＞50%，平均值为67%±8%。

左室短轴缩短率（FS）：FS=（舒张期左室短轴 – 收缩期左室短轴）/舒张期左室短轴×100%，即 FS=（D_d–D_s）/D_d×100%。正常值应＞25%，平均值为34%±5%。

房间隔缺损（atrial septal defect，ASD）：为常见的先天性心脏病之一。房间隔缺损是由于胚胎期原始心房间隔的发生、吸收及融合异常，导致左右心房之间残留未闭的房间孔。

室间隔缺损（ventricular septal defect，VSD）：是由于胚胎期室间隔发育不全，心室间形成异常通道，产生室水平的血流分流，通常单独存在，亦可为复杂性心血管畸形的组成部分。

动脉导管未闭（patent ductus arteriosus，PDA）：动脉导管在出生后未闭合而持续开放的病理状态。

法洛四联症（tetralogy of Fallot，TOF）：在发绀型先天性心脏病中占首位，包括室间隔缺损、肺动脉狭窄、主动脉骑跨和右心室肥大的综合畸形。

大动脉转位（transposition of the great arteries，TGA）：一组复杂的先天性心脏畸形，大动脉在发育过程中的位置关系出现异常，导致大动脉与形态学心室连接关系不一致。

心内膜垫缺损（endocardial cushion defect）：是心内膜垫发育不全或缺如形成的先天畸形。心内膜垫在胚胎期发育成房间隔下部、室间隔膜部及二尖瓣、三尖瓣的一部分。

扩张型心肌病（dilated cardiomyopathy）：是原发性心肌病的常见类型。病变以心腔扩张为主，心房、心室呈普遍型扩大，常以左心室扩大为主，房室环也因而增大。

肥厚型心肌病（hypertrophic cardiomyopathy）：是以心室肌的明显非对称肥厚，心室腔变小为特征，伴左心室高动力性收缩和左心室血液充盈受阻，舒张期顺应性下降为基本病变的原因不明心肌病。

限制型心肌病（restrictive cardiomyopathy）：是一种心内膜 – 心肌的广泛纤维化，心腔可由纤维化和血栓形成而部分闭塞的一类心肌病。增生的纤维组织限制心室充盈，导致心室舒张功能的障碍。

急性心肌梗死（acute myocardial infarction）：是由于冠状动脉粥样硬化伴有斑块出血、血栓形成或冠状动脉痉挛，导致管腔急性闭塞、血流阻断、局部心肌缺血坏死。

室壁运动积分指数（wall motion score index，WMSI）：按照美国心脏病学会推荐，将左心室分为16个节段，每个节段按照室壁运动情况积分，运动正常，1分；运动减弱，2分；不运动，3分；矛盾运动，4分；室壁瘤，5分。将所有节段分数相加并除以节段数目即得到 WMSI，WMSI 越大，说明左心室收缩功能越差。

川崎病（Kawasaki disease）：又称皮肤黏膜淋巴结综合征，是一种原因不明的急性婴幼儿发热性疾病，伴皮肤黏膜病变及颈部淋巴结肿大。超声心动图表现为冠状动脉扩大或伴冠状动脉瘤、心包积液及心腔扩大。

黏液瘤（myxoma）：为原发性心脏肿瘤，可发生在各房室腔，生长缓慢，附着于心内膜上或瓣叶上，约90%发生在左心房。

主动脉窦瘤（aortic sinus aneurysm）：主动脉窦壁先天性发育薄弱，缺乏肌层和弹性纤维，在主动脉血流长期冲击下，形成囊状瘤体向外膨出称为主动脉窦瘤。

马方综合征（Marfan syndrome）：是一种常染色体显性遗传性疾病，累及全身结缔组织进而导致骨髓畸形、眼病变及心血管病变。心血管病变主要是升主动脉根部中层囊性坏死，弹性纤维明显减少、变性和断裂，平滑肌破坏和胶原纤维增生，主动脉中层变薄并降低主动脉壁的强度。

锁骨下动脉盗血综合征（subclavian steal syndrome）：是指锁骨下动脉或头臂干近心端发生狭窄或闭塞，引起同侧椎动脉血流逆行流向锁骨下动脉远端，从而导致椎基底动脉供血不足所产生的综合征。

动脉瘤（aneurysm）：分为真性动脉瘤与假性动脉瘤。真性动脉瘤病因多为动脉硬化，主要由于动脉壁中层发生退行性变，肌组织和弹力组织变薄，同时由于血流的不断冲击，动脉壁薄弱部分逐渐扩大而形成动脉瘤。假性动脉瘤因外伤引起，动脉壁受伤破裂，在软组织内形成局限性血肿，此血肿借动脉壁上裂口与动脉腔相通，血肿仅由纤维组织所包绕。

2. 腹部部分

第一肝门（porta hepatis）：为肝脏重要的解剖标志，位于横沟，是门静脉、肝总管、肝动脉出入肝脏的位置，称为第一肝门。

第二肝门（secundum porta hepatis）：为肝脏重要解剖标志，是肝左、中、右静脉出肝后即注入下腔静脉的位置。

第三肝门（third porta hepatis）：是肝后的肝短静脉汇入腔静脉的位置。

肝肾隐窝（hepatorenal recess）：指肝肾之间的腹腔间隙，少量腹水易聚集于此。

巴德-吉利亚综合征（Budd-Chiari syndrome）：为肝段下腔静脉或肝静脉部分或完全性阻塞引起下腔静脉高压和门静脉高压的综合症状。

WES征：填满型胆囊结石中增厚的胆囊壁弱回声带包绕着结石强回声，后方伴有声影，简称为"囊壁-结石-声影"（WES）三合征。

肾母细胞瘤（Wilms tumor）：是常见于 2 ~ 4 岁儿童的肾脏恶性肿瘤，其特点是瘤体大，生长迅速。

马蹄肾（horseshoe kidney）：此病为较常见的先天性双肾融合畸形，融合部位多发生在双肾下极。

膀胱三角（trigone of bladder）：在膀胱底部的三角区，无黏膜下层，故显平滑，称为膀胱三角，为肿瘤和结核的好发部位。

膀胱憩室（diverticulum of bladder）：分为先天性（真性）和继发性（假性）两类，为与膀胱相通的囊性腔隙。先天性膀胱憩室壁含有肌纤维。继发性膀胱憩室多继发于下尿路梗阻，由于膀胱肌层菲薄并伴有慢性尿路机械性梗阻所致。

肾旁前间隙（anterior pararenal space）：位于后腹膜与肾前筋膜之间及升结肠和降结肠的后方。

肾周围间隙（perirenal space）：由肾前筋膜和肾后筋膜隔成，两层筋膜间可充满脂肪组织包裹肾脏，故又称肾脂肪囊。

肾旁后间隙（posterior pararenal space）：位于肾后筋膜与覆盖腰大肌和腰方肌前面的髂腰筋膜之间。

3.妇产部分

阴道穹（vaginal fornix）：子宫颈与阴道壁之间的环形腔隙。

输卵管壶腹（ampulla of uterine tube）：由输卵管峡部向外延伸的膨大部分。

子宫肌瘤（myoma of uterus）：主要由子宫平滑肌细胞增生而形成的，是妇科最常见的良性肿瘤。

子宫内膜癌（endometrial carcinoma）：发生在子宫内膜，又称子宫体癌，占宫体恶性肿瘤的90%以上。

黄体（corpus luteum）：为排卵后由卵泡迅速转变成富有血管的腺体样结构。

滤泡囊肿（follicular cyst）：为卵巢的生理性囊肿，由于卵泡不成熟或成熟后不排卵，卵泡未破裂或闭锁，因而持续增大，卵泡液滞留而形成囊肿。

黄素囊肿（lutein cyst）：是在病理情况下发生的，与滋养层细胞伴发。由于人绒毛膜促性腺激素（HCG）刺激卵泡使之过度黄素化所引起。

巧克力囊肿（chocolate cyst）：为异位内膜随卵巢的功能变化，周期性出血和其周围组织纤维化而逐渐形成囊肿。

妊娠（pregnancy）：是胚胎和胎儿在母体子宫内生长、发育的过程。

异位妊娠（ectopic pregnancy）：孕卵在子宫体腔以外地方着床称为异位妊娠，又称宫外孕。

输卵管妊娠（tubal pregnancy）：是指受精卵在输卵管腔内种植并发育，为最常见的异位妊娠。

葡萄胎（hydatidiform mole）：是一种良性滋养上皮肿瘤，病变局限于子宫腔内，主要是由组成胎盘的绒毛发生水肿变性，形成许多互相连接的小水泡，如成串的葡萄，故称葡萄胎。

恶性葡萄胎（invasive mole）：恶性葡萄胎又称侵蚀性葡萄胎，病变可侵入子宫肌层和转移至远处器官。

前置胎盘（palcenta praevia）：如果妊娠晚期胎盘附着于子宫下段或覆盖在子宫颈处，称为前置胎盘。

完全性前置胎盘（complete palcenta praevia）：胎盘下缘完全覆盖子宫颈内口。

部分性前置胎盘（partial palcenta praevia）：胎盘下缘覆盖部分子宫颈内口。

边缘性前置胎盘（marginal palcenta praevia）：胎盘下缘达到子宫颈内口边缘，未覆盖子宫颈内口。

胎盘早剥（placental abruption）：妊娠20周后或分娩期，正常位置的胎盘在胎儿娩出前部分或全部从子宫壁剥脱称为胎盘早剥。

显性剥离（revealed abruption）：胎盘剥离面较大，出血增多，血液冲开胎盘边缘，沿胎盘与子宫壁之间经子宫颈向外流出，即为显性剥离。

隐性剥离（concealed abruption）：胎盘边缘仍附着于子宫壁上，或胎儿头部已固定于骨盆入口，使胎盘后血液不能外流，积聚于胎盘与子宫壁之间，即为隐性剥离。

4.小器官及介入

乳腺癌（breast carcinoma）：是乳腺导管上皮及末梢导管上皮发生的恶性肿瘤。

甲状腺功能亢进（hyperthyroidism）：甲状腺分泌过多甲状腺激素引起甲状腺组织

增生或腺体增大。

单纯性甲状腺肿（simple goiter）：缺碘引起甲状腺代偿性增生所致甲状腺弥漫性增大。

结节性甲状腺肿（nodular goiter）：促甲状腺激素（TSH）的长期刺激使甲状腺组织反复增生，从而单纯性甲状腺肿发展到后期就形成单个或多个结节的甲状腺病变。

亚急性甲状腺炎（subacute thyroiditis）：多由病毒引起的甲状腺亚急性炎性病变，有自限性。

慢性淋巴细胞性甲状腺炎（chronic lymphocytic thyroiditis）：又称桥本甲状腺炎（Hashimoto thyroiditis），是一种以自身甲状腺组织为抗原的自身免疫性疾病。

介入性超声（interventional ultrasound）：是指在实时超声的监视或引导下，完成各种穿刺活检、X线造影及抽吸、插管、注药治疗等操作的超声诊疗技术。

活体组织检查（biopsy）：简称"活检"，是指应诊断、治疗的需要，从患者体内切取、钳取或穿刺等取出病变组织，进行病理学检查。

经皮肝穿刺胆管引流（percutaneous transhepatic cholangial drainage，PTCD）：是在经皮经肝胆管造影术的基础上发展而来，指在X线或B超引导下，利用特制穿刺针经皮穿入肝内胆管，进而置入引流管进行胆汁引流的技术。

超声造影（ultrasonic contrast）：又称声学造影，是利用造影剂使后散射回声增强，明显提高超声诊断的分辨力、敏感性和特异性的技术。

经外周静脉置入中心静脉导管（peripherally inserted central catheter，PICC）：指经外周静脉（贵要静脉、肘正中静脉、头静脉等）穿刺插管，使导管头端位于上腔静脉或锁骨下静脉内，置管过程可在超声引导下进行。

（何　勇　周　军）

第四章

心脏疾病超声诊断与介入诊疗

第一节　正常心脏超声声像图

一、心脏解剖概要和心脏超声的声窗选择

心脏是人体血液循环的动力泵，是维持生命活动的最重要器官之一。心脏外形接近一个圆的三面锥体形，位于胸腔中纵隔的下部，2/3位于前正中线的左侧，1/3位于前正中线的右侧，两侧及前方分别有肺叶及胸膜覆盖，后方与食管、胸主动脉及脊柱相邻，上方为与其相连的大血管及气管，下方为膈肌，心脏长轴大致与右肩及左季肋连线一致（图4-1）。

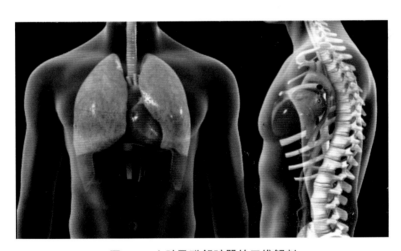

图4-1　心脏及毗邻脏器的三维解剖

从体表检测心脏时会遇到很多影响超声波透入的组织和器官，如肋骨、胸骨、肺叶等，为了尽可能避开这些组织和器官，使超声波能直接透过胸壁进入心脏以获得清晰的图像，经胸心脏超声需要选择特定的体表部位作为超声透入的窗口。常用的心脏超声体表探测声窗有四个：胸骨旁、心尖、剑突下和胸骨上窝，右位心患者需选择右侧胸壁作为声窗。为了获取清晰的图像，做心脏超声常需要采取特定的体位进行配合，以胸骨旁和心尖作为声窗时采用左侧卧位，以剑突下和胸骨上窝作为声窗时采用仰卧位（图4-2）。

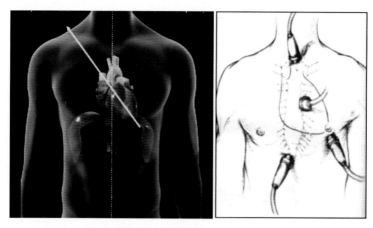

图4-2 心脏超声的常用声窗

二、心脏超声的基本操作流程

鉴于本书基础性及实践性的编写宗旨，本章节按国内大多数超声心动图室的操作

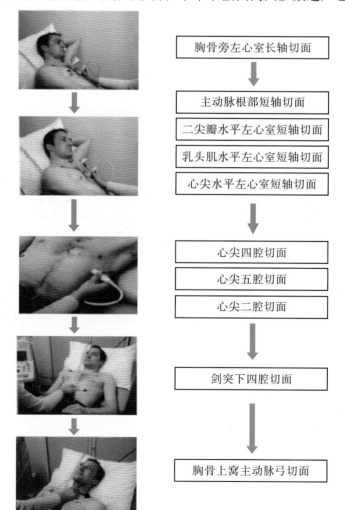

胸骨旁左心室长轴切面

↓

主动脉根部短轴切面

二尖瓣水平左心室短轴切面

乳头肌水平左心室短轴切面

心尖水平左心室短轴切面

↓

心尖四腔切面

心尖五腔切面

心尖二腔切面

↓

剑突下四腔切面

↓

胸骨上窝主动脉弓切面

流程简要介绍临床常用的心脏超声基本切面。

三、心脏超声的标准切面

（一）胸骨旁左心室长轴切面

1.基本手法　将探头放于胸骨左缘第2～4肋间，距胸骨1cm左右，探头标志朝向右肩（图4-3）。

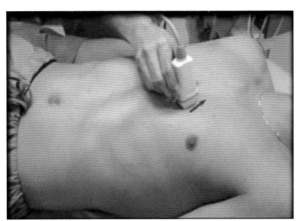
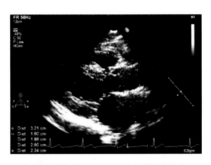
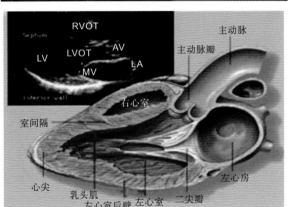
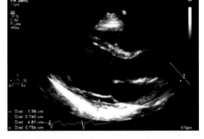
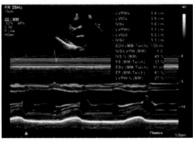

图4-3　胸骨旁左心室长轴切面基本手法、超声解剖及标准测量示意图

AV：主动脉瓣；LVOT：左心室流出道；LV：左心室；LA：左心房；MV：二尖瓣；RVOT：右心室流出道

2.观察内容　见表4-1。

3.标准测量　收缩末期测量主动脉瓣环内径和主动脉窦部内径，主动脉瓣环下方1cm处测量左心室流出道内径，主动脉窦管线上2cm处测量主动脉根部内径。同样，收缩末期测左心房前后径，左心房测量应避开膨大的无冠窦窦壁和肺静脉开口。舒张末期于腱索水平垂直于室间隔分别测量左、右心室内径及室间隔和左心室后壁厚度；同一切面位置，用M型超声心动图测量左心室收缩功能及相关参数。

表4-1　心脏常用切面及观察内容

切面	观察内容
胸骨旁左心室长轴切面	右心室前壁，右心室流出道，升主动脉，主动脉右冠窦及无冠窦，左心房腔及左心房前后壁，左心室腔，室间隔及左心室后壁，二尖瓣，冠状静脉窦，心包，降主动脉等
胸骨旁主动脉根部短轴切面	主动脉窦，主动脉瓣，右心室前壁，右心室流出道，肺动脉瓣，肺动脉主干，左右心房，房间隔，三尖瓣前瓣及隔瓣，左右冠状动脉开口等
胸骨旁二尖瓣水平左心室短轴切面	此切面是观察二尖瓣及描记二尖瓣口面积的标准切面，还可观察右心室前壁，右心室腔，室间隔左心室壁基底段，心包等
胸骨旁乳头肌水平左心室短轴切面	右心室前壁，右心室腔，左心室腔，室间隔及左心室壁中间段，乳头肌，心包等
胸骨旁心尖水平左心室短轴切面	右心室心尖，右心室腔，左心室腔，室间隔及左心室壁心尖段，心包等
心尖四腔切面	心脏四个腔室大小、形状及比例，二尖瓣、三尖瓣形态、结构及运动，房间隔，室间隔，室壁厚度及运动，心包等
心尖五腔切面	在四腔心基础上还可观察左心室流出道，主动脉及主动脉瓣，室间隔与主动脉的连续性，主动脉后壁与二尖瓣前叶的连续性等
心尖二腔切面	左心房及左心室大小，二尖瓣形态及运动，左心室壁运动情况
剑突下四腔切面	与心尖四腔切面类似，但房间隔与室间隔不再与声束平行，而呈接近垂直的关系，因而非常适合房间隔病变特别是房间隔缺损的观察
胸骨上窝主动脉弓切面	升主动脉，主动脉弓及其头侧三个分支——头臂干、左颈总动脉、左锁骨下动脉，降主动脉，右肺动脉横断面等

（二）胸骨旁左心室短轴切面

1.**基本手法**　在左心室长轴切面基础上，顺时针旋转探头90°，探头标志朝向左肩。主动脉根部短轴切面：探头声束略向右上倾斜。二尖瓣水平左心室短轴切面：声束垂直于胸背。乳头肌水平左心室短轴切面：声束方向略向下倾斜。心尖水平左心室短轴切面：探头下移一个肋间，声束沿左肩及右肋角连线方向略向左下倾斜（图4-4）。

2.**观察内容**　见表4-1。

3.**标准测量**　收缩末期，在肺动脉瓣瓣下2cm处测量右心室流出道内径，在瓣上1cm处测量肺动脉主干内径，在左右肺动脉主干起始处远心端1cm处测量左右肺动脉内径，在肺动脉瓣瓣上远心端1cm处管腔中央测量肺动脉瓣频谱。

（三）心尖切面

1.**基本手法**　探头置于心尖冲动点，声束指向右胸锁关节，探头的标志朝左（图4-5）。心尖四腔切面：在基本手法基础上进行微调，使室间隔与声束方向平行，心脏十字交叉清晰显示；心尖五腔切面：在心尖四腔切面基础上将探头轻度向前上方偏斜，即可见十字交叉结构被左心室流出道和主动脉根部管腔所取代；心尖二腔切面：在心尖四腔切面的基础上将探头逆时针方向旋转60°，直至右侧心腔完全从图像上消失；

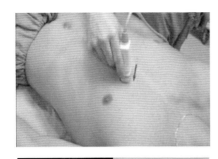

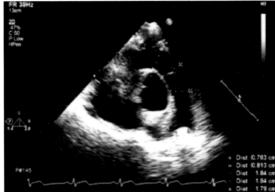

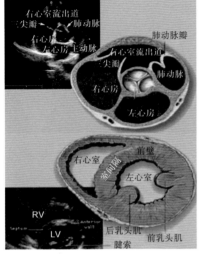

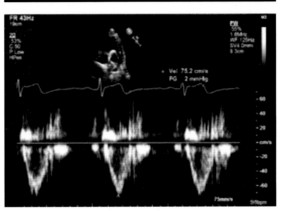

图4-4　胸骨旁左心室短轴切面基本手法、超声解剖及标准测量示意图

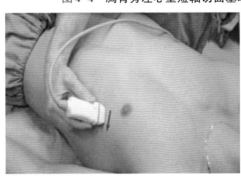

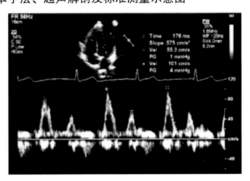

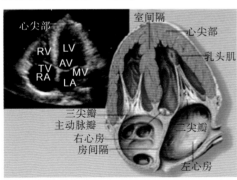

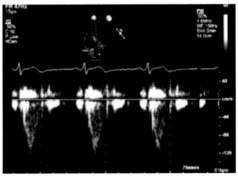

图4-5　心尖切面基本手法、超声解剖及标准测量示意图

RV：右心室；RA：右心房；TV：三尖瓣；LV：左心室；LA：左心房；MV：二尖瓣；AV：主动脉瓣

心尖三腔切面：在心尖二腔切面的基础上继续逆转探头60°，直至主动脉根部长轴出现。

2. 观察内容　见表4-1。

3. 标准测量　心尖四腔切面，将取样容积置于二尖瓣口测量二尖瓣频谱；心尖五腔切面，将取样容积置于主动脉瓣瓣上远心端1cm处管腔中央测量主动脉瓣频谱；四腔切面和二腔切面，分别描记舒张末和收缩末的左心室心内膜轮廓，获得双平面Simpson法计算的左心室舒张末和收缩末容积及射血分数。

（四）剑突下四腔切面

1. 基本手法　探头放在剑突下指向左肩，探头的标志朝左侧（图4-6）。

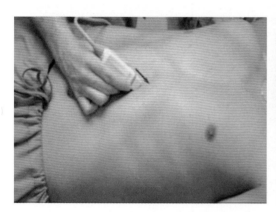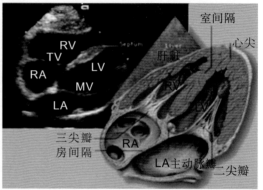

图4-6　剑突下切面基本手法及超声解剖示意图

RA：右心房；RV：右心室；LA：左心房；LV：左心室；MV：二尖瓣；TV：三尖瓣

2. 观察内容　见表4-1。

（五）胸骨上窝主动脉弓切面

1. 基本手法　头向后仰，探头置于胸骨上窝指向后下方，探头标志朝向左肩（图4-7）。

2. 观察内容　见表4-1。

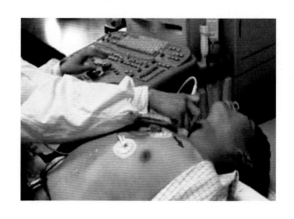

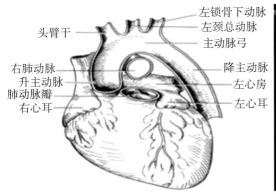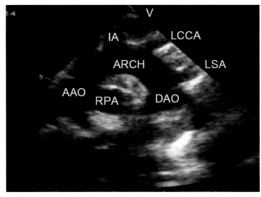

图4-7　胸骨上窝主动脉弓切面基本手法及超声解剖示意图

IA：头臂干；LCCA：左颈总动脉；LSA：左锁骨下动脉；AAO：升主动脉；ARCH：主动脉弓；DAO：降主动脉；RPA：右肺动脉

第二节　心脏功能的超声测定

　　心脏功能的测定对了解疾病、指导治疗、评价疗效及预后有重要意义。超声心动图可准确无创地评估心脏功能，对临床具有重要的指导价值。心脏功能的超声测定可分为左心功能和右心功能、心房功能和心室功能及收缩功能和舒张功能测定，本章节主要介绍左心室收缩及舒张功能的超声测定。

一、左心室收缩功能测定

（一）左心室整体收缩功能测定

1.常用指标

（1）每搏量（SV）即左心室在每个心动周期排出的血量。

　　计算公式：每搏量（SV）＝舒张末期容积（EDV）－收缩末期容积（ESV），正常值为60～120ml。SV可通过多种超声技术获得，其中M型超声心动图Teichholz法最为简便实用，但是对显著扩大的心脏或存在节段性室壁运动异常者准确性不高；二维超声双平面Simpson法相对而言准确性及实用性均较高；三维超声心动图理论上准确性最高，但是对机器条件及图像质量要求较高；此外，通过主动脉瓣频谱测量血流速度时间积分，计算其与收缩末主动脉瓣环面积的乘积亦可获得SV。

（2）心搏指数（SI）即心搏量与体表面积的比值。

　　计算公式：心搏指数（SI）＝每搏量（SV）/体表面积（BSA）。正常值为40～80ml/m^2。

（3）心排血量（CO）即每分钟左心室收缩排出的血流量。

　　计算公式：在无反流情况下，心排血量（CO）＝每搏量（SV）×心率（HR），正常值为4～7L/min。

（4）心脏指数（CI）即心排血量与体表面积的比值。

　　计算公式：心脏指数（CI）＝心排血量（CO）/体表面积（BSA）。正常值为

$2.2 \sim 5.0L/(min \cdot m^2)$。

（5）射血分数（EF）即每搏量与左心室舒张末容积的百分比。

EF是反映左心室收缩功能的敏感指标，也是临床评价左心室收缩功能的最重要、最常用指标。

计算公式：射血分数（EF）＝每搏量（SV）/舒张末期容积（EDV）×100%。正常值应大于50%，平均值为67%±8%。

（6）左心室短轴缩短率（FS）：在胸骨旁左心室长轴切面测量腱索水平收缩期左心室短轴（D_s）和舒张期左心室短轴（D_d），可以计算左心室短轴缩短率（FS）。计算公式：$(D_d-D_s)/D_d \times 100\%$。正常值应大于25%，平均值为34%±5%。

2.左心室整体收缩功能减低的超声表现

（1）左心室扩大，左心室容量增大。

（2）左心室室壁运动幅度减低。

（3）EF＜50%。

（4）FS＜25%。

（5）SV减低。

（二）左心室局部收缩功能测定

目前临床上主要采用目测法，通过室壁运动积分指数（wall motion score index，WMSI）来半定量评价左心室局部收缩功能。按照美国心脏病学会推荐，将左心室分为16个节段，每个节段按照室壁运动情况积分：运动正常，1分；运动减弱，2分；不运动，3分；矛盾运动，4分；室壁瘤，5分。将所有节段分数相加并除以节段数目即得到WMSI，WMSI越大，说明左心室收缩功能越差。

二、左心室舒张功能测定

心动周期中左心室舒张过程可分为快速充盈期、缓慢充盈期和心房收缩期。快速充盈期是心肌消耗能量，主动松弛抽吸血液的过程，缓慢充盈期和心房收缩期则是一被动过程，主要影响因素是心肌的顺应性。左心室主动松弛功能及顺应性减低均可导致舒张功能受损。

（一）左心室舒张功能的主要指标

1.左心室等容舒张时间（IVRT）　是主动脉瓣关闭到二尖瓣开放所经历的时间，反映左心室心肌的松弛速率。

2.二尖瓣E峰速度（E峰）　当左心室松弛延缓时，左心室内压力增高，左心房与左心室压差减小，E峰减低；但若左心室长期充盈异常，左心房压力不断升高，E峰反而上升。

3.E峰减速时间（DT）　左心室松弛功能减低时DT延长。

4.二尖瓣A峰速度（A峰）　左心室主动松弛功能减低时，舒张早期充盈减少，心房收缩期充盈的血量代偿性增加，A峰上升。

5.E峰与A峰的比值（E/A）　舒张功能正常情况下$E/A > 1$，随着左心室舒张功能受损进行性加重，E/A呈进行性改变。

松弛障碍型（舒张功能轻度受损）：左心室松弛功能减弱，左心室内压力增高，左心房与左心室压差减小，E峰减低，左心房收缩代偿性增强，A峰升高，$E/A < 1$。

假性正常化（舒张功能中度受损）：左心室松弛功能减弱合并左心室僵硬度增高，舒张早期左心房压力增高，E峰升高，舒张晚期左心室被动充盈的阻力增大，A峰减低，出现$E/A > 1$，称为假性正常化。此时，需利用其他参数与正常鉴别。

限制性充盈异常（舒张功能重度受损）：左心房压力显著增高，舒张早期充盈量显著高于正常水平，E峰显著升高，而左心室僵硬度显著增高使舒张晚期充盈的阻力显著增大，A峰显著减低，出现$E/A > 2$。

6.左心房收缩期肺静脉反流速度（PV_a）　PV_a增大说明左心房压力和左心室僵硬度增高。

7.二尖瓣环舒张期运动速度　组织多普勒可测量二尖瓣环舒张期运动速度，作为舒张功能的评价指标。其主要参数有舒张早期二尖瓣环运动速度E'、舒张晚期二尖瓣环运动速度A'、舒张早期二尖瓣环运动速度与舒张晚期二尖瓣环运动速度之比E'/A'、二尖瓣E峰速度与舒张早期二尖瓣环运动速度E'之比E/E'。正常$E' > 5\text{cm/s}$，$E/E' < 8$；$E/E' > 15$提示舒张功受损较重，预后不佳。

二尖瓣频谱评价舒张功能简单实用，但是对于假性正常化鉴别困难，组织多普勒评价舒张功能不受心率和负荷的影响，可靠性高，将二尖瓣频谱与组织多普勒联合使用具有较高的临床实用价值（图4-8）。

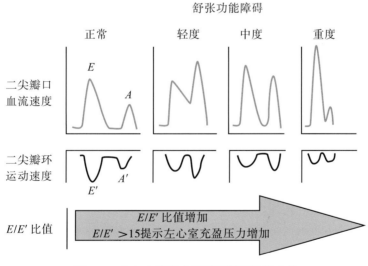

图4-8　左心室舒张功能受损的渐进性变化

（二）左心室舒张功能异常的分级

依据左心室舒张功能是否受损及严重程度，美国超声心动图学会（ASE）指南中将舒张功能状态分为四级，见表4-2。

0级：正常。

1级：主动松弛延缓（轻度）。

2级：舒张充盈假性正常化（中度）。

3级：限制性充盈障碍（重度）。

表4-2　左心室舒张功能异常分级

舒张功能参数	舒张正常	舒张功能异常		
		轻度 主动松弛延缓	中度 假性正常化	重度 限制性充盈障碍
E/A	1 ~ 2	<1	1 ~ 2	>2
E'/A'	1 ~ 2	<1	<1	>1
IVRT（ms）	50 ~ 100	>100	<50	<50
DT（ms）	150 ~ 200	>200	150 ~ 200	<150
PV_a（cm/s）	>0.35	<0.35	>0.35	>0.35
主动松弛功能	正常	下降	下降	下降
左心室顺应性	正常	正常	下降	明显下降

第三节　先天性心脏病

一、房间隔缺损

房间隔缺损（atrial septal defect，ASD）是临床上常见的先天性心脏畸形，为原始房间隔在胚胎发育过程中出现异常，致左、右心房之间遗留孔隙，在心房水平产生血液分流。房间隔缺损可单独发生，也可与其他类型的心血管畸形并存。ASD发病率居先天性心脏病的首位，为10%～15%，男女发病率约1∶3，而且有家族遗传倾向。

（一）病因与病理解剖

大多数ASD病因不明，家族聚集性ASD大多数是常染色体遗传。研究报道ASD与心脏分隔必需基因异常相关。ASD与胎儿酒精接触、孕妇怀孕前3个月吸烟和一些抗抑郁药有关，其他危险因素包括糖尿病、非糖尿病女性糖摄入增加及怀孕年龄≥35岁等。

ASD为原始房间隔在胚胎发育过程中出现异常，可分为原发孔型和继发孔型。继发孔型房间隔缺损较常见，又分为中央型、静脉窦型、冠状静脉窦型（图4-9），合并两种以上房间隔缺损为混合型。

原发孔型：约占20%，是房室管缺损常见变异型中的一种，位于卵圆窝的下前方与室间隔相连部位，属于心内膜垫缺损的一种形式。

继发孔中央型：最常见，约占70%，位于卵圆窝部位，大小不等；可合并二尖瓣狭窄、二尖瓣脱垂等。

静脉窦型：约占10%，包括上腔静脉型（8%）、下腔静脉型（2%）。上腔静脉型缺损位于上腔静脉入口处，最常见的缺损部位在右上肺静脉与上腔静脉之间，与上腔静脉相通，常合并右上肺静脉畸形引流；下腔静脉型缺损位于下腔静脉入口处，常合并右下肺静脉畸形引流。

冠状静脉窦型较为罕见，发病率小于1%，冠状静脉窦间隔部分性或完全缺如，使冠状静脉窦与左心房直接相通。

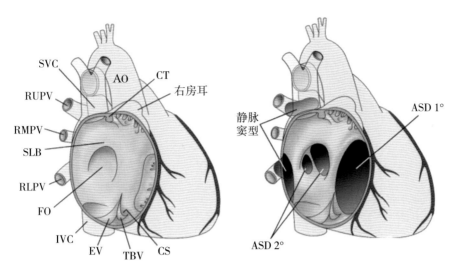

图4-9　房间隔缺损解剖分型及相邻结构示意图

左图：SVC：上腔静脉；RUPV：右上肺静脉；RMPV：右中肺静脉；SLB：上嵴束；RLPV：右下肺静脉；FO：卵圆窝；IVC：下腔静脉；EV：欧氏瓣；TBV：三尖瓣隔瓣；CS：冠状静脉窦；CT：界嵴；AO：主动脉。右图：ASD 1°：原发孔型房间隔缺损；ASD 2°：继发孔型房间隔缺损

（二）临床表现

单纯房间隔缺损在儿童期大多无症状，小房间隔缺损患者可终身无症状。

随着年龄及病情发展，劳力性呼吸困难为主要表现，有些患者可因右心室容量负荷过重而发生右心衰竭。

大量的左向右分流者，易发生心房颤动、心房扑动。

晚期约有15%患者因重度肺动脉高压出现右向左分流而有青紫，形成艾森门格（Eisenmenger）综合征。

体格检查最典型的体征为肺动脉瓣区第二心音亢进，固定性分裂，并可闻及2～3级收缩期喷射性杂音，此系肺动脉血流量增加，肺动脉瓣关闭延迟并相对性狭窄所致。

（三）超声诊断

1.诊断要点　①房间隔回声中断；②心房水平分流，大部分为左向右，合并肺动脉高压时可出现双向甚至右向左分流；③心房水平分流的频谱特点为舒张期为主的全心动周期分流频谱，速度（1.0±0.40）m/s；④伴或不伴右心房、右心室增大（图4-10，图4-11）。

2.超声心动图表现　房间隔缺损主要扫查切面：四腔切面（胸骨旁、心尖和剑突下）、剑突下双心房切面和大动脉根部短轴切面。

（1）二维超声心动图：直接征象，多切面显示房间隔相应缺损部位回声连续性中断，断端回声稍增厚、增强；继发改变，右心增大，可合并肺动脉增宽和肺动脉高压。

（2）M型超声心动图：主要显示右心扩大等继发性改变。

（3）多普勒超声心动图：心房水平分流多为左向右分流。彩色多普勒多为红色左向右分流信号，由左心房侧经缺损处进入右心房。脉冲多普勒房水平分流频谱为典型双峰或三峰波形，占据收缩期和舒张期，峰值速度1.0 ~ 1.3m/s。

缺损较大和肺动脉高压时可出现右向左分流。彩色多普勒为蓝色血流信号，由右心房侧经缺损处进入左心房。

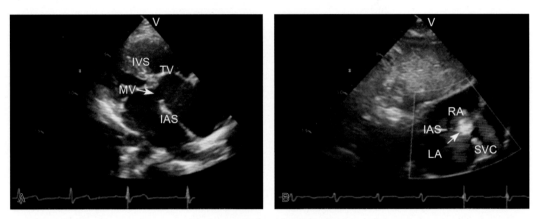

图4-10 房间隔缺损分型示例

A.原发孔型房间隔缺损；B.继发孔型房间隔缺损的最常见类型——中央型；箭头示房间隔缺损位置。IVS：室间隔；TV：三尖瓣；MV：二尖瓣；IAS：房间隔；RA：右心房；LA：左心房；SVC：上腔静脉

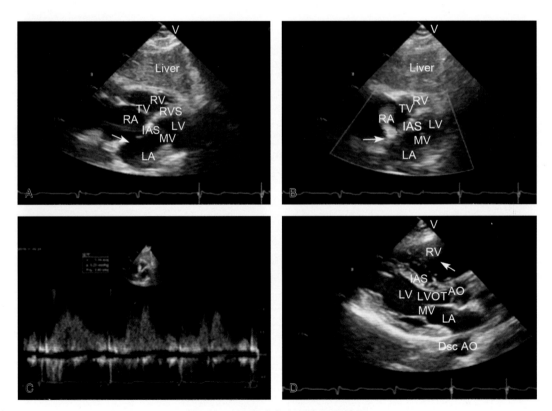

图4-11 继发孔中央型房间隔缺损

A.箭头示IAS回声中断；B.箭头示IAS穿隔血流束；C.显示IAS穿隔血流频谱，峰值流速114cm/s；D.箭头示ASD继发改变——右心室增大。IAS：房间隔；LVOT：左心室流出道；Dsc AO：降主动脉；Liver：肝脏

筛孔样缺损彩色多普勒可显示房间隔处多束细小分流信号。

（4）经食管超声心动图（TEE）：能克服经胸超声心动图（TTE）的不足，更好地显示房间隔缺损的回声中断和分流，避免误诊和漏诊。更重要的是能够清晰显示缺损残端与相邻结构的关系和距离（主动脉根部、二尖瓣前叶、上下腔静脉）（图4-12）。

（5）三维超声心动图：三维超声心动图可直观展示房间隔缺损的全貌，并立体显示缺损与相邻结构的空间关系，为临床治疗提供重要的信息（图4-13）。

3.右心声学造影　右心声学造影可用于房间隔缺损的定性诊断。左向右分流在右房室显影后，右心房邻近间隔中断处无造影剂回声，即右心房内出现负性造影区；右向左分流在右房室显影后，可见造影剂进入左心房。

（四）鉴别诊断

根据上述典型的体征，结合心电图、胸部X线和心脏超声检查，诊断房间隔缺损一般并无困难。对于非典型的患者或疑有其他合并畸形者，心导管检查可提供帮助。

超声检查中需与引起右心大、肺动脉听诊区第二心音亢进的相关病症相鉴别，主要与肺源性心脏病、原发性肺动脉高压、肺动脉瓣狭窄等疾病相鉴别。

二、室间隔缺损

室间隔缺损（ventricular septal defect，VSD）指室间隔在胚胎时期发育不全，在心

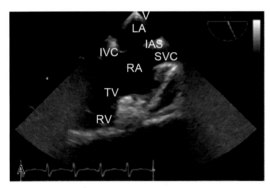
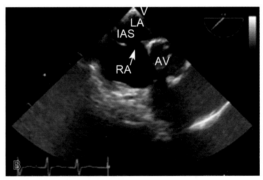
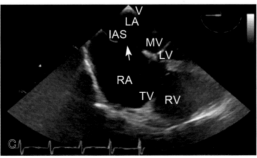

图4-12　经食管超声心动图显示房间隔缺损断端与相邻结构的关系

A.双房切面，显示与上、下腔静脉的关系；B.大动脉短轴切面，显示断端与主动脉根部的距离；C.四腔心切面，显示与二尖瓣前的关系。LA：左心房；RA：右心房；LV：左心室；RV：右心室；MV：二尖瓣；TV：三尖瓣；IAS：房间隔；SVC：上腔静脉；IVC：下腔静脉

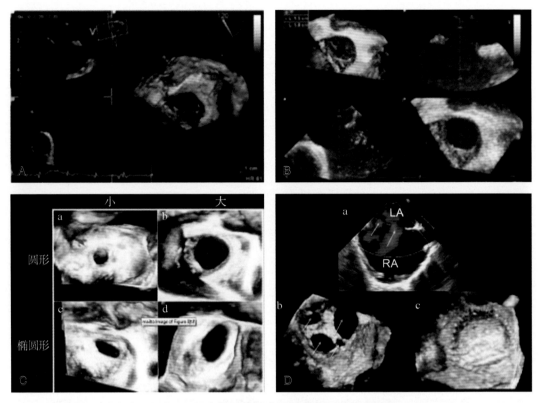

图4-13 经食管三维超声心动图显示房间隔缺损

A、B.显示房间隔缺损的三维测量；C.显示房间隔缺损的形态；D.显示多孔型房间隔缺损三维图像和封堵器。LA：左心房；RA：右心房

室水平产生左向右异常交通。室间隔缺损是最常见的先天性心脏病，占先天性心脏病的20% ~ 25%，男女比例约1∶1。室间隔缺损可单独存在，也可与其他先天性心脏病并存。对于室间隔缺损较小者预后良好，其自然寿命甚至可达70岁以上，膜部小缺损有可能在10岁以前自行关闭。

（一）病因与病理

室间隔解剖上由流入道、肌小梁部、流出道（漏斗部）三部分构成，三者均与位于主动脉瓣下的一小片膜状间隔相连接。流入道指三尖瓣隔瓣覆盖的部分，流出道指室上嵴以上，肺动脉瓣以下的部分（包括室上嵴），其余所剩部分是小梁部。

室间隔缺损的外科分型分为流入道/房室通道型、流出道型、膜周部和肌部室间隔缺损（图4-14）。超声分型分为干下型、嵴内型、嵴下型、单纯膜部和隔瓣下型（图4-15）。

（二）临床表现

临床症状与缺损大小、肺血流量、肺动脉压力及是否伴发其他心脏畸形有关。缺损小者，一般无临床症状。缺损大者，症状出现早且明显，影响发育，并易发生感染性心内膜炎。其主要症状有气促、呼吸困难、多汗、喂养困难、乏力和反复肺部感染，严重时可发生心力衰竭。有明显肺动脉高压时可出现发绀。

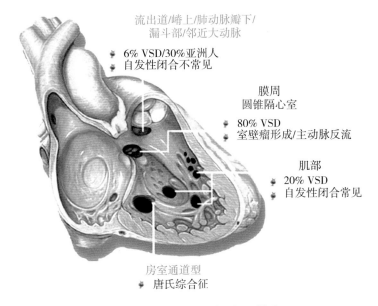

流出道/嵴上/肺动脉瓣下/
漏斗部/邻近大动脉
- 6% VSD/30%亚洲人
- 自发性闭合不常见

膜周
圆锥隔心室
- 80% VSD
- 室壁瘤形成/主动脉反流

肌部
- 20% VSD
- 自发性闭合常见

房室通道型
- 唐氏综合征

图4-14 室间隔缺损解剖模式图

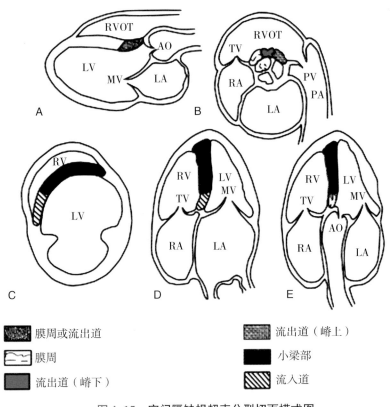

膜周或流出道

流出道（嵴上）

膜周

小梁部

流出道（嵴下）

流入道

图4-15 室间隔缺损超声分型切面模式图

LV：左心室；RV：右心室；LA：左心房；RA：右心房；AO：主动脉；MV：二尖瓣；TV：三尖瓣；RVOT：右心室流出道

典型体征为胸骨左缘第 3 ~ 4 肋间有 4 ~ 5 级粗糙全收缩期杂音，向心前区传导，伴收缩期震颤。有严重的肺动脉高压时，肺动脉瓣区第二心音亢进，有相对性肺动脉瓣关闭不全的舒张期杂音，室间隔缺损的收缩期杂音可减弱或消失。

（三）超声诊断

1.诊断要点　①室间隔连续性中断；②心室水平分流，多为左向右分流，大缺损或合并肺动脉高压时为双向分流或右向左分流；③左心室扩大，出现肺动脉高压后右室壁增厚，右心室扩大；④室间隔缺损的定位诊断（图 4-16，图 4-17）。

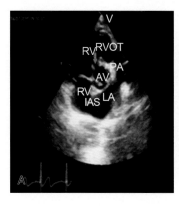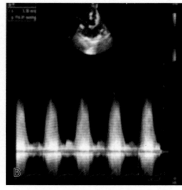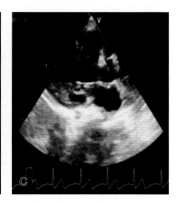

图 4-16　室间隔缺损声像图

A.箭头示室间隔缺损断端；B.室间隔缺损血流频谱，峰值流速 538cm/s；C.箭头示室间隔缺损处彩色血流束。
RV：右心室；RVOT：右心室流出道；PA：肺动脉；LA：左心房；IAS：房间隔；RV：右心室；AV：主动脉瓣

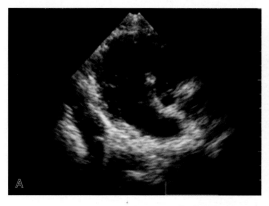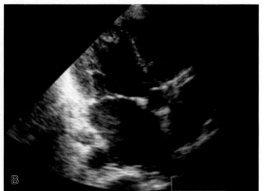

图 4-17　室间隔分型示例

A.肌部室间隔缺损；B.膜部室间隔缺损合并室间隔膜部瘤

2.超声心动图表现

（1）二维超声心动图：直接征象——多切面显示室间隔相应缺损部位回声连续性中断，室间隔缺损断端回声增强、粗糙；继发性改变——左心室容量负荷过重，左心室增大，肺动脉高压时右心室壁增厚、右心增大。

（2）M 型超声心动图：难以显示缺损，主要为继发性房室腔扩大的表现。彩色 M 型可以观察室间隔缺损分流方向和时相。

（3）多普勒超声心动图：①心室水平分流，于缺损处见彩色血流信号由左心室进入右心室，连续多普勒测及收缩期高速正向湍流频谱，流速一般大于4m/s。肺动脉高压出现后，分流的彩色多普勒信号暗淡，多为双向分流。如肺动脉压力显著升高，右心室压超过左心室压则转为右向左分流。此时分流频谱反向，流速和压差减低。②肺动脉压的评估，不合并其他心内畸形时可通过简化伯努利方程评估肺动脉收缩压（PASP）。左向右分流的PASP=RVSP=LVSP$-\Delta P$=SBP$-4V^2$（RVSP：右心室收缩压；LVSP：左心室收缩压；ΔP：室间隔缺损分流压差；V：心室水平分流速度；SBP：肱动脉收缩压）。右向左分流的PASP=RVSP=LVSP$+\Delta P$=SBP$+4V^2$。

（4）右心声学造影：左向右分流时右心室可有负性造影区，但多不明显；右向左分流时右心室显影后，造影剂进入左心室。

（5）三维超声心动图：立体全面显示室间隔缺损及相邻结构，更好定量评价室间隔缺损，为临床决策提供准确信息。

（6）经食管超声心动图：经胸超声心动图能对绝大多数室间隔缺损做出准确诊断，故需要经食管超声心动图的病例相对较少。有报道对于流入道肌部和小梁肌部小缺损经食管超声心动图比经胸超声心动图敏感性高。此外，经食管超声心动图可监测室间隔修补术，一方面术前明确缺损部位、大小、并发症与复合畸形，指导手术医师选择手术切口及补片大小，另一方面术后即时了解修补术成功与否，准确评价残余分流的程度，对于较多的残余分流可立即进行再次修补，避免再次开胸手术。

3.诊断流程和注意事项　室间隔缺损的完整诊断遵循三步原则：定性、定位和定量。

注意事项：室间隔的假性回声失落可导致误判，应借助彩色和频谱多普勒仔细鉴别；小室间隔缺损的回声中断不明显，而且可无继发性改变，应借助彩色和频谱多普勒减少漏诊；室间隔缺损分流速度减低时，提示右心系统压力增高，需警惕肺动脉口或右室流出道狭窄和其他伴发畸形；干下型室间隔缺损与主动脉右冠窦脱垂相互影响，前者常伴发后者，后者常掩盖前者；室间隔膜部缺损有较高的自然闭合率，如果分流量不大可随访观察。

（四）鉴别诊断

1.右心室流出道狭窄　彩色多普勒于右心室流出道（或右心室腔）显示异常高速血流束，无穿过室间隔的血流束。

2.双腔右心室　右心室内出现异常粗大肌束，从右心室前壁伸向邻近的室间隔，将右心室分为近端的高压腔与远端的低压腔；彩色多普勒探查显示右心室腔内的射流束，但无穿隔血流信号；主动脉根部短轴切面可显示五彩血流束方向与右心室流出道平行。

3.主动脉窦瘤破入右心室流出道　扩张的主动脉窦瘤突入右心室流出道，并可见其破口位于主动脉窦部；主动脉窦瘤破裂的分流束在主动脉瓣上；彩色及频谱多普勒可见连续性全心动周期分流；值得注意的是，窦瘤破裂可与室间隔缺损合并出现。

(五)临床价值

超声心动图不仅能准确定性诊断室间隔缺损,而且能准确判断缺损的大小与部位、右心室压、肺动脉压、体循环与肺循环血流比值,为临床制订合理的治疗方案提供有价值的信息。经食管超声心动图还可用于术中监测,防止残余分流和再次开胸修补的发生。超声心动图还可发现室间隔缺损的合并畸形如房间隔缺损、动脉导管未闭等,以及并发症如主动脉瓣反流、感染性心内膜炎等,同时能准确评价心脏收缩功能与舒张功能。

实时三维超声心动图开创了一个新的时代,为临床提供了全新的视角。三维超声对室间隔缺损形态及其与周边结构的关系更加准确与直观,室间隔缺损的定量测量也较二维超声准确。

随着超声仪器的发展和经验的积累,超声心动图已逐步代替心导管检查成为诊断室间隔缺损的主要方法,在术前评估、术中监测、术后随访中均发挥着重要作用。

三、动脉导管未闭

动脉导管未闭(patent ductus arteriosus,PDA)是动脉导管在出生后未闭合而持续开放的病理状态。动脉导管是由第6对支气管动脉弓远端演化而成。在胎儿循环时,它将大部分右心室入肺动脉的血流导入降主动脉送往胎盘进行氧合。出生后,动脉导管未闭可单独存在,也可与其他心血管畸形合并存在,如主动脉弓缩窄或中断、严重的主动脉狭窄、左心发育不全综合征及肺动脉闭锁、严重的肺动脉狭窄或作为血管环的一部分。

(一)病因与病理

心脏胚胎发育的关键时期为妊娠第2~8周,先天性心血管畸形也主要发生于此阶段。先天性心脏病的发生有多方面原因,大致分为内在因素及外部因素两类,并以后者多见。内在因素主要与遗传有关,特别是染色体易位和畸变,如21-三体综合征、13-三体综合征等;此外,先天性心脏病患者其子女心血管畸形的发生风险显著增高。外部因素中较重要的有宫内感染,尤其是病毒感染,如风疹病毒、流感病毒及柯萨奇病毒等;其他危险因素包括妊娠期接触大剂量射线、使用某些药物、患代谢性疾病或慢性病、缺氧、母亲高龄(接近更年期)等。

动脉导管是胎儿循环中不可缺少的部分。婴儿出生后随着第1次呼吸的建立,血氧浓度快速上升可使动脉导管壁肌肉发生收缩而关闭。一般在出生后第1天动脉导管大多已呈功能性关闭,但在7~10天可由于缺氧等原因重新开放。通常情况下,80%婴儿的动脉导管在出生后3个月内闭合,95%在1年内闭合,一般认为出生1年后动脉导管仍持续未闭合者,即应诊断为动脉导管未闭(图4-18)。

动脉导管未闭按解剖形态分为五种类型:①漏斗型(A型)。动脉导管的主动脉端口径大于肺动脉端口径,犹如漏斗状。②窗型(B型)。导管极短,口径极粗,管壁往往较薄,手术操作困难,危险性大。③管型(C型)。导管较长,连接主动脉与肺动脉两端口径一致,此型最常见,占所有病例80%以上。④动脉瘤型(D型)。导管连接主动脉与肺动脉的两端细而中间呈瘤样扩张,手术危险性极大。⑤复杂型(E型)(图4-19)。

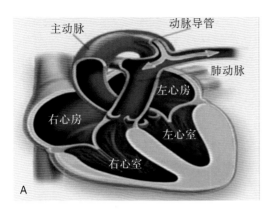
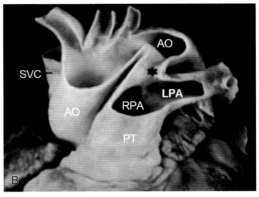

图4-18　动脉导管示意图（A）和动脉导管未闭的解剖示意图（B）

PT：肺动脉干；RPA：右肺动脉；SVC：上腔静脉；AO：主动脉；LPA：左肺动脉；黑色*为动脉导管未闭

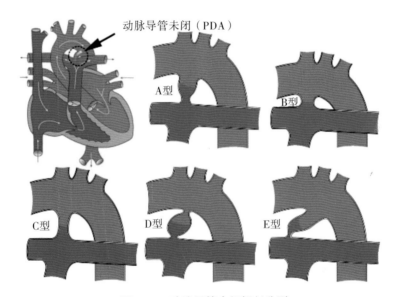

图4-19　动脉导管未闭解剖分型

（二）临床症状

较小的动脉导管未闭，分流量小，可不引起任何症状，只是在常规体检时偶然发现心脏杂音，即胸骨左上缘或左锁骨下可听到特征性的连续性杂音。中等分流量者常有乏力、劳累后气促心悸、气喘胸闷等症状，听诊杂音性质同上，更为响亮伴有震颤，传导范围更广，右心室可在心尖区闻及轻度收缩期及舒张期杂音，周围血管征阳性。分流量大的动脉导管未闭，常继发严重的肺动脉高压，可导致右向左分流，上述典型杂音舒张期成分消失或减轻，继之收缩期杂音亦可消失，而仅可闻及肺动脉瓣关闭不全导致的舒张期杂音，此时患者出现差异性发绀且临床症状严重。

（三）超声诊断

1.二维超声心动图　左心室长轴切面：左心增大，室间隔活动度增强，主动脉增宽；大动脉短轴切面左肺动脉起始部与降主动脉之间有异常交通（图4-20），根据动脉导管形态结构判断其类型；肺动脉明显增宽，且搏动增强；胸骨上窝主动脉弓长轴切面显示肺动脉分出左肺动脉处见降主动脉与肺动脉间有异常通道。

2.M 型超声心动图　主要为间接症状，表现为左心室、左心房扩大，主动脉增宽，搏动幅度增大。

3.多普勒超声心动图　于大动脉短轴切面和胸骨上窝主动脉弓长轴切面在主动脉与肺动脉间可见自降主动脉经异常通道进入肺动脉的分流信号（图4-20）。频谱多普勒可探及连续性左向右分流信号（图4-21）。收缩期肺动脉压力若超过主动脉压力，即继发 Eisenmenger 综合征时，可产生右向左分流，此时收缩期为右向左分流，舒张期为左向右分流。

肺动脉压的估测：根据连续多普勒测定的三尖瓣最大反流速度估测，也可根据导管分流速度估测。

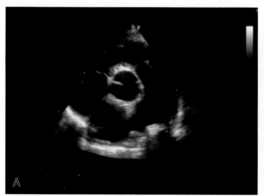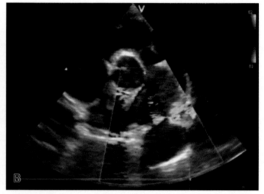

图4-20　动脉导管未闭声像图

A.显示主肺动脉增宽，肺动脉分叉处与降主动脉间可见一管样结构，即动脉导管未闭；B.大动脉短轴切面彩色多普勒，显示肺动脉分叉处与降主动脉之间彩色分流束

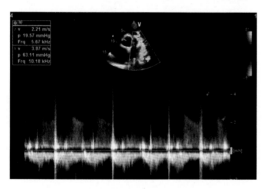

图4-21　动脉导管未闭频谱多普勒

连续性正向频谱，收缩期峰值流速397cm/s，舒张期峰值流速221cm/s

（四）鉴别诊断

1.高位室间隔缺损合并主动脉瓣脱垂　当高位室间隔缺损较大时往往伴有主动脉瓣脱垂，导致主动脉瓣关闭不全，并引起相应体征。临床上在胸骨左缘听到双期杂音，有时与连续性杂音相仿，难以区分。超声心动图可显示主动脉瓣脱垂及主动脉血流反流入左心室，同时显示通过室间隔缺损由左心室向右心室和肺动脉的分流。

2.冠状动脉瘘　这种冠状动脉畸形并不多见，可听到与动脉导管未闭相同的连续性杂音伴震颤，但部位较低，且偏向内侧。彩色多普勒能显示动脉瘘口所在和其沟通的房室腔。逆行性升主动脉造影更能显示扩大的病变冠状动脉主支，或分支走向和瘘口。

（五）注意事项

当左心增大且二维超声明确肺动脉与降主动脉之间存在异常通道，但彩色多普勒未显示异常血流信号时，应考虑有严重的肺动脉高压，此时可借助声学造影协助诊断。此外，动脉导管未闭与室间隔缺损均导致左心增大，肺动脉增宽，不同之处在于室间隔缺损时升主动脉内径正常或偏细，而动脉导管未闭由于分流在降主动脉，升主动脉内径增宽。

动脉导管未闭导致肺动脉高压时，可出现右心房、右心室增大，左心变小，应注意与房间隔缺损相鉴别。左心声学造影有助于区别心房水平的分流和动脉水平的分流。

四、双腔右心室

双腔右心室（double chamber of right ventricle，DCRV）亦称右室双腔心，是右心室窦部和漏斗部之间异常发育的肌束增厚所引起的，由一条或多条异常肌束横穿右心室腔，将右心室分为靠近流入道的高压腔及靠近流出道的低压腔。本病约占先天性心脏病的2%。

（一）病因与病理

胚胎发育时期原始心球并入右心室的过程中发生缺陷，或小梁间隔缘发出的某些隔束或壁束特别突出、肥厚，形成一条或多条异常肥厚的肌束。肥厚的隔束或肌束起自室上嵴，斜行向下跨越心室腔，分别止于右心室前壁和前乳头肌附着的室间隔上，将右心室腔分为近侧的低压腔和远侧的高压腔（图4-22）。

DCRV根据病理解剖学分为肌束型和肌隔型。肌束型：异常肌束自室上嵴下方发出，可为一条、多条或交错成网状，走行于右心室前壁和心尖方向。肌隔型：

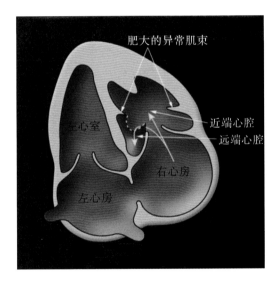

图4-22 双腔右心室（DCRV）的模式图

异常肌束呈隔膜状将右室心腔横断，有狭窄孔居中或偏心。绝大多数病例合并室间隔缺损，尚可合并肺动脉瓣狭窄，或主动脉瓣膜或瓣下狭窄等心脏畸形。

（二）血流动力学改变和临床表现

右心室内血流受肌束阻挡，高压腔靠近三尖瓣，亦称近端心室腔，低压腔远离心室腔，压力可不升高或低于正常。肌束的交通孔处产生压力阶差，血流在此处加速，进入低压腔内形成湍流。右心室异常肌束有进行性肥厚的倾向，梗阻会越来越重，引起右心室肥大，右心室扩大直至右心衰竭。

轻者可无症状，重者有心悸、气短或伴有发绀。查体胸骨左缘第3～4肋间有粗糙的全收缩期喷射性杂音并伴有收缩期震颤，肺动脉瓣第二心音减弱。

（三）超声诊断

1.超声心动图表现

（1）二维超声心动图

1）直接征象：右心室腔内肌束或隔膜样回声，主动脉根部短轴、右心室流出道长轴及心尖四腔等切面可清晰显示右心室内异常肌束或肌隔样回声，将右心室腔分为高压腔及低压腔。

2）继发性改变：右心室扩大、右心室肥厚。

3）合并畸形：室间隔缺损、肺动脉瓣狭窄等。

（2）多普勒超声心动图

1）彩色多普勒显示血流通过狭窄口时速度明显加快，产生血流汇聚现象，低压腔侧血流呈五彩镶嵌的湍流，并可一直延续至流出道。

2）连续多普勒探及高速的收缩期湍流频谱，频谱形态类似漏斗部狭窄。

3）合并室间隔缺损时心室水平可见左向右、双向或右向左的分流。

2.诊断要点

（1）右心室内肌束或肌隔样回声将右心室分为高压腔和低压腔。

（2）右心室内肌束或肌隔样回声形成的狭窄孔处出现高速血流信号。

（3）右心室扩大，右心室肥厚。

（4）狭窄程度的定量评估

1）狭窄环的直径：轻度狭窄，5～10mm；重度狭窄，2～4mm。

2）三尖瓣反流速度推算高压腔的收缩压：轻度狭窄，＜75mmHg；中度狭窄，75～100mmHg；重度狭窄，＞100mmHg。

（四）鉴别诊断

DCRV主要与肺动脉瓣下狭窄进行鉴别。鉴别的关键在于明确异常肌束的位置。肌束或肥厚肌隔束位于室上嵴或其以上，为肺动脉瓣下狭窄；肌束位于室上嵴以下的右心室腔内为双腔右心室。

五、法洛四联症

法洛四联症（tetralogy of Fallot，TOF）是一种复杂的先天性心脏畸形。1888年Fallot将其基本病理变化归纳为四种：室间隔缺损、肺动脉狭窄、主动脉骑跨和右心室肥大。Fallot四联症发病率占所有先天性心脏病的10%～14%，是最常见的发绀型先天性心脏病之一。

（一）病因与病理

Van Praagh认为法洛四联症的四种畸形是右心室漏斗部或圆锥发育不良的后果。胚胎第4周时动脉干没有发生反向转动，主动脉持续位于肺动脉的右侧，圆锥隔向前移位，与正常位置的窦部室间隔未能对拢，因而形成发育不全的漏斗部和嵴下型室间隔缺损，即膜周部室间隔缺损；若肺动脉圆锥发育不全或圆锥部分完全缺如，则形成干下型室间隔缺损。漏斗间隔向前、向右和向上移位可能是本病的基本病理基础，由此导致肺动脉漏斗部的狭窄、室间隔缺损、主动脉右移骑跨和继发性右心室肥大（图4-23）。

①右心室流出道狭窄：可发生于右心室腔内、漏斗部、肺动脉瓣环、肺动脉瓣、

主肺动脉及其分支。②室间隔缺损：大部分为嵴下型，通常较大，位于主动脉瓣下；少数为干下型，偶见多发。③主动脉右移骑跨：圆锥室间隔向右前移位，致主动脉增宽前移骑跨于室间隔之上，多伴顺钟向转位；主动脉后壁与二尖瓣前叶间仍为纤维连接；主动脉骑跨程度取决于右心室流出道的发育不良及漏斗间隔移位的严重程度，当骑跨率＞75%时应考虑诊断为右心室双出口。④右心室肥大：继发性变化，由右心室流出道梗阻所致。⑤伴发畸形：最常见卵圆孔未闭或继发孔房间隔缺损；20%～30%可合并右位主动脉弓；左位上腔静脉亦较常见。

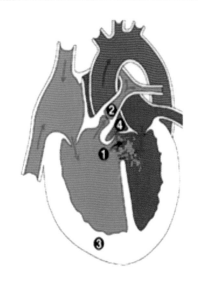

图4-23 法洛四联症解剖模式图

1：室间隔缺损；2：肺动脉狭窄；3：右心室壁增厚；4：主动脉骑跨

（二）病理生理和临床表现

1.病理生理 由于肺动脉口存在狭窄，右心室压力增高，负荷加重，遂致右心室壁肥厚。室间隔缺损大，使两侧心室压力相等，右心室的静脉血通过室间隔缺损而进入骑跨的主动脉。主动脉同时接受左心室的血液与部分右心室的血液，因而动、静脉血流在主动脉处混合被送达身体各部，造成动脉血氧含量降低，临床上出现发绀与红细胞增多症（图4-24）。肺动脉口狭窄越重，室间隔缺损越大，则右至左分流越多，发绀越严重。肺动脉口越狭窄，进入肺循环血流越少，在肺部氧合的血量也越少，因而整个循环的氧合血液减少，遂又使发绀更为显著。由于右心室压力增高，体循环血流量增大，静脉回流也增多，右心房负担加重，因而亦增大。肺动脉口狭窄轻，室间隔缺损小的患者，右心室压力不太高，可无右至左分流，因而无发绀，称为非发绀型法洛四联症。

2.临床症状 患儿的预后主要决定于肺动脉狭窄程度及侧支循环情况，主要由慢性缺氧引起红细胞增多症，导致继发性心肌肥大和心力衰竭而死亡。

（1）发绀：多在生后3～6个月出现，也有少数到儿童或成人期才出现。发绀在运动和哭闹时加重，平静时减轻。

（2）呼吸困难和缺氧性发作：多在生后6个月开始出现，由于组织缺氧，活动耐力较差，动则呼吸急促，严重者可出现缺氧性发作、意识丧失或抽搐。

（3）蹲踞：为法洛四联症患儿一种特征性姿态，蹲踞可缓解呼吸困难和发绀。

（4）患儿生长发育迟缓，常有杵状指

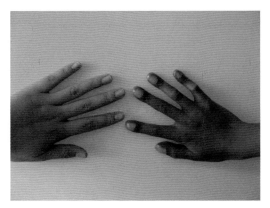

图4-24 法洛四联症临床症状——发绀

正常手指（左侧）与杵状指（右侧）的对比

（趾），多在发绀出现数月或数年后发生。胸骨左缘第2~4肋间可听到粗糙的喷射样收缩期杂音，常伴收缩期细震颤，其响度常与发绀程度成反比。

（三）超声诊断

1. 超声诊断要点 室间隔与主动脉瓣前壁连续中断，主动脉骑跨于室间隔上，主动脉后壁与二尖瓣前叶为纤维连接；多普勒显示室间隔水平右向左分流为主的双向分流，右心室与左心室血液共同进入主动脉。右心室流出道或肺动脉狭窄，右心室壁继发性肥厚；多普勒显示右心室流出道起自狭窄处的高速湍流信号（图4-25）。

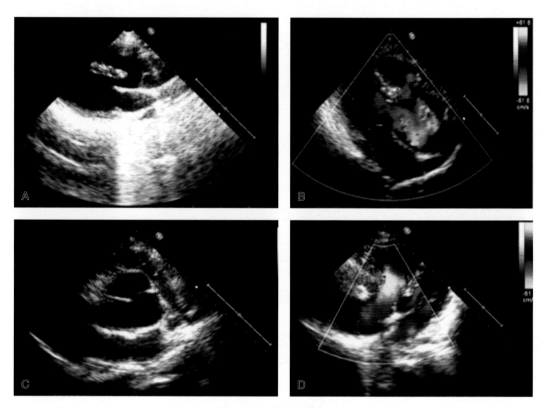

图4-25 法洛四联症

A.胸骨旁长轴切面显示主动脉骑跨于室间隔之上、右心室壁增厚；B.彩色多普勒显示收缩期蓝色血流自左心室、右心室进入主动脉；C.大动脉短轴显示肺动脉狭窄；D.彩色多普勒显示室间隔缺损处血流信号

2. 超声心动图表现

（1）二维超声心动图：右心室流出道梗阻及右心室肥大，胸骨旁长轴切面显示右心室前后径扩大，右心室前壁增厚；大动脉短轴切面观测肺动脉狭窄的部位和程度。狭窄部位和程度：单纯漏斗部狭窄，仅右心室流出道室壁增厚，流出道狭窄；漏斗部及肺动脉瓣狭窄，除右心室流出道狭窄外，肺动脉瓣增厚，开放呈圆顶状，开口减小；漏斗部、肺动脉瓣及瓣环狭窄，在肺动脉及右心室流出道狭窄基础上，可见瓣环内径明显狭窄；漏斗部弥漫性狭窄，多伴肺动脉瓣、肺动脉主干和分支内径狭窄，且狭窄较重。

室间隔缺损与主动脉骑跨：胸骨旁长轴切面显示主动脉前壁与室间隔连续中断，缺损常较大；主动脉明显增宽前移，骑跨于室间隔之上；骑跨率=主动脉前壁外侧缘至室间隔右室面距离/主动脉根部内径×100%；胸骨旁大动脉短轴切面显示室间隔缺损通常位于9～1点钟方向。

（2）M型超声心动图：声束由心底波群转向二尖瓣波群时见主动脉前壁反射消失，而室间隔回声则出现于后侧，两者回声连续中断，即称前连续中断，室间隔的位置恰在主动脉前、后壁的中间（相当于主动脉瓣关闭处），形成特异的主动脉骑跨征。

主动脉明显增宽，主动脉瓣及其启闭活动显示清晰，搏动幅度较正常增大。右心室前后径增大，右心室前壁增厚，心底波群示右心室流出道狭窄，主动脉前壁前移。

（3）多普勒超声心动图：彩色多普勒显示收缩期右心室蓝色血流束与左心室红色为主的血流束同时流入主动脉，仅少量红色血流束通过室间隔缺损从左心室进入右心室；大动脉短轴切面显示右心室流出道和主肺动脉内起始自狭窄部位以蓝色为主的五彩花色细窄血流束（图4-26）。频谱多普勒可在室间隔缺损处获取低速双向频谱，舒张晚期和收缩早期为正向频谱，收缩中晚期及舒张早中期为负向频谱；大动脉短轴切面可在右心室流出道狭窄处获取全收缩期负向实填频谱，流速及压差反映狭窄程度，狭窄过重时则难以探测（图4-26）。

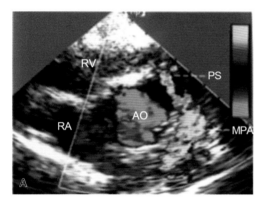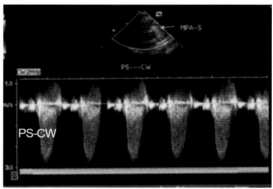

图4-26　法洛四联症血流及频谱多普勒

A.大动脉短轴切面显示右心室流出道和肺动脉狭窄的射流；B.连续多普勒显示狭窄处全收缩期负向实填频谱。
RA：右心房；RV：右心室；AO：主动脉；MPA：主肺动脉；PS：肺动脉狭窄

（4）声学造影：造影剂进入右心房、右心室后舒张期经室间隔缺损流向左心室，左心室内可见较浓密造影剂回声。收缩期左心室内造影剂并不返回右心室，而是与右心室内含造影剂的血流同时进入主动脉。这种造影剂单向运动特征是法洛四联症与其他双向分流产生的造影剂来回穿梭样运动的鉴别要点之一。

（四）鉴别诊断

本病预后较差，多数患者在20岁以前死亡，存活至成年有发绀型先天性心脏血管病者以本病为最常见，但需与下列情况相鉴别。

1.法洛三联症　两者临床症状相似，但法洛三联症有房间隔缺损，无室间隔缺损和主动脉骑跨现象。

2.右心室双出口　主动脉与肺动脉失去环绕关系，呈平行排列，大部分起自右心室，骑跨率＞75%，大部分主动脉后壁与二尖瓣借圆锥肌连接而非纤维连接；室间隔水平分流以左向右为主；当法洛四联症主动脉骑跨较重时，两者相似。

3.巨大室间隔缺损合并肺动脉狭窄　主动脉可部分骑跨，心室水平亦可右向左分流，但无漏斗部间隔前移，主动脉内径正常，左侧房室增大。

4.永存动脉干　也有室间隔缺损和大动脉增宽骑跨，但永存动脉干仅有一根大动脉及一组房室瓣，肺动脉及其分支均起源于动脉干。

（五）注意事项

仔细扫查右心室流出道和肺动脉的狭窄部位、严重程度及范围，准确测量肺动脉及左右肺动脉内径，以辅助决策手术方案及判断预后。术前检查还需了解冠状动脉起源和走向，以免手术时采用右心室切口或漏斗部跨瓣补片误将血管切断导致心肌供血不足或低心排血量综合征。

六、右心室双出口

右心室双出口（double-outlet of right ventricle，DORV）为主、肺动脉同时起源于右心室，或一根大动脉起源于右心室而另一根大动脉大部分起源于右心室。室间隔缺损为左心室的唯一出口，半月瓣与房室瓣之间无纤维连接，约占先天性心脏病患者的0.72%。

（一）病因与病理

由于胚胎发育时圆锥动脉干旋转不完全，使之与左、右心室对位连接发生不同程度的偏离。在胚胎发育心祥形成期即出现圆锥，右背侧及左腹侧嵴融合后分隔成前外侧和后内侧2个圆锥，连接右心室小梁部原基，后内侧圆锥融合于左心室而成为流出道。右心室双出口的形成与圆锥部旋转和吸收异常有关。主动脉与肺动脉之间的关系，半月瓣之间的关系，均取决于圆锥间隔及动脉干的发育。

右心室双出口的病理解剖如下（图4-27）。①动脉起源和位置关系：肺动脉和主动脉皆起源于右心室；多数主动脉与肺动脉开口并排于同一平面，主动脉位于右侧；主动脉开口位于肺动脉开口的左前方，见于房室不一致的右心室双出口病例。②房室连接：90%病例房室关系一致。③主动脉瓣和肺动脉瓣在同一水平，两者下方都有圆锥部。④室间隔缺损：是左心室的唯一出口，根据室间隔缺损与大动脉的位置关系分为主动脉瓣下室间隔缺损、肺动脉瓣下室间隔缺损、两大动脉开口相关的室间隔缺损、与两大动脉开口无关的室间隔缺损。⑤肺动脉狭窄：根据肺动脉狭窄进一步分为肺动脉狭窄和不伴肺动脉狭窄的右心室双出口。⑥其他畸形：主动脉瓣下狭窄、房室瓣畸形、心室发育不良、房间隔缺损、冠状动脉开口异常、肺静脉异位引流、

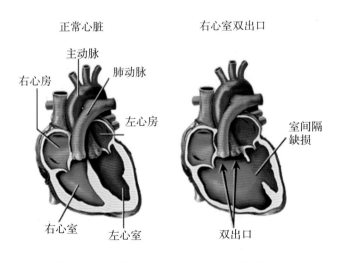

图4-27　正常心脏和右心室双出口解剖示意图

共同房室通道、二尖瓣闭锁等。

（二）临床表现

患儿可有青紫、充血性心力衰竭的症状，亦可毫无症状。临床表现类型及症状出现时间取决于其病理类型及其伴发畸形的严重程度。

在法洛四联症型右心室双出口，如果存在严重的肺血供不足，可在新生儿期即出现青紫。其他类型的右心室双出口体肺循环平衡良好，往往在新生儿期后才逐渐出现青紫或缺氧发作。伴主动脉下室间隔缺损的右心室双出口的典型临床表现是在出生近1个月时充血性心力衰竭而无青紫表现，与单纯大型室间隔缺损临床表现相似，如果出生后早期出现心力衰竭则应考虑是否同时伴有水肿。伴肺动脉下室间隔缺损的右心室双出口常表现为安静时轻度青紫，哭吵后青紫加剧。右心室双出口无特异性体征。

（三）超声诊断

1.诊断要点　①两根大血管均由右心室发出；②伴有较大室间隔缺损；③大动脉空间位置相互关系可正常、接近正常或主动脉位于肺动脉左前方或右前方、主动脉位于肺动脉左侧或左前方；④二尖瓣和半月瓣不连续，左心室以室间隔缺损为唯一出口；⑤常伴发其他心内畸形。

2.超声心动图表现

（1）二维超声心动图（图4-28）

1）主动脉和肺动脉均起源于右心室：左心室长轴切面或其他多个切面显示两根大动脉皆由右心室发出，或一个动脉起源于右心室，另一根大动脉的大部分起源于右心室；两根大动脉平行走向；主动脉多位于肺动脉前方，可在肺动脉右方或左方。

2）圆锥肌组织：左心长轴切面显示大动脉后壁与二尖瓣前叶间有一浓密的光团状反射，即圆锥肌组织。

3）室间隔回声连续中段：室间隔有较大回声中断，左心室流出道呈一盲端，未与大动脉连接；室间隔缺损巨大者几近单心室。

4）合并畸形：多有其他畸形同时存在。

（2）M型超声心动图：心脏结构连续性的改变，主动脉前壁与间隔室的连续中断；主动脉后壁则由于存在圆锥肌组织，与二尖瓣连续亦中断。腔室扩大时可有相应的表现。

（3）多普勒超声心动图：心室水平可见到双向分流，收缩期左向右分流，舒张期右向左分流，分流速度较低；由于两心室压力相仿，很少见到五色镶嵌的分流束。收缩期右心室和左心室内血流共同进入主动脉和肺动脉。伴肺动脉狭窄时在肺动脉内可见五色镶嵌的湍流束。

（4）声学造影：左心房、右心室内出现浓密的"云雾"状反射影，主、肺动脉

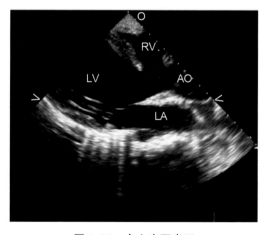

图4-28　右心室双出口

图中显示主动脉大部分位于右心室面，右心室流出道消失，主动脉骑跨＞75%，合并室间隔缺损。LV：左心室；RV：右心室；AO：主动脉；LA：左心房

二者皆有造影剂。右心室有大量造影剂，左心室亦可出现少量造影剂反射。

（四）鉴别诊断

1.法洛四联症　为最常见的发绀型先天性心脏病。主动脉骑跨在室间隔之上，骑跨程度较轻，≤50%。二尖瓣与主动脉之间存在纤维连续，无圆锥肌组织。与右心室双出口主要区别在于大动脉骑跨度。

2.完全型大动脉转位　完全型大动脉转位为两条大动脉与形态学心室连接完全不一致；易与大动脉异常的右心室双出口相混淆。

（五）注意事项

（1）重点观察左心室长轴切面，大动脉与室间隔及房室瓣的连接关系。主动脉的半月瓣与二尖瓣之间有无圆锥肌结构及纤维连续等。

（2）在心底大动脉短轴切面注意两根大动脉的排列和走向。

（3）确定大动脉的起源，注意大动脉的骑跨度，对于疾病诊断十分重要。

（4）室间隔缺损位置判断，对于治疗方案选择具有关键的参考价值。

七、大动脉转位

大动脉转位（transposition of the great arteries，TGA）是一组复杂的先天性心脏畸形，大动脉在发育过程中的位置关系出现异常，导致大动脉与形态学心室连接关系不一致。包括完全型大动脉转位（complete transposition of the great arteries）和矫正型大动脉转位（corrected transposition of the great arteries）。

（一）病因与病理

在胎儿5～6周心管扭转正常时为右袢（D-Loop），右心室位于右侧，左心室位于左侧。主动脉圆锥位于右后偏下，而肺动脉圆锥位于左前偏上。心管在发育过程中如出现左袢（L-Loop），或者由心室起源的动脉圆锥干不呈螺旋状而呈笔直地发育分隔，便会形成右心室在左，左心室在右，或主动脉在右前，肺动脉在右后的位置变化。因此，完全型大动脉转位主要是由于圆锥动脉间隔的内螺旋发育异常和（或）圆锥动脉干旋转不良而导致，同时伴有瓣下圆锥部分的发育异常，常合并较大的室间隔缺损。

依据房室连接关系是否一致，大动脉转位分为矫正型大动脉转位和完全型大动脉转位（图4-29）。完全型大动脉转位的主要解剖异常为主动脉起自形态学右心室，肺动脉起自形态学左心室，主动脉位于肺动脉前方，偏左或偏右。主动脉瓣下有圆锥结构，与三尖瓣不直接相连，肺动脉瓣下无圆锥结构，与二尖瓣存在纤维连接。矫正型大动脉转位很少见，其解剖异常为同时存在房－室连接不一致及心室－大动脉连接不一致。该类心脏畸形心房可以正位，也可以反位。

完全型大动脉转位分型方法较多，各有利弊。根据是否合并室间隔缺损及肺动脉狭窄分为①完全型大动脉转位并室间隔完整：右心室负荷增加，心肌肥厚，心腔扩大，室间隔常偏向左心室，左右心室仅靠未闭的卵圆孔及动脉导管沟通混合，故青紫、缺氧严重；②完全型大动脉转位合并室间隔缺损：左右心血液混合较多，使青紫减轻，但肺血流量增加可导致心力衰竭；③完全型大动脉转位合并室间隔缺损及肺动脉狭窄：血流动力学改变类似法洛四联症。根据Van Praahg节段分析法，完全型大动脉转位分为①SDD型：心房正位、心室右袢，主动脉在肺动脉右前；②SDL型：心房正位、心室右袢，主动脉在肺动脉左前；③ILL型：心房反位、心室左袢，主动脉在肺动脉左前；④IDD型：心房反位、心室右袢，主动脉在肺动脉右前。

矫正型大动脉转位分为IDD型和SLL型，以后者常见。IDD型：心房反位，心室右袢，大动脉右转位，主动脉位于主肺动脉右前方；SLL型：心房正位，心室左袢，大动脉左转位，主动脉位于主肺动脉左侧。

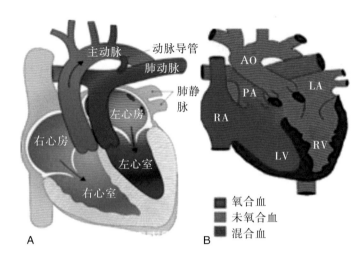

图4-29 大动脉转位解剖示意图

A.完全型大动脉转位；B.矫正型大动脉转位。

AO：主动脉；PA：肺动脉；LA：左心房；RA：右心房；LV：左心室；RV：右心室。

（二）临床症状

1.完全型大动脉转位 早发发绀，50%出生时即存在，随着年龄增长及活动量增加，青紫逐渐加重。发绀为全身性，若同时合并PDA可出现差异性发绀，即上肢青紫较下肢明显。生后3～4周婴儿出现喂养困难、多汗、气促、肝大和肺部细湿啰音等症状。早期出现杵状指（趾），患儿多发育不良。生后心脏可无明显杂音，但有单一且响亮的第二心音，若伴有大室间隔缺损或大PDA或肺动脉狭窄等，则可闻及相应杂音。

2.矫正型大动脉转位 单纯矫正型大动脉转位由于血流动力学得到纠正，可以没有异常表现，随年龄增长合并房室瓣反流严重者，可出现心力衰竭等表现；合并心脏畸形者可出现相应临床症状。

（三）超声诊断

1.完全型大动脉转位

（1）两支大动脉的空间位置关系：左心室长轴切面显示两大动脉根部沿纵轴在心底平行排列，失去正常交叉关系，主动脉连接右心室，肺动脉连接左心室（图4-30）；一支在前，内径较粗大，与前位心室连接；另一支在后，内径较细，与后位心室连接；两个半月瓣常在同一高度显现。

大动脉短轴切面显示正常主动脉瓣口呈圆形，位于心房中央，肺动脉环绕主动脉半周向上延续，转位时正常主动脉与肺动脉的交叉走向关系消失，肺动脉也呈圆形，失去正常的右心室流出道和肺动脉包绕主动短轴的环抱征象。

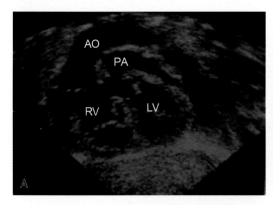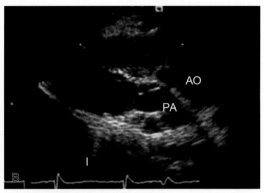

图4-30　完全型大动脉转位

主动脉起自右心室，肺动脉起自左心室，两者并行，主动脉位于肺动脉右前方。AO：主动脉；PA：肺动脉；RV：右心室；LV：左心室

心尖五腔切面：两条大动脉常平行排列。

（2）左右心房和心室的空间位置：上、下腔静脉连接右心房，剑突下腔静脉长轴观显示下腔静脉连接的右心房的位置，判断心房是否反位；采用内脏、心房位置的定位诊断法判断心房与内脏的关系；以房室瓣为标志判断心室的空间位置，与二尖瓣相连为解剖左心室，与三尖瓣相连为解剖右心室，根据左、右心室空间位置，判断心室是否转位，进一步探查大动脉与心室的连接关系。

（3）伴发畸形：房间隔缺损，约占20%，多为继发孔型房间隔缺损，有时为卵圆孔未闭。室间隔缺损：约占80%，多为干下型室间隔缺损，其次为膜周部室间隔缺损；肺动脉狭窄：约占50%，多为肺动脉瓣和瓣下狭窄。还可伴有动脉导管未闭及冠状动脉畸形等。

（4）诊断要点：心房、心室连接一致；心室与大动脉连接不一致，大动脉间相互位置关系异常；心脏不同水平存在交通分流。

2.矫正型大动脉转位

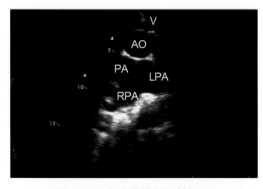

图4-31　大动脉根部短轴切面

大动脉正常位置关系异常，肺动脉位于主动脉后方，主动脉位于前方。AO：主动脉；PA：肺动脉；LPA：左肺动脉；RPA：右肺动脉

（1）左心室长轴切面显示主动脉多位于正前方，主肺动脉位于正后方（图4-31）；心尖四腔切面可见心房与心室连接情况，心房正位者，右心房连接的房室瓣高于左侧房室瓣，连接的心室内膜面光滑；大动脉短轴切面显示主、肺动脉失去正常环绕关系；心尖五腔切面可见心室与大动脉连接情况，主动脉起源于解剖右心室，肺动脉起源于解剖左心室；伴有室间隔缺损等畸形可出现相应超声心动图表现。

（2）诊断要点：心房与心室连接不一致，心室与动脉连接也不一致；可无其他心脏畸形；部分患者可合并室间隔缺损；成年患者常出现房室瓣反流。

（四）鉴别诊断

1.大动脉异位　大动脉间相互位置关系异常，大动脉与形态学心室连接关系正常。

2.右心室双出口　一条大动脉完全从右心室发出，另一条大动脉骑跨于室间隔，大部分从右心室发出。

3.法洛四联症　矫正型大动脉转位合并室间隔缺损及肺动脉狭窄，血流动力学、临床症状及体征酷似法洛四联症，但是后者心室与大动脉连接关系正常。

（五）注意事项

1.大动脉转位类型繁多，病变复杂。

2.探查应采用心脏节段性分析诊断法，明确心房、心室及大动脉的位置、形态、相互连接关系及血流动力学。

3.判断有无心内分流、肺动脉口狭窄及其他伴随畸形十分重要。

第四节　心脏瓣膜病

心脏瓣膜病是指由于感染、黏液样变性、退行性变、先天性畸形、缺血性坏死等原因引起的单个或多个瓣膜结构（包括瓣叶、瓣环、腱索和乳头肌）的功能和结构异常，导致瓣口狭窄或关闭不全。风湿性心脏病是心脏瓣膜病的最主要病因，最常受累的是二尖瓣，其次是主动脉瓣；三尖瓣及肺动脉瓣较少受累，部分患者表现为联合瓣膜病。超声心动图可直接显示瓣膜的病变和功能障碍，还能显示房室大小及血流动力学信息，具有独特的诊断优势。

一、二尖瓣狭窄

（一）病因与病理

二尖瓣狭窄95%以上为风湿性心脏瓣膜病变，极少数为先天性，二尖瓣狭窄是风湿性瓣膜病中最为常见的类型。风湿性心瓣膜病为变态反应性疾病，由于反复发作，纤维组织增生，导致二尖瓣瓣叶增厚、粘连、钙化，造成狭窄。血流动力学改变程度与瓣口狭窄成正比。瓣口狭窄导致左心房血液进入左心室受限，左心房血流淤滞，左心房压升高，肺静脉回流受阻，从而导致肺动脉压力升高，右心负荷加大，右心室肥大，甚至出现右心衰竭。

（二）临床表现

轻度二尖瓣狭窄常无明显临床症状，中重度狭窄患者可出现呼吸困难、咳嗽、咯血等症状。长期严重的狭窄，左心房显著增大，肺动脉及右心室压被动性增高，右心增大，最终导致右心衰竭，右心衰竭引起体循环淤血，表现为肝大、颈静脉怒张、下肢水肿等。

（三）超声诊断

1.二维超声心动图　胸骨旁左心室长轴切面及心尖四腔切面可见瓣叶增厚、粘连、回声增强，舒张期瓣膜开放受限，呈"穹隆"状；左心房扩大，内血流迂缓，呈云雾样回声，部分可见血栓形成；右心室扩大。大动脉根部短轴切面可见肺动脉增宽。二尖瓣水平左心室短轴切面显示二尖瓣开放受限，瓣口面积减小，呈"鱼口"样，此切面可直接描记瓣口面积（图4-32）。

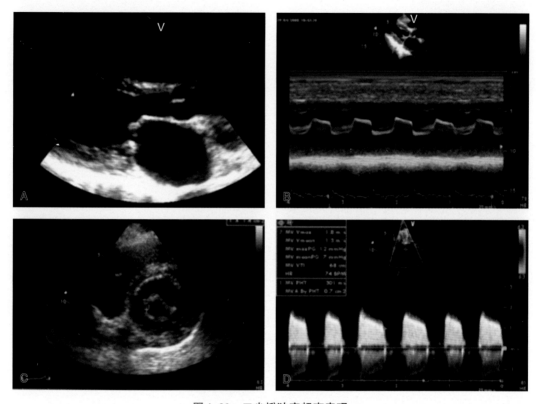

图4-32　二尖瓣狭窄超声表现

2.M型超声心动图　舒张期充盈速率下降，正常的双峰消失，二尖瓣前后叶于舒张期同向运动，形成所谓"城垛样"改变。

3.彩色多普勒　CDFI可见舒张期二尖瓣口细窄的红色为主的五彩射流自左心房进入左心室。

4.频谱多普勒　舒张期可见单向朝上、离散度大、内部充填的高速频谱，窦性心律者E、A双峰均存在，心房颤动患者A峰消失。E峰上升陡直，下降缓慢，可测PHT（压差半降时间）来估测狭窄程度。

5.二尖瓣狭窄程度的评估　如表4-3所示。

表4-3　二尖瓣狭窄的超声心动图定量评估

狭窄程度	峰值跨瓣压PG/mmHg	压差半降时间PHT/ms	瓣口面积MVA/cm²
轻度	<10	90～150	>1.5
中度	10～20	150～220	1.0～1.5
重度	>20	>220	<1.0

（四）鉴别诊断

二尖瓣狭窄超声心动图诊断较容易，但是需与二尖瓣血流量增多的疾病如室间隔缺损、动脉导管未闭、二尖瓣关闭不全等相鉴别。这些疾病二尖瓣开放正常，只是因瓣口流量增多而流速增高。此外，主动脉瓣大量反流可压制二尖瓣前叶而导致舒张期二尖瓣开放受限，但是二尖瓣形态正常。

（五）临床价值

超声心动图对二尖瓣狭窄诊断准确率可达100%，既可确定狭窄的性质，又可对狭窄程度做出定量诊断，具有其他手段无可比拟的优势。

二、二尖瓣关闭不全

（一）病因与病理

器质性二尖瓣关闭不全的病因很多，包括风湿性心脏病、感染性心内膜炎、二尖瓣脱垂、腱索断裂、乳头肌功能不全、二尖瓣瓣环和瓣下结构钙化等，其中风湿性心脏病仍是其最常见的病因，且常合并二尖瓣狭窄。此外，二尖瓣反流还可见于心肌病变或多种先天性畸形导致左心显著增大时，此时为功能性二尖瓣关闭不全。

二尖瓣关闭不全时收缩期左心室的血流反流至左心房，致使左心房容量增加，舒张期又回到左心室，使左心室容量负荷加重，左心扩大，肺动脉压增高，长时间或急性的左心负荷过重可以造成左心衰竭。

（二）临床表现

二尖瓣反流较轻时患者多无明显症状，若二尖瓣反流较重或因为腱索断裂等原因短时间内出现大量反流，患者可表现左心衰竭症状。

（三）超声诊断

1.二维超声心动图　直接征象：胸骨旁左心室长轴切面和心尖四腔切面显示二尖瓣收缩期关闭对合不佳。风湿性病变者，二尖瓣瓣叶增厚，回声增强，严重者可见瓣叶钙化、腱索缩短；二尖瓣脱垂者可见瓣叶于收缩期向左心房侧弯曲；腱索断裂者可见瓣叶呈连枷样运动，收缩期漂向左心房，舒张期漂向左心室。二尖瓣短轴切面可见收缩期二尖瓣口存在裂隙。

间接征象：左心房、左心室扩大。

2.彩色多普勒　CDFI可见收缩期蓝色为主的五彩血流自二尖瓣口进入左心房（图4-33）。

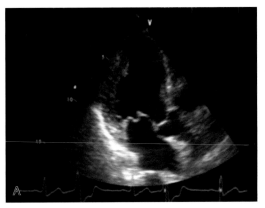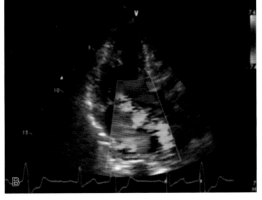

图4-33　二尖瓣后瓣脱垂导致二尖瓣关闭不全，CDFI可见偏心性反流

3.频谱多普勒　收缩期二尖瓣口可探及高速反流频谱。

4.二尖瓣反流程度的评估　目前临床上应用最为广泛、最简便易行的手段是根据反流束的大小来半定量反流程度（表4-4）。

表4-4　二尖瓣反流程度的半定量评估

反流程度	反流束长度	反流束基底部宽度与二尖瓣环宽度的比值	反流束面积/cm²	反流束面积占左心房面积的比例
轻度	在左心房近1/2以内	<1/3	<2	<20%
中度	超过左心房近1/2	1/3～2/3	2～4	20%～40%
重度	到达左心房顶部	>2/3	>4	>40%

（四）鉴别诊断

需与生理性二尖瓣反流相鉴别，生理性二尖瓣反流量轻微，持续时间短，二尖瓣装置无异常。

（五）临床价值

超声心动图对二尖瓣关闭不全诊断准确率可达100%，既可确定二尖瓣关闭不全的诊断，又可对反流程度做出半定量评估，还可明确二尖瓣关闭不全的病因，具有重要的临床价值。

三、主动脉瓣狭窄

（一）病因与病理

主动脉瓣狭窄的病因有先天性、后天获得性和老年退行性。先天性者可表现多种瓣膜畸形，其中以主动脉瓣二瓣化畸形最常见；后天获得性者以风湿性主动脉瓣狭窄最为常见；随着人均寿命不断提高，老年退行性主动脉瓣狭窄发病率越来越高。

主动脉瓣狭窄时，左心室排血受阻，心肌收缩力代偿性增强，左心室收缩压增高，久而久之，心肌发生向心性肥厚；当心肌收缩失代偿后，出现左心衰竭。

（二）临床表现

轻度主动脉瓣狭窄多无明显症状，长期重度主动脉瓣狭窄，心肌收缩失代偿后，心排血量减少，心脑等器官灌注不足，出现晕厥、心绞痛等症状。

（三）超声诊断

1.二维超声心动图　胸骨旁左心室长轴切面及大动脉根部短轴切面可见主动脉瓣叶增厚、粘连，回声增强，收缩期瓣膜开放受限；先天性主动脉瓣狭窄可见瓣叶畸形，二瓣化畸形者舒张期关闭呈"一"字形；升主动脉受高速血流冲击可增宽，出现狭窄后扩张；左心室向心性肥厚。

2.彩色多普勒　CDFI可见收缩期主动脉瓣口细窄的喷射样血流束，射向主动脉内。

3.频谱多普勒　主动脉瓣口可探及高速血流信号，峰值流速大于2m/s。

4.主动脉瓣狭窄程度的评估　临床常用峰值血流速度和平均跨瓣压差来判断主动脉瓣狭窄程度（表4-5）。

表4-5　主动脉瓣狭窄的超声心动图定量评估

狭窄程度	峰值血流速度/（m/s）	峰值跨瓣压差/mmHg	平均跨瓣压差/mmHg	瓣口面积MVA/cm²
轻度	2.5 ~ 3.0	< 50	< 25	> 1.0
中度	3.0 ~ 4.0	50 ~ 70	25 ~ 50	0.75 ~ 1.0
重度	> 4.0	> 70	> 50	< 0.75

（四）鉴别诊断

主动脉瓣狭窄需与梗阻性肥厚型心肌病、膜性主动脉瓣上或瓣下狭窄相鉴别。

（五）临床价值

超声心动图是主动脉瓣狭窄最主要的检查方法，可直观显示瓣膜形态，还可评估狭窄程度。

四、主动脉瓣关闭不全

（一）病因与病理

主动脉瓣关闭不全可由风湿、感染性心内膜炎、马方综合征、退行性变和先天性畸形等引起。主动脉瓣可增厚、短缩或卷曲，使瓣叶对合不全；也有瓣叶形态尚可，但因瓣环显著扩大致瓣膜关闭不全。

主动脉瓣关闭不全时舒张期主动脉内血流反流至左心室，使左心室容量负荷增加，左心室扩大，长期重度主动脉瓣关闭不全会导致左心室心肌失代偿而出现左心衰竭。

（二）临床表现

多无明显症状，早期可有心悸、心前区不适等，严重者有心绞痛、头晕及左心功能不全表现。

（三）超声诊断

1.二维超声心动图　直接征象：胸骨旁左心室长轴切面、大动脉根部短轴切面和心尖五腔切面显示主动脉瓣舒张期关闭对合不严、存在裂隙。风湿性病变者，主动脉瓣瓣叶增厚，回声增强。

间接征象：左心室扩大；主动脉增宽；二尖瓣前叶开放受限。

2.彩色多普勒　CDFI可见舒张期主动脉瓣口可见红色为主的五彩反流束，射向左心室内。

3.频谱多普勒　可探及起源于主动脉瓣口高速反流信号，沿左心室流出道延伸，最大反流速度一般大于4m/s。

4.主动脉瓣反流程度的评估　与二尖瓣反流类似，目前临床上应用最为广泛、最简便易行的手段也是根据反流束的大小来半定量主动脉瓣反流程度（表4-6）。

（四）鉴别诊断

主动脉瓣关闭不全需与生理性反流相鉴别。

（五）临床价值

超声心动图可显示主动脉瓣口结构，评估反流程度，是目前临床诊断主动脉瓣关闭不全首选的手段。

表4-6　主动脉瓣反流程度的半定量评估

反流程度	反流束宽度与左心室流出道的比值	反流束面积与左心室流出道面积的比值	反流分数	压差半降时间/ms
轻度	＜0.25	＜0.07	＜0.2	＞600
中度	0.25 ~ 0.65	0.07 ~ 0.20	0.2 ~ 0.6	300 ~ 600
重度	＞0.65	＞0.20	＞0.6	＜300

（周　青）

第五节　心　肌　病

心肌病目前仍主要沿用1995年WHO/国际心脏联合工作组（ISFC），为伴有心功能障碍的心肌病变，分为扩张型心肌病、肥厚型心肌病、限制型心肌病和致心律失常型右心室心肌病四型。

一、扩张型心肌病

扩张型心肌病（dilated cardiomyopathy，DCM）是一种病因不清、发病机制不明、原发于心肌的疾病，是最常见的心肌病类型，主要特征是左心室或双心室心腔扩大和收缩功能障碍，产生充血性心力衰竭，常伴有心律失常。

（一）病因与病理

目前病因不明，认为有以下三种可能的基本损伤机制。①家族性和基因因素：有25% ~ 30%的DCM患者携带遗传获得的致病基因，多数家族性的病例均为常染色体显性遗传，家族性DCM可能是由编码细胞骨架、细胞核膜或收缩蛋白的基因发生突变引起。②病毒性及其他细胞毒损伤：对一些具有DCM临床症状的患者进行心内膜活检提示有炎症性心肌炎的证据，有假说认为亚临床的病毒性心肌炎启动了自身免疫反应并最终发展成为DCM。③免疫异常：DCM患者体内能发现包括体液免疫和细胞免疫在内的自身免疫异常，与人白细胞抗原（HLA）Ⅱ类分子（尤其是DR4）相关。

扩张型心肌病心肌细胞减少，间质胶原增殖，残余心肌细胞肥大，蛋白合成增加，室壁先增厚继而变薄，心脏四个心腔均明显扩大，呈普大型，心腔内可有附壁血栓附着，以左室心尖部最常见。组织学检查显微镜下可呈现广泛的间质和血管周围纤维化，尤其多累及左心室心内膜下。

（二）临床表现

其主要症状源于左心室扩大、收缩功能下降而导致的左心功能不全。最早出现的症状仅为疲倦无力，晚期出现不同程度的呼吸困难、端坐呼吸、夜间阵发性呼吸困难甚至肺水肿。右心衰竭症状出现较迟较隐秘，尤其提示预后不佳。心律失常、血栓栓塞、猝死是常见症状，可以发生在疾病的任何阶段。体格检查常发现不同程度心脏扩大及充血性心力衰竭的体征。体循环动脉压一般正常或偏低，脉压减小，反映心排血量降低。出现右心衰竭时颈静脉可怒张，晚期可出现外周水肿及腹水。心前区视诊可发现左心室搏动，心尖冲动位置常向外侧移位，反映左心室扩大。听诊可闻及期前收缩奔马律，一般出现在显著的充血性心力衰竭症状之前。一旦出现心脏失代偿，总会出现室性奔马律。收缩中期杂音常见，多由二尖瓣反流、三尖瓣反流引起。

（三）超声诊断

1.二维超声心动图

（1）左心室长轴及四腔心切面：四个心腔均明显增大，以左心室、左心房为著。左心室呈球形扩大，室间隔向右心室侧膨凸，左心室后壁向后凹（图4-34）。

（2）附壁血栓：多见于左心室心尖部、单发或多发的异常回声附着。形成时间不同，血栓回声不同，随时间推移回声逐渐增强。

2.M型超声心动图

（1）二尖瓣波群：左心室腔明显增大，二尖瓣前后叶开放幅度变小，形成"大心腔、小开口"，E峰至室间隔的距离明显增大，一般大于10mm。

（2）室间隔及左心室后壁运动幅度弥漫性减低甚至低平。主动脉运动幅度减低。

（3）左室射血分数及左室短轴缩短率明显降低。

3.多普勒超声

（1）彩色多普勒：常合并多瓣膜反流，最常见于二尖瓣、三尖瓣，反流为相对性（图4-35）。

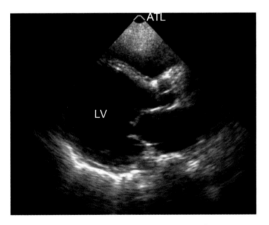

图4-34　左心室长轴切面：左心室（LV）明显增大

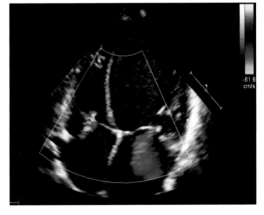

图4-35　心尖四腔心切面：二尖瓣反流和三尖瓣反流

（2）频谱多普勒：主要观察各瓣膜口前向血流速度及反流的频谱流速。

（四）鉴别诊断

其主要与缺血性心肌病相鉴别，具体如下（表4-7）。

（五）临床价值

超声是诊断扩张型心肌病较为准确、特异的方法，通过观察心腔大小、室壁运动及瓣膜情况，可为临床提供重要参考。

表4-7　扩张型心肌病与缺血性心肌病的鉴别要点

	扩张型心肌病	缺血性心肌病
病史	无明确病史	有明确的心绞痛和（或）心肌梗死病史
心腔形态	全心扩大，左心为著	局限性或弥漫性扩大，可局限性外膨
室壁厚度	相对变薄（实际正常或稍厚）	心肌厚薄不均，病变部分变薄
室壁运动	一般向心运动协调且弥漫性减低	不协调，节段性运动减低
室壁回声	均匀正常或减低	不均匀，可增强或减低
瓣口反流	常有多瓣口反流，发生率较高	多见于二尖瓣，程度一般较轻
心肌声学造影	心肌灌注尚正常	局部心肌灌注缺损
冠状动脉造影	正常	单支或多支病变

二、肥厚型心肌病

肥厚型心肌病（hypertrophic cardiomyopathy，HCM）特点为左心室或右心室肥厚，通常是非对称性，最易侵及室间隔。典型者左心室容量正常或减低。家族性通常为常染色体显性遗传，本病由肌质网收缩蛋白基因突变所致。典型形态学改变为心肌细胞肥大和排列紊乱，周围疏松结缔组织增多，多发生心律失常及早年猝死。根据左心室流出道有无梗阻，可分为梗阻性和非梗阻性两型。

（一）病因与病理

高达60%的青少年与成人HCM患者的病因是心脏肌球蛋白基因突变引起的常染色体显性遗传；5%～10%的成人患者病因为其他遗传疾病，包括代谢和神经肌肉的遗传病、染色体异常和遗传综合征；有一些是类似遗传疾病的非遗传疾病，如老年淀粉样变性等；还有一些病因不明。

心脏的大体形态方面表现为心脏重量增加、心室壁增厚、左心室腔明显变小、左心房扩大。组织病理改变为心肌细胞肥大和排列紊乱，周围疏松结缔组织增多。显微镜下见心肌肥厚和肌束排列明显紊乱，形成特征性的漩涡样构型，细胞内肌原纤维结构排列紊乱。纤维化明显，形成肉眼可见的瘢痕。

（二）临床表现

非梗阻性肥厚型心肌病患者多无症状或症状轻微，梗阻者最常见的三大典型症状是呼吸困难、心绞痛、心悸。其中以呼吸困难最常见，约90%的患者于劳累后出现呼吸急促，这与左心室顺应性差，充盈受阻，舒张末期压力升高及肺淤血有关。70%～80%患者出现非典型的心绞痛，常因劳累诱发，持续时间长，对硝酸甘油反应不佳，可能由于肥厚的心肌需血量增加，冠状动脉血供相对不足，故有心肌缺血的表现。1/3患者发生于突然站立和运动后晕厥，片刻后可自行缓解，此症状可以是患者唯一的主诉，严重者可猝死。在病情晚期，可出现心力衰竭的症状，如心慌、不能平卧、肝大、下肢水肿等。心脏听诊梗阻者可于心尖区内侧或胸骨左缘中下段闻及3/6级和3/6级以上的级收缩期杂音。

（三）超声诊断

1.二维超声心动图　左心室壁增厚，多数为非对称性局部心肌肥厚，以室间隔肥厚最为多见（图4-36）。

（1）左心室长轴切面：非梗阻性肥厚型心肌病大部分患者膜部室间隔起始端不厚，从肌部室间隔至心尖部呈梭形增厚，左心室流出道不窄；梗阻性肥厚型心肌病室间隔起始部即增厚，致左心室流出道狭窄。收缩早中期二尖瓣前叶及瓣下腱索前向运动，几乎与室间隔相贴，进一步加重流出道梗阻。

（2）左心室短轴切面：显示心室壁增厚，左心室腔缩小。乳头肌肥厚，位置前移。

（3）心尖四腔心切面：观察室间隔及左心室游离壁有无增厚。单纯心尖肥厚型心肌病较易漏诊，在此切面应仔细观察。

2.M型超声心动图　观察有无收缩期二尖瓣前叶收缩期前向运动（SAM征）及主动脉瓣收缩中期提前关闭。

3.多普勒超声　流出道梗阻者，收缩期左心室流出道内可见高速明亮五彩血流（图4-37），心尖五腔心切面脉冲多普勒取样容积分别置于主动脉瓣及左心室流出道，获得位于零位线以下的高速频谱，其中左心室流出道流速高于主动脉瓣，频谱呈"匕首"状改变。

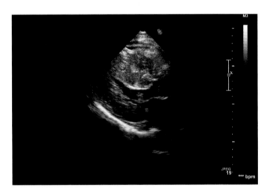
图4-36　左心室长轴切面：室间隔明显增厚

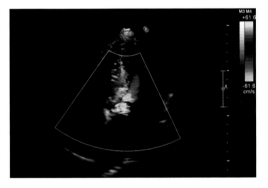
图4-37　心尖五腔心切面：左心室流出道内可见高速明亮五彩血流信号

（四）鉴别诊断

其主要与以下疾病相鉴别。

1.高血压性心脏病　①有高血压病史；②室壁增厚多为对称性；③鲜有SAM征及主动脉瓣收缩中期提前关闭现象。

2.主动脉瓣狭窄性病变　主动脉瓣明显增厚、回声增强，开放受限，主动脉瓣口流速加快。

3.甲状腺功能减退性心肌病　①左心室壁增厚，室间隔增厚多见。②心包积液，是超声诊断甲状腺功能减退的敏感指标，HCM患者一般无心包积液。③左心房增大，左心室腔较正常人缩小，但不及HCM明显。④心动过缓或心动过缓性心律失常。

（五）临床价值

超声可对肥厚型心肌病做出明确诊断，评价心脏各腔室大小、室壁增厚程度及位置，判断左心室流出道有无梗阻，还可指导临床对肥厚型心肌病进行化学消融治疗。

三、限制型心肌病

限制型心肌病（restrictive cardiomyopaphy，RCM）是一种比较少见、特殊类型的心肌病。以单侧或双侧心室充盈受限和舒张容量下降为特征。

（一）病因与病理

病因不明，可能与心内膜病毒或寄生虫感染引起炎症有关。其病理改变为心室内膜和内膜下纤维组织增生，心内膜明显增厚，心室壁硬化，心室腔缩小或闭塞，心室舒张功能受损。

（二）临床表现

发热、全身倦怠为始发症状，随着病程进展，心力衰竭和体、肺循环栓塞为本病主要特征。

（三）超声表现

1.二维超声心动图　心内膜增厚，可达数毫米，以心尖尤为明显。室壁也可有一定增厚，心肌回声增强，可表现为室壁心肌内呈浓密的点状回声。双房明显增大，可有附壁血栓，心室通常不大或减小，心室腔变形。以右心多见。

2.M型超声心动图　心室波群可显示室壁及心内膜增厚，室壁运动幅度减低，心室腔变小。

3.超声多普勒　舒张期二尖瓣、三尖瓣瓣口血流信号充盈持续时间较短，E峰高尖，A峰降低，$E/A > 2.0$。

（四）鉴别诊断

其主要与缩窄性心包炎相鉴别（表4-8）。

表4-8　限制型心肌病和缩窄性心包炎鉴别

	限制型心肌病	缩窄性心包炎
二维超声	心内膜增厚，心包厚度正常	心包增厚、回声增强，心内膜正常
二、三尖瓣频谱	无明显变化	二尖瓣吸气E峰下降、三尖瓣吸气E峰升高，呼气E峰下降
肺静脉频谱	D波增高，S波降低甚至缺如，反流速度（AR）增高，且不随呼吸变化而改变	D波、S波明显降低，且随呼吸改变明显
IVRT随呼吸变异	无明显变化	吸气IVRT延长
肺动脉收缩压	中度（≥60mmHg）	轻度（35～40mmHg）
肝静脉	S明显＜D	S≤D
	吸气AR明显增加	呼气AR轻微增加

四、致心律失常型右心室心肌病

致心律失常型右心室心肌病（arrhythmogenic right ventricular cardiomyopathy，ARVC）旧称为致心律失常型右心室发育不良（arrhythmogenic right ventricular dysplasia，ARVD），又称"羊皮纸心"，是一种原因不明的心肌疾病，病变主要累及右心室，是一种常染色体显性遗传的家族性疾病。

（一）病因与病理

右室心肌被脂肪或纤维组织所代替，早期呈典型的区域性，逐渐可累及整个右心室甚至部分左心室，室壁变薄，室间隔很少受累。

（二）临床表现

本病的症状有心悸及晕厥，并有猝死的危险。患者多以室性期前收缩、室性心动过速就诊，病变发生于右心室游离壁，所以室性期前收缩常伴右束支传导阻滞。听诊大多数患者无明显异常发现，少数可出现第三心音或第四心音。亦可闻及第二心音宽分裂，是由于右心室收缩减弱所致射血时间延长。

（三）超声诊断

1.二维及M型声像图

（1）右心室弥漫性或局限性增大，严重者局部瘤样膨出，右心室流出道增宽，心尖部增宽，右心室舒张末期内径/左心室舒张末期内径＞0.5。

（2）受累右心室壁明显变薄（1～2mm），运动明显减弱，肌小梁排列紊乱或消失，右心室节制束异常，构成"发育不良三角区"，未受累心肌厚度正常。

（3）右心室收缩功能减低，以射血分数减低为著，左心功能可正常。

（4）部分病例右心室心尖可见附壁血栓形成。

（5）右心房常明显扩大。

2.多普勒表现

（1）多数患者会出现三尖瓣不同程度反流，一般为轻至中度。

（2）部分患者三尖瓣频谱A峰＞E峰。

（四）鉴别诊断

ARVC与右心室心肌梗死均会出现右心室壁变薄，运动明显减弱，两者鉴别要点（表4-9）。

表4-9　ARVC与右心室心肌梗死鉴别要点

	ARVC	右心室心肌梗死
病史	无胸痛史	有胸痛史
心悸、晕厥发作史	有	无
家族史	有	无
心电图	右束支阻滞、右胸导联T波倒置、多形性室性期前收缩	右胸导联ST段抬高、病理性Q波
超声心动图		
右心室壁变薄	弥漫性变薄多见	梗死区变薄
室壁运动	局部运动减低	梗死区运动减弱或消失
室壁瘤形成	无	少见
心功能	多见右心功能减低，左心功能正常	右心功能减低，常合并左心功能减低
三尖瓣反流	中度多见	轻至中度
冠状动脉造影	正常	有相应冠状动脉脉狭窄、闭塞

（五）临床价值

ARVC是一种有家族遗传倾向的心肌病，通常表现为室性心律失常，并常有猝死的危险，因此，早期诊断，对亲属进行体检非常重要，目前对右心室的评价仍很困难，需要联合使用不同的超声心动图技术。

第六节　心 内 膜 炎

心内膜炎分为非感染性与感染性两种，非感染性心内膜炎可由风湿热、类风湿、系统性红斑狼疮等引起，本节主要介绍感染性心内膜炎。感染性心内膜炎（infective endocarditis，IE）是致病微生物所造成的瓣膜和心血管内膜等结构的炎性病变。其特征性损害是赘生物形成，赘生物为大小不等、形状不一的血小板和纤维团块，内含大量微生物和少量炎症细胞，多数附着在心脏瓣膜部位，少数附于心房和心室心内膜。

（一）病因与病理

引起心内膜感染的因素：①病原体侵入血流，引起菌血症、败血症或脓毒血症，并侵袭心内膜；②心瓣膜异常，有利于病原微生物的寄居繁殖；③防御机制的抑制，如肿瘤患者使用细胞毒性药物和器官移植患者用免疫抑制剂时。基本病理变化为在心瓣膜表面附着由血小板、纤维蛋白、红细胞、白细胞和感染病原体沉着而组成的赘生物。赘生物可延伸至腱索、乳头肌和心室壁内膜。以后感染病原体被吞噬细胞吞噬，赘生物被纤维组织包绕，发生机化、玻璃样变或钙化，最后被内皮上皮化。病变严重时，心内膜可形成深度溃疡，甚至发生穿孔。偶见乳头肌和腱索断裂。

（二）临床表现

其临床表现取决于感染部位、性质、程度等，感染所致全身性反应与其他感染相似，心血管组织破坏和赘生物形成等可导致特殊的病理生理改变。常见的临床表现主要有发热；新发心脏杂音或杂音性质改变；脾大；皮肤或黏膜表现，包括球结膜、口颊部黏膜或肢端瘀斑，甲床下出血，Osler 结节，Janeway 损害，黄斑/Roth 斑；全身栓塞；神经系统症状，包括栓塞性卒中、脑出血、微小脑脓肿、脑炎、头痛、癫痫发作、脑病等；心力衰竭；免疫复合物性肾小球肾炎。

（三）超声诊断

1.二维超声心动图

（1）赘生物：典型特征为黏附在瓣叶、腱索或房室心内膜表面的形态不规则的大小不一、数目不等的中等回声光团（图4-38），形态变异大，可呈绒毛状、带状或团块状等。附着于瓣叶上的赘生物可与瓣叶一同运动，通过短小的蒂与瓣叶相连者有较大的活动度。赘生物最常累及二尖瓣，可分别累及二尖瓣的前叶或后叶，也可两叶同时累及。

（2）瓣膜继发性改变：感染性心内膜

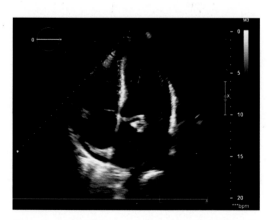

图4-38　心内膜炎：二尖瓣上可见团块状赘生物

炎易引起瓣膜局部组织损害甚至穿孔，造成瓣膜反流，二维超声可显示瓣体的连续性中断及瓣叶的闭合不良；炎症可侵及房室瓣下的腱索和乳头肌使之断裂，引起瓣膜脱垂或连枷样运动；主动脉瓣赘生物可导致瓣膜脱垂；人工瓣膜发生感染性心内膜炎时，可导致瓣周漏。

（3）并发症：瓣周脓肿表现为瓣环周围大小不等、形态各异的无回声区或回声异常的腔隙，其周围常可见瓣膜赘生物回声。形成窦道或瘘管时可见无回声区与相应的腔室相通。二尖瓣瘤表现为二尖瓣前叶薄弱瓣体向左心房侧突出形成瘤样结构，该结构收缩期和舒张期始终存在，瘤体破裂时可见瘤体回声连续中断。

2.M型超声心动图 瓣膜曲线上，赘生物表现为瓣膜关闭线部位出现绒毛状赘生物附着，常伴收缩期或舒张期微小颤动，闭合线间存在缝隙。

3.多普勒超声 彩色多普勒在瓣叶连续中断的部位可见高速射流信号。

4.经食管超声心动图 经食管超声心动图能更清晰地显示二尖瓣及主动脉瓣的结构，发现瓣膜的器质性改变、赘生物形成及并发症。分辨力较经胸超声心动图更高，对人工瓣膜的感染性心内膜炎的诊断具有独到价值。

（四）鉴别诊断

1.赘生物与瓣膜钙化 赘生物患者常有发热史，赘生物随瓣叶启闭活动，除后期钙化表现为强回声外，一般回声相对较弱；瓣膜钙化多见于老年人或风湿性心脏病患者，通常为无活动的强回声斑。

2.赘生物与原发瓣叶小肿瘤 原发瓣叶小肿瘤可为黏液瘤、纤维弹性组织瘤等，通常为单发，形态较规则，常为圆形或类圆形，赘生物多为多发，且形态不规则，结合临床表现及密切观察病情变化有助于鉴别，短期内小肿瘤的大小一般不会有明显改变，而赘生物在治疗过程中大小可有明显改变。必要时须依靠手术证实。

3.瓣膜脱垂与瓣膜瘤 瓣膜瘤收缩期与舒张期一直存在，而瓣膜脱垂只在收缩期出现。

（五）临床价值

经胸超声心动图可探及3mm以上赘生物，当超声心动图探得瓣膜上的赘生物，结合血培养阳性常可对感染性心内膜炎做出正确的诊断，并可对感染性心内膜炎患者的心脏基础病因及心脏并发症提供有价值的信息。超声心动图有助于筛查高危患者，确定治疗方案及评价疗效，在随访及预后评估中也具有重要临床价值。

第七节 冠状动脉粥样硬化性心脏病

冠状动脉粥样硬化性心脏病（coronary heart disease）是指因冠状动脉粥样硬化使血管腔狭窄或闭塞，导致心肌缺血缺氧或坏死而引起的心脏疾病和冠状动脉功能性改变（痉挛）一起，统称为冠状动脉性心脏病，简称冠心病。在我国，该病的发病率近年来呈明显上升趋势。根据病理解剖、病理生理和临床表现的不同，1979年世界卫生组织将冠心病分为无症状性心肌缺血（隐匿性冠心病）、心绞痛、心肌梗死、缺血性心力衰竭（缺血性心肌病）和猝死五种临床类型。

（一）病因与病理

冠状动脉粥样硬化可能与下列因素有关：血脂异常、高血压、吸烟、糖尿病、肥胖、缺少活动、家族史，其他如年龄在40岁以上，男性或女性绝经后，进食许多的动物性脂肪、胆固醇、糖和钠盐，性情急躁、竞争性过强，工作专心而不注意休息、强制自己为成功而奋斗的A型性格者均易患冠心病。

冠状动脉粥样硬化早期为内膜下脂质沉着，继而局部隆起形成粥样硬化斑块。斑块好发部位依次是左前降支、右冠状动脉、左回旋支及左冠状动脉主干，病变多发生在近心端分叉处，导致管腔狭窄、血流受阻、冠状动脉储备功能降低。当心脏负荷增加或冠状动脉痉挛，可引起急性暂时性心肌缺血，导致临床心绞痛发作。如长期反复缺血缺氧，可导致心肌变性及纤维化，心脏扩大、心力衰竭。如斑块发生出血、血栓形成或冠状动脉痉挛，使管腔闭塞、血流阻断、局部心肌缺血坏死即发生急性心肌梗死。急性心肌梗死后，坏死心肌组织修复形成瘢痕称为陈旧性心肌梗死。

静息状态下，正常成人的冠状动脉血流量（coronary blood flow，CBF）约占心排血量的5%。心肌能量的产生需要大量的氧，平时从血液中摄取的氧远较其他组织要多，当心肌耗氧量增加时，已难以从血液中获取更多的氧，只能通过增加CBF满足需要。正常情况下，冠状动脉有很大的储备能力，在运动、缺氧等情况下，CBF可增加至静息时的4～5倍甚至更多，这种增加冠状动脉血流量的能力被称为冠状动脉血流储备。

心肌缺血是冠状动脉供血与心肌需氧量之间发生矛盾，CBF不能满足心肌代谢需要所致，与冠状动脉病变程度、心肌耗氧量增加及侧支循环建立情况等因素有关。

心肌缺血是节段性室壁运动异常（regional wall motion abnormality，RWMA）的病理生理学基础。动物实验证实，冠状动脉结扎后，所供血区域心室壁几乎立即出现RWMA，早于心肌ST-T改变。RWMA是心肌缺血早期敏感的特异性指标，为便于RWMA的定位和定量分析，人为地将左心室壁分为若干节段，目前临床上多采用1989年美国超声心动图学会推荐的16节段分段法。首先沿左心室长轴，将左心室壁分为3段，产生出左心室3个环状短轴切面，分别为①基底段：从二尖瓣环至乳头肌顶部。②中段：乳头肌段。③心尖段：乳头肌下缘至心尖。再参考左心室长轴和短轴360°圆周，将基底段和中段按每60°划分为1段（12段），心尖段按每90°划分为1段（4段），共计16个节段（图4-39）。

（二）临床表现

临床表现主要有①典型胸痛：因体力活动、情绪激动等诱发，突感心前区疼痛，多为发作性绞痛或压榨痛，也可为憋闷感。疼痛从胸骨后或心前区开始向上放射至左肩、臂甚至小指和环指，休息或含服硝酸甘油可缓解。胸痛放射的部位也可涉及颈部、下颌、牙齿、腹部等。胸痛也可出现在安静状态下或夜间，由冠状动脉痉挛所致，称变异型心绞痛。若胸痛性质发生变化，如新近出现的进行性胸痛，痛阈逐步下降，以致稍事体力活动或情绪激动甚至休息或熟睡时亦可发作；或是疼痛逐渐加剧、变频，持续时间延长，去除诱因或含服硝酸甘油不能缓解，此时往往怀疑不稳定型心绞痛。发生心肌梗死时胸痛剧烈，持续时间长（常常超过30min），硝酸甘油不能缓解，并可有恶心、呕吐、出汗、发热甚至发绀、血压下降、休克、心力衰竭。②一部分患者的症状并不典型，仅仅表现为心前区不适、心悸或乏力，或以胃肠道症状为主。某些患者可能没有疼痛，如老年人和糖尿病患者。③猝死：约有1/3的患者首次发作冠心病表现为猝死。④其他：可伴有全身症状，如发热、出汗、惊恐、恶心、呕吐等。

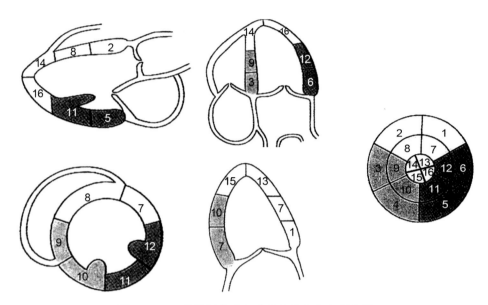

图4-39　16节段划分法各节段定位与命名示意图

1.前壁基底段	2.前间隔基底段	3.室间隔基底段	4.下壁基底段
5.后壁基底段	6.侧壁基底段	7.前壁中段	8.前间隔中段
9.室间隔中段	10.下壁中段	11.后壁中段	12.侧壁中段
13.前壁心尖段	14.室间隔心尖段	15.下壁心尖段	16.侧壁心尖段

（三）超声诊断

1.心绞痛与无症状性心肌缺血

（1）室壁运动异常

1）室壁运动减弱或消失：心肌缺血通常表现为缺血节段室壁运动减弱，严重者也可表现为运动消失。负荷超声心动图对诊断心绞痛与无症状性心肌缺血十分有价值。负荷试验阳性表现为原运动正常的室壁出现运动异常或原运动异常进一步恶化。

2）室壁运动不协调：正常室壁收缩期向心性运动，舒张期离心运动，心肌运动柔顺、协调一致。当心肌缺血时，局部室壁运动减弱，同时受邻近正常室壁运动牵扯而使整个室壁运动出现不协调，在左心室短轴切面上可出现顺时针或逆时针扭动。

（2）腔室大小、形态改变

1）左心房扩大：由于心肌缺血，心肌收缩、舒张功能降低，左心室舒张末期压力增高，可导致左心房扩大。

2）左心室形态失常：因冠状动脉粥样硬化常侵犯左前降支，且左前降支侧支循环较少，易受累缺血，故常出现左室心尖部扩大、圆钝。

（3）心功能降低

1）收缩功能降低：除非缺血较严重或范围较大，患者整体心功能多在正常范围，主要表现为节段性收缩功能降低，如节段性缩短分数和射血分数减少。

2）舒张功能降低：表现为二尖瓣口血流频谱E峰降低、A峰增高、$E/A < 1$。E峰降低、E峰减速时间延长>240ms，表示舒张早期心肌弛缓能力降低。A峰增高，是左房代偿性收缩增强所致。

2.心肌梗死

（1）室壁运动异常：急性心肌梗死后，超声心动图几乎立即可检出RWMA。典型表现为室壁收缩期变薄及矛盾运动。较大范围心肌梗死，正常区室壁运动同时出现运动增强。

（2）腔室大小、形态改变：与梗死范围、部位、程度及有无并发症有关。梗死范围广、程度重，可致相应心室形态异常、扩大。左心室乳头肌功能不全时，可出现二尖瓣关闭不全，左心房、左心室扩大。右心室心肌梗死可致右心室、右心房扩大。

（3）心功能降低：梗死区局部心功能明显降低，如节段性缩短分数和射血分数减少。较大范围心肌梗死时，可出现整体左心功能降低。

（4）其他表现：梗死区室壁回声改变。通常急性心肌梗死早期表现为心肌回声减弱，以后逐渐增强。陈旧性心肌梗死，局部室壁内可出现点状、条带状高回声。部分急性心肌梗死患者可出现少量心包积液。

3.心肌梗死并发症

（1）室壁瘤：系较大面积心肌梗死后，坏死心肌组织由纤维瘢痕组织代替，在心腔内压力的作用下，局部室壁变薄、扩张，向外膨出所致。室壁瘤是心肌梗死后的常见并发症，大多在梗死3个月内形成，其发生率约为20%。室壁瘤最常发生在左心室心尖部，与冠状动脉左前降支与左回旋支和右冠状动脉之间缺乏吻合支有关。室壁瘤内由于血流缓慢，容易并发血栓。室壁瘤的主要超声表现：①局部室壁向外膨出，收缩期更明显；②膨出部分室壁变薄，呈矛盾运动，即收缩期向外、舒张期向内运动；③瘤壁与正常心肌组织间有由正常心肌向坏死心肌逐渐转化的交界区；④瘤颈（室壁瘤与心腔的交通口）较宽，其长径不小于瘤腔的最大径（图4-40）。

（2）乳头肌功能不全：因乳头肌缺血致收缩功能障碍，也可因心腔明显扩大或室壁瘤牵拉乳头肌，导致二尖瓣脱垂、对合不良，从而引起不同程度二尖瓣关闭不全。乳头肌功能不全是心肌梗死后的常见并发症，有资料统计其总发生率可高达50%。临床表现为心尖区出现收缩期杂音，可引起心力衰竭、急性肺水肿。经治疗后，轻症患者可以恢复，杂音可消失。

（3）乳头肌断裂：为乳头肌缺血坏死所致，发生率约1%。乳头肌断裂是急性心肌梗死少见严重并发症之一，常致患者发生急性心力衰竭，迅速发生肺水肿在

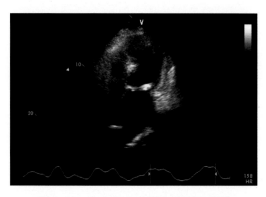

图4-40　左心室心尖部室壁瘤形成图

数日内死亡。严重者必须尽快行二尖瓣置换手术治疗。其较常发生于下壁梗死致二尖瓣后乳头肌缺血坏死时。乳头肌断裂的主要超声表现：①断裂的乳头肌连于腱索，随心动周期在左心房与左心室之间来回运动，呈"挥鞭"样运动。如断裂处靠近乳头肌顶端，则可见腱索断端回声增强、增粗。不完全乳头肌断裂可见收缩期乳头肌裂隙。②二尖瓣瓣叶可见连枷样运动，表现为瓣叶收缩期明显脱入左心房，舒张期进入左心室，运动幅度大。不完全乳头肌断裂，瓣叶可表现为脱垂。③左心房、左心室扩大。④二尖瓣关闭不全，常为重度，彩色多普勒可见明显反流。

（4）室间隔穿孔：为急性心肌梗死致室间隔缺血坏死、破裂所致，发生率为1%～2%。室间隔穿孔常导致患者临床症状突然加重，出现严重充血性心力衰竭，病死率高，须手术治疗。室间隔穿孔的主要超声表现：①肌部室间隔回声连续性中断（图4-41），缺损口边缘不整齐，大小随心动周期变化，收缩期增大可达舒张期时的2～3倍；②穿孔附近周围室壁运动异常；③左心室、右心室扩大；④彩色多普勒可见穿孔处左向右异常分流，频谱多普勒可见收缩期高速彩流信号。

（5）血栓形成：为心肌梗死常见并发症，发生率为20%～60%。附壁血栓常发生于心尖部室壁瘤内，可脱落发生肺、脑、肾等动脉栓塞，心肌梗死后栓塞的发生率为1%～6%。血栓的主要超声表现：①突向心腔内的实性团块状回声，常发生于心尖部（图4-42），边界常清楚，边缘不规则，内部回声不均质。②附壁血栓不活动，附着于左心室的面积较广，与心内膜面界线明确。③血栓附着局部常有明显RWMA。

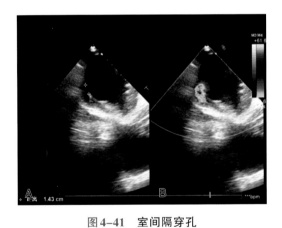

图4-41　室间隔穿孔

A.显示室间隔回声中断；B.彩色多普勒显示心室水平左向右分流信号

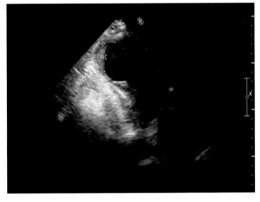

图4-42　左心室心尖部可见附壁血栓

（6）心脏破裂：是急性心肌梗死致命性并发症，由心室游离壁坏死破裂所致，患者常因心脏压塞而突然死亡，多发生在急性心肌梗死的前3天，发生率为1%～3%。超声可见因心肌梗死而变薄的室壁局部连续性中断，伴不同程度心包积液。

（7）假性室壁瘤：是心脏破裂的一种特殊类型，是急性心肌梗死致左心室游离壁破裂，血液经破口处流入心包腔，由附近壁层心包包裹而成。假性室壁瘤有一个小而窄的破口与心腔相通，瘤内常伴血栓形成，假性室壁瘤应注意与真性室壁瘤相鉴别。假性室壁瘤的主要超声表现：①心室壁与心包之间可见囊状无回声腔，腔内常见血栓形成，其壁为纤维心包组织；②囊状无回声腔通过一细小瘤颈与心腔相通，瘤颈宽度常小于瘤体最大径的40%；③彩色多普勒可见血流信号通过心肌破口往返于心腔与瘤体之间。

4.缺血性心肌病 由于心肌长期供血不足，导致广泛受累心肌营养障碍和萎缩、纤维化，或大面积心肌梗死后纤维组织增生所致。缺血性心肌病的冠状动脉病变往往较严重和广泛，一般均有多支冠状动脉病变。其临床特点为心脏逐渐扩大，出现心力衰竭和各种心律失常，与扩张型心肌病极为相似，故称为缺血性心肌病。

缺血性心肌病的主要超声表现：①腔室形态改变。心脏扩大，早期以左心室扩大为主，可伴有局部室壁膨出，晚期常为全心扩大，呈近似球形。由于心腔扩大，可出现二尖瓣、主动脉瓣等多个瓣膜关闭不全，彩色多普勒可观察到不同程度反流。②室壁运动异常。大部分室壁运动普遍减弱，但正常供血室壁节段运动正常甚至可出现代偿性运动增强，表现为室壁运动强弱不等，呈节段性分布。③心功能降低。多为整体心功能降低，表现为左室射血分数与缩短分数降低。由于心肌收缩功能明显降低，射血分数降低，左心室收缩末期容积明显增加，致二尖瓣舒张期开放幅度减小，在二维和M型超声心动图上可见类似于扩张型心肌病的"大心腔，小开口"样改变。

（四）鉴别诊断

1.主动脉夹层动脉瘤破裂 主动脉夹层动脉瘤破裂的临床表现主要为剧烈胸痛，甚至出现休克，需与急性心肌梗死相鉴别。夹层动脉瘤破裂超声显示无RWMA，同时主动脉内可见撕脱的内膜回声，剥离的内膜将血管腔分为真假两腔并可见破口相通。通常真腔较小，假腔较大。彩色多普勒可见真腔内血流速度较快，假腔内血流速度较慢，色彩暗淡。

2.扩张型心肌病 缺血性心肌病后期常出现心脏明显扩大、心力衰竭，临床表现及症状、体征与扩张型心肌病相似，需仔细鉴别（表4-7）。

3.肺动脉栓塞 急性肺动脉栓塞可发生胸痛、呼吸困难、休克。超声可见肺动脉明显增宽，右心显著扩大，室间隔可向左心室膨出，但一般无RWMA。常出现中、重度三尖瓣关闭不全，反流速度高，肺动脉压明显增高。

4.急性心包炎 急性心肌梗死可出现反应性心包积液，多为少量，有无RWMA是超声诊断与鉴别诊断的要点。

（五）临床价值

1.RWMA是心肌缺血早期特征性敏感指标，超声心动图能够直观显示室壁运动情况，并对其进行定性和定量分析，超声检出RWMA可诊断冠心病。负荷试验可明显提高超声心动图对心肌缺血的检出率。

2.超声心动图可直接显示RWMA的部位，对是何支冠状动脉病变做出初步判断，并可对缺血或梗死的范围进行定量分析。

3.对于心肌梗死并发症的诊断超声具有独特优势，而有无血栓形成、乳头肌功能不全和断裂及梗死性室间隔穿孔等并发症，对于临床制订治疗措施、预后判断具有重要意义。

4.超声可观察心功能变化情况，对于指导治疗、评估疗效和预后判断均具有重要临床价值。

第八节　高血压心脏病

高血压性心脏病是由于血压长期升高使左心室负荷逐渐加重，左心室因代偿而逐渐肥厚和扩张而形成的器质性心脏病。高血压性心脏病一般出现在高血压病起病数年至十余年后，根据心功能变化情况可分为心功能代偿期和心功能失代偿期。在心功能代偿期，患者可无明显自觉症状，但在心功能失代偿期，则逐渐出现左心衰竭的症状，开始时仅在劳累、饱食或说话过多时感心悸、气喘、咳嗽，以后症状逐渐加重，上述症状呈阵发性发作，多表现为夜间阵发性呼吸困难并痰中带血，严重时可发生急性肺水肿。

高血压诊断标准：采用1999年WHO/ISH（国际高血压学会）标准，即在未服用抗高血压药的情况下，采用正确测定方法、非同日多次反复测量，收缩压≥140mmHg，和（或）舒张压≥90mmHg，可诊断为高血压。

（一）病因与病理

1.高血压引起心脏的后负荷增加，从而使心肌结构和功能发生改变；主要是左室心肌向心性肥厚或离心性肥大。

2.左心室舒张功能受损，导致左心房增大。由于左心室逐渐肥厚，舒张期顺应性下降，使左心室充盈阻力增大，心房充盈压增高，左心房内残余血量增加，心房增大。

3.因左心房增大，充盈压升高，可引起肺静脉高压，从而形成肺循环高压，肺动脉高压，右心房压升高或增大，导致三尖瓣反流。

4.长期血压的增高，使主动脉管壁硬化、扩张，心瓣膜病变。

（二）临床表现

早期表现一般不典型，患者可无明显自觉症状或仅有轻度不适如心悸、头痛等，这些症状主要是高血压的一般症状，无特殊性。随高血压病程的进展，在左心室向心性肥厚而无扩大阶段，患者可逐渐出现血压升高、脉搏洪大、心尖冲动增强，主动脉瓣区第二心音亢进；在左心室扩大阶段，心尖冲动向左下移位，呈抬举样心尖冲动，心浊音界向左下扩大，心尖部第一心音增强，主动脉瓣区第二心音呈高亢金属调；病程进一步发展，当左心室明显扩大，主动脉瓣亦发生粥样硬化病变时，主动脉瓣第二听诊区可闻及舒张期水波样杂音，可闻及第四心音及各种心律失常如心房颤动、期前收缩等。

（三）超声诊断

1.二维超声心动图

（1）左心室肥厚：是该病主要的超声表现，左心室壁与室间隔呈向心均匀性增厚（图4-43），心肌回声无改变，左心室腔正常或变小。心肌收缩运动较正常增强。一般呈对称性向心性肥厚：室间隔、左心室后壁厚度≥12mm，室间隔与左心室后壁比值＜1.3。

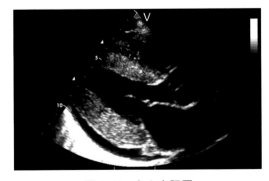

图4-43　左心室肥厚

左心室长轴切面可见室间隔与左心室后壁呈均匀性增厚

（2）离心性肥大：晚期左心室壁可以对称性增厚或不增厚，左心室左心房腔扩大。室壁运动减低，整体收缩功能下降。

（3）左心房增大，可以引起心房颤动，并导致左心房血栓形成。

（4）主动脉瓣膜易发生增厚、钙化等改变，二尖瓣瓣环扩张，腱索变性、断裂，可导致瓣膜关闭不全。

2.M型超声心动图　主动脉内径轻度扩张，M型超声显示主动脉波群（心底波群）的降中波消失。

3.多普勒超声　二尖瓣、主动脉瓣关闭时可见反流信号。

扫查二尖瓣口血流频谱可评价左心室舒张功能。

（四）鉴别诊断

1.其主要与肥厚型心肌病鉴别，具体如下（表4-10）。

2.此外，还应注意运动员心脏也会出现左心室壁增厚，但一般无左心室舒张功能障碍，且静息状态下心室壁增厚程度与血压不成正比。

表4-10　高血压性心脏病与肥厚型心肌病的鉴别诊断

项目	高血压性心脏病	肥厚型心肌病
年龄	中年以上多	中青年多
高血压史	有	无
家族性肥厚型心肌病史及猝死史	无	可有
肥厚类型及心肌回声	多为对称性，心肌回声多正常	多为不对称性，回声紊乱
左心室腔	正常或轻度缩小	缩小，呈新月形
左心室收缩功能	早期正常或偏高，晚期降低	高动力性
左心室舒张功能	减退	明显减退

（五）临床价值

超声可探测各心腔大小，准确测量心室壁厚度，对高血压心脏病的诊断及治疗监测效果都有重要临床价值。超声检出室壁肥厚早于心电图。

（鲍荣辉　周　畅）

第九节　心脏肿瘤

心脏肿瘤为少见病，包括原发性心脏肿瘤（primary cardiac tumors）与继发性心脏肿瘤（secondary cardiac tumors），其中原发性心脏肿瘤更为罕见。原发性心脏肿瘤中约75%为良性肿瘤，其中最常见为黏液瘤，约占50%，其次为横纹肌瘤，约占20%。恶性肿瘤中以间皮瘤、血管肉瘤、横纹肌肉瘤、纤维肉瘤较为常见。

（一）病因与病理

1.原发性心脏肿瘤

（1）黏液瘤：可分散发性、家族性或混合性黏液瘤。散发性黏液瘤最多见，常为单发。多发性黏液瘤较为罕见，见于儿童或年轻患者，常在多个房室腔内见多个肿块，多位于心室，有家族史且伴有较高的复发率。黏液瘤附着位置、大小及形态结构有较大的差异。约75%的黏液瘤于左心房中发现，20%见于右心房，5%见于心室。约69%的左心房黏液瘤及绝大多数右心房黏液瘤起源于卵圆窝或卵圆窝附近。

黏液瘤形态多样，生长较缓慢，多体积较大，呈圆形或类圆形，表面光滑，可表现为松散易碎的绒毛乳头状结构，易脱落成碎片。外观为灰白色纤维性、凝胶状、黏液状或混合状，多呈灰白色或棕黄色，多混杂棕黑色或红色出血灶。内部可伴出血、纤维素变性或钙化。

（2）横纹肌瘤：横纹肌瘤是儿童中最常见的原发性肿瘤，多见于15岁以下儿童，约占小儿心脏肿瘤62%，有时可自行消退。目前认为它是一种源自胚胎心肌母细胞的婴儿错构瘤。横纹肌瘤中多发性横纹肌瘤约占92%，其中50%伴结节性硬化症。瘤组织常埋在室间隔中，或位于心室壁心肌内，可累及心房、乳头肌或多发广泛弥散，边界分明无包膜，呈灰白色结节样。镜下瘤组织疏松，细胞较大（直径可达80μm），呈卵圆形，核周围的胞质呈疏网状，形似蜘蛛，故有"蜘蛛细胞"之称。

（3）心脏脂肪瘤：可发生于心脏任何部位，一般位于心内（外）膜下层，常见于房间隔、心包深面及顶部，少见于室间隔和瓣膜。心脏脂肪瘤是起源于心外膜和心包的脂肪组织，由成熟脂肪细胞构成，周围由胶原蛋白纤维呈网格样包绕。它分为孤立性脂肪瘤和浸润性脂肪瘤。孤立性脂肪瘤边界清，有包膜，呈圆形、类圆形或浅分叶状，常呈乳白色或淡黄色，质地均一、致密。浸润性脂肪瘤又称脂肪瘤样浸润，位于心内膜心肌和心包脏层，弥漫性生长，边界不清。

（4）心脏肉瘤：心脏肉瘤是恶性肿瘤中最常见的肿瘤，在原发性肿瘤中发病率仅次于黏液瘤。肉瘤主要有血管肉瘤与横纹肌肉瘤。它可发生在任何部位，常见于右心房，以横纹肌肉瘤最为常见，横纹肌肉瘤是一种由横纹肌分化的恶性间质肿瘤，为常见的儿童心脏肉瘤。多发生于心肌内，体积通常较大且沉重，浸润性生长，呈凝胶状或柔软的团块，可伴有坏死。血管肉瘤多呈花椰菜样、深红色团块，常位于右心房腔紧邻房室沟处，体积较大，边界不清。它可浸润心包，导致出血性心包炎。

（5）心包囊肿：最常见的心包囊性占位性病变，多为单房，也可多房。由囊状薄壁的间皮细胞组成，囊肿壁多菲薄透明，囊内含有浆液以宽基底或呈蒂状与心包相连且不相通发育成心包囊肿，如间隙与心包腔相通称为心包憩室。

2.继发性心脏肿瘤　身体其他器官的恶性肿瘤均可转移至心脏。肺癌、纵隔肿瘤、乳腺癌等肿瘤扩散往往使心包受累，转移灶呈多发结节状可伴有血性心包积液；心肌继发性转移灶多呈大小不一的多发结节；静脉内平滑肌瘤病是一种罕见的静脉内生长的良性平滑肌细胞肿瘤，指源于子宫肌瘤或子宫肌壁静脉的平滑肌肿瘤超出子宫范围，在血管腔内结节样蔓延生长的疾病。它可经子宫或卵巢静脉蔓延至下腔静脉并累及右心系统，也属继发性或转移性心脏肿瘤。患子宫肌瘤或因子宫肌瘤行子宫切除术的女性易患此病。

（二）临床表现

心脏肿瘤的临床表现与肿瘤所在部位、大小、活动度、生长速度及有无脱落等有关，主要变现为全身症状、血流受阻和出现心包积液等。

黏液瘤的临床表现因部位、大小、活动度、有无出血坏死及生长速度等不同，个体差异极大，主要表现为血流阻塞现象，酷似瓣膜狭窄、栓塞症状和全身症状。黏液瘤可产生不同程度瓣口狭窄或关闭不全，如完全梗阻可晕厥和（或）猝死。部分脱落的肿瘤碎片或表面血栓物可造成肺循环或体循环动脉栓塞。瘤体自身出血、变性、坏死等产物可出现发热、贫血、乏力、关节痛等症状。

横纹肌瘤肿瘤小者可无症状，大者可向心腔突起，引起阻塞症状，多发性肿瘤多见，常引起严重的充血性心力衰竭。1岁内死亡占60%～78%，5岁内死亡占80%～92%。不伴有结节性硬化症者预后较好。

心脏脂肪瘤患者多无明显症状。心包外脂肪瘤可引起压迫症状，如压迫冠状动脉引起心肌缺血、心绞痛，限制心肌正常舒缩等。浸润性脂肪瘤由于浸润或分隔心肌，可致心律失常、传导紊乱甚至猝死。心腔内瘤体较大时，可致血流梗阻、瓣膜功能障碍等。

原发性或继发性恶性肿瘤侵犯心包，常出现血性心包，积液内往往可检查出瘤细胞。

（三）超声诊断

1.二维超声心动图

（1）肿瘤部位：肿瘤位于心腔内、心壁或心包腔内。肿瘤可多发、单发。黏液瘤好发于左心房，其次为右心房，心室少见，偶见双房黏液瘤（图4-44）。黏液瘤多有蒂，瘤蒂多附于房间隔卵圆窝边缘，瘤体较大者可摇摆于房室之间造成流入道狭窄及

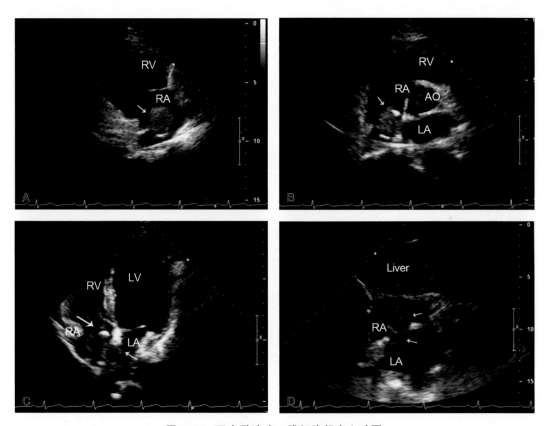

图4-44 双房黏液瘤二维经胸超声心动图

A.右心室流入道切面：右心房内可见类圆形稍强回声团块；B.大动脉短轴切面：稍强回声团块起自房间隔卵圆窝处；C.心尖四腔心切面：团块分别向左、右心房突起，与房间隔关系密切；D.剑突下双房切面，右心房侧团块呈类圆形，左心房侧团块形态不规则。RA：右心房；RV：右心室；LV：左心室；LA：左心房；AO：主动脉；Liver：肝

心房充盈受限。横纹肌瘤好发于室间隔两侧（图4-45）；纤维瘤则单发多见，常位于左心室后壁且镶嵌于心肌内；肉瘤等位于室间隔及其他心壁部位，使局部心壁膨大，向心腔或心外膨出。心包囊肿、心包畸胎瘤则位于心包脏、壁层之间。

（2）肿瘤回声：肿瘤回声随内部成分不同，回声变化较大，可探及囊性、实性或混合性占位性病灶。黏液瘤一般为较均质的团状回声，如瘤细胞成分较多，内部回声呈高回声、如胶质成分较多，则弱回声分布，如有中心坏死，可出现液性暗区，如钙化则可出现强回声斑点。纤维瘤、脂肪瘤多为较均匀高回声。横纹肌瘤回声稍高，其内可伴坏死，回声欠均匀。恶性肿瘤多内部回声不均匀，可见低回声及无回声区。心包囊肿为薄壁无回声区，多为单房，也可多房。囊肿多以宽基底或呈蒂状与心包相连且不相通。心包肿瘤常伴心包积液，其内经常可见絮状、网状、条索状回声。

（3）肿瘤形态轮廓：心脏良性肿瘤多呈圆形、椭圆形，表面光滑，形态规则、基底较窄，长径与基底径之比多大于2；多有蒂，边界清晰无浸润性；恶性肿瘤多形态不规则，基底宽，长径与基底径之比多小于2；表面不光整，与心壁分界不清晰（图4-46）。心内平滑肌瘤则表现为下腔静脉向右心腔内匍行延续的条索样或团块样肿

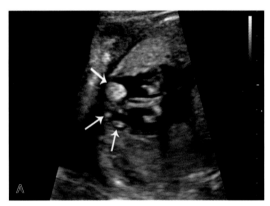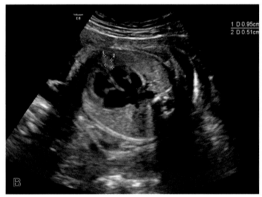

图4-45　胎儿期心脏横纹肌瘤

左、右心室内可见多个稍强回声团块突入心腔内

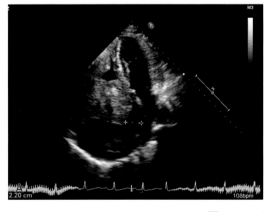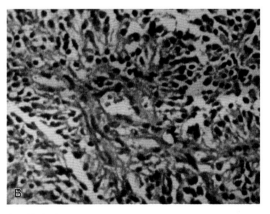

图4-46　心脏血管肉瘤

A.右心房内见巨大稍强回声团，内部回声不均匀，可见小片不规则低至无回声区，边缘欠光整，似以宽基底附着于右心房前壁；B.镜下示细胞核大且浓染，呈梭形细胞杂乱排列，可见血管交通支

物回声（图4-47），随心动周期在心腔内摆动，与下腔静脉、右心房壁无明显粘连。部分黏液瘤瘤体组织松散，呈凹凸不平的突起，有脱落危险。

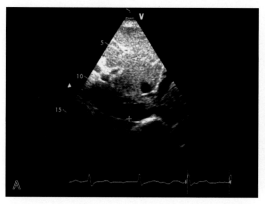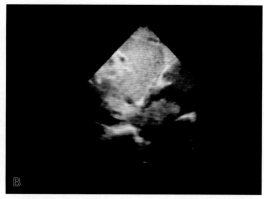

图4-47　心内平滑肌瘤

A.2D-TTE剑突下切面显示下腔静脉增宽，其内占位性病变延续至右心房；B.3D-TTE显示下腔静脉内占位性病变向右心房延续

（4）肿瘤活动度：心脏肿瘤有蒂者均有一定活动度，蒂长者活动度大。蒂短者则相对活动度小。例如，左心房黏液瘤，往往可随血流舒张期移向二尖瓣口，导致二尖瓣口阻塞。心室肿瘤亦可于收缩期进入流出道，导致射血阻碍。无蒂的肿瘤则活动度小，或随心壁运动而轻微活动。

（5）心腔继发改变：心房肿瘤如导致房室瓣阻塞，会出现与房室瓣狭窄相似的继发改变，导致心房扩大；心室肿瘤如导致流出道阻塞，会导致心室壁继发性肥厚，心腔相对小。如肿瘤过大，心腔受压明显。

2.多普勒超声心动图　当肿瘤堵塞流入道或流出道，彩色多普勒显示狭窄口处细窄血流通过，色彩鲜艳，心腔内血流绕行，频谱多普勒可测到高速血流信号。

（四）鉴别诊断

1.血栓　多为圆形或类圆形，回声较强。活动血栓与心壁无任何连接，活动范围较大，无固定轨迹。附壁血栓有时与肿瘤难以鉴别，行超声造影无明显增强。

2.瓣膜赘生物　瓣膜上见大小不等、回声不均的团块附着，附着较紧密的赘生物本身活动度较小，随瓣膜启闭而运动；而部分结构疏松的赘生物有一定活动度。

3.房间隔膨胀瘤　房间隔卵圆窝底部呈薄壁瘤样突出，扩张的薄壁在心动周期中可有扑动，其活动方向与幅度取决于两侧心房的压差。

4.欧氏瓣（Eustachian valve）　是残留的胚胎时期的右静脉窦瓣，通常认为是下腔静脉瓣，从下腔静脉口穿过右心房的后壁连于卵圆孔的下方，超声显示为右心房内一漂浮活动的纤细带状回声，其一端连于下腔静脉口。

5.希阿里网（Chiari network）　是残留的胚胎时期的静脉窦，从冠状窦瓣和下腔静脉瓣穿过右房内部延伸至界嵴的纤维网，超声显示为右心房内活动的、回声较强的结构，由下腔静脉口延伸至房间隔或三尖瓣。

6.冠状窦瓣　为胚胎时期冠状静脉窦进入右心房入口处的瓣膜，出生后多退化，部分可见残存。超声表现为一纤细带状回声，一端连于冠状静脉窦口，一端游离于右心房。

7.调节束（moderator band）　又称心异位肌束、肥大乳头肌，是心室内突起的肌小梁或嵴样结构，超声显示为条索样回声，该结构较粗，反射较强，不影响心脏内血流动力学改变。

（五）临床意义

超声心动图可明确肿瘤的存在并与血栓、赘生物、乳头肌及心内正常结构相鉴别；能明确肿瘤的囊实性成分及位置；测量其大小与数目；明确相关的血流动力学改变。扫查中需要多角度多切面观察心脏及与心脏连接的上、下腔静脉，肺静脉，头臂静脉，肝静脉等。值得注意的是黏液瘤有潜在恶变危险，可局部浸润、局部复发、远处转移、侵犯血管壁，以及独立生长。一经确诊，应及时行手术治疗，多能彻底根除，但复发率为5%～14%，应长期进行超声心动图随访观察，了解术后心脏形态及血流动力学恢复状况，并观察有无复发。超声检查无创、重复性强，是心脏肿瘤的检出与随访的良好诊断工具，但超声不能做出细胞病理诊断，需多结合临床作提示性诊断。

第十节　心包疾病

心包是由锥体形纤维组织构成的心脏坚固外层，紧密连接于出入心脏的大血管外膜，其内面被覆以由脏层和壁层构成的浆膜囊。心包对维持正常胸内负压和防止心脏移位、扭转及限制心脏过度扩张具有重要生理意义。心包常见疾病有心包积液、心脏压塞和缩窄性心包炎及心包肿瘤（详见心脏肿瘤章节）等。

一、心包积液

（一）病因与病理

心包积液（pericardial effusion，PE）（包括积液、积脓、积血等）是最常见的心包疾病。常见原因包括非特异性心包炎、感染性心包炎（结核、风湿、病毒、化脓）、肿瘤或外伤、术后等，可由全身性疾病引起，如尿毒症、系统性红斑狼疮、甲状腺疾病、肝硬化等，也可因自身免疫性疾病、药物、心脏移植后、急性心肌梗死、放射性损伤、代谢性疾病、主动脉夹层或心功能不全等原因引起。

心包分纤维性心包和浆膜性心包两部分。纤维性心包在心包最外层，由致密结缔组织构成，伸缩性较小；浆膜性心包较薄，分内面的脏层心外膜与外面衬在纤维心包内面的壁层。两层之间的间隙为心包腔，正常有10～30ml的浆液，主要起润滑作用。液体增多时成为心包积液。

（二）临床表现

症状与体征取决于心包积液的病因与本身特点。出现症状时多表现为气短、胸痛、呼吸困难。心包腔内潴留的液体增加，心包腔内压力增高，当达到一定程度，心脏舒张受限，心室血流充盈减少，心排血量随之下降，静脉压升高，可出现肝淤血、下肢水肿等。如心包腔内积液量过多或短时间内积液积聚速度过快，则出现心脏压塞。X线检查：心包积液量较多，心影增大，心膈角变钝，大量积液时心脏呈烧瓶状。

（三）超声诊断

1.检查方法　患者一般取半仰卧位或坐位，必要时在检查中可使患者体位变换为直立位以观察液性无回声区变化。二维超声重点观察胸骨左缘左心长轴切面、左心室短轴乳头肌及二尖瓣水平短轴切面、心底大动脉短轴切面；心尖四腔心切面和剑突下下腔静脉长轴切面。M型超声着重观察二尖瓣波群、心室波群及心底波群。多普勒超声观察房室瓣口舒张期血流信号，以及心腔、心壁与心包腔之间的异常血流。

2.声像图表现

（1）心包积液位于左心室后侧壁后方或其他部位心包脏、壁层之间于舒张期仍可探及的液性暗区。液性暗区可分布于左心室后壁、心尖、右心室前壁及心室侧壁与胸壁之间，右心房侧面或左心房后面。可依据液性暗区分布与暗区宽度以确定心包积液量。

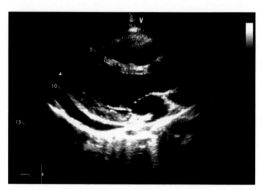

图4-48　少量心包积液
左心室后壁后方房室沟处见液性暗区

1）极少量心包积液：舒张期心包腔液性暗区仅局限于房室沟附近，宽度2～3mm，提示积液量小于50ml。

2）少量心包积液：液性暗区局限于房室沟和左心室后侧壁处（图4-48），宽度小于1cm，心外侧和心前区仅极少或无液性暗区者提示积液量在50～200ml。

3）中量积液：液性暗区除房室沟和左心室后侧壁心包腔外，较均匀分布于心尖和左心室前侧壁的心包腔，暗区宽度1～2cm，其中右心室前壁前液性暗区多小于1cm，提示心包积液量在200～500ml。

4）大量心包积液：心脏周围均有较宽的液性暗区，环绕整个心脏，最大暗区宽度大于2cm，右心室前壁前的液性暗区多大于1cm者提示积液量在500～1000ml。这类患者的心脏悬浮于积液中，在液体内自由摆动，即收缩期向前，舒张期向后，称为摇摆心脏，这是大量心包积液的特征表现。将探头置于心尖，心室收缩时，心尖抬举，心包腔的液性暗区内出现一束反射，舒张期心尖下垂而离开声束，无任何反射，在M型超声心动图上显示为间歇出现的光点，即"荡击波"征（图4-49）。值得注意的是，因心脏除其固有收缩、舒张运动外还出现整体心脏同步性前后运动或左右摆动现象，可形成室壁、间隔和瓣膜的大波幅、形态畸变的M形曲线。

（2）初步分析心包积液性质。浆液性积液：心包腔内液性暗区较纯净，随体位变动暗区位置变化较大。纤维渗出性积液：纤维素形成的带状强回声漂浮于液性暗区内，呈水草状或飘带状，有时纤维素带状回声将心包脏、壁两层连接起来，形成多个小的间隔。血性、化脓性积液：暗区较混浊，内见较多细密光点或絮状回声。

（3）包裹性心包积液：它的检出主要依据二维超声，多切面多方位观察，表现为局限性无回声区，轮廓不规则，可发生在心包腔的任何部位，多见于左心室后方。无回声区中可见絮状或较多强回声条索粘连带样回声，形如水草、飘带，故称"水草"征或"飘带"征。纤维束把壁层、脏层心包连接起来，机化后形成心包粘连，而造成心包腔内分隔多个小腔室，导致包裹性心包积液。体位改变不能引起积液部位改变，可与重力引起的心包积液局限化。

（4）当有瓣膜脱垂引起血液反流，心壁破裂造成心腔向心包腔分流血液时，可在多普勒超声的图像和频谱中见到相应变化。

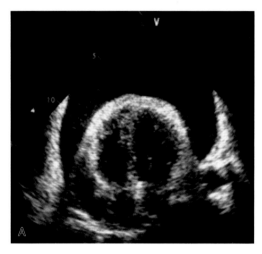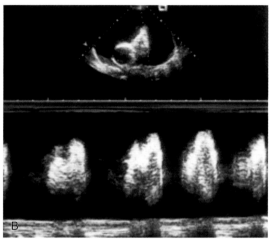

图4-49　大量心包积液

A.心尖四腔心切面探及大量心包积液环绕心脏；B.M型超声显示为间歇出现的光点回声，即心尖"荡击波"征

（四）鉴别诊断

1.心包积液应与心包脂肪垫相鉴别：前者在体位改变时，液性暗区有所变化；后者无变化，且多见于年长体型较肥胖者，提高增益，可见其回声不均匀，其内有点状回声。厚度较均匀，且与邻近心肌运动一致，一般不包绕心脏。

2.心包积液应与左侧胸腔积液相鉴别：心包积液总是在降主动脉与左心室游离壁之间，左侧胸腔积液在降主动脉的侧后方。如果两者同时存在，壁层心包分隔。

3.心包积液还应与某些位于心前区的特殊结构，如淋巴瘤、胸腺等相鉴别。

（五）临床价值

超声心动图是目前检查心包积液首选方法。其中二维超声心动图可用于观察和描述积液的分布、数量和性质；准确指示穿刺部位、深度；多普勒超声心动图则能评价心包积液所导致的血流动力学改变。

心包穿刺术是借助穿刺针直接刺入心包腔的诊疗技术。其目的：①引流心包腔内积液，降低心包腔内压；②通过穿刺抽取积液，进行相关检查，以鉴别诊断各种性质的心包疾病；③通过心包穿刺，注射药物进行治疗。超声心动图可全面了解液性暗区分布情况，大致估计积液量，并准确指示穿刺部位、方向与深度。通过超声心动图进行心包积液穿刺定位、引导，可有效降低心包穿刺并发症风险。

心包常用穿刺部位有两个，①心前区穿刺点：于左侧第5肋或第6肋间隙，心浊音界左缘向内 1～2cm 处，通常沿第 6 肋或第 7 肋上缘向内向后指向脊柱进针。②剑突下穿刺点：取剑突下与左肋缘相交的夹角处作为剑突下穿刺点，穿刺针与腹壁角度为 30°～45°，针刺向上、后、内，达心包腔底部。剑突下是心包穿刺最常选用的穿刺点，缺点是进针距离较长，需经过膈肌，往往阻力较大，不易通过。

超声穿刺部位选择原则：积液最多，最贴近胸壁，避开毗邻脏器。穿刺点宜靠左，因为右侧不易分清心房和积液界线；穿刺点宜靠下，因为心底是大动脉，不易止血；穿刺点宜外侧，积液在外侧前后径较多。穿刺进针方向宜直，减少并发症。

穿刺结束后，可即时行超声心动图检查，对穿刺结果进行评估。置管引流患者，确定心包积液是否部分或全部引流，有无行心包开窗术的必要性。

二、心脏压塞

（一）病因与病理

心脏压塞常发生于心包或心脏外伤、心脏或大血管根部破裂、心包肿瘤、尿毒症、过量抗凝血药应用，以及心导管术等医源性因素时。当心包腔液体迅速积聚，腔内压力随之升高。当压力达一定程度明显妨碍舒张期心脏扩张，右心回流受阻，体循环严重淤血，左、右心室舒张期充盈受限，导致心室血液充盈减少，心排血量下降，引起收缩压下降甚至休克。吸气时，回左心血流量减少，血压进一步下降或消失，出现奇脉。同时心脏呈代偿性心动过速，脉搏细弱。心包积液量多少和心脏压塞征不成比例。短时间内产生少量积液也可引发心脏压塞，这是由于心包来不及伸展适应心包腔压力急剧变化所致。若积液量增长缓慢，心包能代偿性扩张减缓心包腔压力上升，即使达到大量积液（＞1000ml）有时也不会出现压塞。

（二）临床表现

急剧发生的心脏压塞导致心脏收缩和舒张受限，表现为静脉压上升，动脉压下降，心率增速和心排血量减少而引起的休克等表现。渗液积聚较慢时，则可出现亚急性或慢性心脏压塞，临床表现有类似右心衰竭的症状；渗液常引起心前区不适或胸痛；渗液压迫气管、肺、喉返神经可引起气促、咳嗽、吞咽困难、声音嘶哑等。患者常呈急性病容，面色苍白、出汗、呼吸急促；患者喜取前倾坐位，体检时颈静脉怒张常见。

（三）超声诊断

1.观察内容

（1）患者体位：患者一般取仰卧位或左侧卧位，必要时在检查中可使患者体位变换为直立位以观察液性无回声区的变化。

（2）首先行常规二维超声心动图检查。应重点扫查胸骨旁左心长轴切面，左心室乳头肌水平、二尖瓣水平短轴切面，心底大动脉短轴切面；心尖四腔心切面和剑突下下腔静脉长轴切面等，观察心包脏、壁层间无回声区的分布与数量。

（3）在二维超声基础上行彩色多普勒超声检查，重点观察房室瓣口舒张期血流的呼吸性变化和主动脉、肺动脉血流的呼吸性变化；上、下腔静脉血流频谱的呼吸性变化。

（4）M 型超声心动图上可重点观察心底波群心室腔内径的呼吸性变化；二尖瓣波群上二尖瓣口开放幅度的呼吸性变化等，测量下腔静脉直径的周期性变化等。

2.声像图表现

（1）M型超声心动图：观察二尖瓣前叶舒张期开放及关闭速度随呼吸周期变化，吸气期，EF斜率变慢，DE幅度变小；右心室舒张末期内径增大，而左心室舒张末期内径减小。

（2）二维超声心动图

1）观察心包腔内有无较多的无回声区，无回声区分布、数量和无回声区内的有形成分。

2）观察心脏活动有无舒张受限，尤其是有无右心房、右心室舒张期"塌陷"征，右心房、右心室和右心室流出道内径较正常明显减小。右心壁舒张期塌陷是心脏压塞敏感而特异的指标，表现为右心室前壁在舒张期的向后移位，于舒张晚期最明显。右心房也可发生舒张期塌陷现象，多见于右心房游离壁（图4-50）。心脏因受挤压内径变小，舒张期活动明显受限。

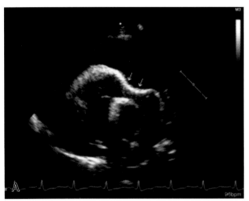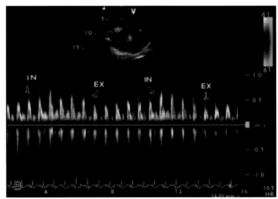

图4-50 心脏压塞

A.右心室前壁在舒张期塌陷，于舒张晚期最明显；B.三尖瓣口舒张期频谱的呼吸相变化

3）注意左、右心室腔内径的呼吸性异常变化：即右心室呼气时几乎闭合；吸气时右心室则稍有扩大。左心室则出现吸气时内径缩小、二尖瓣开口幅度减低，呼气时左心室稍扩大，二尖瓣开口幅度有所增高的反向变化。

4）观察下腔静脉于深吸气时直径有无明显减小：心脏压塞下腔静脉内径增宽，吸气相内径减小不明显。于下腔静脉距右心房入口2cm处取M型观察测量下腔静脉呼吸指数＝（平静时内径－深吸气内径）/深呼气内径，出现心包积液时：下腔静脉呼吸指数＜40%提示心脏压塞。

5）频谱多普勒：探查舒张期二尖瓣口和三尖瓣口血流频谱的呼吸相变化。吸气时，三尖瓣峰值血流速度及血流速度积分增加；二尖瓣峰值血流速度下降，二尖瓣血流速度的积分减低；呼气相则出现反向变化（图4-50）。

（3）彩色多普勒超声：检测主、肺动脉血流有无出现吸气时主动脉血流峰速减低，左室射血时间缩短；吸气时肺动脉血流峰速增高，血流速度时间积分增加。急性心脏压塞可导致心壁穿孔，血液从较高压力心腔分流至心包腔，彩色多普勒血流显像可显示心壁与心包破裂部位的彩色血流束，血流束起始部宽度即破裂口宽度。脉冲多普勒取样容积置于血流束心壁起始部，可记录湍流频谱，早期流速可较快，随时间推移，流速可逐渐减低，说明心包腔内压逐渐增高。

（四）鉴别诊断

心脏压塞需要注意与限制性心包炎相鉴别。两者均是心室舒张期充盈受限，但心脏压塞是舒张期心包压升高，压缩心脏，二尖瓣、三尖瓣口舒张期频谱随呼吸相呈反向改变明显。而限制性心包炎是舒张早期心室充盈达僵硬心包的空间限制而突然停止，是舒张中晚期的充盈障碍，房室瓣口舒张期呈限制性充盈特征。心脏压塞患者有心包积液，而限制性心包炎患者积液较少。

（五）临床价值

心脏压塞是一组临床综合征，不是"全或无"现象，而是一种连续谱，即在临床症候、血流动力学和多普勒超声表现方面都呈现为一种连续的变化发展过程，并无明确的分界线来限定压塞的开始。临床上怀疑心脏压塞时，多普勒超声心动图可提供心包积液是否存在和心包压是否上升的确切信息，为临床治疗策略提供帮助。值得注意的是在检测频谱或心腔、血管内径的呼吸性异常变化时，应取吸气和呼气开始后的第一个心动周期进行测量和计算。测量下腔静脉血流时，应在剑突下下腔静脉长轴切面上，将取样容积置于距右心房入口2cm左右观察其血流频谱的周期性变化；测量上腔静脉时，在右锁骨上窝声窗上，将取样容积置于上腔静脉内4～7cm深处观察其血流速度的呼吸性变化。

三、慢性缩窄性心包炎

（一）病因与病理

急性心包炎以后，多数患者只形成轻微瘢痕和（或）局部粘连，心包无明显增厚，不影响心脏功能，预后良好。少数患者可形成坚厚的瘢痕组织，心包增厚粘连、心包腔闭塞乃至钙化呈盔甲样改变，心脏舒张受限，此即缩窄性心包炎。缩窄性心包炎以结核性较多见，其次是化脓性感染治疗不及时或不彻底而引起。缩窄的心包形成硬壳束缚心脏，严重影响心脏的舒缩，降低心排血量并使静脉回流受阻。

（二）临床表现

患者既往有急性心包炎或心包积液病史，伴有大小循环淤血的症状和体征，即出现不同程度的呼吸困难、腹部膨胀、乏力、头晕、食欲缺乏、咳嗽、体重减轻和肝区疼痛等。常见体征为心尖冲动不易触及，第一心音减低，有时在胸骨左缘第3、4肋间听到舒张早期的心包叩击音，脉压小、有奇脉。X线检查出现左右心缘正常弧弓消失，呈平直僵硬，心脏搏动减弱，上腔静脉明显增宽，部分可出现心包钙化呈蛋壳状，可出现肺淤血和胸腔积液。

（三）超声诊断

1.检查方法

（1）患者体位：患者一般取平卧位或左侧卧位。必要时可使患者采取肘膝卧位测量心包厚度。

（2）首先行常规多切面的M型和二维超声心动图检查。应重点扫查胸骨旁左心室长轴切面、左心室短轴切面和心底大动脉短轴切面；心尖四腔心、五腔心切面和剑突下下腔静脉长轴切面等，观察心包脏、壁层有无分离出现无回声区和测量心包厚度、测量心腔大小，以及观察心脏多种结构舒张期异常运动。

（3）在二维超声基础上行彩色多普勒超声检查，重点观察房室瓣舒张期充盈频谱图和肺静脉频谱；上、下腔静脉和肝静脉血流频谱；检测左心室流出道和主动脉血流频谱。

2.声像图表现

（1）心包积液与心包增厚：心包腔可有少量积液。常可伴有包裹性积液，其内尚见较多的沉渣和絮状粘连带等。多个切面观察心包回声增强、增宽，心包增厚，且增厚程度不一，如有心包钙化，回声明显增强，严重时呈强回声带。

（2）心脏外形改变：增厚缩窄的心包可使心脏外形发生改变，形态失常。如缩窄部位位于房室环处，则于心尖四腔心切面显示心室腔内径趋向缩小，而心房腔内径趋向扩大，心脏形态酷似"葫芦"状。

（3）室壁舒张受限：增厚缩窄的心包可限制室壁的舒张活动。M型超声上左心室壁舒张中、晚期活动受限。左心室后壁在缓慢充盈期的向后运动甚微或无运动而平坦。肺动脉瓣可提前开放，即出现于P波之前。室间隔舒张晚期出现异常向后运动。室间隔在舒张早期，突然前向运动继以活跃地向后反跳。室间隔呈抖动或跳跃状运动，并随呼吸变化其运动幅度增大，在舒张早期出现异常向后运动。

（4）下腔静脉增宽：剑突下四腔切面可见下腔静脉的扩张，不随呼吸周期变化。

（5）房室瓣口血流频谱变化：可观察到缩窄型充盈频谱，二尖瓣口血流频谱的舒张早期流速增快，晚期流速减慢，E/A值明显增大。吸气时流速减慢，减速时间缩短。

（四）鉴别诊断

1.心包缩窄与心包粘连相鉴别　心包增厚并形成致密瘢痕组织包绕和压迫是缩窄；而心包增厚无心脏舒张限制是粘连。

2.缩窄性心包炎与限制型心肌病相鉴别　两者病因不同，限制性心肌病是心内膜、心肌纤维的增生，导致心室顺应性减低与充盈受限，收缩、舒张功能受累，主要是心内膜增厚、无心包钙化。缩窄性心包炎多继发心包积液后，心包增厚粘连、钙化呈盔甲样变，心脏舒张充盈受限，心排血量降低合并静脉回流受阻。

（五）临床意义

慢性缩窄性心包炎的超声表现无特异性，亦难检出；其血流动力学改变与限制性心肌病相似，在鉴别上有一定难度。因此，对缩窄征象不够典型者超声仅可提示可能性诊断，并建议进一步做其他影像检查。慢性缩窄性心包炎是一种进行性疾病，一旦形成，就不可能自行缓解。其最有效的治疗方法是外科手术剥离心包膜，以解除其对心脏的限制。因此术前对患者的心功能状态、心包的纤维钙化程度及对心肌造成的损害程度的准确评价对手术病死率及术后症状改善的效果产生重要影响。

（王　静）

第十一节　心脏疾病的介入诊疗

介入心脏病学是通过经皮导管技术进行心脏病诊断和治疗的学科，近10多年来，随着介入技术的日趋成熟和介入材料的迅速发展，已成为与药物治疗、外科手术并驾齐驱的治疗手段，使冠心病、心律失常、先天性心脏病及后天获得性心脏病等疾病的治疗发生重大变化。

一、经皮球囊成形术

（一）目的

经皮球囊成形术可用于心脏瓣膜病、血管、椎体压缩骨折等疾病的治疗。目前常用于治疗先天性或后天性心脏瓣膜狭窄，通过球囊瓣膜成形术扩开狭窄的二尖瓣、三尖瓣、肺动脉瓣和主动脉瓣，扩张的球囊撕开融合的瓣膜交界处，增加瓣口面积，可使瓣叶上钙沉积碎裂，增加钙化瓣叶的弹性，如同外科手术行交界处切开术，包括经皮球囊二尖瓣成形术（percutaneous balloon mitral valvuloplasty，PBMV），经皮球囊主动脉瓣成形术（percutaneous balloon aortic valvuloplasty，PBAV），经皮球囊肺动脉瓣成形术（percutaneous balloon pulmonary valvuloplasty，PBPV）。本节着重介绍PBMV要点。

（二）适应证

PBMV是风湿性二尖瓣狭窄的首选治疗方式，对于PBMV适应证的选择目前已达成较为一致的原则，其中二尖瓣病变程度Wilkins评分最常用。

1.瓣膜活动度　1分：仅瓣尖活动受限；2分：瓣膜下部活动受限、中部基底部活动正常；3分：舒张期瓣膜中下部活动受限、基底部向前运动；4分：舒张期瓣膜只有轻微运动或无向前运动。

2.瓣膜增厚　1分：瓣尖轻度增厚（4～5mm）；2分：瓣尖增厚明显（5～8mm）、瓣叶中部厚度正常；3分：瓣膜整体增厚（5～8mm）；4分：瓣膜整体明显增厚（＞8mm）。

3.瓣下结构　1分：瓣下局部腱索轻度增厚；2分：腱索增厚达近端1/3；3分：腱索增厚达远端1/3；4分：腱索广泛增厚、缩短并扩展到乳头肌。

4.瓣膜钙化　1分：瓣尖局限性回声增强；2分：瓣尖见散在的弥漫性回声增强；3分：回声增强蔓延至瓣叶中部；4分：瓣膜大部分回声增强。

Wilkins评分四项总分0～16分，评分越高，瓣膜病变越严重，一般认为Wilkins评分≤8分，是PBMV的最佳适应证；9～12分瓣膜病变较重，尽管仍可行PBMV，但效果有可变性；Wilkins评分≥12分首选瓣膜置换术。超声心动图对二尖瓣形态行Wilkins评分是最为重要的依据，但不是唯一依据，需结合患者其他因素包括患者临床状态（年龄、心功能）、术者经验水平及外科支持等慎重评估以决定是否行PBMV。

（三）禁忌证

1.二尖瓣口面积≥1.5cm^2。

2.左心房或左心耳血栓。

3.瓣叶组织大部分或瓣膜交界部钙化。

4.伴严重主动脉瓣病变。

5.三尖瓣重度器质性狭窄或重度功能性反流伴瓣环扩大。

6.伴严重冠状动脉疾病需行旁路移植手术治疗。

（四）术前准备及操作方法

1.术前准备　一般按心导管检查的术前要求准备，包括病例选择，患者临床状态评估、手术器械准备等。患者穿刺部位备皮、碘过敏试验及签署手术同意书，术前常规行经胸或经食管超声心动图检查，心房颤动或有栓塞史患者术前常规治疗及口服华法林片1.5 ~ 3mg/d，至少3个月以上，服药期间每月监测国际标准化比值（INR）保持在2 ~ 3，严密观察患者凝血功能，术前复查超声心电图，若仍有血栓，则应用尿激酶和低分子肝素行溶栓治疗，术前2天停药。

2.操作方法　Inoue球囊导管二尖瓣成形术是最重要的操作技术。采用Inoue球囊法，房间隔穿刺成功后，将球囊导管经心房导丝引导通过股静脉送入左心房，在延伸器的辅助下，整个球囊导管进入左心房并呈反"C"形，回撤心房导丝及延伸器，此时行右前斜位30°X线透视，明确球囊导管与心脏的关系，将球囊导管前端部分充盈并在左心室内来回移动，确定球囊在左心室腔内游离后将其固定在瓣口，拉紧球囊导管保持球囊与二尖瓣口接触，快速推注射器充盈球囊，一旦球囊达到最大充盈，立即回抽排空气囊，一般充盈和排空时间3 ~ 5s，球囊扩张完成后将球囊导管延伸后撤出体外，手术结束，扩张前后均测量左心房平均压。Inoue球囊导管的特点是球囊直径可变，首次扩张的球囊直径比实际所需的最大直径小2 ~ 3mm，扩张后即刻评估扩张效果，如不理想，可逐步增加球囊直径行连续多次扩张，球囊直径每次增加1mm，增加至28mm后，以0.5mm每次增加。

（五）疗效

超声心动图是评估PMBV最重要的检查手段，超声心动图显示PBMV术后二尖瓣口面积＞1.5cm^{2}或二尖瓣口跨瓣压差＜10mmHg，且无明显二尖瓣反流者为效果良好。如术前瓣膜较厚、狭窄较明显，以二尖瓣口面积较术前增加50%以上且无重度二尖瓣关闭不全发生为有效标准。

（六）注意事项

1.术前及术后均需常规行超声心动图检查评估患者瓣膜功能状态。

2.左心房及左心耳血栓是PBMV的禁忌证，需溶栓后行PBMV。

3.所有拟行PBMV患者需行右心导管及穿房间隔左心导管检查。

4.年龄超过40岁者需同时进行冠状动脉造影检查。

5.房间隔穿刺成功后，需静脉注射普通肝素抗凝。

6.行PBMV时关注左心室舒张末压力变化，术中若超过正常值应停止球囊术，否则将出现严重二尖瓣反流及急性心力衰竭。

7.中至重度二尖瓣狭窄合并不柔软的钙化瓣叶，纽约心脏病协会（NYHA）心功能Ⅲ ~ Ⅳ级者可行PBMV。

8.MVA≥1.5cm^2，肺动脉平均压（PAMP）＞25mmHg或二尖瓣跨瓣压差＞15mmHg，且患者有临床症状者可行PBMV。

二、球囊血管成形术

（一）目的

球囊血管成形术利用经皮血管穿刺技术，通过扩张引导至病变血管段的球囊，使狭窄或闭塞的血管再通以达到恢复血流的目的，这种应用球囊导管进行的经皮经腔血管成形术也称经皮球囊血管成形术。球囊血管成形术已应用到动脉系统和静脉系统，范围广泛，如缺血性脑血管疾病的介入治疗、周围血管疾病的介入治疗等，详见具体疾病诊治，遂不做详述，本节着重简述球囊血管成形术基本内容和原则。

（二）适应证

1.动脉粥样硬化、大动脉炎、血管壁肌纤维发育不良、血管发育畸形等先天性或后天性原因引起的有血流动力学意义的血管狭窄、闭塞。

2.血管旁路移植术后所致的吻合口狭窄、移植血管吻合口等手术后狭窄。

3.Budd-Chiari综合征。

4.透析分流通道狭窄。

5.放射治疗后引起的血管狭窄。

6.血管移植前病变血管扩张的辅助措施。

7.缺血造成截肢，术前挽救部分肢体、降低截肢水平。

（三）禁忌证

1.严重的心、肺、肝、肾功能不全，凝血机制异常。

2.病变部位有动脉瘤形成。

3.大动脉炎活动期。

4.病变部位已形成溃疡或严重钙化，或者较长范围的狭窄及闭塞。

（四）术前准备及操作方法

1.术前准备　患者术前完善各生化指标、凝血功能、心电图及影像学检查等，穿刺部位备皮、碘过敏试验及签署手术同意书，术前24h口服抗凝血药物，术前30min肌内注射地西泮镇静。手术器材及药物包括球囊导管及其辅助器材、造影剂、局部麻醉药、抗凝血药、溶栓药等。

2.操作方法　在超声引导或盲穿条件下采用Seldinger法穿刺插管，根据病变血管的位置选择不同的插管途径及方向；然后行诊断性血管造影，明确狭窄部位、范围、程度及局部侧支血管情况，根据造影表现，选择大小合适的球囊导管，先引入导丝进入病变血管，在交换导丝引导下将球囊导管置入血管狭窄段，用稀释造影剂加压注射，球囊膨胀至"腰征"变浅、消失。每次扩张时间根据病变所在部位不同而异，从15s至5min不等，间隔3～4min，连续扩张3～5次，直至球囊切迹变浅或消失，抽瘪球囊，撤去装置，术后造影复查。

（五）疗效

PTA术后可通过再次造影和监测血管内压力来评估扩张效果，手术成功的标志为再次造影显示狭窄段血管扩张，血流通畅，局部侧支循环消失；或监测血管内压力显示狭窄段两端压力阶差下降或消失。

（六）注意事项

1.球囊扩张前应准确定位并固定球囊导管，防止球囊膨胀时移位，影响扩张效果。

2.球囊直径的选择一般比狭窄段邻近正常血管直径大1mm为宜。

3.缓慢加压，防止球囊膨胀过快导致血管破裂，且球囊加压不应超过球囊的额定压力，防止球囊破裂。

4.球囊未抽瘪前，禁止来回抽动球囊，以防内膜夹层形成。

5.球囊扩张不宜过分追求完美，只要病变两端压力差＜10mmHg或残留狭窄＜30%即可。

6.长期血管的完全性闭塞是否可行球囊血管成形术应视流出道情况而定，如流出道通畅则应行球囊血管成形术。

7.术后定期复查，预防感染及再狭窄。

三、导管封堵术

（一）目的

1967年Porstmann等首先采用导管法经股动脉置入塞子，成功地堵塞了1例动脉导管未闭，开辟了根治这种先天性心脏病的非手术途径，此后导管封堵术拓宽至房间隔缺损、室间隔缺损、动脉导管未闭封堵及心耳封堵等治疗。导管封堵术目前常用一种由镍钛记忆合金丝编织而成的自膨胀型封堵器，如Amplatzer封堵器，闭合器内的聚酯纤维片可快速形成血栓及封堵器表面快速内皮化，从而阻断分流。室间隔缺损封堵术是介入治疗的难点，原因除缺损解剖部位特殊外，缺少理想的封堵器也是致使该技术发展缓慢的原因。左心耳封堵术主要针对非瓣膜性心房颤动患者，不适用于长期应用华法林抗凝治疗或对华法林过敏，具有血栓栓塞高危险因素及TEE显示左心房自发显影或左心耳最大排空速度＜0.2m/s伴卒中高危险因素的患者。本节着重介绍房间隔缺损封堵术。

（二）适应证

1.年龄通常≥3岁，体重＞5kg。

2.直径5～36mm的继发孔型左向右分流房间隔缺损，伴右心容量负荷增加。

3.缺损边缘至冠状静脉窦，上、下腔静脉及肺静脉的距离≥5mm，至房室瓣的距离≥7mm。

4.房间隔的直径大于所选用封堵伞左心房侧的直径。

5.不合并必须外科手术的其他心脏畸形。

6.外科术后残余分流。

（三）禁忌证

1.原发孔型房间隔缺损及静脉窦型房间隔缺损。

2.心内膜炎及出血疾病。

3.严重肺动脉高压导致右向左分流。

4.伴有与房间隔缺损无关的严重心肌病或瓣膜病。

5.合并部分或完全性肺静脉畸形引流。

6.合并其他需要外科手术治疗的心脏畸形。

7.不宜行心导管检查的其他情况，如发热、封堵器安置处有血栓存在等。

（四）术前准备及操作方法

1.术前准备　患者术前完善各生化指标检测并行青霉素皮试，X线、心电图及超声心动图了解房间隔缺损情况，其他按一般心导管检查的术前要求准备。器械准备包括封堵器、输送鞘管、推送杆、加硬导丝、球囊等。

2.操作方法　目前国内外应用最多的是Amplatzer封堵器，因此本节主要介绍该封堵器治疗房间隔缺损的操作方法。成人局部麻醉或小儿复合麻醉后穿刺股静脉，放置6F或7F鞘管，行常规右心导管检查，全身肝素化后将右心导管经股静脉、右心房、房间隔缺损送至左上肺静脉内，经导管引入加硬导丝，保留导丝头于左上肺静脉内，沿导丝送入球囊至左心房中部，在超声或透视条件下测量房间隔缺损大小，输送鞘管沿加硬导丝送入左心房，调整鞘管头端角度，使之尽量垂直于房间隔，将封堵器推入输送鞘管至左心房，然后操纵输送鞘管和推送杆，使封堵器左心房面和腰部部分先顶出长鞘吐出左房伞，在左心房面垂直站立堵住房间隔缺损，回拉左房伞吐出右房伞，使两侧伞盘紧贴在一起，然后在超声引导或透视条件下行封堵器"推拉"试验以测试其牢固性，观察封堵器与房间隔缺损边缘的关系，有无残余分流，对二尖瓣周围结构是否有影响，确认无误后释放封堵器，撤出输送装置，局部压迫止血。

（五）疗效

超声心动图是评估房间隔缺损最重要的检查方法，术中可以监测导管的位置、封堵器的位置、固定情况、监测有无反流等并发症及指导封堵器的释放，也可进行全程引导与心功能监测、术后随访及疗效评估。术后若出现分流较多，可能是多孔型房间隔缺损或缺损呈椭圆形，有部分孔隙未能覆盖；早期超声检查可见到星点状分流及微量分流，一般不用处理，可随时间推移自行闭合。

（六）注意事项

1.术后卧床12～16h，静脉给予抗生素2～3天。

2.术后常规抗凝至少3个月，并定期复查超声心动图。

3.对封堵器直径＞36mm者，术后可口服华法林抗凝3～6个月，以防止封堵器表面血栓形成，避免发生血栓栓塞。

4.初学者或介入经验不足者慎用肺静脉法封堵房间隔缺损，以免操作不当引起心脏压塞。

5.房间隔缺损封堵术关键技术是明确房间隔缺损的大小，选择合适的封堵器。一般选择封堵器的直径比球囊测量的房间隔缺损伸展直径大1～2mm，若房间隔缺损残边较薄，主动脉侧无边缘，封堵器直径应比伸展直径大4mm。

6.封堵器脱落或移位很少见，发生率＜0.20%，一旦发生脱落应立刻采用异物钳取出或外科手术处理。

四、房间隔造口术

（一）目的

肺动脉高压（pulmonary hypertension，PH）所致终末期肺血管疾病可致右心衰竭、低心排血量和死亡，除肺移植外几无他法。开通房间隔、室间隔及动脉导管，形成右向左分流，能够以降低体循环氧饱和度为代价，来减少右心容量和压力负荷。在大多数患者，开通房间隔因操作相对简单且安全而成为首选方法。房间隔造口术旨在左、右心房之间建立一个小型、大小可控而且永久存在的缺损，以获得持续的中等量的右向左分流。

（二）适应证

房间隔造口术可用于：①先天性主动脉缩窄；②肺动脉瓣远端单纯肺动脉主干或分支狭窄；③法洛四联症，外科手术无法纠正的肺动脉分支狭窄。具体房间隔造口术适应证如下（表4-11）。

表4-11 房间隔造口术适应证

类别	分流	适应证	目标
有症状PH	右向左	使用三种制剂仍PVR>4,晕厥	Sat 80% ~ 85%
PH+ASD	右向左	PVR最小值>4,ASD>15mm	Sat 90% ~ 95%
Fontan术失效	右向左	极量药物治疗仍出现PLE	Sat 80% ~ 85%
LVAD支持治疗	左向右	LAP>20,超声示LA扩大	LAP<RAP+5

ASD:房间隔缺损;LAP:左心房压力;LVAD:左心室辅助装置;PH:肺动脉高压;PLE:蛋白丢失性肠病;PVR:肺血管阻力;RAP:右心房压力;Sat:氧饱和度。

(三)术前准备及操作方法

本节主要介绍切割球囊房间隔穿刺联合高压球囊扩张术,也是最常用而简单的术式,除此以外,房间隔支架植入术及带孔封堵器植入术也较为常用。

切割球囊房间隔穿刺联合高压球囊扩张术由单纯球囊扩张术发展而来,术前准备及器械准备同一般球囊扩张术,但在球囊扩张之前需行房间隔穿刺针穿刺房间隔或射频(RF)打孔。穿刺股静脉后,送入引导导丝至上腔静脉,沿导丝送入房间隔穿刺鞘及穿刺针。经胸超声心动图及X线透视定位下,使房间隔穿刺针于卵圆窝处行房间隔穿刺。穿刺成功后测量左心房压,再推送房间隔穿刺鞘管至左心房。送入导丝至左上肺静脉作为支撑,用球囊扩张穿刺口。充盈球囊的造影剂量由少至多,使球囊扩张由不充分依次扩张至充分,达到临床扩张要求后,停止扩张,退出装置,手术结束。

(四)疗效

房间隔造口术成功率高,有近期的文献显示如果造口适当,右向左分流适度(通常指体循环血氧饱和度降至84% ~ 89%,缺损直径5 ~ 8mm),心脏指数及外周组织氧释放量均会有所改善,但目前尚无研究报道造口术对患者生存率的影响。

患者术后重点是监测心脏和体循环血氧饱和度两个方面。超声心动图已是常规评估肺动脉高压的主要手段,常用参数包括三尖瓣反流压差、Tei指数(心肌做功指数)、收缩末与舒张末右心房及右心室容积、右心室功能等,超声心动图可方便快速估测右心功能及肺动脉压力,为临床决策提供依据。

(五)注意事项

1.若房间隔完整,房间隔卵圆窝是最佳穿刺点;若存在卵圆孔未闭(PFO),穿刺针应略偏后下方穿刺以避过卵圆孔,谨防穿刺针经卵圆孔穿过。

2.术中严密监测心脏和体循环血氧饱和度,当球囊扩张后外周氧饱和度下降至80%以下时,必须立即经导管缩小缺损大小或完全关闭缺损。

五、血管内支架植入术

(一)目的

血管内支架植入术是指在影像设备的引导下,配合穿刺针、导管、导丝及其他特殊介入器械,对病变血管(如狭窄、闭塞、动脉瘤等)植入内支架,以保持或恢复血管通畅的介入治疗手段。

（二）适应证

1.PTA失败、PTA效果不满意或出现并发症者。

2.病变动脉血管硬性狭窄。

3.腔静脉或较大静脉分支下肢或闭塞。

4.动脉瘤和动脉夹层。

5.封闭破口，如动脉粥样硬化溃疡或血管因锐性或钝性损伤导致的出血。

6.其他如旁路移植血管再狭窄、血液透析患者动静脉内瘘的狭窄等。

（三）禁忌证

1.严重的心、肺、肝、肾功能不全，凝血机制异常。

2.动脉炎活动期。

3.生长发育未成熟者。

4.病变血管远端血流出现障碍者。

5.病变部位血管广泛致密钙化。

（四）术前准备及操作方法

术前最重要的是支架的选择，其余基本与球囊血管成形术相同。支架的选择包括支架的类型、长度及直径等指标。目前支架的选择应根据患者病情、术者经验及患者经济能力而定。支架按照其膨胀方式可以分为自膨式和球扩式（球囊扩张式）。自膨式支架释放后在病变血管腔内发生不锈钢丝的弹性膨胀或具有形状记忆功能的镍钛合金在设定温度膨胀，达到一定程度后不再膨胀，以一定的支撑力贴合在血管壁上。球扩式支架是先用球囊将支架扩张到预定的直径后再将其释放。常规操作后根据造影结果，明确病变血管，利用导丝及导管，通过血管的狭窄段，经交换导丝送入血管支架释放系统，抵达病变部位后释放支架，然后撤出导管支架系统。

（五）疗效

支架植入后沿导丝重新送入造影导管，再次行选择性血管造影，评估支架植入后效果，观察血流通畅情况，如造影结果满意，结束操作。

（六）注意事项

1.支架直径应比病变血管邻近段的正常血管直径大10%～15%。

2.关节处的血管狭窄性病变禁用球囊扩张式支架。

3.不同支架的释放操作不同，应仔细阅读产品说明书后操作。

4.术中注意肝素化，预防血栓形成。

5.支架植入后仍有狭窄者，可行球囊导管再扩张。

6.支架释放过程中严密观察支架位置是否在合适位置并及时调整。

六、人工心脏起搏术

（一）目的

心脏起搏器是通过发放一定形式的电脉冲，刺激心脏，使之激动和收缩，即模拟正常心脏的冲动形成和传导，以治疗由于某些心律失常所致的心脏功能障碍，其目的是通过不同的起搏方式纠正心率和心律的异常，或左、右心室的协调收缩，提高患者的生存质量，减少病死率。

传统的心脏起搏治疗主要针对缓慢性心律失常，随着起搏技术和循证医学的不断发展，起搏治疗的概念更多更复杂，出现了植入型心律转复除颤器（implantable cardioverter defibrillator，ICD）预防和治疗恶性室性心律失常，心脏再同步化治疗（cardiac resynchronization therapy，CRT）心力衰竭，尚在试验阶段的起搏刺激调节心肌收缩性（cardiac contractility modulation，CCM），改善心肌细胞内钙离子代谢，从而治疗心功能不全，以及频率适应性起搏，即根据机体的生理状态调整起搏频率治疗窦房结功能不良等新的治疗方式。本节旨在简要介绍人工心脏起搏术。

（二）适应证

1.窦房结功能障碍。

2.成人获得性完全性房室传导阻滞。

3.慢性室内双分支和三分支阻滞。

4.与急性心肌梗死相关的房室传导阻滞。

5.颈动脉窦过敏综合征及神经源性晕厥。

6.儿童、青少年和先天性心脏病患者的起搏治疗。

7.其他某些特殊情况的起搏治疗，如梗阻性肥厚型心肌病、心脏移植术后等。

（三）术前准备及操作方法

1.术前准备　①对患者评估和准备。术前对患者全面评估以选择合适的起搏模式、起搏导线，所有患者均登记起搏器及电极序号、型号、植入日期、姓名、性别、年龄、地址、联系电话、诊断、起搏参数；②心导管室或手术间及其他相关物品准备。

2.操作方法　起搏导线植入途径包括双侧头静脉、颈外静脉、双侧锁骨下静脉及颈内静脉，前两者需采用静脉切开的方法，后两者采用血管穿刺技术，目前锁骨下静脉已成为最主要的途径。最常用Seldinger法经穿刺锁骨下静脉植入起搏导线，将脉冲发生器囊袋置于胸大肌深筋膜表面，根据植入起搏器类型选择不同的植入部位。临床工作中常根据电极导线植入的部位分为①单腔起搏器：常见的有VVI起搏器（电极导线放置在右室心尖部）和AAI起搏器（电极导线放置在右心耳），根据心室率或心房率的需要进行心室或心房适时的起搏；②双腔起搏器：植入的两支电极导线常分别放置在右心耳（心房）和右室心尖部（心室），进行房室顺序起搏；③三腔起搏器：右心房+双室三腔心脏起搏。术中常规测起搏器各项工作参数，术后长期监测起搏阈值、输出电压、脉宽、R波振幅、心肌阻抗等参数变化。

（四）疗效

常规超声心动图依据导线的多次反射和散射及起搏导线顶端形成"彗尾"征，可判断起搏导线顶端的位置及走向，而且新兴的超声技术如应变技术、血流向量成像（VFM）技术可评估心肌运动同步及协调性，监测术后治疗效果及心肌功能。

（五）注意事项

1.VVI方式不适用于：①VVI起搏时血压下降20mmHg以上；②心功能代偿不良；③已知有起搏器综合征。

2.AAI方式不适宜于：①有房室传导障碍，包括有潜在发生可能者（用心房调搏检验）；②慢性心房颤动。

3.DDD方式是双腔起搏器中对心房和心室的起搏和感知功能最完整者，适用于房室传导阻滞伴或不伴窦房结功能障碍。

4.频率自适应（R）方式适用于需要从事中至重度体力活动者，可根据具体情况选用VVIR、AAIR、DDDR方式。但不适宜心率加快后心悸等症状加重，或诱发心力衰竭、心绞痛症状加重者。

5.起搏导线的选择原则是尽可能实现生理性起搏，首先分析应行单腔起搏还是双腔起搏，其次还需要分析是否需ICD或CRT，起搏器的寿命、体积等因素。

6.无论是心房还是心室起搏，操作过程中导线均应首先送至右心房。

七、经皮经腔间隔化学消融术

（一）目的

肥厚型心肌病是一种以左心室和（或）右心室及室间隔不对称肥厚为特征的疾病。非对称性左心室肥厚包括整个室间隔、近端间隔、心尖、游离壁或右心室流出道（Noonan综合征）。肥厚累及左心室流出道可不发生梗阻，如发生梗阻称为梗阻性肥厚型心肌病（obstructive hypertrophic cardiomyopathy，OHCM）。所有症状性LVOT梗阻患者均首选药物治疗，β受体阻滞药等为最常用的药物。目前解除LVOT梗阻症状主要的治疗方法还包括OHCM起搏治疗、外科治疗、经皮经腔间隔化学消融术。经皮经腔间隔化学消融术（percutaneous transluminal septal myocardial ablation，PTSMA）是治疗OHCM一种有效的非外科方法，具有住院时间短、痛苦小、恢复快等优点。

（二）适应证

1.超声心动图证实符合OHCM的诊断标准，梗阻位于主动脉瓣下而非心室中部或其他部位，室间隔厚度≥15mm。

2.经积极药物治疗后患者仍有明显临床症状、NYHA心功能Ⅲ级或Ⅳ级和静息时LVOT压力阶差≥50mmHg。

3.冠状动脉解剖适于行PTSMA。

（三）禁忌证

1.非梗阻性肥厚型心肌病。

2.合并其他有心脏外科手术指征的疾病。

3.无或仅有轻微的临床症状，即使压力阶差高也不应行间隔消融术。

4.不能确定靶血管或球囊在间隔支内固定不确切。

（四）术前准备及操作方法

1.术前准备　术前准备同一般心血管介入性治疗。

2.操作方法　常规术前造影排除冠状动脉病变，并在右心室安置临时起搏器。按PTCA技术沿导引钢丝将合适的OTW（同轴整体交换型）球囊送至拟消融的间隔支内，加压充盈球囊，向中心腔内注射对比剂以明确该血管的供应范围是否是合适的间隔支，将OTW球囊充盈，封闭拟消融的间隔支10～15min，若患者心脏杂音明显减轻、同步压力曲线显示压力阶差显著下降时，确认该血管为靶血管；通过球囊中心腔缓慢注入无水乙醇，球囊减压后缓慢撤出，术后患者心电监护。

（五）疗效

现有临床资料显示PTSMA能达到外科手术的治疗效果，超声多普勒示术后LVOT压差下降≥50%，标志间隔消融成功。通过心脏超声检测行PTSMA患者，在跨狭窄区压差降低的同时伴有消融部分瘢痕的重构、室间隔的逐渐变薄，以及整体左心室的重构，二尖瓣反流也呈逐渐减轻的趋势。

超声心动图不仅可术前评估室壁厚度、左心室流出道狭窄部位压差、二尖瓣反流程度等，为消融筛选适应证患者，而且术中行心肌声学造影可显示供给室间隔肥厚部位的滋养血管，为定位消融提供依据。

（六）注意事项

1.患者术中及术后有出现高度房室传导阻滞的危险，所有患者PTSMA前均应在右心室放置临时起搏器。

2.术中应严密监测患者生命体征变化、胸痛的严重程度等。

3.大部分患者消融一间隔支即可获得满意的效果，也可根据实际情况考虑多次消融，但应谨防乙醇误入左前降支。

4.术后若出现三度房室传导阻滞持续不恢复，可植入永久性人工心脏起搏器。

八、射频导管消融术

（一）目的

射频导管消融术（RFCA）是医学上采用300kHz ~ 30MHz射频频段的高频交流电，用于消融、电凝止血和电切割组织。随着导管标准和技术的继续改进，射频消融仪通过导管头端的电极释放射频电能，在导管头端与局部心肌内膜之间电能转化为热能，达到一定温度（46 ~ 90℃）后，使特定的局部心肌细胞脱水、变性、坏死（损伤直径7 ~ 8mm，深度3 ~ 5mm），自律性和传导性能均发生改变，从而使心律失常得以根治。目前射频导管消融已成为预激综合征、房室折返性心动过速、房性心动过速、心房扑动、心房颤动、隐匿性房室折返性心动过速或持续性室性心动过速的标准治疗策略。

（二）适应证

根据我国RFCA治疗快速性心律失常指南，RFCA的明确适应证为①预激综合征合并阵发性心房颤动和快速心室率；②房室折返性心动过速、房室结折返性心动过速、房性心动过速和无器质性心脏病证据的室性心动过速（特发性室性心动过速）呈反复发作性，或合并有心动过速心肌病，或者血流动力学不稳定者；③发作频繁、心室率不易控制的典型心房扑动；④发作频繁、心室率不易控制的非典型心房扑动；⑤发作频繁，症状明显的心房颤动；⑥不适当窦性心动过速合并心动过速心肌病；⑦发作频繁和（或）症状重、药物预防发作效果差的合并器质性心脏病的室性心动过速，多作为ICD的补充治疗。

（三）术前准备及操作方法

1.术前准备　所有患者均需完善与手术相关的检查以确定手术方案，并积极控制患者合并疾病，如血糖、血压异常等，术前向患者及其家属交代风险及收益，并签署知情同意书。

心脏消融基本采用频率范围300kHz至1MHz单极放电的方式，射频消融仪释放射频电流，2个输出端通过导线与人体相连，在人体与射频消融仪之间形成电回路，一根经消融导管进入人体，到达心脏靶点部位，通过射频电流的热效应对局部组织产生损伤区；另一根经面积较大的电极板与皮肤表面接触，不会产生明显的热效应导致局部皮肤的灼伤。

2. 操作方法　①必须首先明确心律失常的诊断；②经心内电生理检查在进一步明确心律失常的基础上确定准确的消融靶点；③根据不同的靶点位置，经股静脉或股动脉置入消融导管，并使之到达靶点；④依据消融部位及心律失常类型不同放电消融；⑤检测是否已达到消融成功标准，如旁路逆传是否已不存在，原有心律失常用各种方法不能再诱发等。

（四）疗效

射频消融已成为阵发性和持续性心房颤动的一线治疗方案，但复发率仍然很高，对于有射频消融指征的其他类型的心律失常，射频消融可以明显改善患者临床症状及心功能。

（五）注意事项

1. 患者术前应停用所有抗心律失常药物至少5个半衰期。

2. 心房颤动患者手术当天或术前一天最好行经食管超声心动图检查排除左心房/左心耳血栓形成，左心房/左心耳血栓形成是心房颤动导管消融的禁忌证。

（王　静）

第五章

消化系统疾病超声诊断与介入诊疗

第一节　肝、胆、胰、脾的正常声像图

（一）检查方法

1.仪器　多采用高分辨力实时超声诊断仪或彩色多普勒诊断仪，凸阵或线阵探头，探头频率3.5 ~ 5.0MHz。对于胆道闭锁患儿萎缩胆囊及部分胆囊底部病变的显示和鉴别诊断，可用10.0MHz的探头。

调节"增益"和"TGC"控制使膈肌显示清楚，使肝脏表浅部位和深部回声均匀一致。彩色多普勒超声显示肝脏的血流，其脉冲重复频率（PRF）范围在2000 ~ 2500Hz或彩色血流显示速度范围（量程）15 ~ 20cm/s。

2.检查前准备

（1）患者的准备：检查前除急重症患者外需禁食8h，清晨为宜，婴幼儿检查前应禁食3 ~ 5h。如通过上述方法胃内仍有较多气体，胰腺显示不满意时，必要时可饮水500 ~ 800ml，让胃内充满液体作为透声窗，以便显示胰腺。

（2）患者的体位：可采取各种不同体位以显示清楚为准。仰卧位、左右侧卧位为常用体位，特殊情况下可有其他体位，如胃肠气体较多致胰腺无法显示时，可取半卧位或坐位。站立位可了解肝脏位置。脾脏较小难以显示时，可取坐位或俯卧位。

3.扫查方法

（1）肝脏

1）二维及彩色多普勒扫查方法

A.右肋间斜断扫查：患者平静呼吸，首先在右侧第6肋间斜断扫查，依次第7肋间、第8肋间斜断扫查，扫查范围从腋中后线至右侧肋软骨处，并在肋间不断侧动探头，显示肝肺分界，肝实质结构，肝内管道结构至肝肾交界面，均可显示门静脉纵断面、横断面、肝静脉横断面彩色血流。右侧第7肋间可显示门静脉右支，主干纵断面全貌，肝右动脉或肝固有动脉纵断面血流，进行血流参数的测定。

B.肝缘下斜断扫查：①右肋缘下斜断扫查。被检查者深吸气，探头声束朝向右侧肩胛骨，上下不断侧动探头，显示右肝全貌，第一肝门，第二肝门及管道的走行、分支，右肝静脉和中肝静脉纵断面及分支血流和两支肝大静脉汇入下腔静脉的彩色血流；肝膈顶部病变有无；膈肌形态、运动，膈下积液和胸腔积液有无；肝和右肾的关系。②左肋缘下斜断扫查。深吸气，肝脏位置下移，探头声束朝向颅后窝，并不断侧动探头，显示左肝全貌，肝左叶内管道分支及走行，左肝大静脉或中肝静脉血流，门静脉

左支及肝左动脉血流；肝脏心切迹部位；肝脏和胃的关系。

C.纵断扫查：正中线旁向左约1cm处开始显示肝脏和腹主动脉的纵断面，然后探头逐渐向右侧移动，扫查中向左右侧不断侧动探头，显示肝脏边界与周邻脏器的关系。在肝脏腹主动脉纵断面和肝脏下腔静脉纵断面，探头声束沿矢状面朝向头侧，显示肝脏左膈面与心脏的图像、下腔静脉肝段上口、第二肝门结构。

D.横断扫查：由于右肝及部分左肝的表面有肋骨遮盖，影响肝脏的显示，横断扫查主要用于部分肝左外叶及需要肝脏作为声窗的肝脏周邻结构的显示。肝脏位置下移的患者，横断扫查能很好地显示肝脏左右叶及其内结构。

E.冠状断面扫查：探头从右侧腋前线至腋后线做侧动扫查，显示肝右叶的冠状断面；下腔静脉肝段全貌及右房入口；膈肌上下病变及肝肾关系。

2）超声造影方法：探头切面置于感兴趣区，目标病灶尽可能位于图像中间。观察三个时相病灶与周围肝组织的增强情况及动态变化过程。三个时相的界定为①肝动脉相：从注射造影剂开始至其后的30s，肝组织的增强主要来源于肝动脉血流的微泡。②门静脉相：注射后30～120s，肝组织的增强主要来源于门静脉血流的微泡。③实质相：注射后120～360s，肝组织的增强主要来源于残留于门静脉及肝窦内的微泡。

（2）胆系

1）二维及彩色多普勒扫查方法

A.胆囊扫查方法：于右肋缘下腹直肌外侧缘做纵向及横向扫查，右第7～8肋间斜向扫查及右肋缘下向上斜向扫查，均可获得胆囊的一系列长轴及短轴切面。

B.胆管扫查方法：①肝内胆管扫查方法。右肋缘下、剑突下做斜向及横向扫查，可获得与同名门静脉伴行的肝内段间、叶间及左右肝管。②肝外胆管扫查方法。于右上腹正中旁进行斜－纵向扫查，可获得肝总管及胆总管上、下段纵断面。从肝门部至胰腺平面做一系列横断面扫查，可显示肝外各段胆管的横断面图像（图5-1）。

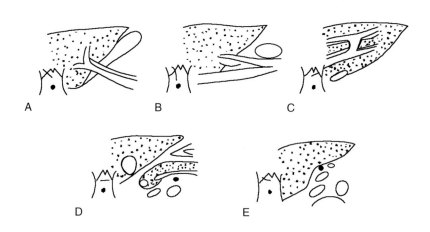

图5-1 肝内外胆管扫查切面示意图

A.右肋间斜切面；B.右上腹正中旁斜纵断切面；C.剑突下向上斜切面；D.右上腹低位横切面；E.右上腹高位横切面

扫查过程中，应用彩色多普勒血流显像，对于血管及胆管能迅速做出判断。对胆道系统肿瘤的血供情况及良恶性的鉴别也有所帮助。

2）内镜超声检查（endoscopic ultrasonography，EUS）：由超声诊断仪和内镜组合而成，从腔内观察超声断层像来进行诊断。超声胃-十二指肠镜，超声探头装置在纤维十二指肠镜的顶端，探头可为多晶片线阵或机械扇形，从十二指肠球部或降部扫查，更接近胆囊，能非常清晰地看到胆囊病变及与胆囊壁层次关系，可明确诊断出胆囊小的肿瘤、胆道癌引起的胆管闭塞部位及胆总管末端的病变，如胰腺内胆管癌、十二指肠乳头部癌及其浸润范围，胆总管末端结石。

3）超声造影：通过造影可鉴别胆囊内肿瘤与非肿瘤性病变；胆囊肿瘤良恶性；胆囊肿瘤是否侵犯肝脏及其他周围器官。

（3）胰腺

1）二维及彩色多普勒扫查方法：首先在第1～2腰椎水平做横切、纵切扫查腹部分别显示胰腺长轴和短轴切面，胰腺的自然走行呈头低尾高位，扫查时探头的位置及方向可做相应调整，以便显示整个胰腺形态。

2）内镜超声检查：超声探头置于内镜顶端，随内镜放入胃及十二指肠内观察胰腺病变。

（4）脾脏：二维及彩色多普勒扫查方法如下。

1）左侧第9～11肋间隙，腋中、后线部位行肋间斜切，以脾静脉为标识，测量脾脏厚度。

2）左侧肋缘下锁骨中线纵行扫查，了解脾脏增大情况。

3）当脾脏被肺气遮盖时，可选择左侧背部第9～11肋间隙至肩胛下角线之间，显示脾脏，进行检测。

4）剑突下横断面扫查，了解脾脏血管及血流状态。

（二）正常肝脏声像图及常用测值

1.肝脏的形态和轮廓

（1）肝脏的外形：肝右叶和后缘较厚而圆钝，左叶、左缘和前下缘锐薄，呈楔形。不同断面均近似三角形。肝脏被膜呈细强回声光带，光滑、整齐、清晰，左叶和右叶交界处可出现弯曲和切迹的变化。肝脏的形态可因体型不同发生变化，也可以有变异。

（2）肝脏实质回声：肝脏实质为细小光点回声，分布均匀，呈中等回声强度。

（3）肝内管道结构：门静脉系统、胆管系统、肝静脉系统的三级分支均能在声像图上显示，并作为肝脏分叶的定位标志。肝固有动脉及左右分支在肝门处可显示，依搏动的细管状结构来确定。

1）门静脉系：门静脉管壁回声强，较厚，走行较恒定，从肝门向肝内，分支越来越小。门静脉内径可随呼吸变化，吸气小，呼气大。门静脉主干与下腔静脉相邻的部位为第一肝门的标识。门静脉右支的分支呈树枝状分布，门静脉左支及分支呈"工"字形结构（图5-1）。门静脉血流频谱呈单向平稳型血流，可随心动周期及呼吸波动。平均血流速度范围14～20cm/s。

2）胆管系：肝门部显示右肝动脉图像或显示胆囊与肝总管汇合部位，确定肝内外胆管结构的分界。肝内胆管均与门静脉及其分支伴行。

3）肝静脉系统：有3支肝大静脉及10条肝小静脉。3支肝大静脉壁较薄，壁回声不易显示，仅在汇入下腔静脉处管壁回声增强可显示，汇入下腔静脉处为第二肝门。肝静脉从肝边缘至第二肝门管腔内径逐渐增大，有明显搏动。肝静脉系与门静脉系在肝内走行呈垂直交叉状。3支肝静脉频谱呈三相波、空窗窄带型，但可受呼吸、心率等因素的影响。

4）肝动脉：剑突下横断面可显示从腹腔干分出的肝总动脉图像。在肝门处有时可显示肝固有动脉，肝右动脉在门静脉与肝总管之间呈长圆形或圆形横断面，有搏动。肝左动脉在门静脉左支横部与左肝管间呈细小搏动性管状结构。肝内小动脉多不能显示。肝动脉频谱呈单峰型，收缩期上升支陡直，下降支平缓，舒张期血流逐渐减慢，频谱充填，呈中等阻力型，阻力指数为0.50～0.70。

2.不同切面声像图征象　肝脏超声分区以肝内管道的一级、二级、三级分支为基础，采用Couinaud分类法，将肝脏分为8段。

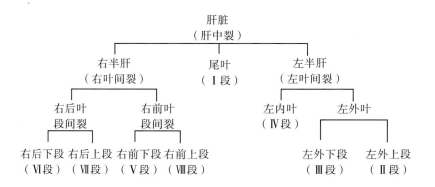

（1）肝脏分叶分段的标记

肝中裂：胆囊纵切面的中线与下腔静脉的连线或中肝静脉长轴走行的部位。

右叶间裂：右肝静脉走行的部位。

右前叶段间裂：肝门横沟右侧至肝右缘中点的连线。

右后叶段间裂：右肝静脉第一分支上后支走行的部位。

左叶间裂：肝圆韧带、门静脉左支矢状部、肝静脉韧带的连线。

左段间裂：门静脉左支矢状部中点与肝左缘中点连线，或左肝静脉上段的纵断面。

尾叶：肝静脉韧带，门静脉左支横部，下腔静脉。

（2）肝脏斜断面

1）右第6肋间斜断面：此断面显示肝肺交界面，肝脏右前膈面，肝脏右后膈面部分肝实质回声。

2）右第7肋间肝脏斜断面

A.此断面可显示主门静脉、右门静脉、门静脉右前支、门静脉右后支及右门静脉前支和后支的分支处。门静脉系的前方可见伴行的右前叶胆管、右肝管和肝总管等胆道结构。

B.此断面中右肝静脉和中肝静脉以横断面显示，右肝静脉位于门静脉右前支右侧；中肝静脉位于门静脉右前支左侧。下腔静脉位于肝右叶的后方。

C.中肝静脉与门静脉左、右支分叉处的连线向肝前表面延伸，相当于正中裂，将肝脏分成左内叶和右前叶。右肝静脉与门静脉右前、后支的分支处的连线向肝表面延伸，相当于右叶间裂，将肝脏分为右前叶和右后叶。门静脉后方和下腔静脉之间为肝尾状叶突起回声。

D.向下侧动探头，可显示胆囊回声，在此切面探测，可显示胆囊管与肝总管汇合成胆总管诸结构。

3）右第8肋间肝脏斜断面：右肝静脉断面位于此断面中央，经右肝静脉和右肾下极作冠状位的虚线，相当于右叶间裂，前方为右前叶下段，后方为右后叶下段。

4）右肋缘下向上斜断第一肝门：需要左右移动探头，可显示肝脏脏面"H"形沟内诸结构。

A.此断面可显示门静脉主干横断面，探头向右肝侧移动，显示为门静脉右支，探头向左侧移动为门静脉左支横部，均与主干回声延续。

B.门静脉前方可显示胆管和胆囊结构，后方显示下腔静脉横断面，胆囊中线与下腔静脉左缘的连线相当于正中裂，将肝脏分为右半肝和左半肝。门静脉主干和下腔静脉之间为尾状叶突。

C.探头左移，可显示左半肝内诸结构，从浅面至深面，肝圆韧带、门静脉左支囊部、矢状部和肝静脉韧带。肝圆韧带与门静脉左支矢状部的连线相当于左叶间裂，其右为左内叶，其左为左外叶。肝静脉韧带为右侧的尾叶和左侧的左外叶的分界标志。

D.左外叶断面中心显示左肝静脉横断面，与门静脉左支矢状部中点的连线为左段间裂，分为浅面的左外叶下段和深面的左外叶上段。

5）右肋缘向上斜断第二肝门

A.三支肝大静脉呈放射状汇入下腔静脉，此为第二肝门。三支肝大静脉同时显示较难，右肝静脉、中肝静脉常同时显示，此断面中心可见门静脉右支横断面，过此断面在肝上下缘作连线，可进行右肝叶最大斜径的测量。

B.中肝静脉相当于正中裂，将肝脏分为右半肝和左半肝；右肝静脉相当于右叶间裂，分右半肝为右前叶和右后叶；左肝静脉相当于左叶间裂，分左外叶为左外叶上段和左外叶下段。下腔静脉周围为背裂，其间为尾叶回声。

（3）肝脏纵断面：肝脏纵断面常选用肝外结构作标志来确定肝断面所取部位，因所选的肝外标志大多不受体位、呼吸和动作因素的影响。

1）肝-腹主动脉纵断面，正中线左侧约1cm处。

A.显示肝脏左外叶，其中心为左肝静脉断面，可分界其上方的肝左外叶上段和下方的肝左外叶下段。

B.肝左外叶后方显示食管末端和胃贲门部，为同心圆状回声，中心为气体强回声，周边食管或胃壁呈低回声。前下方显示胃回声，胃后方显示胰体及脾静脉结构，最后则为腹主动脉回声。

2）肝-肠系膜上静脉纵断面，相当于腹正中线。

A.显示肝左内叶和尾叶回声，两者之间以回声较强的静脉韧带为分界标志。

B.肝左叶的下方为胃幽门回声,其后方为胰颈回声,肠系膜上静脉在此处汇入门静脉。

3)肝-下腔静脉纵断面

A.显示肝左内叶和尾叶回声,此断面上后方的中肝静脉断面与门静脉左支横部的连线为左内叶和尾叶分界标志。门静脉与下腔静脉之间为尾状叶突,是网膜孔的顶,其下方为网膜孔。

B.左肝叶下方可见胰头及十二指肠第三段。

4)下腔静脉背侧可显示右肾上腺、右肾及右肾动脉横断面。

5)肝-胆囊纵断面正中线右侧4~6cm处扫查。

A.此断面显示肝脏和胆囊关系。胆囊位于肝脏的前下方,胆囊颈指向门静脉右支。

B.右肝静脉位于断面后方部位,与门静脉右支的连线相当于右叶间裂,把肝脏分为右前叶和右后叶。

6)肝-右肾纵断面,腋前线和锁骨中线之间。

A.显示右肝静脉纵断面。右肝静脉前方为肝右前叶,后方为肝右后叶。通过右肾上极与右肝静脉作垂线,其上方为肝右前上段、肝后叶上段,其下方为肝右前下段、肝后叶下段。

B.肝右后下缘后方显示右肾纵断面。

C.肝肾纵断面其下方可见结肠肝曲肠道气体强回声,此部位是结肠肿瘤的好发部位。

(4)肝脏横断面:此断面由于肋骨声影的遮盖,影响肝脏结构的全面观察,较少采用。

1)第二肝门横断面:此断面显示三支肝大静脉横断面,以下腔静脉为中心,呈放射状朝向下腔静脉。

2)第一肝门横断面

A.通过肝门横沟的断面。左右移动探头,可显示门静脉及左右分支。

B.门静脉、下腔静脉及肝静脉韧带之间为尾叶结构,中肝静脉和下腔静脉左侧壁之间的连线将尾状叶分为左、右两半。

C.肝脏后方显示腹主动脉发出第一支分支,即腹腔动脉。

3)低位肝脏横断面

A.此断面肝脏的断面显示很小,主要通过肝脏声窗显示肝脏后方的胃、胰腺、腹膜后大血管及脊柱。脊柱两侧可见肾脏图像。

B.胰腺颈部后方显示肠系膜上静脉和肠系膜上动脉断面。其后方显示脾静脉汇入门静脉,两者之间以肠系膜上动脉为分界标志。

(5)肝冠状断面:右侧腋后线至腋前线之间扫查。腋后线主要显示肝肾之间的关系,腋中线主要显示肝-下腔静脉的关系。特别是较肥胖和肠胀气明显的患者,冠状面扫查下腔静脉可以避开上述因素的干扰,此断面亦受肋骨声影的干扰。

3.常用正常值

(1)肝脏大小的超声测量

1)肝右叶最大斜径:右肋缘下扫查显示第二肝门斜断面,肝实质中央为门静脉右支的横断面,显示三支肝静脉汇入下腔静脉,以肝脏的浅面经门脉右支断面作一垂线至肝脏深面膈肌顶端切点测量，正常不超过15cm。

2）肝左叶的厚度和上下径：纵切面显示腹主动脉纵断面，测量肝左叶厚度不超过4cm，上下径不超过6cm。肝脏有变异时，厚度和长径之间可有变化，需要综合分析。

3）肝右叶前后径：第7肋间斜断面，显示门静脉主干和下腔静脉之间无肝脏回声，从肝前表面，经右门静脉上下段分叉处作垂线至肝后表面测量，正常不超过8～10cm。

（2）肝内管道结构的超声测量

1）门静脉主干内径：正常1.0～1.3cm，小于1.4cm。正常平均血流速度15～20cm/s，峰值血流速度25～35cm/s。

2）肝动脉内径：正常0.4～0.5cm。收缩期最大血流速度（V_{max}）或收缩期峰值血流速度（PS）正常40～60cm/s。中等阻力，阻力指数0.50～0.70。

3）肝静脉内径：测量右肝静脉或中肝静脉内径，正常0.7～1.1cm，不超过1.1cm，不小于0.7cm。左肝静脉因较细小，常汇入中肝静脉后再汇入下腔静脉，不作为测量标准。

（三）肝脏超声检查的适应证

1.肝脏大小、形态、位置的改变，正常变异。

2.肝脏弥漫性病变：脂肪肝、血吸虫肝病、肝淤血、肝纤维化、肝硬化。

3.肝脏囊性占位性病变：肝囊肿、多囊肝、肝脓肿、肝周脓肿、肝棘球蚴病、肝外伤。

4.肝脏实质性占位病变：肝良、恶性肿瘤，肝转移性肿瘤，肝局灶性非肿瘤性病变。

5.肝血管性疾病：Budd-Chiari综合征、门静脉血栓和癌栓、肝动静脉瘤。

6.肝脏门静脉、肝动脉、肝静脉血流动力学的监测。

7.肝移植围术期检查。

8.肝脏介入性超声诊断和治疗：超声引导穿刺组织学和细胞学活检；肝脓肿穿刺引流；肝囊肿的穿刺引流和硬化剂的注射治疗；肝癌肿瘤乙醇注射、微波或射频消融等微创治疗；经皮经肝胆管造影或置管引流；经皮肝门静脉穿刺造影。

9.肝脏术中超声。

（四）胆系正常声像图及常用测值

1.胆囊声像图及其测值　正常胆囊纵断面超声显示为梨形，横断面为椭圆形的无回声区，壁为光滑纤细的光带，高分辨力超声可显示壁的黏膜、肌层及外膜的结构，呈强、弱、强三层回声。胆囊后壁及后方回声增强。正常胆囊长径一般不超过8cm，前后径不超过3.5cm，胆囊壁厚＜3mm，在测量胆囊长径时，如胆囊有折叠呈弯曲状，应分段测量再相加，胆囊管长2～3cm，直径0.2～0.3cm。

2.胆管声像图及其测值

（1）肝内胆管：正常左右肝管一般超声显示为薄壁的管道样结构，位于门静脉左右支腹侧，内径2～3mm。

（2）肝外胆管：右上腹斜-纵断切面，在第一肝门部可显示肝总管及胆总管上段，位于门静脉左前方，呈一细管道结构。在门静脉与肝总管之间常可见右肝动脉的小圆形横断面，它可作为肝总管的定位标志。肝总管向肝门处延伸呈稍宽的胆总管。胆总管分上、下两段，上段与门静脉伴行，下段与下腔静脉伴行，位于下腔静脉的前方，胆总管下段常因肠气遮盖，显示率较低，但改变体位或饮水充盈十二指肠后，可提高显示率。正常肝总管内径0.4～0.6cm，胆总管内径0.6～0.8cm。

（五）胆系超声检查的适应证

1.因右上腹部疼痛疑有胆囊结石和（或）胆囊炎、胆道蛔虫病者。

2.黄疸的鉴别，判断阻塞性或非阻塞性黄疸，阻塞的部位和病因诊断。

3.右上腹部肿块的鉴别诊断，判断是否为胆道肿瘤。

4.经常有消化性溃疡症状者。

5.先天性胆道异常：先天性胆囊异常，先天性胆管囊状扩张症。

6.不明原因的发热者，是否胆道系统感染。

（六）胰腺正常声像图及常用测值

1.正常胰腺的形态、轮廓及内部回声　正常胰腺常见有蝌蚪形、哑铃形及腊肠形等形态。正常胰腺的边界整齐，胰头稍膨大，向左后突出部呈锄头形即为钩突。胰头向左前移行并变窄即为胰颈。继续向左延伸越过腰椎前方，即为胰体，位于腹主动脉前方。再向左延伸并逐渐变细直至脾门，即为胰尾。胰腺内部呈均匀细小光点回声，多数回声稍强于肝脏。随着老年化，胰腺回声明显增强。要确认胰腺，还应了解胰腺与周围血管及脏器的位置关系。寻找胰腺时，一般采用从腹部脏器深层向浅层的方法，即先找到脊柱，呈半圆形的衰减区，向前是下腔静脉和腹主动脉，再向前是肠系膜上动脉及脾静脉，胰腺就在其浅层。

2.正常值　关于胰腺的大小，多以测量胰腺的厚径为准。目前公认的测量方法为切线测量法，根据胰腺走行的弯曲度划一些切线，分别在胰腺的头、体、尾的测量处作垂直线来测量胰腺的前后缘。亦有采取于下腔静脉的前方测量胰头，在主动脉的前方测量胰体，在主动脉或脊柱左缘测量胰尾。一般认为，胰头厚度小于2.5cm，胰尾厚度在1.5cm左右，大于2cm应考虑异常，胰管直径为1～2mm，超过2mm者应考虑胰管增粗。

（七）胰腺超声检查的适应证

急、慢性中上腹疼痛不适，食欲减退，体重减轻，黄疸，上腹部肿块。病史及临床表现提示胰腺疾病。

1.胰腺炎：急性胰腺炎、慢性胰腺炎。

2.胰腺囊肿：假性囊肿和真性囊肿。

3.胰腺肿瘤：胰腺囊腺瘤或囊腺癌、胰岛细胞瘤、胰腺癌、壶腹周围癌及转移癌。

4.超声引导下穿刺细胞学和组织学活检及胰腺囊肿抽液诊断和治疗。

（八）脾脏正常声像图及常用测值

1.脾脏正常声像图

（1）左肋间斜断面略呈半月形，长轴与左侧第10肋间平行。脾包膜呈光滑的细带状回声。外侧缘呈弧形，内侧缘内陷，为脾门，此处显示脾静脉、脾动脉管状无回声。

（2）脾实质呈均匀低回声，光点细密。

（3）彩色多普勒显示脾门处及脾内脾静脉的分支呈蓝色。胰腺后方脾静脉血流呈红色。脾门处脾动脉血流呈红色，腹腔干发出脾动脉分支处依不同的声束方向可呈蓝色或红色。

（4）频谱多普勒显示脾静脉呈单向平稳的血流频谱，流速15～20cm/s。脾动脉呈部分空窗型层流，中等阻力，阻力指数0.50～0.70。脾门处脾动脉频谱完全充填。

2.脾脏的超声测量

（1）脾脏厚度（前后位）：左侧肋间斜切显示脾门及脾静脉，从此处至外侧缘弧形切线的连线，正常不超过4cm。

（2）脾长度（上下径）：脾下极最低点至脾上极最高点之间的距离，正常小于11cm。

（3）脾静脉内径：脾门处脾静脉内径小于0.8cm。

（九）脾脏超声检查的适应证

1.先天性脾异常。

2.脾脏弥漫性肿大。

3.脾萎缩。

4.脾脏液性占位病变。

5.脾外伤。

6.脾脏实质占位病变。

7.脾血管病变。

8.脾脏移位。

第二节　肝脏疾病

一、单纯性肝囊肿

（一）病因与病理

单纯性肝囊肿（simple hepatic cyst）多为潴留性或老年退行性变，亦可为先天性。潴留性囊肿由于体液潴留而形成。胆汁潴留性囊肿来源于肝内小胆管的阻塞，阻塞可能与炎症、水肿、瘢痕等因素有关；黏液囊肿来源于胆管的黏液腺；淋巴囊肿来源于淋巴管的阻塞扩张，多位于肝表面；血液囊肿可由肝穿刺或外伤后出血造成。先天性者一般认为是由于肝内胆管胚胎发育障碍所致。但两者的鉴别常较困难，一般统称为单纯性肝囊肿。囊肿大小的差别可较大，可为单个，亦可为多个，多个者呈散在分布。本病的检出率与年龄有密切关系。根据笔者对1391例健康检查发现，在50岁以上人群中单纯性肝囊肿检出率达2%～5%。

（二）临床表现

先天性囊肿生长缓慢，小的囊肿不引起任何症状，多系超声、CT等影像学检查或其他腹部手术中发现。囊肿增大到一定程度，则可压迫邻近脏器而出现食后饱胀、恶心、呕吐、右上腹隐痛不适等症状。体格检查可能触及右上腹肿块和肝大。

（三）超声诊断

1.肝脏体积一般不增大，切面形态正常，肝内出现一个或数个圆形或椭圆形无回声区，孤立地存在于肝内。

2.典型囊肿声像图特征（图5-2）

（1）囊壁菲薄，边缘整齐光滑，或呈前壁细薄，后壁为亮弧线，侧壁失落等征象。

（2）内部为清晰的无回声区。

（3）伴后壁和后方回声增强，侧边声影内收。小的囊肿后方回声增强可呈典型的"蝌蚪尾"征。

（4）位置表浅，体积较大的肝囊肿，当用探头加压时可显示可压缩征。

囊肿大小的差别可较大，可为单个，亦可为多个，多个者呈散在分布。

3.不典型肝囊肿见于囊肿合并出血或有继发感染时，此时囊内可出现弥漫性细小光点，囊壁也可增厚，模糊不清。

4.彩色多普勒血流检测无回声区内无血流显示（图5-3）。

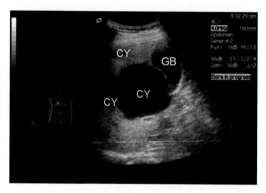

图5-2　肝囊肿二维声像图

GB：胆囊；CY：囊肿

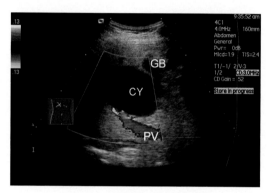

图5-3　肝囊肿彩色多普勒

PV：门静脉；GB：胆囊；CY：囊肿

（四）鉴别诊断

1.典型囊肿具有三大主征，区别于肝内节段性扩张的肝内胆管、门静脉横断面图像。

2.不典型囊肿仔细观察囊壁及内部回声，与其他肝内囊性病变如肝脓肿、肝癌液化等进行鉴别。

（五）临床价值

超声检查是诊断肝囊肿的首选方法。对于大而出现症状者，可在超声引导下行囊肿穿刺抽液及硬化治疗术。

二、多囊肝

（一）病因与病理

多囊肝为先天性疾病，囊肿大小不一，米粒大小至数厘米不等，大至几十厘米。囊肿数目众多，绝大多数累及全肝，也可仅累及某一肝叶。囊壁菲薄，囊壁内层上皮细胞可因肝囊肿大小而不同，呈现为柱状、立方形、扁平状或缺如，外层为胶原样组织。囊内含有澄清液体，不含胆汁，如合并感染或出血，则囊液可混浊或变红。囊肿周围肝组织可正常。

（二）临床表现

多发性肝囊肿可能在肝表面触及多个囊性大小不等的结节。早期可无明显表现。病变十分广泛的晚期患者，由于肝组织破坏严重、肝功能受损，可出现腹水、黄疸和引起门静脉高压。合并多囊肾者，最终影响肾功能，并可因肾衰竭死亡。

（三）超声诊断

1.典型的多囊肝，肝脏左右叶普遍性增大，切面形态失常，表面不规则。轻型患者，肝脏形态、大小改变不明显。

2.肝内密布多个大小不一的圆形无回声区，小者数毫米，大者数厘米，以2～5cm多见。边界清晰，一般无回声区之间互不连通。严重者肝实质及肝内管道结构显示不清（图5-4）。

3.多囊肝常与多囊肾、多囊脾等其他内脏的多囊性病变合并存在，约50%以上伴有多囊肾。

4.彩色多普勒血流检测无回声区内无血流显示（图5-5）。

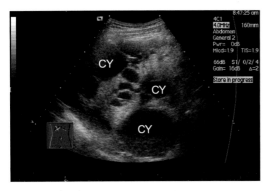

图5-4　多囊肝二维声像图
CY:囊肿

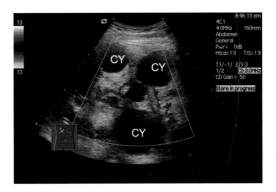

图5-5　多囊肝彩色多普勒
CY:囊肿

（四）鉴别诊断

多囊肝主要要与肝多发囊肿相鉴别，主要鉴别要点如下。

1.本病多见有遗传性及家族史，变化一般缓慢。

2.肝脏体积普遍性增大，形态失常。

3.肝内呈广泛分布的大小不等的液性暗区，且互不连通，多不能显示"后方增强征"。

4.多可同时检出其他脏器内的囊肿。

（五）临床价值

大多数多囊肝的声像图表现典型，超声较易获得诊断并随访观察，并可发现是否伴有其他脏器如肾、脾等多囊性病变。

三、肝脓肿

（一）病因和病理

肝脓肿（hepatic abscess）是由于阿米巴原虫或细菌感染引起，一般的病理变化过程：炎症（阿米巴肝炎）→部分坏死液化 →脓肿形成。阿米巴的溶组织酶直接破坏肝细胞、原虫大量繁殖阻塞肝静脉等造成肝组织梗死，形成脓腔较大，且多数为单发性。细菌性肝脓肿系由化脓性细菌如大肠埃希菌、葡萄球菌及链球菌侵入肝脏所致。其侵入的途径包括门静脉、胆道系统、肝动脉及邻近组织的直接侵入等。细菌侵入肝脏后引起炎症反应，多形成较多的小脓肿，亦可融合成较大的脓腔。脓腔的中心为脓液和较多的坏死组织，其外周可有纤维组织的包裹。

（二）临床表现

细菌性肝脓肿起病较急，主要症状是寒战、高热、肝区疼痛和肝大。体温常可高达39～40℃，伴恶心、呕吐、食欲缺乏和周身乏力。实验室检查白细胞计数增高，核明显左移；有时出现贫血。阿米巴性肝脓肿起病较缓慢，病程较长，可有高热，或不规则发热、盗汗。血清学阿米巴抗体检测阳性。

（三）超声诊断

1.二维超声 肝脓肿声像图依据不同病变阶段而有不同表现。

（1）脓肿早期：病灶局部为不均匀低回声区，无清晰的壁，后方回声增强，内可见不规则的无回声区，动态观察短期内（1周左右）有明显变化（图5-6）。

（2）脓肿液化不全期：主体呈无回声区，其内有光团状回声，脓肿边界渐清楚，内壁不光滑，后方回声轻度增强。

（3）肝脓肿液化期：此期为典型肝脓肿，脓肿大部分或全部液化，呈圆形或椭圆形无回声区，其内有少许光点回声，周边轮廓清晰，内壁光滑，伴后壁和后方回声增强，侧边声影内收（图5-7）。

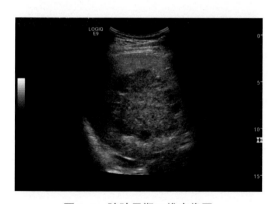

图5-6 脓肿早期二维声像图

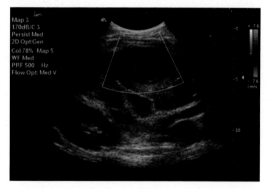

图5-7 肝脓肿大部分液化二维声像图

（4）肝脓肿愈合期：此期脓肿逐渐缩小，呈边界清晰的回声减低区，或同时还有不清晰的残存光团回声。

（5）慢性厚壁肝脓肿：此型脓肿内含有坏死物较多，呈不规则光团、光点回声，无回声区小，脓肿壁的光带回声强而增厚，后方回声有轻度增强。典型脓肿常有伴发征象，如右侧膈肌活动受限和反应性右侧胸腔积液等。

2.多普勒超声 大多周边可见血流信号，早期内部也可见斑片状血流信号（图5-8）。

3.超声造影　动脉期呈不均匀或以周边为主的高增强，内部呈分隔状增强，分隔间为无增强的坏死液化区。门静脉期及延迟期增强区减退或呈等增强（图5-9 ～图5-11）。

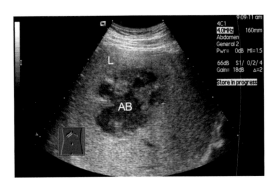

图5-8　肝脓肿（AB）近边缘内部及周边可见斑片状血流

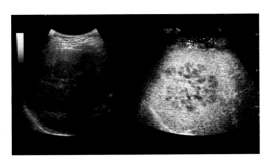

图5-9　超声造影动脉期：肝脓肿内部呈分隔状等增强

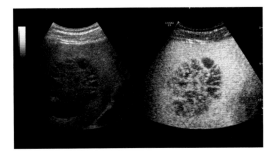

图5-10　超声造影门静脉期：动脉期增强区域呈等增强

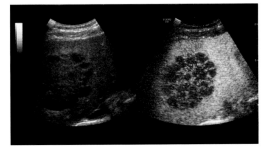

图5-11　超声造影延迟期：动脉期增强区域呈低增强

（四）鉴别诊断

肝脓肿声像图表现与脓肿的病理过程和坏死组织的复杂结构有关，某一次超声检查常只反映脓肿由形成至吸收、愈合演变过程中的某一阶段声像图变化。各个阶段的病理变化特征不同，使肝脓肿声像图表现复杂。在肝脓肿的诊断中要密切结合病史与体征动态观察，与肝癌等肝脏占位性病变进行鉴别诊断。

（五）临床价值

超声检查可明确肝脓肿部位和大小，其阳性诊断率可达95%以上，为首选的检查方法。超声可显示脓肿处于什么病理变化阶段，是否液化，进而指导临床治疗。对于其性质有疑问者，可在超声引导下行经皮肝穿刺脓肿引流术，可进行诊断及药敏试验。

四、肝棘球蚴病

（一）病因与病理

肝棘球蚴病（Hepatic echinococcosis）即肝包虫病，因吞食棘球绦虫虫卵后，其幼虫在人体内脏寄生引起。棘球蚴70%～80%寄生在肝脏，肺次之。棘球蚴病在我国有两种，即细粒棘球蚴病和多房棘球蚴病，主要流行于新疆、甘肃等牧区，其他地区也有散在分布。

肝棘球蚴病可分布为单个囊肿，也可为多个囊肿群集于一处。由寄生于肝内的蚴虫发育所形成的囊腔，外层形成纤维包膜，构成棘球蚴外囊。另有囊壁并分化为两层，其外层形成角化层，无细胞结构，呈粉皮样；内层为生发层，生发层的细胞可以不断芽生出具有空腔化作用的细胞，随着生长发育，空腔逐渐扩大为生发囊腔，即母囊，在母囊壁上又可产生数量不等的带有吸盘、小钩的原头蚴，发展为子囊、孙囊。子囊、孙囊破裂后，大量头节进入囊液，聚集成囊砂。多房棘球蚴在肝内以群集的小囊泡向周围组织浸润扩散，囊泡体积小，一般不超过3mm，在肝内形成肿块状或弥漫性结节状损害，在较大的病灶中可发生变性、坏死，形成液化腔，外形不规则，没有明显的囊壁。

（二）临床表现

多数患者无症状。最常见的症状是右上腹钝痛，偶有腹胀、消化不良和呕吐。常见的体征是肝大。囊内张力较高，波动感不明显。可伴有黄疸和发热。

（三）超声诊断

1.典型表现　囊壁较厚，呈双层结构，内层为内囊，欠规则；外层为外囊，光滑、回声强。囊腔若为新近发生的，呈饱满的球形单腔，内无子囊形成的小囊，当内囊脱落后，囊腔内出现漂动的不定形膜状回声带；当子囊进入囊腔后，便发育成多个大小不等的小囊，积聚于大囊内，形成"囊中之囊"的特征性改变。小囊间及大囊内可见有囊砂所形成的大小不等的粒状强回声，改变体位时，可有移动征。有囊壁钙化者，在囊壁局部可出现斑片状或弧状强回声，伴有声影。

2.不典型表现　可表现为类实质性回声，囊肿完全失去囊性特征，需注意与肝肿瘤相鉴别。

3.多普勒超声　内多无血流显示。

（四）鉴别诊断

部分二维声像图不典型的肝棘球蚴病应注意与肝内其他囊性病变相鉴别。但疑为肝包虫病囊肿时切勿做穿刺抽液检查，以免导致囊液外溢，发生其他部位的种植。

（五）临床价值

肝棘球蚴病的诊断需根据流行病学资料，超声显示肝脏内有典型的双囊征；囊中之囊；囊中有不定形膜状回声；或囊内有囊砂征等征象，结合Casoni试验或血清学检查阳性结果，即可对其确定诊断。

五、肝血肿

（一）病因与病理

肝血肿（hepatic hematoma）多为外伤性、肝切除术或肝穿刺术后形成。

（二）临床表现

外伤性肝破裂导致的肝血肿可出现腹痛和腹膜刺激征。血液有时可通过胆管进入十二指肠出现黑便或呕血。肝脏术后引起血肿可出现创面渗血、肿胀疼痛。

（三）超声诊断

1.二维声像图　肝血肿的声像图表现常根据损伤的程度不同而分为三类。

Ⅰ型（包膜下血肿）：肝包膜下见不规则或范围较广的扁形的无回声区。

Ⅱ型（真性破裂）：肝包膜回声连续性中断，肝实质内血肿声像图呈混合型，由血凝块的高回声及血聚区的无回声形成，无明显腔壁。腹腔及盆腔可探及积血所致的无回声区。

Ⅲ型（中央型破裂）：肝中央部出现无回声区或混合型回声，新鲜血肿（1～2h）内部多为无回声暗区。一般2h以上可有血凝块形成的条块状高回声及血聚区的无回声混合图形（图5-12）。继发感染时，则与肝脓肿声像图相似。慢性血肿可机化，形成肝内不规则的回声增强区。

2.多普勒超声　内无血流显示（图5-13）。

3.超声造影　呈无增强（图5-14）。

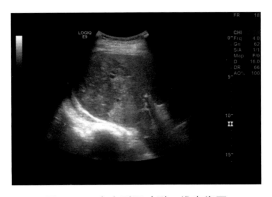

图5-12　中央型肝破裂二维声像图

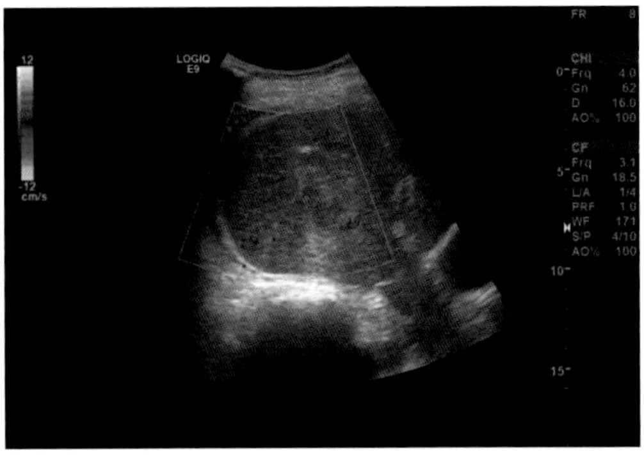

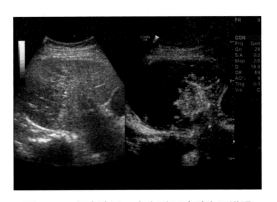

图5-13　中央型肝破裂彩色多普勒

（四）鉴别诊断

肝脏外伤或手术后形成的血肿或假性动脉瘤因两者的处理方法不同，故在临床鉴别诊断上有重要意义。二维超声检查时均可在肝实质内出现不定形或不规则的无回声区，内部有由血凝块所形成的条块状高反射及少许细小光点，呈混合型图像，彩色多普勒血流检测可鉴别肝血肿与假性动脉瘤。假性动脉瘤内见红蓝相间的血流信号，或可检出伸入其内的血管，脉冲多普勒可显示高速的湍流频谱，而血肿内无血流信号。

图5-14　超声造影：中央型肝破裂为无增强

（五）临床价值

肝血肿多为外伤性、肝切除术或肝穿刺术后形成；早期及时的诊断，能够为临床医师下一步处理提供指导意见。

六、肝血管瘤

（一）病因与病理

肝血管瘤（hemangioma of liver或hepatic hemangioma）组织学上分为毛细血管瘤和海绵状血管瘤，前者少见并可转化为后者。因此，肝血管瘤主要为海绵状血管瘤。血管瘤是肝脏最常见的良性肿瘤，本质上是一个缓慢流动的血湖，一般认为是一种血管的先天性畸形，发病率为0.35% ~ 2%。肉眼观察肿瘤呈紫红色或蓝色，由大小不等的血窦组成。镜下血窦壁为单层内皮细胞的血管间隙，各间隙之间为厚薄不一的纤维隔，纤维隔起自瘤体中心，然后延及整个瘤体。血管瘤大小不一，以直径2 ~ 3cm多见。

（二）临床表现

血管瘤多在中年以后发病，女性多于男性。症状取决于肿瘤发生部位、大小、增长速度和邻近器官受压情况。一般位于肝边缘，直径大于5cm或增长快的患者，有上腹闷胀不适、肝区隐痛等症状。而位于肝实质内较小的血管瘤多无症状，常在体检或手术中偶尔发现。如果肿瘤破裂出血，可引起急腹症或出血症状。

（三）超声诊断

1.肝内出现圆形或椭圆形实质性团块，回声不一，可为高回声、低回声、混合回声甚至等回声，边界清晰、锐利，其内间隔细管状或圆点状无回声区，呈网络状。瘤周多可见线状高回声环绕，可不完整或厚薄不甚一致（图5-15）。

2.血管瘤血流速度极缓慢，彩色多普勒检查仅可显示部分血管瘤内部及周边的斑片状或短线状血管，动、静脉频谱均有，若为动脉，则大多为低速血流。对较小的血管瘤，尤其是位于肝脏深部者难以检测到血流信号（图5-16）。

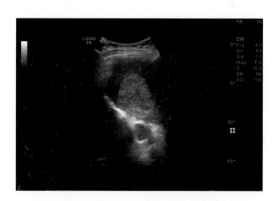 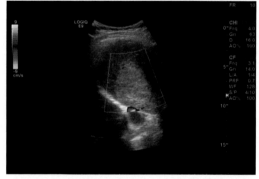

图5-15　肝血管瘤二维声像图　　　　　图5-16　肝血管瘤彩色多普勒

3.超声造影：动脉期周边强化，可呈环状高增强或乳头状增强，继而周边强化灶融合，向中央逐渐填充，门脉期及延迟期继续填充，填充完全呈高增强或等增强，或中央可有始终未增强区域（图5-17，图5-18）。

（四）鉴别诊断

1.高回声型肝血管瘤与肝癌的鉴别　高回声型血管瘤具有浮雕样清晰、锐利的边界；内部回声呈网络状；周缘见整齐的线样强回声环绕等特征。而肝细胞癌大多为低回声团块，周边常伴声晕。因此，声像图上两者易鉴别。

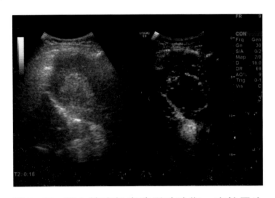

图5-17　肝血管瘤超声造影动脉期：病灶周边呈环形高增强

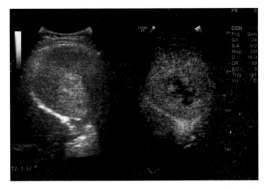

图5-18　肝血管瘤超声造影门静脉期：造影剂向中央填充呈乳头状高增强

2.低回声型肝血管瘤与肝细胞癌的鉴别　通常低回声型肝血管瘤周缘有整齐的线状强回声包绕，其内可有不规则的"小等号"状血管断面回声。而低回声型肝细胞癌外周有声晕，内部回声不均匀，肿瘤常见明显的球体占位感，彩色多普勒检查，癌结节周边或内部常具较明显的血流显示，多为流速较高的动脉频谱。

3.混合回声型肝血管瘤与肝细胞癌的鉴别　前者边界多较清晰，外周有不完整的高回声线环绕，瘤体大小与其对周围组织结构的挤压不相称。其内回声虽不均匀，但均为片状强回声或低回声区，无明显的球体占位感。肝细胞癌边界多不规则，不清晰，内回声不均，可见数个小结节融合而成，周缘可出现不完整声晕，瘤体对肝组织结构产生明显挤压或浸润。上述声像图表现虽有所区别，但实际工作中，对此做出鉴别诊断多有困难，往往需结合其他诊断方法才能确诊。

（五）临床价值

超声对微小的（直径2cm左右）高回声型血管瘤，具有很高的准确率；对低回声型、混合回声型（直径5cm以上）血管瘤，常规超声定性诊断尚存在困难，超声造影检查可明确诊断。极为不典型者需结合其他影像学检查方法综合分析。

七、肝局灶性结节性增生

（一）病因与病理

肝局灶性结节性增生（focal nodular hyperplasis，FNH）是正常肝组织成分以不正常结构排列的肝脏良性实质性肿块。大体上与腺瘤相似，中心有星形或长条形纤维瘢痕及由此向周围呈放射状分布的纤维隔膜，此被认为是FNH的组织结构特征。FNH不是在肝硬化基础上发生的，其病因不甚明了，可能与肝局部缺血修复反应受阻有关。

（二）临床表现

临床上绝大多数患者无任何症状，病变也无恶变及出血的可能，不必切除。

（三）超声诊断

FNH二维声像图特征多变，一般显示为边界不规则的均质性高回声或低回声区，可与周围正常肝组织区别（图5-19）。极少数因内部出血而呈混合性回声。CDFI可见较丰富的血流信号，典型者结节中心呈离心性或放射状血流（图5-20）。超声造影动脉期早期自中央向周边呈离心性或放射状增强，随即病灶其他部位迅速均匀增强，门脉期及延迟期呈高增强或等增强，少数典型病例可见中央未增强的瘢痕组织（图5-21）。

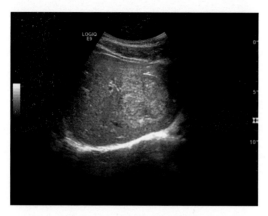

图5-19　FNH二维声像图

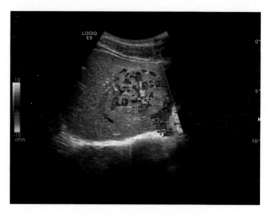

图5-20　FNH彩色多普勒

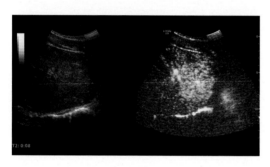

图5-21　超声造影动脉期：FNH呈放射状高增强

（四）鉴别诊断

该病超声造影典型者诊断准确率高，不典型者诊断该病前应排除以下各种疾病。

1.肝细胞癌　直径2cm左右的小肝癌绝大多数声像图显示为低回声型，周围伴声晕。癌肿直径较大时回声多不均匀。

2.转移性肝癌　常为多发性，典型声像图表现呈"牛眼"征，少数无此征的单发低转移结节难与FNH相鉴别，应仔细检查其他脏器有无原发灶。

3.肝血管瘤　血管瘤内呈网络状，边界清晰，周缘见线状强回声环绕。

4.肝腺瘤　肝腺瘤声像图与FNH极为相似，但前者瘤内易发生出血、坏死和液化而使声像图发生相应的改变。

5.肝再生结节　发生在肝硬化病例中，直径多较小，多呈圆形或形态不规则的低回声区，周围存在不规则结缔组织高回声。

（五）临床价值

FNH是肝脏一种良性局灶性病程，一般不需外科手术。超声检查对其具有较高的检出率，但不典型者鉴别诊断必须依赖于结合其他影像学检查方法，甚或须行超声引导下穿刺组织学活检鉴别。

八、肝腺瘤

（一）病因与病理

肝腺瘤（adenoma of liver）为均匀的肝细胞组织，不含胆汁且缺乏Kupffer细胞，亦无肝小叶及汇管区，瘤体与正常肝组织间有纤维包膜分隔，所以其边界清楚。瘤内易发生出血坏死。

（二）临床表现

本病多见于女性，尤其是长期服用避孕药者发病率更高。临床症状随肿瘤大小及部位不同各异。较小者一般无任何症状，较大且位于肝表面时可引起压迫症状。若伴瘤内出血可引起急性腹痛，破裂者可导致腹腔出血等严重并发症。

（三）超声诊断

小腺瘤不引起肝脏形态改变，且边界清楚，可见高回声纤维包膜。其内部回声多略高于周围肝组织，分布欠均匀。大的肝腺瘤边界可不清晰、不规则，内部回声不均匀，可见大小不等的团状强回声。瘤体内出血、坏死，液化时可出现不规则的无回声区。瘤体破裂，其周围或腹腔内可见积液暗区。肝腺瘤超声造影表现与其二维图像一样缺乏特异性。一般情况下表现为动脉期整体高增强、门脉期等增强、延迟期等增强或低增强，部分内可见无增强区。

（四）鉴别诊断

1.肝血管瘤　　肝血管瘤具有典型的超声造影征象，且高回声型其边界清晰呈浮雕状，内呈网络状回声，易与肝腺瘤相鉴别。

2.FNH　　肝腺瘤内很少出现扭曲的中央滋养动脉，造影时动脉期病灶内不会出现放射状增强，可与典型的肝局灶性结节性增生相鉴别

3.肝细胞癌　　小肝癌周边多伴声晕，大肝癌多出现门静脉癌栓，随访可发现均增长较迅速。但当肝腺瘤延迟期呈低增强时与肝癌难以鉴别，需行肝穿刺组织学活检相鉴别。

（五）临床价值

超声对肝腺瘤的检出率有很高的敏感性，但缺乏特异性而难以定性诊断，除结合其他影像学检查外，对高度怀疑肝腺瘤或其他恶性肿瘤者，须行超声引导下穿刺组织学活检鉴别。

九、肝错构瘤

（一）病因与病理

肝错构瘤（hamartoma of liver）属血管平滑肌脂肪瘤，形态上由血管、平滑肌、脂肪三种成分构成，但其比例因人而异，容易误诊。过去认为是一种错构瘤，近年研究认为可能是由一种始基细胞多向分化形成的肿瘤。

（二）临床表现

临床表现常无症状，多在体检或伴发结节性硬化症时由影像学检查发现。有的病例肿瘤大时可压迫周围器官或破裂出血而产生症状。

（三）超声诊断

声像图上多呈中至高回声，边界欠清，内部回声不均匀，有的内部有多个小无回声区。超声造影表现为一般良性结节特点，即动脉期出现高增强，门脉期及延迟期为等增强。

（四）鉴别诊断

肝错构瘤非常少见，容易被误认为肝细胞癌。超声造影表现为良性结节征象，但是单凭声像图表现难以确诊。

（五）临床价值

超声对肝错构瘤具有一定的检出率，但缺乏特异性而难以确诊；多数患者需结合其他影像学检查，必要时行超声引导下穿刺组织学活检鉴别。

十、肝结核

（一）病因与病理

肝结核常为肺结核血行播散形成，在发病的早期，肝内有散在的粟粒样结核结节，随着病情的进展，粟粒样结节内出现大小不等的脓腔，其内充满干酪样坏死组织和脓液，称为干酪坏死期。

（二）临床表现

多数肝结核系全身粟粒型结核的一部分，患者主要表现为结核中毒症状：低热、盗汗等，也可伴有肝外肺、肠等结核引起的临床表现，一般不出现肝病的临床症状。

（三）超声诊断

早期超声检查仅显示肝脏轻至中度肿大，内部回声增强或无特殊改变，部分儿童患者高频超声可显示肝内散在低回声结节，结节内可见点状钙化斑。干酪坏死期的二维声像图表现与肝脓肿类似，彩色多普勒显示以少血流型为主。超声造影与增强CT均表现为病灶内不均匀强化。

（四）鉴别诊断

需要与肝脓肿等进行鉴别，需结合临床及其他检查综合考虑，病灶的形状、大小及回声短期内均可改变，钙化的强回声伴声影可帮助诊断。

（五）临床价值

肝结核声像图没有明显特异性，需要结合其他影像学检查和实验室检验综合判断。

十一、原发性肝癌

（一）病因与病理

原发性肝癌（primary carcinoma of liver）为我国常见的癌症之一。以30～50岁的男性发病率较高。原发性肝癌根据其组织来源可分为肝细胞性肝癌、胆管细胞性肝癌、混合性肝癌、纤维板层肝癌等。其中，90%以上为肝细胞性肝癌。

1.肝细胞性肝癌（HCC）　根据我国肝癌病理协作组提出的分类，HCC的大体病理分为四个大型。

（1）弥漫型：癌结节较小，弥漫分布于整个肝脏，数目众多，难以与肝硬化结节鉴别。

（2）块状型：直径在5cm以上，超过10cm者为巨块型。发生在右叶者为多，可有完整或不完整的假包膜，周围常可见小的卫星癌结节。巨块型肝癌易出血坏死、液化及自发性破裂。

（3）结节型：结节最大直径不超过5cm。此型最常见，可分为单结节、融合结节、多结节，形态多呈类圆形，边界欠清，常伴有明显肝硬化。

（4）小癌型：单个癌结节或相邻两个癌结节直径之和在3cm以下。患者常无临床症状。

2.胆管细胞性肝癌　胆管细胞性肝癌也属于肝内胆管癌，病因不明，常见病因多为肝内胆管结石，此外华支睾吸虫感染、理化因素、Caroli病等与发病也密切相关。早期无明显症状，后期可出现全身无力、腹痛、消瘦、梗阻性黄疸等。本病好发于中老年人，男女发病率无明显差异。一般无肝炎或肝硬化病史，甲胎蛋白（AFP）常不升高。

3.纤维板层细胞癌　纤维板层细胞癌是肝细胞癌的一种特殊类型，在我国、日本及普通型肝细胞癌多发的地区罕见，西方国家较为多见。该型癌细胞分化好，恶性程度较低，预后好于普通型肝细胞癌。

（二）临床表现

原发性肝癌起病隐匿，早期缺乏典型症状。临床症状明显者，病情大多已进入中、晚期。其主要表现为肝区疼痛，多呈持续性胀痛或钝痛，是肝癌最常见的症状。如病变侵犯膈肌，疼痛可牵涉右肩或右背。当肝表面的癌结节破裂，可突然引起剧烈疼痛，产生急腹症的表现。肝脏进行性增大，质地坚硬，表面凹凸不平，触及有结节感。晚期出现黄疸、恶病质、其他部位转移表现。并可以出现伴癌综合征，主要表现为自发性低血糖症、红细胞增多症；其他罕见的有高钙血症、高脂血症、类癌综合征等。

（三）超声诊断

1.肝细胞性肝癌

（1）二维及彩色多普勒声像图表现：根据我国肝癌病理协作组提出的分类，HCC的大体病理分为四个大型，即块状型、结节型、弥漫型、小癌型，每个类型对应有其声像图表现。

1）巨块型：单个结节直径一般在10cm以上，周边可见卫星灶，肝脏轮廓局限性向外隆起，多呈高回声，呈分叶状，边缘多清晰，内部回声不均，周围大血管受压移位。肿块发生液化坏死时可见形态不规则的无回声区（图5-22）。CDFI：肿块周边及内部可见滋养血管，血管走行异常、纡曲（图5-23）。

2）结节型：可为单个结节或多个结节，大小不一，从0.5cm至5cm不等，高回声、等回声及低回声结节均可见（图5-24），高回声及等回声结节周边常伴声晕，低回声型后方回声可稍增强。CDFI：同巨块型（图5-25）。

3）弥漫型：最少见，在肝硬化基础上发生，肝脏形态失常呈肝硬化表现，体积不缩小或增大，内可见弥漫分布的低回声结节，边界不清晰，常伴有门静脉、肝静脉或下腔静脉癌栓（图5-26）。CDFI：肝内动脉血流信号增多，纡曲，癌栓处血流充盈缺

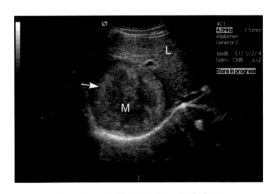

图5-22　巨块型肝癌二维声像图

M：瘤体，箭头示周边低回声晕环；L：肝脏

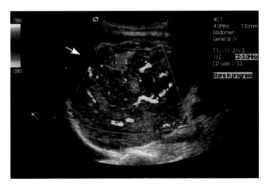

图5-23　巨块型肝癌彩色多普勒

箭头示内部纡曲走行滋养血管

损，动静脉瘘形成后门静脉内可见高速搏动血流信号（图5-27）。

4）小癌型：小肝癌直径小于3cm，呈圆形或类圆形，周边可见声晕，内部多表现为低回声，回声不均匀，也可表现为高回声，与肿瘤细胞脂肪变性有关（图5-28，图5-29）。

（2）癌肿肝内转移征象

1）卫星癌结节：多见于巨块型肝癌，常发生在巨块型肝癌附近的肝组织内，多呈

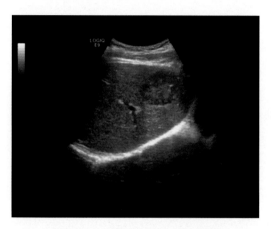

图5-24　结节型肝癌二维声像图

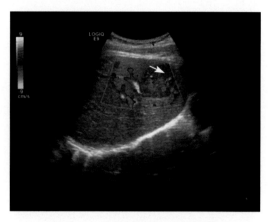

图5-25　结节型肝癌彩色多普勒

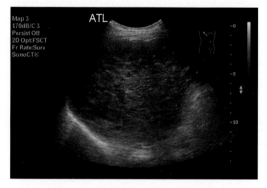

图5-26　弥漫型肝癌二维声像图

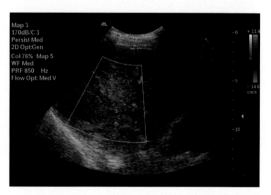

图5-27　弥漫型肝癌彩色多普勒

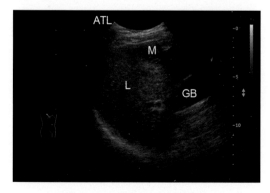

图5-28　小肝癌二维声像图

M：瘤体；L：周边硬化的肝脏；GB：胆囊

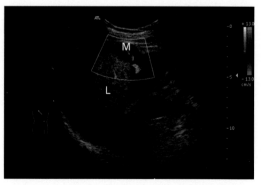

图5-29　小肝癌彩色多普勒

M：瘤体；L：周边硬化的肝脏

圆形或椭圆形，边界较清楚，周边可伴声晕，直径多在2cm左右，数目不定，内部多呈低回声。

2）门静脉癌栓：表现为门静脉内孤立的等回声或低回声光团，或者一支或数支门静脉腔内被等回声或低回声填充，管壁可完整，也可连续性中断甚或显示不清。多普勒检查显示门静脉血流部分或完全充盈缺损（图5-30，图5-31）。

3）肝静脉与下腔静脉癌栓：常见于晚期肝癌病例。声像图表现为静脉腔内均匀中、低回声团块，但管壁回声多显示正常。

（3）癌肿对周围组织挤压征象：癌肿多呈膨胀性生长，且生长迅速，挤压周边血管、胆管、脏器，可使血管管腔变窄，失去正常形态，走行移位或环绕肿块边缘，胆管扩张，周邻脏器变形移位。

（4）超声造影声像图表现：典型HCC超声造影表现为造影剂"快进快出"，即动脉期呈高增强，小病灶表现为均匀增强，较大肿瘤则多为不均匀增强（图5-32，图5-33）；HCC门脉期及延迟期多呈低增强，少数仍呈等增强或稍高增强，多见于分化程度较高的肿瘤。

2. 胆管细胞性肝癌

（1）二维及彩色声像图表现：早期肝脏形态无明显改变，可呈高回声、等回声及

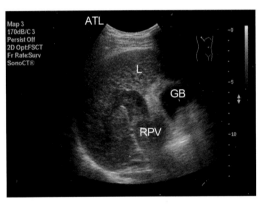

图5-30　癌栓二维声像图

RPV：门静脉右支；L：硬化肝脏；GB：胆囊

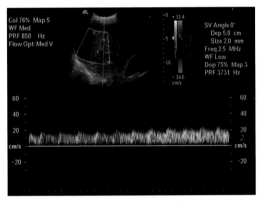

图5-31　癌栓彩色多普勒

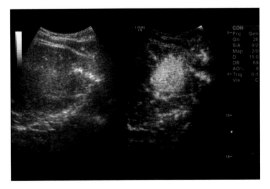

图5-32　超声造影动脉期：病灶呈高增强

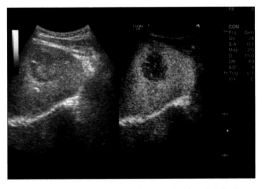

图5-33　超声造影门脉期：病灶呈低增强

低回声，边界不清晰，大多无声晕，常伴有远端胆管扩张（图5-34）。CDFI：多为乏血供，多数内部无明显血流信号或有少许血流信号（图5-35）。

（2）超声造影声像图表现：动脉期早期大部分表现为高增强，增强方式可以不同，可表现完全增强或病灶周边不规则环状增强，但在门脉期晚期及延迟期肝癌表现为低增强（图5-36，图5-37）。

3.纤维板层细胞癌　超声一般表现为单发肿块，多位于肝左叶，体积较大，可达8～12cm，边界清晰，内部回声不均匀，多呈高回声，也可呈等回声或稍低回声，常可见中心瘢痕引起的放射状低回声区，约30%肿瘤内部有局灶性钙化。CDFI：肿瘤内血流信号非常丰富，可探及动脉或门静脉样血流，极少并发血管栓塞。

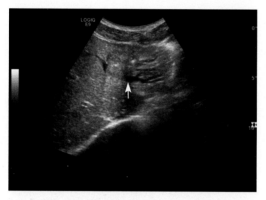

图5-34　胆管细胞性肝癌二维声像图
箭头示病灶周边的扩张远端胆管

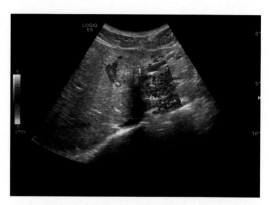

图5-35　胆管细胞性肝癌彩色多普勒

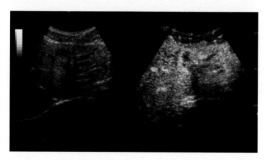

图5-36　超声造影动脉期：胆管细胞性肝癌病灶不均匀高增强

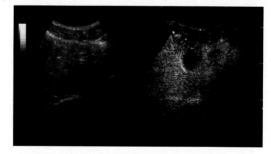

图5-37　超声造影延迟期：胆管细胞性肝癌病灶低增强

（四）鉴别诊断

1.肝血管瘤　肝血管瘤生长缓慢，质地柔软，很少发生肝内血管绕行征和血管压迫征。肿块边界多较清晰，形态较规则，周边多有线状强回声环绕。而原发性肝癌肿块边界多不规则、不清晰，周边多有声晕，且对周围管道系统有明显的挤压征象。彩色多普勒检查血管瘤瘤周及瘤内仅可见散布的斑点状彩色血流信号，即使少数瘤体有较丰富的血供，其流速也明显较癌肿内血流速度低。各自具有典型的超声造影征象有助于鉴别。

2.转移性肝癌　多数情况下，超声发现转移癌的患者已确诊其他部位有原发癌存在、二维声像图上具有典型的"牛眼"征或超声造影具"厚环"状增强者易鉴别。

3.肝硬化　结节性肝硬化声像图上肝区可出现弥漫性分布的再生结节低回声，与弥漫性肝癌极易混淆，但后者往往伴广泛的门静脉及肝静脉癌栓，易与肝硬化相鉴别。

4.肝脓肿　肝脓肿早期病变组织没有发生液化，其声像图与肝细胞癌颇为相似，但随病程进展会迅速变化，出现液化较完全的无回声区，此时易与肝癌相鉴别。所以，在肝脓肿与肝癌的鉴别诊断中临床病史及短期内追踪观察至关重要。

5.其他　小肝癌（直径小于3cm）应注意与局限性脂肪肝、FNH、肝腺瘤等肝脏良性局灶性病变鉴别。癌结节周边多伴声晕及彩色多普勒检查显示结节内部和（或）周边有相对高速的动脉血流或超声造影呈"快进快出"征象，有助于确诊。

（五）临床价值

1.超声诊断肝癌准确率　对直径大于5cm的肝癌超声诊断准确率超过90%，与其他影像诊断的准确率相似，甚或过之。对直径小于5cm的肝癌超声诊断准确率也可达80%以上，仅次于血管造影。除此，超声检查价格低廉且无损伤性，所以便于反复多次检查而具独特价值。

2.超声对肝癌的定位诊断　超声检查可通过显示门静脉、肝静脉和下腔静脉及其他标志如胆囊、静脉韧带、肝圆韧带等对肝癌进行定位诊断，肿瘤越小，符合率越高。若肿瘤过大，上述血管及解剖标志显示不清时定位诊断则较困难。

3.超声对肝癌数目的评估　原则上可准确评估其数目，但检查者往往在检出主瘤后忽略了对肝脏其他部位的仔细扫查，致使遗漏子瘤，应引起高度注意。另外，位于肝脏表面的微小结节超声检查易漏诊。

4.血管内癌栓的检测　超声检查不仅是确定血管内有无癌栓的最为简单、方便和可靠的方法，而且可对其进行精确定位。尤其是彩色多普勒超声的应用，可对癌栓的血供及门静脉的血流动力学改变进行定量定性分析。对临床治疗方法的选择及预后的估测提供了必不可少的依据。

5.超声对肝癌诊断的假阳性及假阴性　超声如同其他影像技术一样，对肝癌的诊断主要是推论性的，在与其他疾病如肝脓肿、肝血管瘤等鉴别诊断中易将其误诊为肝癌，即出现假阳性。同样某些癌肿过小、部位隐蔽或操作者经验不足等可漏诊，即出现假阴性。由此，对少数确认困难的病例应结合临床及其他检查方法综合分析，必要时需行超声引导下肝穿刺细胞学或组织学检查。

十二、肝母细胞瘤

（一）病因与病理

肝母细胞瘤（hepatoblastoma）较少见，是由肝脏胚胎组织发生的肿瘤。其主要发生在婴幼儿，肿瘤一般发生在右叶，多为单个肿块，也可为多个结节。

（二）临床表现

临床上主要表现为在上腹触及一质地较硬的肿块，可有轻压痛。

（三）超声诊断

1.肝脏形态异常，各径线测值明显增大。肝包膜回声线完整，但可向表面呈半球状突起。

2.肝内可见一圆形或椭圆形或分叶状的团块图像，与周围肝组织分界明显。瘤内回声强弱不一，分布不均，常见高回声及无回声区。如发现伴有声影的高回声，往往表示病变区有钙化灶存在，对诊断本瘤有很大帮助。

3.门静脉、肝静脉的较大分支内偶可见癌栓组织回声。

4.腹膜后区可见有低回声团块，边界清晰，为肿大的淋巴结，提示癌肿已发生肝外转移。

（四）鉴别诊断

1.肝细胞性肝癌　肝细胞性肝癌多发生在成人，大多伴有肝炎病史；发生于婴幼儿较少见。

2.肝血管瘤　肝血管瘤生长缓慢，质地柔软，很少发生肝内血管绕行征、血管压迫征。彩色多普勒检查血管瘤瘤周及瘤内仅可见散布的斑点状彩色血流信号，即使少数瘤体有较丰富的血供，其流速也明显较癌肿内血流速度低。并具有典型的超声造影征象。

（五）临床价值

临床上多以婴幼儿发现上腹肿块就诊，超声检查能明了肿块的性质及与周围组织、器官的关系，对鉴别肝母细胞瘤、肾母细胞瘤、肾上腺及腹膜后神经母细胞瘤有很大帮助。

十三、转移性肝癌

（一）病因与病理

肝脏是多种恶性肿瘤最易发生转移的器官。转移途径有门静脉、肝动脉血行转移和淋巴结转移，邻近脏器如胆、胃等癌肿也可直接浸润播散至肝脏。转移性肝癌常为多发性，仅少数转移为单个结节，如结肠癌肝转移。转移性肝癌（metastatic carcinoma of liver）较少合并肝硬化和侵犯门静脉形成癌栓。癌结节自发性破裂者也很少见。

（二）临床表现

转移性肝癌早期无明显症状和体征，一旦出现临床症状，病灶多已巨大或数目众多，出现类似原发性肝癌的症状，但多较轻。

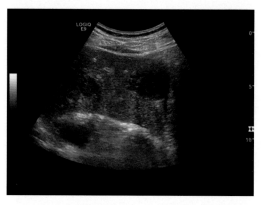

图5-38　结节型转移性肝癌二维声像图：周边厚环状高增强（"牛眼"征）

（三）超声诊断

1.结节型　最为多见。癌肿常多发，偶有单发，直径以3cm左右为多。有时众多结节融合成团块状。癌块内部回声多种多样，可为低回声、强回声或混合回声，且常出现"牛眼"征，即癌肿周边有较宽的低回声晕环绕，其边界清晰；内部为比较均匀的高回声或等回声；高回声中央部有小片状无回声区或弱低回声，为出血坏死所致。"牛眼"征被认为是转移性肝癌典型声像图，且多见于腺癌肝转移（图5-38）。

2.块状型　癌肿单发为主，直径5～10cm。此型癌块内常发生大片出血、坏死，声像图上主要表现为混合型回声。

3.浸润型　位于肝脏周邻器官如胃、右肾等部位的癌肿可直接浸润至肝脏。声像图显示原发癌与肝脏毗邻部有不规则块影，其边界不清晰，内多为不均匀的低回声。因原发癌与转移灶非常接近，有时仅从声像图上难以区分何为原发癌。

4.弥漫型　多数微小肿瘤弥散分布于肝内，致使肝脏回声显著增粗杂乱，表现为边界不清晰的斑块状高低回声，但不能确定肿瘤的具体边界和形态。

5.周围组织的继发征象　转移性肝癌罕见有门静脉、肝静脉或下腔静脉癌栓出现，此点与原发性肝癌易向门静脉播散的特点不同。另外，转移癌肿不断增大时，可发生与原发性肝癌类似的肝内肝外挤压征象。

6.超声造影声像图表现　主要有两种表现：①动脉期周边强化，呈厚环状或"面包圈"样，内部无明显强化，门脉期及延迟期整体无增强，呈"黑洞"征（图5-39）；②可与原发性肝细胞癌的造影表现相似，即"快进快出"（图5-40）。

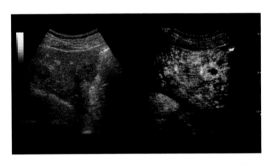
图5-39　结节型转移性肝癌超声造影动脉期

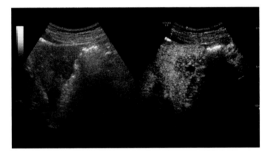
图5-40　结节型转移性肝癌超声造影延迟期呈低增强

（四）鉴别诊断

1.肝细胞癌　部分原发性肝癌与继发性肝癌之间有较明显的差别，而部分则基本相似，很难鉴别。原发性肝癌多为单发，且常伴有不同程度的肝硬化，易侵及门静脉引起癌栓。除此，彩色多普勒检查癌肿周边及内部可见较丰富的彩色血流信号，且多为高速动脉血流，此点与转移性肝癌多属少血供不同。

2.肝血管瘤　高回声型转移性肝癌与血管瘤的鉴别主要是前者周边多伴声晕；低回声型转移性肝癌与血管瘤的鉴别主要是后者周边多见线状强回声环绕，且内部见筛网状回声。超声造影有助于鉴别。

3.肝硬化结节　硬化结节多数边界清晰，形态可不规则，周边可见纤维隔样强回声而无声晕。转移性肝癌多不伴肝硬化声像图改变，且癌结节周边见低回声晕环。超声造影有助于鉴别，硬化结节三个时相均呈等增强。

（五）临床价值

在癌肿治疗前后及随访中，超声检查能较早提示肝内有无转移灶存在的可能性，一般直径大于5mm癌灶，高分辨力超声仪即可显示。但有些情况也会导致漏诊，如癌肿位于肝右叶上段接近横膈或位于远场区等。再者某些转移癌灶回声强度与肝脏接近，二维图像不易显示而引起漏诊，此时行超声造影检查至关重要。

来自不同脏器和组织的转移性肝癌，声像图上大多数特征性不强，难以判断其原发病变所在。因此，对原发灶不明确的肝转移癌有必要行超声引导下组织学活检，有利于确定原发肿瘤的组织结构特点和部位。

十四、病毒性肝炎

（一）病因与病理

病毒性肝炎是由肝炎病毒感染引起肝脏弥漫性损害的一种疾病，引起肝脏功能损害及肝脏组织学发生变化，即肝细胞变性坏死、血管充血、组织水肿、炎性物质渗出、纤维结缔组织增生。

（二）临床表现

病毒性肝炎分为急性肝炎、慢性肝炎、重型肝炎。各型肝炎病毒均可引起急性肝炎，并可表现为黄疸型和无黄疸型，多有乏力、食欲减退、恶心、腹胀及肝区疼痛等。少数患者有短暂发热、头痛、四肢酸痛等。黄疸型肝炎患者可出现尿色加深、一过性粪色变浅、皮肤瘙痒，肝功能主要表现为血清氨基转移酶升高、胆红素升高、尿胆红素阳性。慢性肝炎轻度可无明显临床症状。重度有明显和持续的肝炎症状，如乏力、食欲缺乏、腹胀、尿黄、便溏伴有肝病面容、肝掌、蜘蛛痣、脾大。实验室检查血清ALT/AST（谷丙转氨酶/谷草转氨酶）酶谱升高、白蛋白降低或A/G（白蛋白/球蛋白）值异常、胆红素升高等。重型肝炎患者表现为出现肝炎症状，且症状急剧加重，甚至出现神经、精神症状，如嗜睡、性格改变、烦躁不安、昏迷等。

（三）超声诊断

1.急性病毒性肝炎

（1）肝脏体积不同程度增大，各径线测值均增加，形态饱满，肝缘角圆钝。

（2）肝实质内回声减低，光点分布稀疏，肝内血管壁及胆管壁回声相对增强。

（3）胆囊壁回声增厚、毛糙或水肿，部分可见胆囊腔缩小或呈萎缩状，内无胆汁。

（4）脾脏轻度增大或正常。

（5）肝门部及胆囊颈周围可见轻度肿大淋巴结。

（6）彩色多普勒超声肝门部肝动脉显示清晰，管径略增宽，血流速度加快。

2.慢性肝炎　慢性肝炎随炎症及纤维化的病理程度不同其声像图表现各异，轻者肝脏大小和实质回声多无异常，重者可表现近似肝硬化的声像图改变。

（1）肝脏体积正常或轻度增大，或仅有左叶轻度肿大，肝脏下缘角变钝。

（2）肝表面欠光滑，肝实质光点不均增粗，回声可略增高。

（3）肝静脉属支显示欠清晰或不清，肝外门静脉主干和脾静脉稍增宽。

（4）胆囊壁增厚毛糙。

（5）脾脏可正常或增大。

3.重型病毒性肝炎

（1）肝脏体积缩小，形态失常，常以左肝缩小为甚，表面不光滑。

（2）肝实质回声紊乱表现强弱不均，肝静脉变细甚至消失或显示不清。

（3）肝内可见门静脉扭曲、移位或腔径发生改变。

（4）胆囊可增大，胆囊内可见胆汁的细弱光点回声，透声差，壁水肿增厚。

（5）腹水。

（四）鉴别诊断

这种组织学的变化在超声探测中可有一定的特征性，超声检查对于肝脏弥漫性病变可作为首选检查方法。因其病理改变类似，可表现出共同的声像图表现，还需要密切结合临床资料综合判断。

（五）临床价值

1. 判断肝病的病变程度　肝病患者肝病程度与肝脏包膜及实质回声门脉管径、血流速度、肝静脉内径及频谱波形、脾静脉内径、胆囊壁的厚度、脾脏大小密切相关，上述参数均与肝纤维化程度一致。

2. 药物疗效及预后的评估　超声动态观察上述指标有助于观察药物的疗效，监测病情发展，对肝病的预后做出评估。

十五、脂肪肝

（一）病因与病理

当肝内脂质含量超过肝脏湿重的5%时，称为脂肪肝。它是一种多病因引起的获得性、可逆性、代谢性肝病，如肥胖、高血脂、糖尿病、嗜酒、妊娠、长期服用某些药物等因素均可引起肝细胞脂肪变性成为脂肪肝。

（二）临床表现

脂肪肝一般较轻时无明显临床症状，较重的脂肪肝可出现肝区隐痛、腹胀、疲乏无力、食欲缺乏等症状。

（三）超声诊断

依据肝内脂质含量及分布的形式不同，声像图可分为弥漫浸润型脂肪肝及非均匀性脂肪肝两大类。

1. 弥漫浸润型脂肪肝（图5-41）

（1）肝切面形态正常或饱满，肝脏大小可正常，如肝脏脂肪变较重者，肝脏可有轻至重度增大，边缘变钝。

（2）肝实质前区回声增强，光点密集而明亮，又称"明亮肝"（bright liver），后区回声由浅至深面逐渐减弱。

根据肝内回声强弱程度不同，脂肪肝的分类如下。①轻度：肝实质前区回声稍增强，后区回声稍减弱，深面肝包膜及膈肌光带显示较清晰。肝内管道结构可显示正常，管道壁结构回声减弱。②中度：肝实质前区回声增强，后区回声减弱，深面肝包膜及膈肌光带显示欠清，提高增益可显示。血管壁显示尚清或欠清。③重度：肝实质前区回声明显增强，后区回声明显减弱，深面肝包膜及膈肌光带、血管结构回声显示不清。

（3）肝肾回声对比度加大，即脂肪肝回声明显比正常肾实质回声增强。

2. 非均匀性脂肪肝

（1）局限浸润型：肝内脂肪呈局灶性堆积，声像图显示为局限的高回声团，形态欠规整，轮廓清晰，可单发亦可多发（图5-42）。

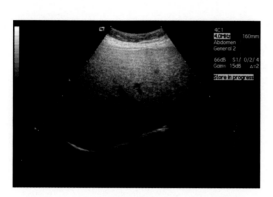

图5-41　弥漫浸润型脂肪肝二维声像图

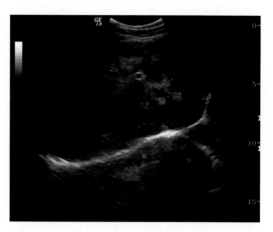

图5-42　非均匀性脂肪肝局限浸润型二维声像图

（2）弥漫非均匀浸润型：肝实质弥漫性脂肪浸润，回声增强，而中间存留小片局限正常肝组织的相对低回声区，边界清楚，形态可不规则。该低回声区多见于门静脉左右支前方、肝脏边缘部分及胆囊区周围（图5-43）。

（3）叶段浸润型：脂肪浸润的肝实质呈高回声区，分布在某一肝叶或某一肝段，边界清晰，而另一部分叶段呈相对低回声区，常以肝静脉为界（图5-44）。

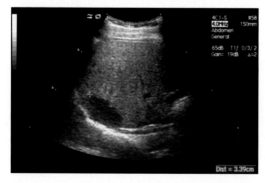

图5-43　非均匀性脂肪肝弥漫非均匀浸润型二维声像图

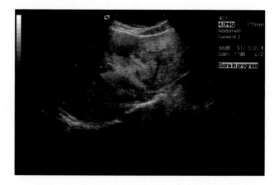

图5-44　非均匀性脂肪肝叶段浸润型二维声像图

CDFI：局限浸润型和弥漫非均匀浸润型内部一般无血流信号，叶段浸润型其内可见正常走行的血管。超声造影：肝内脂肪浸润区域与周边正常肝组织同步增强（图5-45，图5-46）。

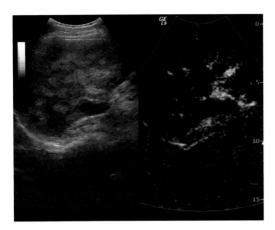

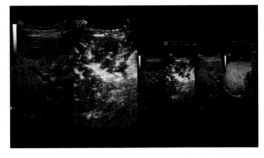

图5-45　局限浸润型脂肪肝超声造影　　　　图5-46　弥漫非均匀浸润型脂肪肝超声造影

（四）鉴别诊断

非均匀性脂肪肝的弱回声区及局限浸润型的高回声区应与小肝癌及血管瘤相鉴别。肝癌有明显的占位效应，部分癌肿周边可见声晕，边界较清晰。CDFI：癌肿周边及内部可见较丰富的血流信号，呈高阻力动脉频谱。较大肿瘤可使周边血管结构变形。超声造影肝癌病灶呈"快进快退"增强，而非均匀性脂肪肝的弱回声区无肿瘤占位效应，往往呈形态不规则的片状结构。CDFI显示弱回声区周边及内部无血流信号，超声造影弱回声区与肝组织同步增强。

高回声区的肝血管瘤边界清晰，多呈类圆形或椭圆形，内部呈网络状结构。CDFI显示较大的肝血管瘤，周边可见少许血流信号，呈低阻力动脉频谱。超声造影显示病灶呈"慢进慢出"即渐进性、向心性增强。而非均匀性脂肪肝的高回声区超声造影与肝组织同步增强。

上述病变需仔细观察二维图像、CDFI及超声造影进行综合分析，做出鉴别诊断。

（五）临床价值

超声对弥漫性脂肪肝具有重要的诊断价值；对病变的程度进行分度，且对治疗效果进行追踪观察；部分局限浸润型脂肪肝与肝肿瘤难以鉴别时，可进行超声造影以鉴别，如仍有困难时，建议做其他影像学检查（CT、MRI），必要时可行肝穿刺活检以明确诊断。

十六、血吸虫病肝

（一）病因与病理

血吸虫病是我国水网地区常见的寄生虫病，常累及肝脏。血吸虫侵入肝脏后产生的急性虫卵结节可引起急性血吸虫病肝（schistosomial liver）；未积极治疗或反复感染造成的慢性虫卵结节、虫卵钙化可刺激肝小叶汇管区大量纤维组织增生，小胆管增生和炎性细胞浸润等可引起慢性血吸虫病肝，最后可导致肝硬化。

（二）临床表现

发热为血吸虫病早期最主要的症状，发热高低、热型视感染轻重而异。并可出现痢疾样大便，其中带血和黏液。晚期进展至肝硬化后，出现腹水、巨脾、肝大等门静脉高压症状。

（三）超声诊断

1.急性血吸虫病肝常有轻度肿大，形态基本正常，边缘角稍变钝。慢性者形态失常，右叶缩小、左叶增大，肝表面由于纤维组织间隔收缩呈波浪状或凹凸不平。

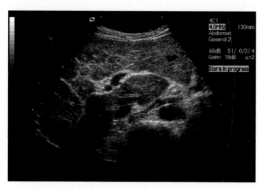

图5-47　血吸虫病肝硬化二维声像图

2.急性者内部回声稍增强，回声分布不均，管道结构清晰走向正常。慢性者肝实质回声增强，分布不均，根据增生的程度不同，纤维光带可将肝脏实质分割成小鳞片状、大小不等的网格状（图5-47）。

3.急慢性者均有脾大，脾前后径（厚度）测值大于4cm，慢性者脾门区脾静脉增宽，脾静脉内径超过0.8cm。

4.肝内门静脉壁回声增强，管壁增厚、毛糙。肝内门静脉二、三级分支常显示增粗。门静脉主干及分支均有不同程度的扩张。

5.彩色多普勒超声：肝内血流可显示无异常。并发门静脉高压时，门静脉内径增宽，血流速度减慢，可显示侧支循环的血流。

6.腹水：肝血吸虫病晚期时，腹部可探及大片的腹水无回声区。

（四）鉴别诊断

典型的血吸虫病肝因声像图上呈网格状回声，诊断并不困难，而血吸虫性肝硬化，肝内出现粗大网格状高回声将肝实质分成的低回声团及中等回声团，易误诊为肝癌图像，两者应予以鉴别。肝癌病灶应有球体感及占位效应。周围常有声晕，有时还可见门静脉内有癌栓，结合病史、AFP等生化检查及超声造影可做出鉴别诊断。

（五）临床价值

急性血吸虫病肝在声像图上无特征性改变，超声难以诊断。慢性血吸虫病肝声像图显示典型的网格状征象时，超声诊断比较准确。鳞片状回声改变需要仔细观察，结合病史进行诊断。粗网格状回声改变有时不易与结节性肝癌鉴别，需要与其他影像学和血清学检验结果结合考虑诊断。

十七、淤血肝

（一）病因与病理

淤血肝（congestive liver）患者一般都有长期慢性心脏病史，由于右心衰竭，大量心包积液，缩窄性心包炎等病症引起回心血液受阻，导致下腔静脉及肝静脉扩张，肝内长期慢性淤血而缺氧，最终可形成心源性肝硬化。

（二）临床表现

由于淤血肝患者多为长期慢性心脏病史导致右心衰竭，因此主要表现为体循环淤血的症状如颈静脉怒张、肝大、下肢水肿、消化道淤血症状（如食欲减退、恶心呕吐）。

（三）超声诊断

1.肝大，肝实质回声均匀，因阻性充血回声减低。

2.下腔静脉、三支肝静脉及其属支内径明显增宽，下腔静脉内径大于2.5cm，肝静脉内径大于1.1cm。

3.下腔静脉随心动周期搏动及呼吸的影响，其双重搏动均减弱或消失。

4.CDFI：下腔静脉、肝静脉彩色血流在严重回流受阻时，血流反向，呈向肝血流，下腔静脉、肝静脉血流频谱三相波消失，呈向肝或肝的单向血流频谱显示。

（四）鉴别诊断

典型淤血肝结合病史及超声图像较为容易诊断，对于不典型者需要与其他导致肝大的疾病进行鉴别。

（五）临床价值

临床上长期患有慢性心脏病患者或各种病因引起右心衰竭及心包积液患者，若有右上腹胀痛、肝大，超声显示肝大，下腔静脉、三支肝静脉均增宽，即可明确诊断淤血肝。当心力衰竭治疗纠正后，淤血肝脏回缩，下腔静脉及肝静脉有不同程度的缩小。因此超声对其诊断及治疗效果的观察亦有价值。

十八、肝硬化和门静脉高压

（一）病因与病理

肝硬化是肝脏受一种或多种因素引起的损害作用而使肝细胞变性、坏死，肝细胞结节状再生及纤维组织增生，导致肝小叶结构和血循环的破坏和重建，形成肝硬化。我国最常见为门脉性肝硬化。按其病因主要有肝炎后肝硬化、酒精性肝硬化和血吸虫性肝硬化，其次为胆汁性肝硬化、坏死后肝硬化和淤血性肝硬化。

（二）临床表现

起病隐匿，病程发展缓慢，可隐伏数年至10年以上。代偿期症状轻且无特异性，可有乏力、食欲减退、腹胀不适等。可触及肿大的肝脏、质硬，脾可肿大。肝功能检查正常或仅有轻度酶学异常。失代偿期临床表现明显，可出现乏力、不规则低热等全身症状，食欲缺乏、恶心等消化道症状，有牙龈、鼻腔出血倾向，还可出现门静脉高压症状如上消化道出血、脾功能亢进、贫血等。

（三）超声诊断

1.肝切面形态失常，肝脏各叶比例失调。门脉性肝硬化肝右叶，尤以肝右后叶缩小明显。肝左叶相对增大或正常。血吸虫性肝硬化左叶明显增大。坏死后肝硬化左叶缩小或完全萎缩，肝右叶肥大。肝脏活动时的顺应性或柔软性消失。

2.肝表面不光滑，高低不平，呈细波浪状（结节0.3～0.5cm）；锯齿状（结节0.5～1cm）；大波浪状（结节1～2cm）；凸峰状（结节＞2cm）（图5-48）。

3.肝内光点回声增强、增粗，并有结节感。肝内可见圆形或不规则形低回声区，回声类似正常肝组织，动态观察回声增强（图5-49）。

4.肝静脉形态失常，肝静脉变细或粗细不均，肝静脉内径＜7mm，走行纡曲。彩色多普勒超声显示肝静脉心房收缩期间歇显示的向心血流消失，多普勒频谱呈二相波或单相波。

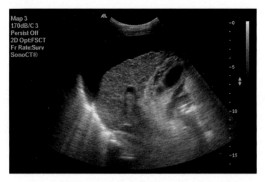

图5-48　肝硬化二维声像图1

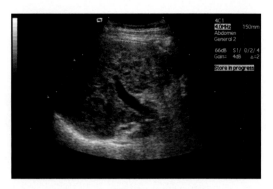

图5-49　肝硬化二维声像图2

5.门静脉高压征象

（1）门静脉系统内径增宽，主干内径≥1.4cm，并不随呼吸而改变。CDFI：门静脉血流速度减慢，频谱平坦，有时呈双向血流或反向血流。

（2）脾大，厚度≥4cm，上下径≥11cm，光点回声增强、增密。

（3）脾静脉扩张、纡曲，内径≥0.8cm。

（4）肠系膜上静脉扩张，内径＞0.7cm，并可呈囊状扩张。

（5）侧支循环形成

1）胃左静脉扩张、纡曲（内径＞0.5cm），肝左叶和腹主动脉之间纵向和横向扫查，显示纡曲管状无回声区，CDFI显示静脉血流频谱（图5-50，图5-51）。

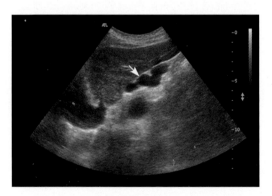

图5-50　胃左静脉扩张纡曲二维声像图
箭头示胃左静脉

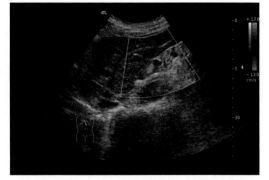

图5-51　胃左静脉扩张纡曲彩色多普勒

2）脐静脉重开，在门静脉左支矢状部经腹壁至脐部之间可见管状无回声区，可纡曲，CDFI显示其为离肝静脉血流（图5-52，图5-53）。

3）胆囊壁双边影，增厚。

4）脾肾交通：脾静脉和肾静脉之间、脾静脉和左肾包膜之间、脾包膜和肾包膜之间显示细带状彩色血流，呈离肝静脉血流频谱显示。

5）脾胃短静脉交通：脾上极内侧与胃底部显示为纡曲管状或团状彩色血流信号，双向静脉血流，为脾静脉和胃短静脉之间纡曲的交通支。

6）脐周静脉曲张：高频浅表探头显示腹壁下曲张的静脉血流。

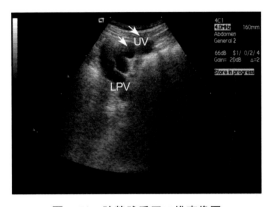

图5-52 脐静脉重开二维声像图

UV：脐静脉，LPV：门静脉左支

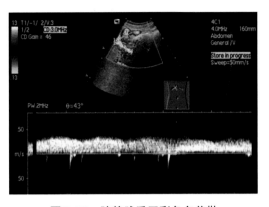

图5-53 脐静脉重开彩色多普勒

6.腹水，腹腔内可见积液暗区。

7.门静脉血栓：门脉内出现片状和光团回声，填塞或部分填塞管腔。CDFI：门脉血流变细，充盈缺损或不显示。

8.门静脉系海绵状变性：门静脉系呈不规则囊状、网状扩张，CDFI呈静脉血流显示，并相互交通，呈海绵状结构。或肝内门静脉纤维化闭锁，呈条索状强光带结构。

9.其他类型肝硬化的声像图表现

（1）胆汁性肝硬化：除具有门静脉高压征的声像图表现外，肝脏声像图有如下征象，包括肝内管道壁回声增强，三级胆管壁可呈不均匀增厚，回声增强，或轻度不均匀扩张。

（2）淤血性肝硬化：下腔静脉、肝静脉增宽，下腔静脉＞2cm，肝静脉＞1.1cm。下腔静脉管径随心动周期及呼吸变化减弱或消失。

（3）血吸虫性肝硬化：患者有血吸虫疫区生活史及感染史，声像图肝脏实质具有典型的"网络状"或"地图状"特征，门静脉增宽，脾大，可诊断血吸虫性肝硬化。

（四）鉴别诊断

1.早期肝硬化与慢性肝炎两者鉴别声像图类似，均为肝实质光点增粗分布不均，鉴别诊断较困难，需肝穿刺活检病理确诊。

2.弥漫性肝癌与肝硬化应进行鉴别（表5-1）。

3.肝硬化结节与小肝癌的鉴别

（1）肝硬化结节：结节回声与周围肝实质相似或稍强，边界欠清晰，亦可呈不规则小低回声区，结节无血流灌注，周边无声晕，内部可见等号状或短线状回声。小肝癌多呈低回声区，也可为等回声及强回声，边界较清晰，部分周边有声晕，内部回声可均匀或不均匀状回声。

（2）CDFI：肝硬化结节无血流信号显示或血流信号不丰富，多以静脉血流信号为主，动脉血流信号则为中等阻力。小肝癌周边及内部可见血流信号呈高速高阻的动脉血流信号。

（3）超声造影：肝硬化结节动脉期结节可呈稍高回声增强或等增强，门静脉期和延迟期呈等增强，而小肝癌动脉期呈高增强，门静脉期及延迟期为低增强。

表5-1　弥漫性肝癌和肝硬化的鉴别诊断

	弥漫性肝癌	肝硬化
肝形态大小	失常，肝脏增大	失常，缩小
肝内结节	多个，类圆形或形态不规则结节，边缘毛糙，结节有突破边缘生长感，结节内回声分布不均	无明显结节或不规则形结节。边界不清楚或有清楚锐利边缘，呈较强回声
管道系统	显示不清，有受压、推移、绕行的征象	显示清晰，血管、胆管三级分支均可显示
门静脉癌栓	主干及分支内显示实质性回声，管壁模糊或局部中断，内可探及动脉血流信号	无或合并门静脉血栓时，门静脉内有实性回声，与门静脉管壁分界较清，栓子内部无血流信号
彩色多普勒	肝内显示丰富的红色带状血流，频谱呈高速高阻动脉血流	肝内彩色血流显示无明显差异
超声造影	门静脉癌栓内可见血流灌注	无血流灌注

（五）临床价值

1.典型的肝硬化声像图改变，超声具有诊断意义。并对肝硬化患者进行定期监测，结合二维图像、CDFI、超声造影有助于早期发现小肝癌病灶。

2.可观察肝硬化门静脉高压分流术后血管吻合口或血管支架是否通畅情况，减少了血管造影等有创检查，能清晰、准确地显示狭窄或栓塞的部位、原因及程度。

十九、门静脉海绵状变性

（一）病因与病理

门静脉海绵状变性（portal sponge degeneration）系门静脉完全或部分阻塞后，在其周围形成大量侧支静脉或阻塞后再通。引起门静脉阻塞的常见原因是癌栓，其次是血栓，且以门静脉右支的发病率为高。

（二）临床表现

临床主要表现为门静脉高压的症状，如脾大、腹水甚或静脉曲张性出血等。

（三）超声诊断

门静脉主干和（或）分支正常结构消失，其内见癌栓或血栓回声，栓塞周围呈蜂窝状或弯曲的短管状无回声区，短管状无回声区内可见静脉血流信号，动静脉瘘时可见动脉样高速湍流频谱（图5-54，图5-55）。

（四）鉴别诊断

门静脉海绵状变性主要应与胆管扩张相鉴别。后者门静脉结构及血流显示正常，扩张的胆管内无血流信号显示而易与前者区分。

（五）临床价值

彩色多普勒诊断门静脉海绵状变性减少了血管造影等有创检查，能清晰、准确地显示门静脉阻塞部位、原因及程度，并可根据侧支形成情况估测机体的代偿能力。除此，易区分门静脉周围扩张的胆管。

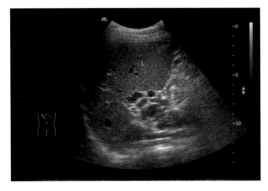

图5-54　门静脉海绵状变性二维声像图

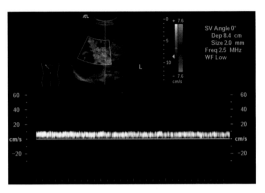

图5-55　门静脉海绵状变性彩色多普勒

二十、门静脉闭塞

（一）病因与病理

门静脉闭塞（atresia of portal vein）系不明原因的门静脉管壁增厚、狭窄以致闭塞，引起肝内型窦前阻塞性门静脉高压症，主要病理改变为门静脉壁胶原纤维组织增加而肝小叶结构正常。

（二）临床表现

临床上很少见，主要表现为原因不明的上消化道出血，脾大及食管、胃底静脉曲张，且排除肝硬化、肝静脉阻塞等疾病。

（三）超声诊断

1.门静脉主干管壁增厚、回声增强，内壁呈虫蚀样改变；中小分支管腔变窄，闭塞者呈粗细不等的光带，血管消失者声像图上不显示。病变顺序自小分支向主干发展。

2.肝内回声增强，分布不均匀。

3.肝动脉可代偿性扩张，血流速度增快。

4.脾脏明显肿大，或出现腹水无回声区。

（四）鉴别诊断

门静脉闭塞引起的门静脉高压主要应与其他原因的门静脉高压相鉴别，如肝硬化、肝静脉阻塞性疾病等。

（五）临床价值

门静脉闭塞临床罕见，在不明原因的上消化道出血或脾大的患者，应行超声检查明确诊断，并判断其严重程度，有利于临床治疗。

二十一、肝段下腔静脉阻塞综合征

（一）病因与病理

肝段下腔静脉阻塞综合征（巴德-吉利亚综合征，Budd-Chiari syndrome）是指下腔静脉上段阻塞伴有肝静脉狭窄或完全闭塞的疾病。其病因可为先天性下腔静脉内纤维隔膜或继发性闭塞。隔膜多位于下腔静脉汇入右房口以下3～4cm处，常为薄膜或纤维索带状，且多数为下腔静脉完全闭塞，少数中央有孔。继发性下腔静脉梗阻多与下腔静脉、肝静脉血栓形成有关。肝段下腔静脉梗阻依其病因及病理可分为膜型、狭窄闭锁型、外压型、肝静脉梗阻型及混合型。

（二）临床表现

临床上主要表现为血液回流受阻及侧支循环开放，如肝淤血性肿大、下肢水肿、腹壁静脉曲张、腹水等。

（三）超声诊断

1.二维超声

（1）下腔静脉入口处下方局部管腔狭窄或闭塞，梗阻远端管腔扩张，其内径随呼吸和心动周期的变化减弱或消失。

（2）肝静脉汇入下腔静脉梗阻的上方且本身无病变时，肝静脉形态无明显改变。当其汇入下腔静脉梗阻下方或本身有病变时，则表现为病变区肝静脉管腔纤细或闭塞，病变远端肝静脉扩张、纡曲，局部膨大或互相交通，肝短静脉扩张。

（3）肝脏显著肿大，尾叶更甚，内部回声均匀。脾大，脾静脉增宽。部分患者出现腹水无回声区。

2.多普勒超声　狭窄段管腔内见纤细的彩色血流信号，流速快，病变远端呈五彩缤纷彩色血流，且流速明显减慢。完全梗阻时，下腔静脉病变段内无血流显示，其远端血流呈离心改变。肝静脉依其能否进入右心房而显示血流束与下腔静脉和右心房的关系。肝内可显示互相交通的杂乱肝静脉束。门静脉因肝淤血而阻力增大，流速明显减慢。

3.超声造影　显示造影剂进入右心房受阻，当其完全闭塞时该段无造影剂显示。

（四）鉴别诊断

肝段下腔静脉梗阻与肝硬化的临床表现有许多共同之处，常被混淆，两者的鉴别诊断见表5-2。

表5-2　肝段下腔静脉梗阻和肝硬化的鉴别

		肝段下腔静脉梗阻	肝硬化
临床资料		开始下肢水肿、腹痛，继而肝大、腹水	有肝炎、饮酒等病史，食欲缺乏，腹胀，黄疸，肝功能损害严重
二维超声	下腔静脉梗阻	有	无
	肝脏	明显肿大、尾叶更显著，包膜光整	轻度增大或缩小，包膜不光滑
	肝静脉	扩张	缩小
其他检查	肝功能异常	轻	重
	下腔静脉压	高	正常
	超声造影	梗阻	正常

（五）临床价值

超声检查不仅可明确病变的部位、范围和程度，了解肝脏内部的结构异常，且可判断肝内和下腔静脉内的血流状态及侧支循环的形成，为选择合理的手术或介入治疗方式提供可靠资料，同时还可评价其疗效。

第三节 胆道系统疾病

一、胆囊结石

（一）病因与病理

胆囊结石（gallstones）是最常见的胆系疾病。胆囊结石可能是由于多种因素使胆固醇和胆色素代谢障碍，沉积形成结石，按结石所含的主要化学成分不同可分为胆固醇结石、胆色素结石和混合性结石。国内以混合性结石及胆色素结石多见。

（二）临床表现

临床上多表现为右上腹隐痛、饱胀及消化不良。有的可无明显症状，当结石阻塞胆囊管时可引起胆绞痛。

（三）超声诊断

1.典型声像图表现 典型的胆囊结石有三个特征（图5-56）。

（1）胆囊腔无回声区内可见一个或多个强回声光团或光斑。

（2）强回声团后方伴有清晰的声影。

（3）可随体位变化而移动。

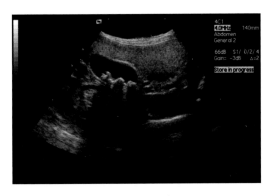

图5-56 典型胆囊结石

2.非典型声像图表现

（1）胆囊充填型结石：胆囊无回声区消失，多个切面扫查胆囊区可见一恒定的弧形强光带，后方伴宽的声影。如合并慢性胆囊炎，胆囊壁增厚，可形成囊壁–结石–声影"三合"征（WES征），此特征具有较高的诊断价值（图5-57）。

（2）胆囊泥沙样结石：胆囊无回声区内见强光点回声，呈带状沉积于胆囊后壁，后方伴有相应的宽大声影。改变体位时，强回声带因结石移动可重新分布。当结石细小疏松沉积层较薄时，可无明显声影，此时改变体位，结石可迅速移动（图5-58）。

（3）胆囊颈部结石：颈部可显示结石强回声团，后方伴声影。结石较小或未嵌顿时，左侧卧位或胸膝卧位可使结石向胆囊体、底部移动，提高检出率。若结石嵌顿于胆囊颈部多表现为胆囊肿大（图5-59）。

（4）胆囊壁内结石：胆囊壁可局限性增厚，胆囊黏膜下可见一个或多个2～4mm大小结石强回声斑点，其后常伴"彗星尾"征，不随体位改变移动（图5-60）。

（四）鉴别诊断

1.胆囊充填型结石应与肠内容物或气体回声与胆囊重叠相鉴别，充填型结石多个切面表现为恒定的强回声，且声影清晰、整齐。而肠气强回声团的形态不固定，后方声影混浊，呈多重反射的回声带，肠内容物及肠气可随肠蠕动而移动。

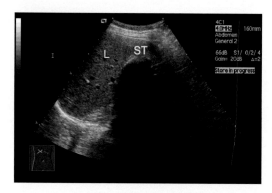

图5-57　胆囊充填型结石

L：肝脏；ST：结石

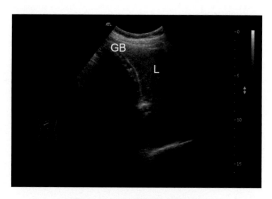

图5-58　胆囊泥沙样结石

L：肝脏；GB：胆囊

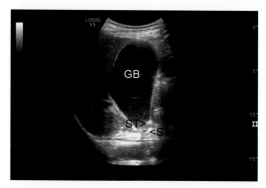

图5-59　胆囊颈部结石

GB：胆囊；ST：结石

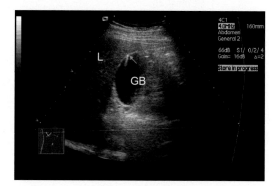

图5-60　胆囊壁内结石

L：肝脏；GB：胆囊

2.泥沙样结石应与胆囊内炎性沉积物及胆汁淤积、浓缩胆汁鉴别。泥沙样结石颗粒回声强、粗大，改变体位时移动速度较快，并有较明显声影，而后者颗粒细小，回声较弱，后方无声影，移动速度较慢。

3.胆囊颈部嵌顿结石应与肝门部气体强回声、肝门部钙化淋巴结及胆囊颈部粗大的折叠黏膜皱襞的强回声相鉴别。颈部嵌顿结石，胆囊可肿大，颈部强回声且伴有清晰的声影，而颈部折叠虽后方也可有轻度声影，但多方位扫查其长轴可呈条状强回声。

4.胆囊壁内结石应与胆囊小息肉相鉴别，前者有典型的"彗星尾"征，后者无此特征。另外，胆囊炎胆囊壁腺体阻塞形成的小囊肿及小脓肿，其由于多重反射形成后方带"彗星尾"征的强光斑，应与真正的壁间结石鉴别；胆囊腺肌增生病由于罗-阿窦（Rokitansky-Aschoff窦）扩张形成的"彗星尾"征也应注意与壁间结石鉴别。

（五）临床价值

超声对胆囊结石的诊断符合率高达95%以上，典型的胆囊结石诊断正确率几乎为100%。在有胆汁充盈状态下小至1mm的结石，超声亦能显示，尤其对X线造影胆囊不显示的充填型结石或颈部结石的病例，超声检查可明确诊断，因此超声检查为胆囊结石的最佳诊断方法。

二、急性胆囊炎

（一）病因与病理

急性胆囊炎（acute cholecystitis）系常见的急腹症之一，多因结石阻塞、细菌感染、胰液反流等病因引起。炎症较轻时，仅胆囊壁因黏膜充血、水肿、渗出有不同程度增厚，胆囊稍肿大。炎症严重时，累及胆囊壁全层，形成化脓性胆囊炎，胆囊壁明显增厚和胆囊肿大，并有脓液渗出。更严重者可致壁坏死穿孔，胆汁流入腹腔，形成膈下脓肿和胆汁性腹膜炎。

（二）临床表现

急性胆囊炎的临床症状因病情轻重可有不同，轻者可有右上腹疼痛、低热及消化不良。重症者则有右上腹绞痛、寒战、高热、恶心、呕吐，个别病例可有腹膜刺激症状。

（三）超声诊断

1.胆囊肿大，尤以横径增大明显，横径≥3.5cm，胆囊边缘轮廓模糊。

2.胆囊壁弥漫增厚＞4mm，毛糙呈"双边影"。

3.胆囊无回声区内可出现稀疏或密集的细小或粗大斑点状、云絮状回声，后方无声影，为炎性物质所致。

4.由结石阻塞引起的急性胆囊炎，可在胆囊颈部见到结石强回声及声影。

5.胆囊穿孔时可见胆囊壁连续中断，胆囊有所缩小，胆囊周围有不规则无回声区。

6.超声墨菲征阳性：探头探触胆囊区时有明显触痛。

（四）鉴别诊断

急性胆囊炎胆囊壁增厚应与急性肝炎、肝硬化、低蛋白血症、心力衰竭、肾病等引起的胆囊壁增厚或呈"双边影"进行鉴别，后者这些疾病均有相应的临床表现及实验室检查异常结果，可与之鉴别。

胆囊腔内胆汁淤积的细小光点群也可与胆囊内炎性沉积物鉴别。前者多见于长期禁食、胆道梗阻的患者，胆囊区无疼痛病史，超声墨菲征阴性可予以鉴别。

（五）临床价值

超声可清晰地显示胆囊的大小、壁的炎性增厚、胆囊腔内积脓及有无并发症发生，对急性胆囊炎的诊断准确性高，且迅速方便，为临床治疗方案提供了可靠依据，在治疗中还可进行随访观察。

三、慢性胆囊炎

（一）病因与病理

慢性胆囊炎（chronic cholecystitis）可由急性炎症反复发作迁延而来，常伴有结石存在，胆囊壁因纤维组织增生和炎性细胞浸润而增厚，肌肉纤维萎缩，使胆囊收缩功能减退。大部分病例胆囊有增大，少数病例胆囊缩小变硬，囊腔变窄。

（二）临床表现

慢性胆囊炎临床表现多不典型，可有腹胀、厌油等消化不良症状。

（三）超声诊断

1.轻型慢性胆囊炎，胆囊大小可正常，仅胆囊壁稍增厚（＞4mm）。

2.慢性胆囊炎胆囊多肿大，囊壁呈均匀性增厚的强回声。若与周围粘连时，边缘轮廓模糊不清。

3.胆囊无回声区内可出现中等或较弱的沉积性团块回声，随体位改变而缓慢移动和变形，后方无声影。

4.慢性胆囊炎后期胆囊可萎缩，胆囊缩小，囊腔变窄，壁增厚回声强，边界模糊不清。如合并有结石，可以出现囊壁－结石－声影三合征（WES征）。

5.胆囊收缩功能减弱或丧失。

（四）鉴别诊断

1.慢性胆囊炎囊壁增厚应与厚壁型胆囊癌相鉴别。后者增厚的胆囊壁厚薄不均，内壁线多不规则。

2.胆囊萎缩形成的强光团及WES征时应与肠气回声相鉴别。后者随肠蠕动可变化，且声影混浊。

（五）临床价值

典型的慢性胆囊炎具有特征性的超声表现，但需要注意鉴别胆囊肿瘤性病变；询问病史和实验室检查有助于做出正确诊断。

四、胆囊腺瘤

（一）病因与病理

胆囊腺瘤（cholecystoadenoma）是最常见的胆囊良性肿瘤，发生于腺上皮，病理上分为单纯性和乳头状腺瘤。体积较小。

（二）临床表现

一般无临床症状，若迅速增大可有恶变倾向。

（三）超声诊断

1.腺瘤呈乳头状或圆球状高回声或中等回声结节，自胆囊壁向腔内突起。

2.后方无声影不随体位改变而移动。

3.多数大小为 10 ~ 15mm，基底较宽，偶见有蒂，多为单发（图 5-61）。

4.好发于胆囊颈部或底部。

5.CDFI：肿瘤内有时可见星点状彩色血流显示（图 5-62）。

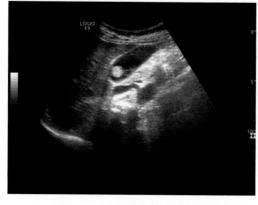
图 5-61　胆囊腺瘤二维声像图

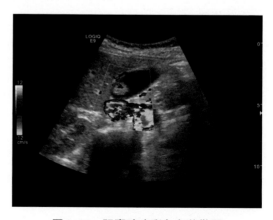
图 5-62　胆囊腺瘤彩色多普勒图

6.超声造影：肿瘤内可见造影剂进入（图5-63）。

（四）鉴别诊断

体积较小的胆囊腺瘤要与息肉和局限性的胆囊腺肌症进行鉴别。体积较大的胆囊腺瘤要与胆囊癌进行鉴别。

（五）临床价值

胆囊腺瘤具有恶变的风险，一旦确诊，应建议患者手术治疗。

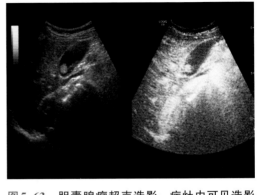

图5-63 胆囊腺瘤超声造影：病灶内可见造影剂进入

五、胆囊癌

（一）病理与病因

胆囊癌（gallbladder carcinoma）以腺癌最常见，鳞癌少见，腺癌约占80%，病理上可分为浸润型和乳头型两种，大多数为浸润型，早期胆囊壁呈局限性浸润，晚期胆囊壁呈弥漫性浸润增厚。乳头癌较少见，癌肿突入腔内，可单发或多发，到后期癌肿充满整个胆囊腔，胆囊癌晚期常可转移到肝脏和肝门部，胆囊周围的淋巴结。胆囊癌患者常合并有胆囊结石与胆囊慢性炎症。

（二）临床表现

临床上早期无特殊症状，晚期可出现腹痛、消瘦、食欲缺乏、黄疸，右上腹包块和腹水。

（三）超声诊断

根据癌肿生长类型及进展程度不同，声像图可分为五型。

1.小结节型 癌肿呈乳头状结节突入腔内，表面不平整，基底部较宽，直径小于2.5cm，好发于胆囊颈部。CDFI：肿瘤内或基底部可见星点状彩色动脉血流信号。此型为胆囊癌的早期表现（图5-64）。

2.蕈伞状型 胆囊癌呈弱回声或中等回声，形似蕈伞状肿块，突入胆囊腔内，基底宽，可单发，也可多发融合成不规则团块（图5-65）。

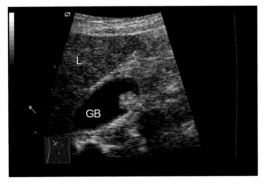

图5-64 胆囊癌结节型二维声像图

L：肝脏；GB：胆囊

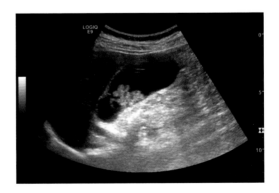

图5-65 胆囊癌蕈伞状型二维声像图

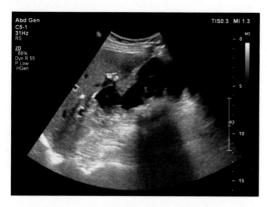

图5-66 胆囊癌厚壁型二维声像图

3.厚壁型 胆囊壁受肿瘤浸润，呈局限性或弥漫性不均匀增厚，以颈部或体部更显著。内壁线不规则，胆囊腔狭窄变形（图5-66）。

4.混合型 此型较多见，其声像图表现为蕈伞状型加厚壁型的表现。

5.实块型 正常胆囊无回声区消失，整个胆囊为一实性肿块取代，边缘不规则，轮廓欠清晰，内部回声强弱不均，大部分肿块内伴有结石强光团及声影。如肿瘤浸润肝脏时，胆囊与肝脏无明显分界，

并可见到肝实质内浸润病灶，如转移到肝门及胆囊周围淋巴结时，可形成多个低回声结节。实块型为胆囊癌晚期表现（图5-67）。

CDFI常显示胆囊癌肿内有丰富的彩色血流信号，呈高速低阻的动脉频谱，RI多小于0.40（图5-68）。

超声造影胆囊癌动脉期可见造影剂填充，呈高增强（高于肝脏），静脉期低增强（低于肝脏）（图5-69，图5-70）。

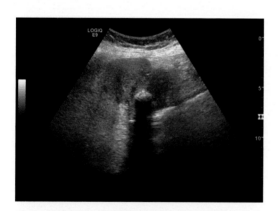

图5-67 胆囊癌实块型二维声像图

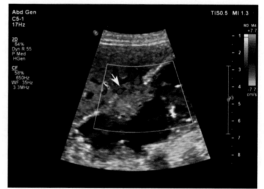

图5-68 胆囊癌实块型彩色多普勒

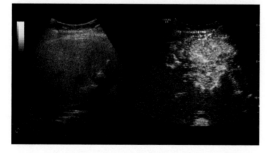

图5-69 胆囊癌实块型超声造影：动脉期高增强

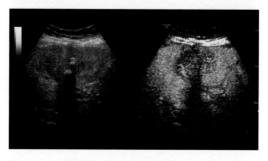

图5-70 胆囊癌实块型超声造影：静脉期低增强

（四）鉴别诊断

1.小结节型及蕈伞状型胆囊癌应与胆囊息肉、胆囊腺瘤相鉴别，后者一般体积较小，常在1.5cm之内，且基底部较窄。

2.厚壁型胆囊癌应与慢性胆囊炎及胆囊腺肌增生病相鉴别，慢性胆囊炎胆囊壁均匀增厚，回声较强，内膜较光整，可与之鉴别。胆囊腺肌增生病增厚的胆囊壁内可见罗－阿窦的小类圆形无回声区及伴有"彗星尾"征的小强光斑回声。

3.胆囊癌实块型应与胆囊淤积稠厚的胆汁、脓液或血凝块泥沙样沉积物相鉴别，后者胆囊轮廓是清晰的，壁的连续性未遭破坏。肝脏及胆囊周围淋巴结无转移。超声造影可提供明确的鉴别诊断信息，并可判断是否侵犯肝脏及侵犯程度。

（五）临床价值

超声检查根据胆囊内肿瘤的大小、形态、基底宽窄，有无高速低阻的动脉血流信号，对胆囊良、恶性肿瘤的鉴别诊断有很重要的作用，对恶性肿瘤根据声像图可做出早期、晚期的判断，有助于临床治疗方案的选择。

六、胆囊增生性疾病

（一）病因与病理

胆囊增生性疾病是由于胆囊壁内某种成分过度增生所致，胆囊壁局限性增厚或向腔内隆起的病变，并非真性肿瘤。以胆固醇息肉及胆囊腺肌增生病较多见。胆固醇息肉常在弥漫性胆固醇沉着症基础上形成向黏膜表面突出的小隆起性病变，呈淡黄色，体积较小，有细蒂与黏膜相连。胆囊腺肌增生病为胆囊黏膜上皮增生，肌层明显增厚，可见到罗－阿窦，常合并有结石。

（二）临床表现

此类病变一般无临床症状，常在超声检查时偶然发现。部分患者可有与胆囊结石、慢性胆囊炎相似的症状，以餐后疼痛更加明显。

（三）超声诊断

1.胆囊息肉

（1）胆囊大小一般正常，息肉呈球形或乳头状高回声或中等回声团附着于囊内壁。

（2）多有细蒂相连，不随体位改变而移动，后方无声影。

（3）息肉体积较小，一般不超过1cm（图5-71）。

2.胆囊腺肌增生病

（1）受累的胆囊壁明显增厚，根据增生的部位和范围可分类如下。

1）局限型：胆囊底部呈圆锥帽状增厚，此型多见（图5-72）。

2）节段型：胆囊底体部壁节段性增厚，呈"三角"征。血流斑片状或难以显示（图5-73，图5-74）。

3）弥漫型：胆囊壁弥漫性增厚。

（2）增厚的胆囊壁内可见小囊状的无回声区或低回声区即罗－阿窦，合并有小结石时，可见强回声斑，后方伴"彗星尾"征。

（3）脂餐试验显示胆囊收缩功能亢进。

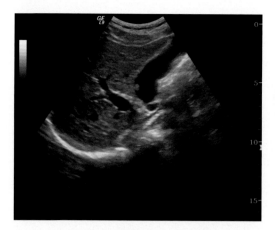

图5-71 胆囊息肉二维声像图

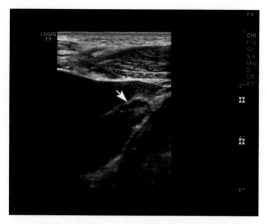

图5-72 胆囊腺肌增生病局限型二维声像图

箭头示小囊状无回声区

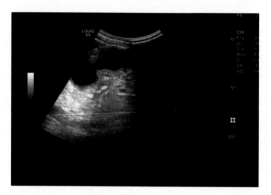

图5-73 胆囊腺肌增生病节段型二维声像图

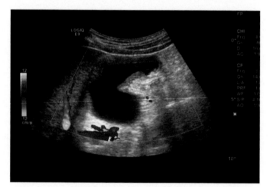

图5-74 胆囊腺肌增生病节段型彩色多普勒

七、先天性胆囊异常

先天性胆囊异常种类较多，一般没有明显的临床症状，多数在超声检查时偶尔发现。其主要包括形态异常（皱褶胆囊、双房胆囊、胆囊憩室）、数目异常（双胆囊、胆囊缺如）、位置异常（左位胆囊、肝内胆囊、游离胆囊）。

八、肝内胆管结石

（一）病因与病理

肝内胆管结石（intrahepatic cholangiolithiasis）多为胆色素混合结石，最小者呈泥沙样，大者直径可达2～3cm或铸型结石，形态常不定，可发生在肝内各级胆管，但好发于左肝管及左右肝管汇合部。

（二）临床表现

局限在某一细小胆管内的小结石，一般无症状，肝内结石合并感染时可能出现上腹部肝区胀痛不适、发热、恶心、呕吐等上消化道症状。

（三）超声诊断

1.在肝实质中可见与门静脉伴行，沿肝内胆管及左右胆管走行的圆形、斑点状强回声团或条索状的强回声光带，后方伴声影（图5-75）。

2.当有胆汁淤积时，扩张的胆管无回声区内可见结石的强回声团，后方伴声影，结石阻塞的远端小胆管扩张，可与伴行的门静脉分支形成"平行管"征，或呈囊状、树杈状扩张。

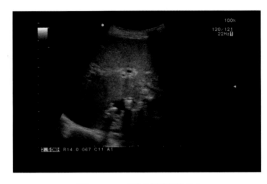

图5-75　肝内胆管结石

（四）鉴别诊断

1.要与肝内正常结构如肝圆韧带，肝内钙化灶、小血管瘤、肝纤维化瘢痕相互鉴别。

2.肝内胆管积气形成强回声带沿左右肝管走行，亦可有肝内胆管轻度扩张，但气体强回声紧贴胆管前壁，形态不稳定，后有多重反射回声带，可以与之鉴别。

（五）临床价值

三级以下胆管结石不伴有胆管扩张，多建议患者定期随访；若三级以上胆管结石伴有胆管扩张，可采取手术等方法治疗。

九、肝外胆管结石

（一）病因与病理

肝外胆管结石（extrahepatic cholangiolithiasis）可来源于肝内胆管或胆囊内的结石，也可原发于肝外胆管内。其成分是胆色素结石或以胆色素为主的混合性结石，由于结石的刺激和阻塞，胆管多数有扩张。当结石发生嵌顿或胆管发生急性炎症时，可导致完全性梗阻。

（二）临床表现

患者多数有反复发作的上腹部不适和疼痛，有时可有轻度黄疸。结石导致完全性梗阻时患者可出现上腹部绞痛、黄疸、寒战和高热（查科三联征）。

（三）超声诊断

典型的声像图表现如下。

（1）二维声像图：扩张的肝外胆管内可见一个或多个恒定的强回声光团，后方伴有声影，强回声光团与胆管壁分界清楚。不典型者扩张的肝外胆管内有中等或较弱的光团或柱形的弱回声充填胆管腔内，后方无明显声影（图5-76）。

（2）CDFI：显示门静脉及下腔静脉的彩色血流信号，根据此特征来观察与其伴行的上段及下段肝外胆管和胆管内

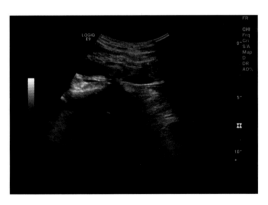

图5-76　肝外胆管结石

结石回声。

（四）鉴别诊断

肝外胆管典型结石诊断并不困难，胆管内疏松结石应与胆管内肿瘤相鉴别，胆管内肿瘤无声影，且与胆管壁分界不清。CDFI：显示肿瘤内有点状或线状的动脉血流信号，可与结石相鉴别。

（五）临床价值

对肝外胆管结石的诊断准确率为60% ~ 90%。肝外胆管上段结石易显示，下段因气体遮盖，显示较困难，若改变体位或饮水充盈肠管可提高下段胆管结石的检出率；内镜超声检查，不受肠气干扰，能更直观、清楚地显示胆管内结石及其下段隐蔽的结石。

十、化脓性胆管炎

（一）病因与病理

化脓性胆管炎（suppurative cholangitis）多由于胆管结石、胆道蛔虫等引起胆管梗阻或胆管急性化脓性炎症引起。胆管壁因炎症刺激充血、水肿增厚，管腔内充满脓性胆汁。

（二）临床表现

临床上主要表现为上腹部疼痛、寒战、高热、恶心、呕吐等症状，晚期可出现黄疸。

（三）超声诊断

1.肝外胆管扩张，胆管壁增厚、毛糙、回声增强，内有低回声暗带，呈"双边影"。

2.胆管腔内可见密集的点状或斑点状回声，后方无声影。

3.有时在胆管梗阻部位可显示结石或蛔虫回声。

（四）鉴别诊断

化脓性胆管炎应与胆管肿瘤相鉴别，化脓性胆管炎多伴有感染的临床表现及相应的实验室阳性检查结果；若胆管炎伴有胆汁淤积，可行超声造影检查，与胆管肿瘤性病变相鉴别。

（五）临床价值

化脓性胆管炎一旦确诊应早期治疗，抗感染治疗同时，若伴有胆管扩张，胆系梗阻的症状，可行PTCD置管引流。

十一、胆管癌

（一）病因与病理

胆管癌（cholangiocarcinoma）绝大多数为腺癌，少数为未分化癌和鳞癌。其形态可有乳头状、结节状、硬化型或弥漫型，胆管癌常发生于胆总管近端、肝门左右肝管汇合处及壶腹部。肿瘤自胆管壁呈乳头状或结节状突入管腔，多数呈浸润性生长，使管壁增厚、僵硬，管腔狭窄，造成管腔部分或完全阻塞。阻塞部位以上胆管扩张。

（二）临床表现

胆管癌患者早期缺乏典型的临床表现，多以进行性加深的无痛性黄疸就诊，常伴有皮肤瘙痒、食欲减退、腹泻和消瘦等，晚期出现肝脾大和腹水。

（三）超声诊断

1.二维直接征象

（1）乳头型：扩张的胆管腔内可见乳头状或结节状的高回声或中等回声的软组织样肿块，形态不规则，后方无声影，肿块与胆管壁无分界（图5-77）。

（2）狭窄型或截断型：扩张的胆管远端因癌组织浸润，管腔内径狭窄呈"鼠尾"征，或被肿块突然截断，阻塞端及其周围可见肿瘤组织的致密斑点状回声。

2.二维间接征象

（1）肝门部左右肝管汇合处癌肿阻塞时，可引起肝内胆管扩张。

（2）肝外胆管下端癌肿阻塞时可引起肝内胆管、肝总管、胆总管扩张，胆囊肿大。

（3）癌肿有转移时，肝内可见占位性病变，肝门部淋巴结可肿大。

3.CDFI　胆管肿瘤属于少血供肿瘤，其内血流常呈点状或难以显示（图5-78）。

4.超声造影　胆管肿瘤内可见造影剂进入，易与淤胆相鉴别（图5-79，图5-80）。

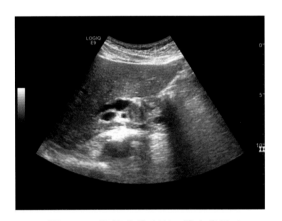

图5-77　胆管癌乳头型二维声像图

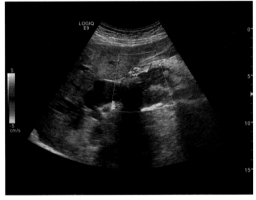

图5-78　胆管癌彩色多普勒

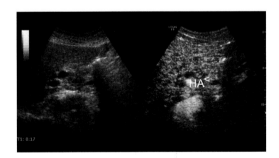

图5-79　胆管癌超声造影动脉期
HA：肝动脉

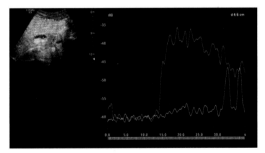

图5-80　胆管癌超声造影灌注曲线
胆管内病灶（绿）与非病灶区域（黄）

（四）鉴别诊断

浸润生长者不易准确显示肿瘤边界，梗阻扩张的肝内外胆管可提示肿瘤存在。有时胆管慢性炎症或狭窄与肿瘤难以准确鉴别。

（五）临床价值

超声能准确判断胆管扩张及胆管肿瘤阻塞部位，直接观察到胆管内肿瘤形态及大小，有助于临床确定治疗方案。

十二、先天性胆管扩张

（一）病因与病理

先天性胆管扩张（congenital cholangiectasis）系胆管壁先天性薄弱所致，可发生在肝外胆管，肝内胆管及肝内、肝外胆管（复合型），以肝外胆管囊状扩张多见。

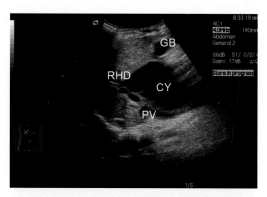

图5-81　先天性胆总管囊肿二维声像图
RHD：右肝管；GB：胆囊；PV：门静脉；CY：囊肿

（二）临床表现

胆总管囊肿多以腹部肿块、间隙性腹痛、黄疸等为主要临床表现，肝内胆管囊状扩张继发结石或感染后可出现发热、黄疸、肝区痛等临床表现。

（三）超声诊断

1.先天性胆总管扩张　又称先天性胆总管囊肿（congenital choledochal cyst）。

（1）胆总管部位可见椭圆形或梭形无回声区，壁薄、后方回声增强（图5-81），有时无回声区内可见结石强回声光团及声影，或胆汁形成的细小光点回声。

（2）囊肿无回声区上段与近端胆管相通，其后方可见门静脉。

（3）胆囊常因囊肿向腹前壁推挤移位。

2.先天性肝内胆管扩张（Caroli病）

（1）肝内可出现圆形或梭形的无回声区，呈单个或节段性，沿左右肝管及肝内胆管分布。

（2）囊腔无回声区与未扩张的胆管相通，囊腔之间也可相通。

（四）鉴别诊断

1.胆总管囊肿应与肝门部肝囊肿、胆囊积液、小网膜囊肿、胰头部囊肿等相鉴别，胆总管囊肿与近端胆管相通，此为重要鉴别点。

2.肝内胆管扩张应与多囊肝、肝囊肿、多发性肝囊肿，梗阻所致的肝内胆管扩张等相鉴别。肝内胆管扩张是沿左右肝管走行分布，且囊腔与肝管或囊腔之间可相通。梗阻所致的肝内胆管扩张为长形的扩张管腔，并在梗阻部位可发现引起梗阻的病因（结石、肿瘤或蛔虫）。

（五）临床价值

超声显像可清楚地显示胆管扩张的部位，区分先天性胆管扩张的类型，并可测量扩张段的大小范围来评估病变的程度，为临床选择合理的治疗方案提供了可靠的依据。

十三、胆道蛔虫病

（一）病因与病理

胆道蛔虫病（biliary ascariasis）系肠蛔虫经十二指肠乳头钻入胆道所致，蛔虫大多存在胆总管内，有的可进入肝管或肝内胆管中，亦可进入胆囊内，临床上可引起阵发性绞痛。

（二）临床表现

临床上可引起阵发性绞痛。

（三）超声诊断

1.在扩张的胆管长轴切面内，可见前后径为3～5mm的平行双线状高回声带。中心为暗区，前端圆钝。活蛔虫可见在胆管内呈"～"形蠕动。死蛔虫，线状高回声带模糊不清，或断裂呈片状。

2.当蛔虫进入到胆囊时，胆囊无回声区内可见弯曲状的管状回声。

（四）鉴别诊断

根据扩张的胆管内出现平行双线状强回声带，可较准确地诊断胆道蛔虫病。但应与胆管周围其他胆道管壁回声相鉴别。死蛔虫虫体萎缩，断裂钙化后应与胆管内结石、黏稠胆汁、血块等沉积物相鉴别。

（五）临床价值

胆道蛔虫病是常见的急腹症之一，超声检查对其诊断准确率高达95%以上，它可直观地显示蛔虫在胆道中的部位，又可实时观察到活蛔虫在胆道内的蠕动情况，治疗后对蛔虫是否退出胆道也可做出明确的判断。

十四、胆道闭锁

（一）病因与病理

胆道闭锁（biliary atresia，BA）是以肝内外胆管闭锁和梗阻性黄疸为特点的小儿外科常见畸形，最终可导致肝衰竭并严重危害患者生命。它分为三型：Ⅰ型，胆总管闭锁；Ⅱ型，肝总管闭锁；Ⅲ型，肝门部闭锁。第Ⅲ型最常见（＞90%）。

（二）临床表现

新生儿或婴儿出现持续性黄疸，白色或浅黄色粪便，肝脏可触及肿大或有质地变硬。血清胆红素升高且以直接胆红素升高为主。

（三）超声诊断

1.肝门部三角形条索状高回声（TC征，triangular cord sign），由于肝门部闭锁型占大部分，且一般在肝门部会有纤维块，因此TC征是诊断胆道闭锁直接而特异的客观标准（图5-82）。

2.胆囊的改变亦是诊断胆道闭锁的参考指征，主要表现为无胆囊，胆囊形态不规则或呈分叶状，胆囊壁厚薄不均或不光滑、僵硬及胆囊长径小于1.5cm（图5-83）。

3.肝右动脉增宽：大于0.16cm为增宽（图5-84）。

4.由于胆道闭锁常伴有肝脏纤维化，因此可见肝大和不均匀回声表现。

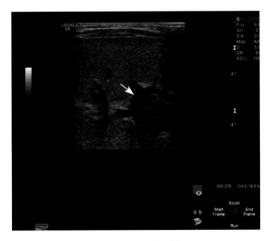

图5-82 胆道闭锁1

箭头示肝门部三角形条索状高回声

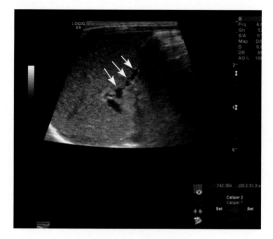

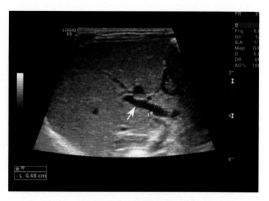

图5-83 胆道闭锁2

箭头示形态不规则的小胆囊

图5-84 胆道闭锁3

箭头示肝右动脉增宽，内径0.48cm

（四）鉴别诊断

其应与婴儿肝内胆汁淤积相鉴别，有无TC征、胆囊的改变均是鉴别诊断的重要方面。

（五）临床价值

胆道闭锁和肝内胆汁淤积是婴儿或新生儿黄疸的两个主要病因，临床表现和血生化指标测定均具有重叠性，但是其治疗完全不同，且胆道闭锁预后和治疗时间密切相关，因此早期诊断十分重要。超声诊断率高且无创可重复，在胆道闭锁的诊断中具有重要地位。

第四节 胰腺疾病

一、急性胰腺炎

（一）病因与病理

急性胰腺炎（acute pancreatitis）常见病因有胆系感染、酒精中毒、暴饮暴食及外伤等。胆总管或壶腹部的结石、蛔虫、局部水肿或括约肌痉挛，使胆汁反流入胰腺实质内引起炎症。另一种病因是胰腺组织内的血液供应不足，造成胰腺组织大量坏死性炎症。病理特点：在胰腺组织内有大片出血、坏死及炎症反应，同时残留组织内可见小叶内导管扩张。

（二）临床表现

急性发作上腹疼痛、恶心、呕吐，早期可出现休克、淀粉酶升高等。

（三）超声诊断

1.胰腺普遍性均匀性增大，并以前后径肿大为主，亦可呈局限性肿大。

2.胰腺内部回声减低为主要表现，内可夹杂细小光点。慢性炎症急性发作时，胰腺内部回声可不减弱而表现为不均匀。

3.胰腺周边可见积液暗区，为病程早期渗出水肿改变。

（四）鉴别诊断

1.局限性肿大的胰腺炎，应与胰腺肿瘤相鉴别。肿瘤多表现为局限性低回声，轮廓不规整，内部回声不均，向外突出或向周围浸润，后方组织回声衰减，可有较清晰边界。结合病史及淀粉酶检查可以鉴别。

2.反复发作的急性胰腺炎应与慢性胰腺炎急性发作相鉴别：慢性胰腺炎时胰腺组织回声增强且不均，可伴有胰管囊状扩张、假性囊肿、胰管内结石、钙化形成等。

3.急性胰腺炎可引起胃肠内积气，出现超声全反射现象而使胰腺显示不清。此时应与胃穿孔、肠梗阻等急腹症相鉴别。淀粉酶检查及X线腹部透视等有助于鉴别诊断。当胃肠积气改善以后，重复扫查可能显示胰腺炎图像。

（五）临床价值

1.急性单纯性胰腺炎超声可无异常表现，急性重症胰腺炎表现可典型，超声可作为随访手段动态观察。

2.积液多积聚于小网膜囊、肝肾间隙、脾肾间隙。超声可动态观察积液位置及范围，并引导其置管引流。

二、慢性胰腺炎

（一）病因与病理

多数慢性胰腺炎（chronic pancreatitis）是由急性炎症反复发作演变而成。病理特点：胰腺小叶周围及腺泡间纤维化，伴有局灶性坏死及钙化。可有胰管或腺泡扩张。胰腺外观呈结节状，质地纤维化变硬。

（二）临床表现

其主要症状为上腹痛、腹胀、厌油腻、脂肪腹泻及消瘦等。

（三）超声诊断

1.胰腺轻度肿大或局限性肿大；胰腺轮廓不清，边界常不规整，与周围组织分界不清。

2.胰腺内部回声增强，分布不均，呈条状或带状。

3.假性囊肿形成，表现为炎症局部或周围出现无回声区，内部无血流信号，超声造影示无增强（图5-85～图5-87）。

4.胰管呈囊状或串珠样扩张；胰管内有时可见结石，表现为强回声光斑或光团，后方伴声影（图5-88）。

（四）鉴别诊断

1.胰腺局限性肿大时应与胰腺癌相鉴别。后者多表现为局限性低回声，轮廓不规整，内部回声不均，有浸润现象，但胰腺其他部位则正常。

2.有假性囊肿形成时，应与肝肾囊肿、十二指肠积液、腹膜后淋巴瘤相鉴别。

（五）临床价值

腹部超声可以作为一线诊断手段，其诊断阳性率与CT相似，而对于超声影像不明确的患者，可考虑行超声内镜检查。

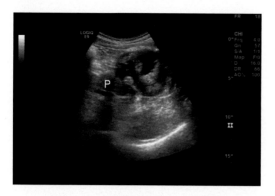

图5-85　胰腺假性囊肿二维声像图
P：胰腺

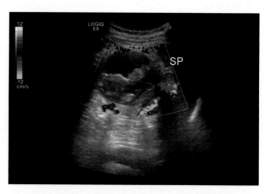

图5-86　胰腺假性囊肿彩色多普勒
SP：脾脏

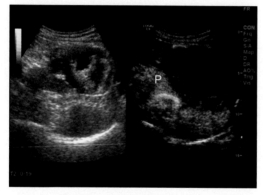

图5-87　胰腺假性囊肿超声造影：病灶呈无增强
P：胰腺

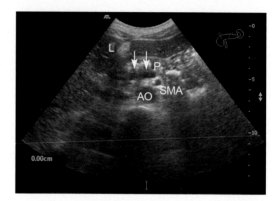

图5-88　胰管结石合并慢性胰腺炎二维声像图
箭头示胰管结石。L：肝脏；P：胰腺；SMA：肠系膜上动脉；AO：腹主动脉

三、胰腺真性囊肿

常见的有先天性囊肿、潴留性囊肿及包虫囊肿。先天性囊肿由胰腺导管及腺泡先天性发育异常所致，多见于小儿，与遗传因素有关，常同时伴有多囊肝、多囊肾。潴留性囊肿由于胰管梗阻、胰液在管内滞留所致。囊肿一般较小，单房，周围胰腺组织常伴有炎症。声像图可见胰管膨大呈无回声区，亦可见慢性胰腺炎的声像图特点。包虫囊肿是由于吞食细粒棘球绦虫卵引起的一种疾病，多发于肝脏，偶见于胰腺。超声所见为囊性无回声区，囊肿壁回声较强，边界光滑整齐，囊内可见头节和子囊，可表现为多发性强回声光团。

四、胰腺囊腺瘤或囊腺癌

（一）病因和病理

本病较少见，多发于30～60岁的女性，好发于胰腺的体尾部。病理特点：囊腺瘤属良性，发生于胰腺的导管上皮。肿瘤呈圆形，有完整的包膜，内呈单房或多房改变。囊腺癌呈多囊腔，腔内含有黏液或浆液，有的囊腺癌是由囊腺瘤恶变而来的。

（二）临床表现

症状隐匿，当肿物较大时才能触摸发现。当出现压迫症状时，可有上腹痛。

（三）超声诊断

两者声像图表现相似，为囊性或混合性病灶，边界光滑，囊壁可呈高回声，且不规则增厚。内部呈分隔或多房改变。内部为无回声区，囊壁可见乳头状结构的高回声光团。有时可见散在的强回声钙化斑并有声影。肿块为圆形或椭圆形，或呈分叶状，大多发生在胰体、尾部。较小者可见位于胰腺内，较大者可部分位于胰腺内或明显突向胰外，但仍显示与胰腺关系密切。

（四）鉴别诊断

1.超声鉴别囊腺瘤与囊腺癌较困难。

2.应与包虫囊肿、胰腺癌液化坏死、假性囊肿或脓肿等相鉴别。包虫囊肿多同时发生于肝脏，囊性无回声区内可见头节和子囊。胰腺癌液化坏死呈不均质性，实性部分较多而囊性部分较少。假性囊肿或脓肿则有胰腺炎或感染史。

（五）临床价值

二维灰阶超声对典型胰腺囊腺瘤和囊腺癌有较高的诊断率；超声造影可以用于非典型的囊腺瘤和囊腺癌的诊断。

五、胰岛素瘤

（一）病因与病理

胰岛素瘤来自胰岛B细胞，是内分泌肿瘤中最常见的功能性胰腺肿瘤，通常是良性或无法肯定有无潜在恶性风险，只有极少数情况被确定为恶性。其主要特点是大量分泌胰岛素导致低血糖，进而影响消化功能及机体其他功能而引起一系列复杂的临床症状。

（二）临床表现

此病罕见，肿瘤发生隐蔽，临床症状复杂，病情缓慢。可出现不同程度的Whipple三联征表现：饥饿或运动后发生低血糖症状；发作时血糖＜2.8mmol/L（50mg/dl）；注射葡萄糖后立即缓解。随着病情发展，低血糖程度可加重，甚至餐后也可诱发低血糖，同时低血糖发作时间延长，频率加重，多伴有身体逐渐肥胖，记忆力、反应力下降。

（三）超声诊断

1.一般较小，平均直径为1～2cm。肿瘤常位于胰体尾部。

2.边界整齐光滑，内部呈均匀稀疏的低回声光点（图5-89）。

3.因有典型的低血糖症状，临床诊断并不困难。但由于肿瘤小，定位较困难，必要时可饮水500ml后变换体位观察。

（四）鉴别诊断

胰岛素瘤恶变时，与胰腺癌难以鉴别，可根据病史、症状、肿瘤部位、检验

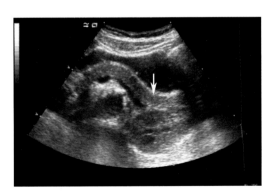

图5-89 胰岛细胞瘤二维声像图

箭头示瘤体

等加以鉴别。

（五）临床价值

超声在功能性胰岛素瘤的定位诊断具有重要作用，尤其是术中超声使用。

六、无功能性胰岛细胞瘤

（一）病因与病理

其胰岛细胞不产生胰岛素，肿瘤一般位于胰体尾部，生长缓慢。由于该肿瘤无临床症状，长得很大时才被发现，大小可达10cm。

（二）临床表现

一般无临床症状。

（三）超声诊断

左上腹可探及一圆形或椭圆形肿物，与胰尾相连，边界清晰光滑，可呈分叶状。肿瘤较大时，内部回声不均。囊性变时内可见无回声区。

（四）鉴别诊断

无功能性胰岛细胞瘤位于胰尾时，应与胃或左肾肿瘤相鉴别。饮水观察有助于与胃肿瘤相鉴别。脾静脉前方的肿物多来自胰腺，脾静脉后方的肿物应考虑来自左肾。还应与胰腺癌相鉴别。

（五）临床价值

无功能性胰岛细胞瘤发现时，体积多较大，超声可清晰显示；但超声表现无特异性，需结合其他影像学检查与其他类型胰腺肿瘤性病变相鉴别。

七、胰腺癌

（一）病因和病理

胰腺癌（carcinoma of pancreas）是消化系统常见恶性肿瘤之一，多见于40岁以上男性。胰腺癌约50%以上发生于胰头部，约1/4发生于胰体尾部。其余为弥漫性胰腺癌。病理学上分为两型：一种来自腺泡上皮，另一种来自胰腺导管。

（二）临床表现

常见早期症状表现为腹痛或上腹部不适、食欲减退、乏力、体重减轻、黄疸。

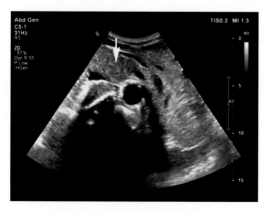

图5-90 胰腺癌二维声像图1

（三）超声诊断

1.胰腺多呈局限性肿大，内见肿物，轮廓不规则，边界不清晰（图5-90）。

2.内部回声：多呈低回声，可不均匀。肿瘤坏死液化时可呈现不规则无回声区。

3.挤压现象：胰头癌可使十二指肠曲扩大，胰尾癌可使胃、脾、脾静脉及左肾受压推挤移位。胰头癌向后挤压下腔静脉使其变窄，远端出现扩张。压迫胆总管可使肝内胆管及胆囊扩张，也使胰管扩张。

胰颈癌可使门静脉、肠系膜上静脉受压移位（图5-91）。

4.CDFI：胰腺癌内可见斑片状血流（图5-92）。

5.超声造影：胰腺癌是少血供肿瘤，动脉期和静脉期常呈低增强（低于胰腺）（图5-93，图5-94）。

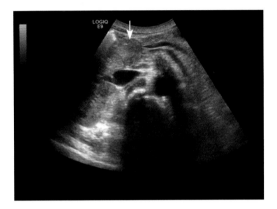

图5-91　胰腺癌二维声像图2

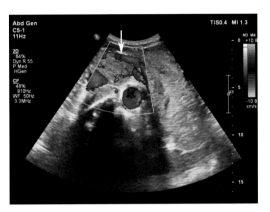

图5-92　胰腺癌彩色多普勒
箭头示瘤体

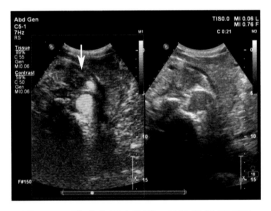

图5-93　胰腺癌超声造影：动脉期呈低增强

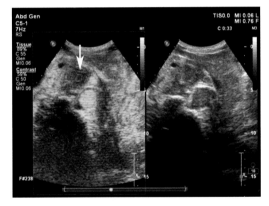

图5-94　胰腺癌超声造影：静脉期呈低增强
箭头示瘤体

（四）鉴别诊断

1.慢性胰腺炎：常有胰腺炎反复发作史，血淀粉酶增高，胰腺轻度弥漫性肿大，内部回声普遍增强，胰管呈不均匀串珠样扩张。

2.胰腺囊腺瘤（癌）：多发于胰腺体尾部，呈无回声，周边有实质性光团回声。

3.胰岛细胞瘤：功能性胰岛细胞瘤有典型的低血糖临床症状，无功能性胰岛细胞瘤临床症状轻，病程长，一般情况良好。

4.胆管癌：临床症状与胰头癌相似，有阻塞性黄疸。但胆管癌时，胰头无肿物，胰管不扩张，肿块回声多较强，胆管壁增厚等。

5.还应与壶腹癌相鉴别。

（五）临床价值

B型超声对胰腺有较高的显示率（82%～93%），对胰腺癌的诊断亦有较高正确率（83%～92%），而且是对胰腺癌进行早期诊断的一种简便、无创、可靠的方法，可对疑有胰腺癌早期症状（如上腹疼痛不适、食欲减退、体重减轻、黄疸等）的患者进行普查，以便及早发现胰腺癌。

第五节　脾脏疾病

一、先天性脾异常

（一）病因和病理

先天性脾异常与胚胎发育或先天性脾血管发育异常有关，较为少见。副脾是指存在于正常脾脏之外的与脾脏结构相似、功能相同的组织，国内文献报道其发生率为10%～35%，发生位置频率依次为脾门、脾血管、胰尾腹膜后、沿胃大弯的大网膜、小肠结肠系膜、直肠子宫陷凹（Douglas腔）、女性的左侧阔韧带和男性的左侧睾丸附近。

（二）临床表现

多无明显临床症状。

（三）超声诊断

1.副脾　脾门或胰尾部单个或多个结节，界线清楚，有不完整包膜细光带回声。部分较大的副脾内可见有血管回声与脾脏相连（图5-95，图5-96）。

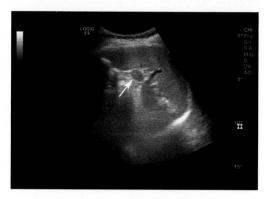

图5-95　副脾二维声像图
箭头示副脾

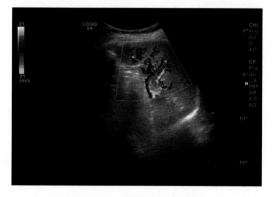

图5-96　副脾彩色多普勒

2.异位脾　①罕见，脾区探不到脾脏回声。②腹部其他部位探测与脾脏形态、轮廓、回声相同的肿块。彩色多普勒可通过显示肿块内血流确定脾门部位。

3.先天性脾缺如　脾区和腹部其他部位探测，均未显示脾脏图像。

4.先天性脾脏反位　与肝脏反位或其他内脏反位同时存在。在右季肋区显示脾脏声像图。

（四）鉴别诊断

副脾和异位脾除了常见部位之外，也可因外伤和手术种植于肠系膜、大网膜及盆腔甚至肾上腺区等，应注意与其他占位性病变相互鉴别。

（五）临床价值

超声对于先天性脾异常具有较高的检出率，且简便、准确。

二、脾脏弥漫性肿大

（一）病因与病理

常因感染、血液病、结缔组织病、淤血等原因引起脾脏弥漫性肿大。

（二）超声诊断

1.脾脏厚度超过3.9cm，长度超过11cm。

2.脾大程度分类

（1）轻度肿大：厚度4.0 ~ 4.5cm，左肋缘下0.5 ~ 3.0cm。

（2）中度肿大：厚度4.5 ~ 6.0cm，左肋缘下超过3.0cm。

（3）重度肿大：脾切面形态失常，厚度超过6.0cm，脾下缘在左肋缘下超过脐水平，脾前缘超过腹正中线。

3.脾脏回声改变：感染性者，回声增强；血液病性者，回声减低；结缔组织病和充血性者为低回声或中等回声。

4.淤血性脾大者，脾静脉扩张、纡曲，内径≥0.8cm。

三、脾萎缩

（一）病因与病理

脾萎缩常见于老年人，故又称老年性脾萎缩，此外见于非热带性口炎性腹泻，此病好发于30岁以上女性。

（二）临床表现

临床上脾萎缩无特殊表现，主要为原发病的症状。脾萎缩时患者免疫功能减退。

（三）超声诊断

脾脏明显缩小，厚径小于2cm，最大长径小于5cm，内部回声常增强、增粗。

四、脾脏囊性病变

1.单纯性脾囊肿　较少见，脾内出现圆形无回声区，壁光滑，边界清楚，其后壁及后方回声增强（图5-97）。

2.多囊脾　较少见，为先天性多囊病脾脏表现，常与其他脏器多囊性病变并存。超声诊断要点：①脾脏切面形态失常，切面内径增大。②脾实质内显示多个大小不等，互不相通的无回声区，呈圆形，壁薄，光滑。后方回声增强不明显。

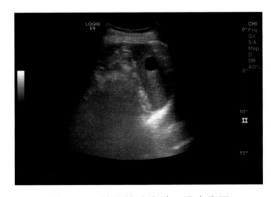

图5-97　单纯性脾囊肿二维声像图

3.脾脓肿　患者临床上出现全身感染的症状，伴有脾区疼痛。超声诊断要点：①脾脏轻至中度增大。②脾内出现无回声区，周边有较强回声带环绕，无回声区内可见光团、光带、光点回声。抗感染治疗后，无回声区范围明显缩小（图5-98）。CDFI大多周边可见血流信号，早期内部也可见斑片状血流信号，后期内部可无血流信号（图5-99）。超声造影脓肿为无增强（图5-100）。③细针穿刺内为脓液可确定诊断。④动态观察短期内，声像图有改变。

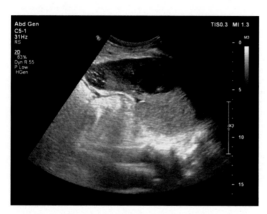

图5-98　脾脓肿二维声像图

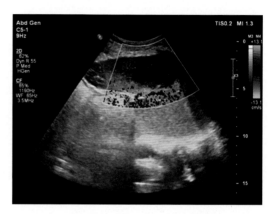

图5-99　脾脓肿彩色多普勒

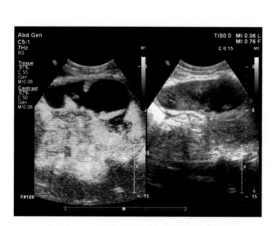

图5-100　脾脓肿超声造影：病灶无增强

五、脾外伤

1.脾包膜下血肿：①脾脏大小和形态正常。②脾包膜光带下可见扁长形无回声区，不随呼吸运动及体位改变发生变化。脾实质回声显示受压。③无回声区内可有散在分布的细小回声漂浮其内。

2.脾破裂和脾实质内血肿：脾破裂后发生脾实质内局限性血肿较为少见，常见脾实质和脾包膜同时破裂，发生脾实质内和脾周围血肿。

3.其超声诊断要点如下。

（1）脾脏可增大，形态可失常。

（2）脾实质破裂处显示呈回声杂乱区，形态不规则，边界不清晰，其内常显示带状强回声，当脾破裂出血大量时，其内可出现低回声和无回声混合图像。根据脾实质回声的改变，可帮助确定脾破裂的部位。

（3）脾包膜光带回声连续性中断，中断部位显示不均匀回声增强。

（4）外伤初期脾实质内可出现片状强回声区，边界不清。当血肿形成时，脾实质内显示无回声，边界清楚，无包膜回声，内有大小不一，形态不规则的强光团回声。外伤较长时间后，脾实质内血肿机化时可显示条索样间隔或呈多房改变。

（5）脾周围血肿：脾周围显示低回声带，其宽度与脾周围积液多少有关。其内有较多的光点回声。

（6）腹腔内积血的表现：破裂的时间和程度不同，出血量不同，表现不同。少量积血时，肝肾间隙和Douglas腔内可探及带状无回声。大量出血时，肝肾间隙、脾周围、盆腔甚至肠间隙，均可探及无回声区。

（7）外伤时间不长便行腹腔探查时，脾破裂和血肿征象可表现不明显，需动态观察。脾破裂程度较轻或行保守治疗时，必须动态观察血肿大小有无变化，腹腔积血量有无增加。

六、脾脏实质性病变

脾脏实质性病变比较少见，特别是原发于脾脏的更为少见，多由其他部位的恶性肿瘤转移至脾脏引起。脾脏良性病灶为脾梗死灶、脾结核、脾脏良性肿瘤（脾血管瘤、脾错构瘤、脾淋巴瘤等）。脾恶性肿瘤常见脾恶性淋巴瘤和脾转移癌。

1.脾梗死　由多种原因引起，常见原因为左心系统血栓脱落，脾周围器官的肿瘤和炎症引起脾动脉血栓并脱落，某些血液病和淤血性脾大等。近年来开展的肝动脉栓塞技术，亦是脾梗死的原因之一。

超声诊断要点：①脾大，有时可有形态的改变。②脾实质内，特别在脾前缘近脾切迹处显示单个或多个楔形或不规则形低回声区，楔形底部朝向脾包膜。内部可呈蜂窝状回声或不均匀分布的斑片状强回声。③梗死灶坏死液化时，呈无回声或形成假性囊肿。④陈旧性梗死灶纤维化钙化时，病灶回声明显增强，后方伴有声影。

2.脾血管瘤　脾良性肿瘤中最常见的一种，超声动态观察其生长速度极慢或无明显增长。其声像图表现同肝血管瘤。多无明显临床症状。

超声诊断要点：①脾内显示圆形，边界清楚，类圆形高回声，边缘锐利（图5-101）。②脾内高回声区内显示小的无回声和强间隔光带回声，呈网络状。③彩色多普勒显示血管瘤周围或其内部可有脾动脉或脾静脉的分支绕行或穿行，血管瘤内部因流速过低一般无血流信号显示（图5-102）。④超声造影声像图表现同肝血管瘤。

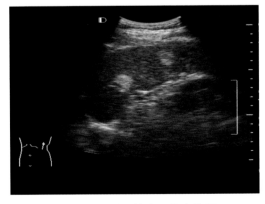

图5-101　脾血管瘤二维声像图

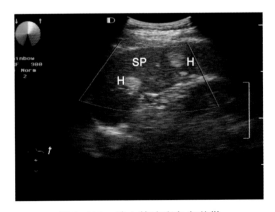

图5-102　脾血管瘤彩色多普勒
SP：脾脏；H：血管瘤

3.**脾错构瘤** 较少见。脾实质内显示肿块图像，呈高回声，边界清楚，边缘光滑，肿瘤内部回声不均匀。脾脏大小可正常或轻度测值增加，较大的错构瘤可使脾脏局限性增大。

4.**脾结核** 常为继发性结核病。其病理类型分为三型：粟粒型，干酪坏死型，钙化型。声像图改变与病理类型有关。

超声诊断要点：①粟粒型：脾脏轻、中度肿大，实质内均匀密布的小点状强回声，多数无声影。②干酪坏死型：脾脏呈中、重度肿大，脾内有多个大小不等、形态不规则的混合性回声区，内部可有液化形成的无回声区，其间可见散在的细点状强回声。接近被膜的病灶，可以使脾脏表面呈结节状隆起。③钙化型：脾脏轻度肿大，脾内有单个、多个点状、团块状强回声，其后有声影。

5.**脾恶性淋巴瘤** 是全身性淋巴瘤的表现，常合并有身体其他部位淋巴结肿大。

超声诊断要点：①脾脏弥漫性肿大，淋巴组织恶性增生所致，脾实质回声减低或正常，光点分布均匀。②部分患者脾实质内显示单个或多个散在分布的圆形低回声结节或无回声结节。边界清楚，后方无明显增强效应，侧边声影呈平行状，多个结节融合可呈分叶状（图5-103）。③多发性结节状淋巴瘤呈蜂窝状无回声，间隔呈较规则的线状高回声带。④结节内多见血流信号，但结节较小时，血流常难以显示（图5-104）。

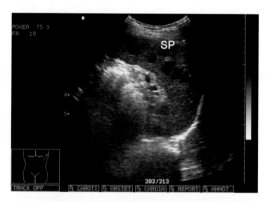

图5-103 脾淋巴瘤二维声像图
SP：脾脏

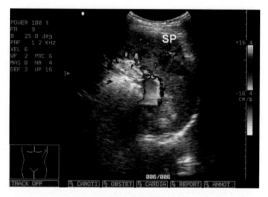

图5-104 脾淋巴瘤彩色多普勒
SP：脾脏

6.**脾脏转移癌** 恶性肿瘤转移至脾脏相对少见。脾脏转移癌可来自鼻咽、肺、乳腺、卵巢、消化道，其声像图征象与原发癌相似。

超声诊断要点：①实质内出现多个圆形或不规则形无回声，后方伴回声增强。②内出现低回声病灶，回声分布均匀；或高回声病灶，回声分布不均匀。③"牛眼"征：肿块周围呈环形低回声带，为较宽的声晕，肿块中间呈较强回声。

7.**自体脾移植** 是将脾组织块切成薄片、碎粒或脾糊，移植于大网膜内、脾床、腹膜后或腹直肌内。目前多推荐超声显像检查。

超声诊断要点：①一般移植后3个月脾块显像。常为椭圆形弱回声区，边界清晰，轮廓光整，如移植于大网膜囊袋内，可有完整的"包膜"显示。内部为密集而均匀的细点状回声。移植后 8 ~ 12 个月内部回声接近于正常脾。脾脏如出现周边轮廓欠光整，内部回声不均，增强粗乱，有条索状回声，则提示移植脾片已纤维化，无功能。②脾脏如出现周边轮廓欠光整，内部回声不均，增强粗乱，有条索状回声，则提示移植脾片已纤维化，无功能。

第六节　消化系统疾病的介入诊疗

介入性超声（interventional ultrasound）是现代超声医学的一个分支，其主要内容是在实时超声的监视或引导下，完成各种穿刺活检、X 线造影、抽吸、置管、注药或消融治疗等操作，可以避免某些外科手术而能达到与手术相媲美的效果。超声引导不仅准确，且灵活方便无 X 线损伤，临床应用日趋广泛，对疾病的诊断及治疗均有重要价值。此外，术中超声、腹腔镜超声、腔内超声是将超声探头置入体内，用以完成各种特殊的诊断和治疗，也属介入超声。

一、超声引导穿刺

（一）导向装置

介入性超声之所以能够达到高度精确的程度，并且很少有并发症，关键是具有超声系统的特殊导向装置。多数超声仪器制造厂家提供与超声仪器配套的专用穿刺导向装置，目前常用的是穿刺架。穿刺适配器的基本构成相似，即由固定部件、导向部件和不同规格的针槽三部分构成。固定部件将导向部件与探头紧密固定，保证穿刺过程中穿刺针始终稳定在扫查平面内，导向部件能保证穿刺针沿预先选定的方向和角度到达靶目标。导向部件有固定式和可调式两种，前者将方向和角度固定，即只有一个角度，后者可以依据需要改变角度。穿刺针槽是为选择不同规格的穿刺针设计的。

（二）介入性超声治疗原则

1.超声引导穿刺的精确性　超声引导穿刺的精确性受超声仪分辨力和局部容积效应的限制。由于这种误差较小，仅为一至数毫米，当穿刺目标较大时，影响不明显。然而当目标较小或要求做精确穿刺时，其影响不可忽视，否则可能导致失败。还有很多因素影响穿刺准确性，常见的因素如下。

（1）导向器或引导针配置不当，术前用水槽实验，验证引导穿刺系统是否准确是十分必要的。若不准确，则应查出原因，加以纠正。

（2）呼吸造成的移动，随着呼吸，腹部脏器有不同程度的移动。为了减小或限制这种移动对穿刺的影响，应禁止患者做深呼吸。在准备进针时，要求患者平静呼吸，然后嘱患者屏住气不动，并迅速进针。完全无法控制呼吸的患者则属相对禁忌。

（3）穿刺造成的移动，当穿刺针接触至靶器官时，该器官会向对侧移位，因而其内的病变可能偏离穿刺路线。尤其是某些位置不太固定的脏器，其偏移更为明显。锋利的穿刺细针和熟练的操作技术可以减少这一影响。

（4）针尖形状的非对称性，针尖斜面的非对称性，会在穿刺过程中产生向背侧偏移的分力而使穿刺针偏离目标。采用边旋转边进针的方式可以减小这种影响。受力对称的针尖如圆锥形针尖不会发生这种偏移。

（5）组织的阻力过大或不均衡，细长针有弹性，十分安全是其优点。然而当遇到阻力大的组织，如某些厚实的皮肤、筋膜及纤维结缔组织、硬化的管道等，细长针可能发生弯曲变形而偏离方向。因此，先用粗的引导针穿刺皮肤和腹壁，再将细活检针通过引导针进针则能保证细针的穿刺方向。此外，力求垂直进针亦可减少这一偏差。

2.选择合适的穿刺途径　选择恰当的穿刺途径，能够缩短穿刺距离，提高命中率，降低并发症，故值得在穿刺前认真研究。

（1）选择最短途径：自腹前壁做穿刺是常规入路，但是如发现肿块位置较深时，则应当在侧卧位和俯卧位再做多方向扫查，有可能发现更佳入路。只要其间不存在重要结构，选择自表皮至病灶的最短途径进行穿刺，可使操作较为容易，成功率大为提高。

（2）上腹部穿刺与胸膜腔：上腹部穿刺要注意避免损伤肺组织。对于近膈面的脓肿，宜在肋缘下进针，向上（头端）做穿刺或在肺底强回声带以下3cm处进针，一般可避免污染胸膜腔。

（3）胆囊穿刺：对胆囊穿刺有可能引起胆汁漏并发腹膜炎。因病情需做胆囊穿刺时，宜选择经过肝脏胆囊床的入路，以减少胆汁漏的发生。

（4）腹部穿刺与消化道：消化系统疾病的腹部穿刺与消化道的关系大致可分为以下两类情况：①穿刺的脏器紧邻腹壁，并且位置较固定，如肝脏、胆囊及脾脏等。超声引导下穿刺时，能够准确地选择直接经腹壁的入路，一般不致误伤消化道；②对位于腹膜后的胰腺病变穿刺，难免要穿过胃或肠，若无梗阻、淤血及肿胀状态仍然是安全的。当自腹前壁切面时病变显示不清或穿刺途径无法避开重要脏器、大血管及距离较远者；或者对腹膜后各种脓肿的穿刺抽脓或置管引流，需避免污染腹膜腔者，侧卧位从侧腹壁或腰部进针或俯位从背部进针，也可避开腹膜腔达到穿刺腹膜后病变的目的。

3.穿刺过程对针具的实时监测　有效的实时操作是超声导向穿刺操作能够成功的保证。下述方法可以提高针尖的显示率。

（1）轻弹针座，或以2～3mm的小幅度反复快速提插穿刺针，牵动周围组织运动，产生回声，有助于显示针尖，但是切不可粗暴地推拉穿刺针，或企图在方向与角度不当的情况下在组织内强行移动穿刺针来对穿刺针进行校正。

（2）快速抽动针芯，用针芯运动产生回声来确定穿刺针位置。但是对多数组织活检针在抵达靶目标前不许抽动针芯，不能采用抽动针芯的方法。

（3）使用彩色多普勒监视，抽动针芯或提插针时可能显示穿刺针运动的彩色多普勒信号或伪像，能更有效地判定穿刺位置。但是，并不是都有效。

（4）在允许的情况下，拔出针芯，向针鞘内注入少量含微气泡的液体常能较清楚显示穿刺针的位置。若注入的同时，用彩色多普勒监视，效果更好。

（5）找到针尖后，如果穿刺针偏移，应将穿刺针退出到皮下，重新调整方向，使穿刺针在探头扫查平面内再次进针。

4.做好穿刺前准备工作

（1）介入医师应清楚患者以前的超声、CT或者其他影像学检查资料。

（2）介入医师必须明确施行介入性超声操作的临床原因和预期效果。

（3）在操作前征得患者同意，以书面形式签订同意书并放入病例中。

（4）操作前超声检查。对每一个拟行介入操作的患者都应在使用局部麻醉前再次亲自进行超声检查，了解其病灶详情和解剖结构，分析最佳的介入路径及其邻近解剖关系，避免严重并发症的发生。

（5）患者相关生化检查。凝血功能是穿刺操作必须进行的术前检查。相关器官的功能检查，如肝肿瘤微波治疗前的肝功能检查等。

（6）选择合适有效的麻醉方式和药物。

二、超声引导下肝、胆、胰、脾组织及病变穿刺活检

（一）细针穿刺细胞学检查

1.适应证和禁忌证

（1）适应证：临床各种影像检查疑有占位性病变经超声显像证实者，原则上皆可施行。通常用于对肝脏、胆系、胰腺、脾脏肿块良恶性的鉴别诊断。对于这些器官弥漫性病变的进一步确诊亦适用。本检查也适用于对囊肿或脓肿的进一步确诊。

（2）禁忌证：有出血倾向、大量腹水、动脉瘤、嗜铬细胞瘤和位于肝脏表面的肝海绵状血管瘤。胰腺炎发作期应避免穿刺。

2.器具和术前准备

（1）超声仪和穿刺探头：宜选用高分辨力实时超声仪。选用扇形、凸阵或线阵穿刺探头，配以合适的导向装置即可。

（2）穿刺针和引导针：超声引导穿刺细胞学检查原则上选用20 ~ 23G、长15 ~ 20cm带针芯细针。引导针可选用18G、长7cm针。该针只穿刺腹壁不进腹腔。

（3）术前准备

1）可疑有出血倾向的患者术前查血小板计数和出凝血时间。

2）必要时禁食8 ~ 12h。

3）向患者说明穿刺步骤，解除紧张情绪。

3.操作方法　以肝脏肿瘤针吸活检为例，一般取仰卧位或根据穿刺部位取侧卧位或俯卧位。具体步骤如下。

（1）用普通探头扫查识别病变部位，确定穿刺点。

（2）穿刺区域常规消毒，铺盖灭菌巾，换上无菌的穿刺探头，再次确定穿刺目标和皮肤进针点，测量皮肤至穿刺取样点的距离。

（3）局部麻醉后，当屏幕上目标最清晰时，固定探头角度，把引导针沿探头引导槽刺入腹壁但不进入腹腔。然后穿刺针从引导针内刺入，同时在荧光屏上监视穿刺针前进，直至进入病灶或肿块内的预定穿刺点。

（4）拔出针芯，接10ml或20ml针筒抽吸，在保持负压状态下，针尖在病灶内小幅度前后移动3 ~ 4次，解除负压后拔针。

（5）迅速将抽吸物推置于玻片上，立即用1∶1的乙醇乙醚或95%的乙醇固定，涂片染色后显微镜观察。为了降低取样的假阴性率，应对病灶的不同部位穿刺取样3 ~ 4次。

4.注意事项和并发症

（1）注意事项

1）穿刺时嘱患者屏气不动，尤需注意避免咳嗽和急剧的呼吸动作。

2）当针尖显示不清时，稍调整探头角度即能显示。此外，可根据测量的深度进针，针进入肿物后有阻力和韧性感即可抽吸。

3）发现肿块中心坏死严重时应再在周边取样。

（2）并发症：早期的穿刺细胞学检查使用粗针，严重并发症的发生率较高。自20世纪70年代以来，超声引导下的细针穿刺，已为大量临床实践证明是一种并发症很少的安全活检方法。

5.临床意义 超声引导针吸细胞学检查对于恶性肿瘤的确诊已被公认，其敏感性达90%，特异性接近100%，即一般无假阳性。因而对于良恶性肿瘤的鉴别诊断是一种简便、安全、有效的方法。尤其在临床诊断的早期应用，可以极大地缩短确诊时间。其不足之处是对恶性肿瘤，除少数几种外，难以做出确切的组织学分类；对良性病变难以提示其组织病理诊断。

（二）穿刺组织学活检

1.适应证和禁忌证

（1）适应证：原则上凡超声显像发现的病变需明确组织病理诊断者皆为适应证，以下情况尤为适用。

1）疑早期肿瘤或细胞学检查未能确诊。

2）CT或超声显示肿块较大、侵犯较广，已无法切除。

3）手术未取活检或活检失败。

4）怀疑是转移性肿瘤需确诊。

5）良性病变需获得组织病理诊断。

（2）禁忌证：同细胞学检查。

2.超声仪和组织活检针

（1）超声仪和穿刺探头：同细胞学检查。

（2）组织活检针：穿刺针的选择视脏器和病灶而定。一般的原则是在保证病理组织学检查需要的前提下，尽可能使用细针。对弥漫性肝病或肾脏疾病的穿刺活检，要求有完整的肝小叶或肾单位，应选择18G或更粗的活检针；此外，某些良性病变或软组织肿瘤取材过少难以做出病理诊断，也推荐使用粗针。对胰腺的穿刺，通常使用细针。多种特殊设计的穿刺针被用于获取条形组织标本，这些针多为切割针（Tru-cut）的变形设计，原理大同小异，手动操作或与自动弹射装置配套使用，这种切割针是由带有针槽的内部针芯和外鞘组成。穿刺针很容易在超声引导下进入靶目标。自动活检枪使用方便，取材质量高，受使用者技术熟练程度的影响小，在条件允许的情况下，提倡使用活检枪。

3.操作方法 以肝脏肿块活检为例，患者一般取仰卧位，或根据穿刺部位取左侧卧位。

（1）负压活检针的操作步骤：①先用普通探头扫查，了解病变位置，确定穿刺部位。②穿刺区域常规消毒，周围铺盖无菌巾，换上无菌的穿刺探头，再次确定目标并选择恰当的进针点及穿刺途径。③局部麻醉后，稍稍移动和侧动探头，当病变最清晰并且穿刺引导线正好通过活检部位时立即固定探头。④将活检细针经针刺入肝脏至肿块的边缘停针，提拉针栓后迅速将针推入肿块内 2～3cm，停顿 1～2s，然后旋转以离断组织芯；亦可边旋转边刺入肿块内，最后出针。⑤把针置于滤纸片上，边后退边推出组织芯，使其在滤纸片上呈直线状，避免卷曲碎裂。肉眼仔细观察大致可以判断所取组织是否满意，标本以高出纸平面细肉条样为佳，每例需取样 3～4 次。把标本同纸片放入 10% 甲醛固定液中，送病理科处理。

（2）无负压活检针的操作步骤基本同上，但取样操作不同。此以 18G 针做腹部活检为例，简述自动活检枪操作：①在无菌条件下，将 18G 活检针装入自动活检枪上，相继两次拉紧弹簧，检查射程后置于保险状态；②探头在腹壁扫查，使荧屏上穿刺引导线瞄准活检病灶，确认腹壁进针点及病灶皮表距离；③局部麻醉后再次操作探头使引导导线瞄准"靶病变"，迅速将活检针刺向病灶，在荧屏上见针尖到达病灶前缘即停针；④嘱患者屏气不动，打开保险，接动扳机，听见击发声后迅速退针，即取材完毕；⑤推出针芯将细条标本小心放置于滤纸片上，然后放入 10% 甲醛固定液中，送病理科处理。

细针及 18G 针组织活检可在门诊常规进行，术后留院观察 45min，注意患者的脉搏、血压和腹部情况，无异常即可离院。

4.注意事项和并发症

（1）注意事项

1）细针及 18G 针组织活检的应用主要是针对实性病变或肿瘤。以液性成分为主的病灶仍以细针抽吸的效果为佳，不必用组织切割针。

2）较大肿块的不同回声区或多发性肿块，取样要有足够的代表性，尤其要注重对实性低回声区取样。严重坏死区，切割针取样效果较差。

3）可疑非均匀性脂肪肝，不仅要对局限性低回声区取样，也要对外周强回声区取样，否则取材部位为正常肝组织，仍得不到病理诊断。

4）某些良性病变和软组织肉瘤的诊断，细针组织活检所取材料仍嫌过少，有时难以作出组织病理诊断，此时改用粗针活检是必要的。

5）使用弹射活检枪时必须注意射程内的组织结构，并要留有余地。因为启动弹射枪时，穿刺针向深部有 2.0～2.5cm 的位移，其射入方向上绝不能有较大血管、骨骼、肺组织及肠管等重要脏器。加用彩色多普勒显像监测是避免损伤血管最有效的方法。

（2）并发症：细针组织活检引起的创伤与细针穿刺细胞学检查同样轻微，一般不会发生严重并发症，这已为大量的临床实践所证实。18G 针组织活检的安全性已获得公认，对于 16G 以上的粗针活检仍需谨慎。

（三）临床意义

细针组织活检与细胞学检查对恶性肿瘤的诊断水平是相似的，但是良性预期值前者明显优于后者。具体分析细针组织活检有以下优点。

（1）对恶性肿瘤能明确组织类型及分化程度。

（2）对某些良性病理改变，如脂肪变、纤维化、水肿、炎性改变及多数良性肿瘤能做出具体的组织病理诊断。

（3）组织学活检标本经石蜡包埋后除了光镜检查外，还可用作组织化学或免疫组织化学等特殊检查，使诊断更为精确。

总之，超声引导穿刺组织活检使80%以上的病例得到准确的组织病理诊断，免除了手术的痛苦。本方法还具有简便易行、损伤小、安全等优点。对体内深部肿瘤，不失为一种较好的检查方法。当然它并不能完全取代手术探查活检。应该指出的是组织活检确实能够解决一些细胞学检查所不能解决的问题，但也有些病例穿刺组织活检诊断效果不如细胞学检查，所以不能完全取代细胞学检查。两者互补才能进一步提高诊断水平。

三、超声引导下肝囊肿的穿刺硬化治疗

（一）适应证和禁忌证

1.适应证

（1）有症状的，直径大于5cm的单发或多发的单纯性肝囊肿。

（2）肝囊肿合并感染。

（3）对于多囊肝，虽然本方法疗效不太显著，但可以缓解因囊肿压迫引起的症状。

2.禁忌证

（1）有严重出血倾向。

（2）酒精过敏。

（3）穿刺径路难免损伤周邻脏器或大血管者。

（4）肝棘球蚴病（一般不做穿刺）。

（5）精神高度紧张或不合作者。

（二）术前准备与操作方法

1.术前准备　与前述针吸细胞学检查相似，但是疑为肝棘球蚴病时应做相应检查。

2.操作方法

（1）与前述针吸细胞学检查一样定位，消毒、刺入带针芯的穿刺针，后进行抽吸，若囊肿巨大，可按Seldinger法置入引流管，再负压吸引囊液，并将抽出的全部囊液记量。

（2）再次确认穿刺针仍在囊内后，向囊内注入2%利多卡因2～3ml，稍后再缓慢注入经过滤消毒的浓度为95%以上的乙醇，其量以抽出囊液的1/5～1/4为度，但一次最多不能超过100ml。

（3）乙醇在囊内保留5min后即可抽出，拔针前再注入2%利多卡因2～3ml。对合并感染的囊肿，还应在腔内注入相应的药物。

（三）注意事项和并发症

1.注意事项

（1）注入乙醇前必须确认针尖位于囊腔内。

（2）乙醇注入速度不宜过快，尤其是注射开始时应先注入5ml左右，以观察患者反应，若无异常再注入余下乙醇。

（3）应严格掌握乙醇注入量，防止发生乙醇过量的不良反应。

（4）穿刺后患者应静卧2～4h，注意观察腰部情况及血压等。

2.并发症　本疗法有不同程度的副作用，但一般较轻微，主要表现为拔针时上腹短暂的轻微腹痛或局部"发热感"及术后短暂低热等。

（四）临床价值

超声引导经皮穿刺乙醇注入硬化治疗肝囊肿简便、经济、有效，对肝功能无影响。是一种治疗肝囊肿首选的方法，尤其是对不能耐受手术治疗者提供了一条有效的治疗途径。

四、超声引导下肝脓肿抽吸注药或引流治疗

（一）适应证

对于早中期尚未液化或完全液化的肝脓肿，其影像学表现不典型，临床诊断不易，用超声引导穿刺可以迅速明确诊断，而对于液化的肝脓肿不仅可进一步明确诊断，并且可通过抽吸或置管引流获得满意的引流效果，是其主要的适应证。

（二）器械

器械的选择依据介入的目的而定：①仅做脓肿抽吸诊断或细菌培养、药敏试验及注入造影剂或注入药物治疗者，可选用20～21G较细的穿刺针。②拟进行抽吸或引流者，要依据脓肿的大小、部位及脓液的黏稠程度，选择不同外径的粗针、套管针、导丝、引流管，必要时准备扩张管。

（三）操作方法

经超声检查确定脓肿的位置和液腔的大小后即可施行超声引导穿刺。需注意的是脓液因黏稠度和均匀程度不同，可能容易吸出，也可能吸出困难，困难时可改用粗针穿刺。抽出脓液即是确诊，同时又可送检做细菌培养和药敏试验以辅助治疗。当脓肿不太大时或是阿米巴脓肿，可在超声引导穿刺后，尽可能抽出脓液，再注入无菌生理盐水冲洗抽净，最后注入抗生素或抗阿米巴药物，亦能收到较好的治疗效果。当脓肿较大或如上抽吸后未能治愈者可做超声引导穿刺置管引流术，其方法有两种。

1.套管法　将导管仔细地套在穿刺粗针上，消毒皮肤，用穿刺探头确定穿刺点，局部麻醉后，用刀尖切小口，将套管针经引导槽穿刺脓肿。荧光屏上见进入脓腔后，拔出针芯脓液流出后便继续推进导管，同时缓缓退出穿刺针，导管前端则自行弯曲于脓腔内。露出皮肤段用缝针固定，末端连接于引流瓶。此方法简便有效，已成为常规引流方法。

2.导丝法　皮肤消毒同前。用14号穿刺针沿探头引导方向刺入脓腔，拔出针芯脓液流出，若无脓液，需调整方向和深度后用注射器抽吸，但不宜抽脓过多，以免脓腔缩小后针尖脱出。将导丝从穿刺针腔插入脓腔后拔出穿刺针，沿导丝插入扩张管扩张通道后置入引流管，再退出导丝，脓液经导管流出，证实置管成功。

（四）注意事项

1.对于位置较高的肝脓肿做穿刺要注意避免损伤横膈和肺，以防引起脓胸或气胸。

2.在某些脓肿经抽脓、注入抗生素治疗后仍不能治愈，且脓肿包膜完整时，可再次在超声引导下穿刺抽尽脓液，无菌生理盐水冲洗抽净，最后注入无水乙醇，用量为原容量的1/4或1/3，保留5min后抽尽乙醇，往往可获得治愈的疗效。

3.如果脓肿由多个脓腔构成，必须相应插入多根导管，使得每个脓腔都充分引流。

4.留管期间应每天用生理盐水冲洗脓腔2～3次，保持导管通畅，以便脓液、坏死组织碎屑等顺利流出。

（五）临床意义

超声显像对于局限性液性病变的诊断非常灵敏准确，然而难以鉴别是单纯性囊肿、血肿或脓肿。做超声引导细针穿刺则能迅速确诊，其成功率接近100%。超声引导经皮穿刺置管引流，可以使患者在最小损伤的条件下，达到与手术引流相媲美的治疗效果。

五、超声引导下肝内胆管置管引流

以下为经皮经肝穿刺胆管置管引流（percutaneous transhepatic biliary drainage，PTBD）的相关介绍。

（一）适应证和禁忌证

凡胆管梗阻导致胆汁淤积不能手术或不宜马上手术者均适于做PTBD。其主要适应证：①阻塞性黄疸；②不能切除的癌肿；③胆石症。

PTBD常作为一种抢救措施或晚期肿瘤的姑息性治疗方法，绝对禁忌证很少。仅以下情况作为相对禁忌证：①严重出血倾向；②肝内多发转移癌；③大量腹水。

（二）针具和术前准备

1.针具

（1）穿刺针17G或18G，长20cm，针尖呈斜面，带针芯。

（2）导丝前端呈J形弯曲，直径0.9mm，长50～80cm。

（3）扩张管6～8F，长20cm。

（4）引流管7～8F，前端呈猪尾状，有侧孔，长30～50cm。

2.术前准备　需做PTBD的患者多有梗阻性黄疸，凝血酶原时间延长。术前给维生素K可使凝血酶原时间改善。常规做超声检查明确梗阻部位、胆管扩张程度和病变情况，作为制订穿刺方案的依据。为预防感染，给予抗生素。禁食6h。术前30min给予镇静药和镇痛药。

（三）操作方法

选择穿刺胆管的首要条件：扩张显著并有一定长度，且与肝门有一定距离，便于可靠地置管。该支胆管应能清晰地显示，穿刺途径中无肋骨障碍，也不致损伤胸腔内结构。选择左支还是右支系统，应根据胆管扩张情况、病情需要和操作者的经验而定。

具体步骤：患者取仰卧位或左侧卧位，常规消毒铺巾，换上灭菌刺探头，再次复核穿刺的胆管支及皮肤进针点。局部麻醉后，用小尖刀在皮肤进针点切深达肌层的小口，将PTBD穿刺针放入孔内，调整探头，使穿刺引导线通过欲穿刺的胆管穿刺点。让患者在平静呼吸状态下屏住呼吸，迅速将针刺入肝内，当针尖到达胆管壁时，可见其下凹，稍用力推针即有突破感。此时，荧光屏上可见针尖在胆管内，拔出针芯往往有胆汁流出。将针尖斜面转向肝门。在助手协助下将导丝经穿刺针插入抵达梗阻部位后，固定导丝拔出穿刺针。再将扩张管沿导丝推进扩张通道，最后将引流管沿导丝插入胆管内。置管后，若引流管的位置不满意或引流不畅，应注入造影剂，X线透视下观察引流管与胆道的位置关系，必要时再插入导丝调整。

（四）注意事项和并发症

注意事项：尽可能减少进针次数，避免误伤大血管，以降低出血并发症。术后卧床休息24h，每2h观察血压、脉搏一次。注意引流胆汁中的血流量。检查有无腹膜刺激征。肌内注射抗生素和维生素K 2 ～ 3天。记录胆汁引流量，引流量突然减少或外引流量低于100ml/24h，说明有堵塞，应造影了解导管通畅情况。

并发症：PTBD是有一定创伤的操作，主要并发症是胆汁漏、胆汁性腹膜炎、胆管出血、腹腔出血、膈下脓肿等。

（五）临床意义

在重度黄疸情况下手术，手术死亡率高达20%左右。PTBD使胆管减压，对于改善肝功能、促进伤口愈合、减少术后并发症均有较好的作用。引起阻塞性黄疸的恶性肿瘤包括胆管癌、胰头癌、壶腹癌及肝门部转移癌，临床资料证明其中约80%的患者已不可能手术切除。因此，PTBD已成为这些患者的姑息性治疗措施，起到了改善症状、延长生命的作用。

胆石症患者在并发急性化脓性胆管炎时，往往由于败血症处于中毒性休克状态。此时施行PTBD术可以使胆管迅速减压，患者转危为安。此外，留置的导管还能进一步发挥造影和扩张取石等作用。

必须强调PTBD本身只是胆管的一种引流减压措施，进一步治疗方案的选择及预后的估计则取决于胆管梗阻的性质和基础病变的进展情况。

六、超声引导下经皮微波/射频消融治疗肝脏实体肿瘤

超声引导射频或微波消融技术是一种新兴的微创性肿瘤治疗方法，因疗效显著而日益受到人们关注。该项技术是在超声引导下，将电极针或微波针直接插入肿瘤或靶组织内。通过射频电场能量或者微波加热使病灶局部组织产生高温，干燥，最终凝固和灭活肿瘤或靶组织。

（一）适应证和禁忌证

1.适应证

（1）肝癌肿瘤直径小于或等于5cm的单发结节。

（2）多发结节，一般选择直径小于或等于4cm，肿瘤数目小于或等于3枚，如肿瘤直径小于或等于3cm，肿瘤数目可以小于或等于5枚。

（3）肝癌术后复发或肝内转移无法再行手术者。

（4）因肝功能差，无法耐受手术切除者。

（5）行各种非手术治疗如化疗或介入治疗（如肝动脉栓塞、无水乙醇治疗）效果欠佳者。

（6）肝癌肿瘤直径大于5cm的结节，微波或射频消融可达到降低肿瘤负荷，为手术创造机会的情况。

（7）位于Ⅶ段或Ⅷ段的肿瘤，当位置较高难以显示肿瘤或经皮穿刺肿瘤困难时，可采用右膈下肝前注水的方法，形成透声窗，便于穿刺置入微波或射频电极。

（8）术中微波或射频治疗适用于术中因肿瘤位置不当、多发病灶、大肿瘤或肝硬化严重等术中无法切除的肝肿瘤。

2.禁忌证　该方法无绝对禁忌证，但以下情况应慎用。

（1）较大的肿瘤外突于肝表面，经皮微波或射频治疗应慎用。

（2）严重的凝血功能障碍。

（3）靠近肝门部胆管和胆囊的肿瘤，微波或射频治疗应注意保护胆管和胆囊，预防胆系损伤。

（4）靠近胃肠道的肿瘤，应注意保护胃肠道，预防肠道损伤穿孔。

（二）器具和术前准备

1.微波治疗仪　一般是由微波发生器——磁振子（magnetron）、微波传输电缆和微波辐射电极组成。常用的微波仪如下。

（1）航天工业总公司与解放军总医院共同研制的UMC型超声引导微波治疗仪。微波频率2450MHz，输出功率20～80W连续可调。

（2）南京庆海微波电子研究所研制的MTC-3C型微波仪，附有冷循环系统，微波针的针杆内有2个内腔，通过水泵使冷却水循环灌注到针尖，循环的冷却水能够降低针尖的温度，防止了针尖附近组织的干燥和炭化，能够产生更大的凝固性坏死灶。微波频率2450MHz，输出功率0～100W连续可调。

2.射频治疗仪　现代射频治疗仪已经能够达到单次进针产生足够大的热损伤灶（3～5cm），以满足不同的临床需要。常用的射频仪如下。

（1）RITA射频系统：该产品有几种规格可收放电极针，在绝缘的14G或15G套管针内腔中含7根或9根可回缩、可弯曲的不同长度的电极针束。电极针被伸出张开时呈球形空间分布。电极针束中有4根或5根针顶配有热敏电偶，可以实时测量其邻近组织的温度。附有1个或2个地线板贴附在患者的背部或腿部。该公司的新一代产品时可以通过射频电极针（StarBurst Xli）直接灌注生理盐水，从而获得较大的凝固性坏死灶。

（2）Radionics射频系统：采用中空的17G绝缘针，有2～3cm长的裸露针尖。封闭的针尖内含一个热敏电偶以监测邻近组织的温度。配有单极或集束电极针。电极针的针杆内有2个内腔，通过水泵使冷却水循环灌注到针尖，因此又称为冷却电极（cool-tip electrode）。与非冷却电极相比，循环的冷却水能够降低针尖的温度，防止了针尖附近组织的干燥和炭化，降低阻抗，射频电流有效地使离子振动和摩擦产热，从而产生更大的凝固坏死灶。为了增加凝固坏死灶的体积，该公司设计一种可以将3根冷却电极针以等边三角形排列的集束电极针。

（3）国产射频消融仪：以北京为尔福电子公司生产的WE7568多极射频肿瘤消融仪为例，该产品的电极与Radiotherapeutics产品相类似，由可回缩的电极针和14G绝缘的鞘管式电极针构成。14G套管针腔内含10根实心、可回缩、向下弯曲的电极针束，被张开时所有10根细电极针针尖分布在同一层面上，形如"灯笼骨架"。与Radionics系统不同的是在母针尖端装有1个温度传感器，测温范围70～90℃。

3.术前准备

（1）为患者检查肝功能、血小板、凝血酶原时间。

（2）糖尿病患者需测血糖，药物控制血糖至基本接近正常方可进行治疗；高血压患者应控制血压接近正常水平方可进行治疗。

（3）50岁以上患者应行肾功能、心电图、X线胸片检查。

（4）治疗当日患者禁食8h，建立静脉通道。经皮微波或射频治疗可在局部麻醉和静脉麻醉两种条件下进行，但即使局部麻醉也应加用基础麻醉镇静药和镇痛药。

（三）治疗方法和疗程

微波或射频消融治疗可经皮、经腹腔镜、术中或借助腹部小切口手术与普通腔内超声探头配合的途径进行。其中经皮治疗途径是最常用的方式，与常规穿刺活检术相似。

1. 射频治疗　皮肤电极贴于患者背部并靠近手术部位，应避开其他热源。在皮肤消毒过程中保持皮肤电极处干燥。另患者应避免皮肤与皮肤间的接触，如双腿之间、手臂与腹外侧之间等。在射频治疗过程中，实时监测射频场的温度变化和观察温度、能量和阻抗三者之间的关系非常重要，因这些参数可以间接反映射频治疗效果，根据需要及时做出调整。当治疗完成时，应该用射频凝固穿刺的针道，利用针道凝固技术来防止潜在的肿瘤针道种植和达到止血的目的。当进行针道凝固时，首先将多导电极缩回到套针中，将射频能量设置在10～20W，然后在保持电极针针尖在70～80℃的情况下，将电极针缓慢以每厘米的间距逐渐拔出。目前的射频治疗仪均能够产生直径约3cm或以上的凝固坏死灶，对较小肿瘤一般一次射频治疗即可原位灭活。治疗较大肿瘤时，必经多次进针治疗使消融区相互重叠融合成一个足够大的凝固坏死灶，达到完全灭活肿瘤并获得所需的无瘤边缘。超声引导下进行多次射频消融治疗时，周密设计治疗方案和进针的顺序是非常重要的。原则上，对单一肿瘤，治疗应先从肿瘤的远端深部开始，然后治疗近端浅表区域；对多个肿瘤的治疗，应先治疗位于深部的，然后再治疗表浅的，这样可以避免表浅肿瘤射频治疗后的气体反射（强回声）影响深部肿瘤的观察和射频治疗。对于血供丰富的肿瘤，其治疗策略是首先灭活血供丰富的肿瘤部分，使接下来剩余病灶的灭活更容易。医师应对要治疗肿瘤的空间分布有充分的立体认识和定位。操作者要利用实时二维声像图建立起三维立体图像的概念，这是确保完全灭活肿瘤关键的一环节。

2. 微波消融治疗　超声定位后，常规消毒铺巾、局部麻醉、尖刀切皮，在超声引导下将微波针刺入靶目标，选择合适的输出功率和时间，启动开关，到达时间后仪器自动关闭。声像图上消融治疗开始微波针尖端即出现强回声，后渐渐呈类球形扩大，且后方往往伴有声衰减，此征象为局部肿瘤组织加热产生微气泡的表现。对结节直径小于3cm的病例一次消融即完成治疗。对大于3cm的肿瘤，则采用分区多次消融的方法，或调整功率、时间，尽可能一次治疗能凝固整个肿瘤区。同时注意保护好肝门、胆囊、大血管和胆管等重要结构，并且对正常肝组织损伤越少越好。视肿瘤灭活情况间隔3天或1周可再补充治疗。

（四）疗效判断与结果

治疗后的疗效需要采用结合指标评价，包括影像学检查、肿瘤标志物检查及选择性组织活检。

1. 治疗后影像学改变　常规超声检查难以区别存活组织与坏死组织。

增强CT或MRI（T_2加权显像）可清晰显示肿瘤坏死呈低密度区，而活性区呈强化表现。由此，常以CT或MRI增强扫描局部无强化作为判断肿瘤完全坏死的金标准。

近年来，新型超声造影剂及成像技术的应用，大大提高了超声对肝脏血流灌注显像的敏感性，除用于肝局灶性病变的诊断与鉴别诊断外，也被推荐用于肝癌消融治疗局部疗效的判断，其效果已可与增强CT或MRI相媲美。

2. 肿瘤标志物检查　治疗后，HCC或转移性病变患者的AFP或癌胚抗原（CEA）等指标水平下降，渐至正常，但只对治疗前这些标志物就增高的患者才有意义。

3. 选择性组织活检　治疗后若能切除肿瘤，连续切片观察病例的局部组织学改变，可作为评价疗效的可靠标准。但因为多种原因诊疗后患者得到手术切除的机会很少。因此，以影像学检查为基础，对瘤周或影像学可疑区域再活检是必要的。活检一般分2～3针取材，观察肿瘤的坏死情况。

（五）并发症及注意事项

并发症：由于超声引导定位准确，对肿瘤热凝固范围控制得好，并且对毗邻正常肝组织损伤轻微，故严重并发症罕见并且对肝功影响微小。并发症主要是治疗后右上腹疼痛，一般尚可忍受，2～3天消失；肿瘤凝固坏死后其分解产物被吸收会使机体发热，一般出现于治疗后8～72h，体温大多不超过38.5℃，无需特殊处理。

注意事项如下。

1. 准确地穿刺肿瘤将电极板针放在预定的部位，是保证治疗的关键。这需术者熟练的操作和患者呼吸运动的配合。

2. 消融治疗时必须产生足够的无瘤边缘。使用超声造影技术可改善治疗中监测和评估疗效，因其能较普通超声更好地确定肿瘤的真正边缘，更有效地指导消融治疗。

3. 肝肿瘤多为血供丰富的肿瘤，血管作为巨大的散热池，易将能量带走，引起体温升高，因此在消融治疗肿瘤组织前先将肿瘤血管凝固阻断，减少散热，有利于提高对肿瘤的消融效率。

4. 电极针多为14～16G的粗针，穿刺中禁止无消融的反复穿刺，这样极易引起出血。如发生电极针偏离靶目标，应先热凝固针道后方可退针。

5. 对位于门脉分叉处的肿瘤消融治疗时，除了可能增加疼痛和治疗效果受门脉血流的影响外，最大的危险是可能损伤左右肝管，导致继发性的胆道梗阻。

6. 对肝包膜下肿瘤的消融治疗可能导致其他脏器的损伤，最常见的损伤是邻近的肠管，易引起肠瘘的发生。

7. 治疗完成时，应利用针道凝固技术来防止潜在的肿瘤针道种植和达到止血的目的。

（六）临床意义

热消融治疗是近10余年来发展起来的较新的非手术治疗肝癌的技术。植入式的微波或射频局部热疗具有热效率高，均衡性、稳定性好，受影响因素小等突出优点。同时，高强度聚焦超声（high-intensity focused ultrasound，HIFU）及激光消融（laser ablation，LA）在临床上也得到了一定应用，但不及射频和微波消融治疗普遍。同时，超声引导下无水乙醇注射治疗肝癌同属肿瘤，也被证明是治疗的有效方法，一般公认限于小肝癌为宜，当肿块质地不均匀又缺乏包膜时，注入的乙醇易从间隙渗透到正常肝组织中，因而通常难以达到完全性坏死。

原发性和继发性肝脏肿瘤的热消融治疗可以安全地经皮、经腹腔镜和经术中进行。优点：①原位灭活肿瘤并可控制凝固灶范围；②可反复治疗；③易耐受且并发症少；

④可联合其他治疗方法。肝脏肿瘤的射频消融治疗已成为一项很有前景的微创治疗技术。随着微波针和射频电极技术上的改进，开发更适合和更精确的影像检查技术，多种治疗技术的联合应用，以及对该治疗方法更好的理解和掌握，将在多种肿瘤治疗中起到重要作用。随着这一技术的成熟和发展，将会取代一些目前适合于外科手术治疗的肿瘤性疾病的治疗技术。

七、超声引导下放射性粒子植入治疗肝脏肿瘤

放射性粒子植入，属于近距离放疗，肿瘤组织间植入的放射性粒子所产生的γ射线能量虽然不大，但能持续地对肿瘤细胞起作用，不断破坏肿瘤细胞核的DNA双链，从而能使肿瘤细胞全部失去繁殖能力，达到较彻底的治疗效果；放射性粒子植入具有高度适形、肿瘤局部可达到根治剂量、可长时间持续照射、并发症及副作用少等特点，在肿瘤靶向治疗中占据重要地位，超声因其简便、精确、实时，可为其提供引导植入的有效手段。

放射性粒子^{125}I半衰期较长，为59.43天。初始剂量低，正常组织耐受较好，防护要求较低。目前主要用于治疗肝脏肿瘤的植入治疗。

（一）适应证和禁忌证

其主要用于与重要脏器及组织粘连无法切除的肝脏肿瘤；手术中残存肿瘤；外照射效果不佳的病例或作为局部剂量的补充；晚期肿瘤伴有局部严重症状的姑息治疗，缓解症状，提高生活质量。

（二）术前准备及估算公式

1. 术前准备

（1）治疗肿瘤的处方剂量为60～150Gy。

（2）选择活度为0.4～0.9mCi（1mCi=3.7×10^7Bq）粒子（提前3天订货）。

（3）周边匹配剂量为60～110Gy。

（4）根据术前图像，应用周密中疏的原则制订治疗计划。

2. 估算公式

（长+宽+高）÷3×5÷粒子的活度=粒子的数量。

（三）操作方法

患者采用平卧位或左侧卧位，常规超声探测，确认病灶部位，病灶范围，与主要血管、胆管的关系，选取合适的穿刺点。

常规消毒，铺巾，并再次测定进针深度及角度，1%利多卡因局部浸润麻醉。对残留厚度＜1.0cm肿瘤行平面植入；先将粒子植入针穿刺至距瘤体远端边缘0.5～1.0cm处，再将储存粒子的"弹仓"置于导针口，用导针芯将粒子送入导针；取下粒子仓，再用导针芯将粒子推入组织内设计的位置，超声可清晰显示针道及种植的粒子。通过向上移动导针，每根针每次后退1.0～1.5cm，根据治疗计划坐标植入下一颗粒子，直到完成该坐标全部粒子后，插植另一根坐标位置的导针，继续完成上述过程。采用0.5～0.8mCi活度的^{125}I粒子纵向间隔1.0～1.5cm平面播种；横向间距依然尽量保持在1.0～1.5cm播种。植入完成后，可见植入区粒子分布均匀，粒子呈点状、条形强回声，部分伴"彗尾"征。操作完毕，拔出植入针，包扎、压迫、术后3天严格卧床休息，减

少肝内粒子游动。

（四）注意事项和并发症

注意事项：治疗后尽量避免与家人密切接触，尤其是儿童及孕妇。

并发症：部分患者出现白细胞下降，多能恢复。

（五）临床意义

经皮超声引导下放射性粒子植入可直观地了解粒子植入针的位置，保证粒子的正确植入，具有安全、微创、高效、治疗时间短和可重复性等优点；但目前临床应用适应证选择标准不一，缺乏行业管理标准和操作技术规范；需要进一步的临床工作来完善。

（李开艳）

第六章

泌尿系统疾病超声诊断与介入诊疗

第一节 泌尿系统的正常声像图

泌尿系统（urinary system）包括肾（kidney）、输尿管（ureter）、膀胱（urinary bladder）、尿道（urethra）（图6-1）。

（一）肾脏正常声像图

1. 肾脏解剖 肾脏位于腹膜后脊柱两侧，是一组成对的实质性器官。肾脏长10～15cm，宽5～8cm，厚3～5cm，左肾较右肾稍长。双肾上端向内前倾斜，其长轴呈"八"字形。仰卧位时，上、下端多数在第12胸椎与第3腰椎之间，右肾低于左肾1～2cm。右肾前面紧邻肝脏，前下部为结肠右曲，内侧为十二指肠降部。左肾前上方为胃底后壁、胰尾和脾门；中部为结肠左曲。双侧肾上端为肾上腺，后面的上部为肋膈隐窝，中下部紧贴腰肌。肾脏由外向内被肾筋膜、脂肪囊、纤维囊包绕。

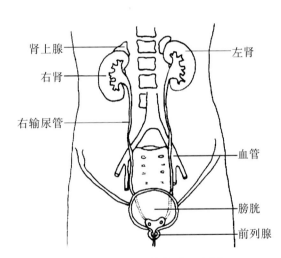

图6-1 泌尿系统构成示意图

肾脏外形近似一侧内凹的蚕豆形，肾外缘为凸面，内缘为凹面。凹面的中部切迹为肾门，约平第1腰椎水平，肾血管、肾盂、淋巴管和神经共同组成肾蒂。进入肾门，是一个较大的腔，称为肾窦。肾门结构从前向后依次为肾静脉、肾动脉和肾盂，由上向下依次为肾动脉、肾静脉、肾盂。

肾实质分为肾皮质和肾髓质，皮质在外层，髓质在内层；肾实质厚1.5～2.5cm，皮质厚0.5～0.7cm。一部分肾皮质伸展到肾髓质锥体之间形成肾柱，肾髓质由10～12个肾锥体组成，肾锥体的尖端为肾乳头，肾乳头与肾小盏相接，每一个肾乳头有10～20个乳头管开口于肾小盏。肾盂在肾窦内向肾实质展开，形成2～3个大盏和8～12个小盏；肾盂的大部分位于肾窦外者称为肾外肾盂，肾盂位于肾窦内者称为肾内肾盂（图6-2）。

2. 正常肾脏声像图 肾轮廓线是由肾周筋膜及其内、外脂肪形成。肾实质回声为肾轮廓线包围，位于肾窦回声与肾轮廓线之间，呈低回声。肾实质回声分两个部分：

肾髓质、肾皮质；肾窦回声是肾窦内各种结构的回声综合，它包括肾盏、肾盂、血管和脂肪等组织的回声，所以又称为肾中央复合回声或集合系统回声，宽度占肾的 1/2 ~ 2/3（图6-3）。

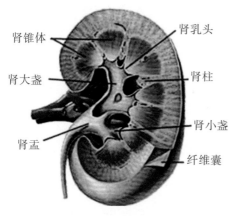

图6-2　肾脏解剖示意图

（图中标注）
肾锥体　肾乳头
肾大盏　肾柱
肾盂　肾小盏
　　　　纤维囊

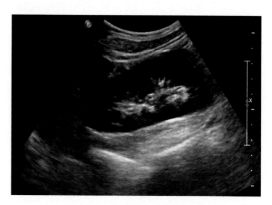

图6-3　肾脏二维声像图

肾脏的血管难以被灰阶超声显示，但是利用彩色多普勒容易显示肾内外血管，甚至肾皮质的血供也清晰可见，呈"树枝"状分布。肾动脉内径0.5 ~ 0.6cm，阻力指数在0.6 ~ 0.8。同一断面很难显示肾动脉的全程，约40%的患者肾外肾动脉显示不满意。但是几乎所有患者都可以用彩色多普勒血流显像（CDFI）显示肾内动脉及其细小分支。双侧肾静脉伴行于肾动脉前外侧，CDFI显示持续性低速血流。右肾静脉内径0.8 ~ 1.1cm，容易显示其全段。左肾静脉较右肾静脉略粗，特别是邻近腹主动脉左侧的一段，内径可达1.0 ~ 1.2cm（图6-4）。

（二）输尿管正常声像图

1.输尿管解剖　输尿管是一对细长肌性的管状器官，上端起于肾盂，下端止于膀胱三角区。长20 ~ 34cm。其管径粗细不均，平均为0.5 ~ 0.7cm，分为上、中、下三段：跨越髂动脉处以上为上段，中段自髂动脉到膀胱壁，下段为膀胱壁内段。每侧输尿管有三个狭窄处，其内径为2mm左右，即第一狭窄位于肾盂和输尿管移行处；第二狭窄位于越过髂总动脉或髂外动脉处；第三狭窄为膀胱壁内侧。狭窄部是结石阻塞的常见位置（图6-5）。

2.正常输尿管声像图　正常输尿管内径狭小，超声不易显示。对瘦体型或肾外型肾盂者，有时可显示肾盂输尿管移行处。嘱受检者膀胱充盈后检查，以膀胱作为透声窗，可显示输尿管膀胱壁段。声像图所见该两处输尿管均呈回声较强的纤细管状结构，其内径一般不超过5mm，管壁清晰、光滑，内为细条带形无回声区。

（三）膀胱正常声像图

1.膀胱解剖　成人膀胱位于骨盆腔内，婴儿位于腹部。膀胱分前壁、后壁、左侧壁、右侧壁、三角区、颈部、底部和顶部。三角区位于膀胱后下部，三角的尖端为两侧输尿管出口和尿道内口。

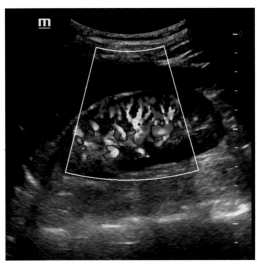

图6-4　肾脏彩色多普勒声像图：肾脏血管呈"树枝"状分布图

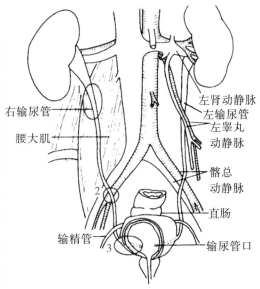

图6-5　输尿管走行的三处狭窄示意图

2.正常膀胱声像图　膀胱可从耻骨上经腹、经尿道、经直肠进行检查。正常膀胱容量400ml左右，排尿后基本无尿液残留。尿液充盈时，膀胱壁呈一条平整、光滑明亮的回声带；充盈不足时，黏膜回声不均（图6-6）。

（四）前列腺正常声像图

1.前列腺解剖　传统的分叶法：把前列腺分为左右侧叶、后叶、中叶和前叶。左右侧叶最大，是前列腺增生的多发部位。后叶是癌的好发部位。按带区划分法

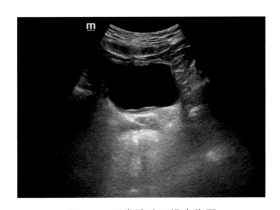

图6-6　正常膀胱二维声像图

分为内腺和外腺两组带区，内腺包括尿道周围组织和移行区，外腺包括周缘区和中央区；前者对性激素敏感，是前列腺增生多发部位，后者是癌肿的好发部位。

2.正常前列腺声像图　正常前列腺横切面图呈左右对称的栗子形，包膜回声呈形态整齐的增强光带，内部回声为散在的细小光点，均匀分布。

正常前列腺纵切面声像图呈椭圆形或慈姑形，其尖端向上后方，正中线矢状切面图可见到尿道内口呈微微凹入。前列腺正常值大致为长径3cm，宽径4cm，厚2cm，与解剖值相当（图6-7，图6-8）。

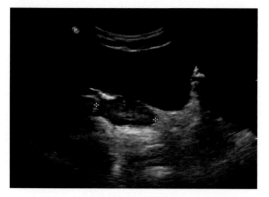

图6-7 前列腺二维声像图（横切面）

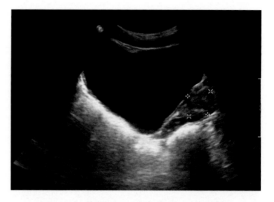

图6-8 前列腺二维声像图（纵切面）

第二节 肾脏疾病

一、肾囊性疾病

肾囊性病变是先天性、遗传性或获得性肾囊性疾病的总称。其病因和病理类型复杂。根据形态大致可分为单纯性肾囊肿（包括孤立性肾囊肿和多发性肾囊肿）和多囊肾两类。

（一）单纯性肾囊肿

1.病理与临床表现　单纯性肾囊肿（simple cyst of kidney）是最常见的肾实质良性囊性病变，以老年者居多，多数为单侧孤立性病变，少数可见于双侧，也可为多发性，呈圆形或椭圆形。囊壁菲薄，囊内为无色或淡黄色液体，如合并出血，囊液为深棕色。绝大多数单纯性肾囊肿无临床症状，在超声体检中无意发现，或因腹部包块就诊时发现。当囊肿巨大或合并感染、出血时，可出现腰痛、腹痛。

2.超声诊断

（1）二维超声：单纯性肾囊肿的超声表现为无回声，壁薄光滑，内透声性好，后方回声增强（图6-9）。如合并出血或感染时，囊肿内可出现低回声；在某些病例中，也可出现囊壁钙化（图6-10）。

（2）多普勒超声：单纯性肾囊肿内部及周边无血流信号，复杂性肾囊性病变的实性部分可测得血流信号，超声造影及CT有助于鉴别。

3.鉴别诊断　根据声像图即可做出诊断，需要鉴别的情况如下。

（1）巨大肾盂积水：当囊肿巨大时，与巨大肾盂积水较难鉴别。超声导向下穿刺抽取囊液检查并注入造影剂进行造影，对鉴别诊断有重要价值。

（2）肝囊肿：突出于肾上极的囊肿使肝脏受压，容易误认为肝囊肿。多方位检查或在深呼吸时观察囊肿、肝、肾三者之间的运动关系有助于鉴别。此外，肾窦受压是肾囊肿的佐证。

（3）肾盂旁囊肿：位于肾窦内的淋巴性囊肿（图6-11）。若单纯囊肿突入肾窦，与肾盂旁囊肿很难鉴别。

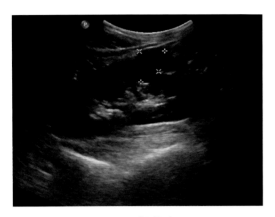

图6-9　肾囊肿1

肾下极可见一囊性无回声区，壁薄光滑，内透声性好，后方回声增强

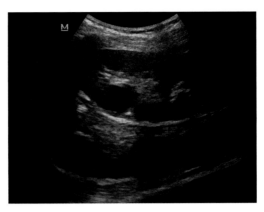

图6-10　肾囊肿2

肾中极可见一囊性无回声区，内透声性好，后方回声增强，囊壁可见强回声光点

（4）囊性肾癌：囊性肾癌少见，主要为肾囊腺癌。若声像图表现为囊壁局限性增厚、分隔或分隔的起始部有异常动脉血流信号，追踪观察囊肿直径短期内变大，穿刺抽吸囊液为血性，都提示有恶性囊肿的可能。对可疑恶性的囊肿，须进一步行CT或MRI检查。

4.临床价值　单纯性肾囊肿属良性肿瘤，通常在体检时无意中发现，囊肿较小且无其他继发改变可应用超声进行随访、监测。对于极少数超声检查不能确诊者可行超声造影及超声引导下穿刺活检予以鉴

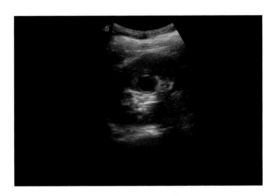

图6-11　肾盂旁囊肿

肾盂旁可见一囊性无回声区，内透声性好，后方回声增强

别。较大的单纯性囊肿可行超声引导下囊肿穿刺抽液及硬化治疗。

（二）多囊肾

1.病因与病理　多囊肾（polycystic kidney）是胚胎发育过程中，由于肾小管与集合管之间的连接发生障碍，导致尿液生成后自肾小管排出受阻，形成无数个大小不等的尿液潴留性囊肿，分为常染色体隐性遗传性多囊肾和常染色体显性遗传性多囊肾两类，两者的表现形式和预后截然不同。前者又称婴儿型多囊肾，后者又称成人型多囊肾。

2.临床表现　婴儿型多囊肾囊肿较小，但出现临床症状多较早，且病情进展迅速，预后差，多在短期内死亡。其主要表现与肾衰竭和肝衰竭有关的临床表现。成人型多囊肾临床较为常见，且发展缓慢，早期可无明显症状。其主要临床表现有腰腹部胀痛、间歇性血尿、蛋白尿、腹部肿块、贫血、高血压和肾功能不全。随着病情的发展，肾功能衰退逐渐加重，后期可进展为尿毒症。

3.超声诊断　双肾外形增大，表面凹凸不平。肾内充满大小相差悬殊的囊状无回声区，难以计数的囊肿互相挤压，以致失去圆滑的轮廓，部分囊肿壁增厚，可能伴钙

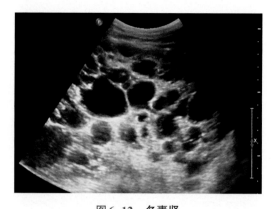

图6-12　多囊肾

双肾外形增大，表面凹凸不平，肾内充满大小不等的囊状无回声区

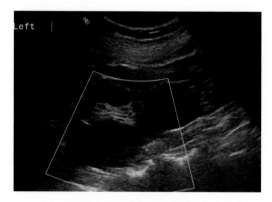

图6-13　多发性肾囊肿

肾囊肿数目虽多，但囊肿间可见正常肾实质回声

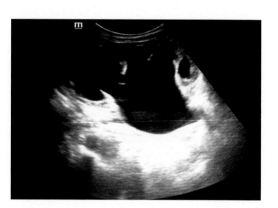

图6-14　巨大肾盂积水

多为单侧，无回声区间分隔不完全，互相连通

化强回声斑。无数小囊肿构成的声学界面回声和囊肿的后方增强效应，使囊肿间组织回声增强，难以显示正常肾实质回声（图6-12）。可能有肾盂积水，但与囊腔不易区别。

4.鉴别诊断

（1）多发性肾囊肿：肾囊肿数目虽多，但多可计数，而且囊肿间可见到正常肾实质回声（图6-13）。

（2）巨大肾盂积水：多为单侧，无回声区间分隔不完全，互相连通，最大腔在中央（图6-14）。

（3）肾囊性发育异常：肾脏外形多数缩小，常为单侧或单肾局部多囊性病变。无家族史。

5.临床价值　超声诊断多囊肾的准确率可高达95% ~ 100%。若二维超声鉴别诊断有困难时，可用超声多普勒检测囊性病变内有无血流信号，超声造影观察病变内有无造影剂增强回声，可弥补二维超声的不足，对诊断有很大的帮助。若囊肿数量多、较大，且囊肿压迫肾实质而导致肾功能严重受损时，可在超声引导下经皮肾囊肿穿刺，进行囊肿抽吸减压或注入硬化剂等药物治疗，以减轻压迫，缓解病情。

二、肾结石

（一）病因与病理

　　肾结石是泌尿系统的常见疾病之一。肾结石主要是某些因素造成尿中晶体物质浓度升高或溶解度降低，晶体在局部生长、聚集，最终形成结石。男性多于女性。根据结石所含成分不同，可将其分为若干类，其中草酸钙和磷酸钙为主的结石，约占80%。肾结石可单发，可多发，可发生在一侧肾，也可双肾同时发生。肾结石大小不一，小者如粟粒或泥沙，较大的结石呈鹿角状充满整个肾盂肾盏。

（二）临床表现

结石较小且无尿路梗阻时，临床上可无明显症状。若结石嵌顿在肾盏柄部、肾盂输尿管连接处或输尿管其他狭窄处时，可引起腰痛、血尿，合并感染时可出现尿痛、尿急、尿频、血尿。

（三）超声诊断

大部分肾结石的超声表现为集合系统内的强回声后伴声影（图6-15）。然而，有些结石的声影不明显（图6-16），可能是受结石远场的高回声肾窦的遮挡，或是体积相对于声束宽度较小的结石，如结石引起近端肾盂肾盏系统的梗阻，从而导致肾积水；当结石下行至远端时则导致输尿管的扩张。使用超声多普勒时，可于结石后方见"闪烁"征。

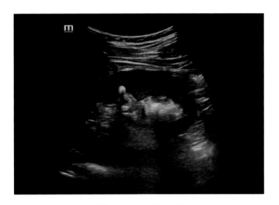

图6-15　肾结石

肾窦内可见一强回声光团，后伴声影

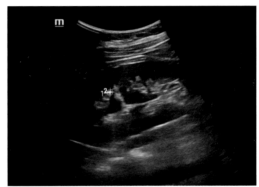

图6-16　肾多发结石合并轻度肾积水

肾窦内可见多个强回声光团，后伴声影，其中一个大小约0.5cm×0.5cm，肾窦分离约1.6cm

（四）鉴别诊断

1.钙乳性肾囊肿　该囊肿多与集合管或小盏连通，囊内尿液存留形成的结石或囊壁钙盐附着的声像图表现与肾盏结石相似。前者改变体位观察囊内结石多随体位改变向重力方向移动，肾盏结石位于肾盏柄部并可导致该肾盏扩张积水，改变体位无移动，后方多伴声影，两者鉴别诊断多不困难。

2.肾内钙化灶　位于肾实质内。肾结核空洞并局部钙化强回声团位于不规则无回声区的周缘或外部，而肾结石并肾盏积水时强回声团位于肾盏颈部或内部。

3.肾动脉钙化　老年人肾动脉钙化也出现强回声，可多方位扫查，动脉钙化呈短线状或等号状，容易与肾结石相鉴别。

（五）临床价值

超声检查不仅能清晰显示结石的大小、数目和空间位置，同时尚可观察有无结石嵌顿或梗阻导致肾积水的情况。较小的结石，肾区X线片、CT常不能显示或显示不清，X线不显影的阴性结石和结石与骨骼重叠而难以明确诊断者，超声检查均可做出明确的诊断。超声也存在不足，如体积较大的鹿角形结石，超声仅能显示结石的表面或将此误认为多发结石。

三、肾积水

（一）病因与病理

肾积水（hydronephrosis）可由多种原因引起，最常见于尿路梗阻。此外，某些非梗阻原因，如先天性尿路畸形、肾盂输尿管反流、慢性尿路感染、使用利尿药和解痉药物、尿路梗阻手术后、妊娠等也常合并肾盂积水。尿路梗阻的共同病理改变是肾盂肾盏扩张、积水。

（二）临床表现

肾积水的主要临床表现是肾区胀痛，肾积水程度较重者可于患者腹部触及肿块，尤其小儿常以腹部肿块而就诊。尿路不同病理性质的梗阻病因，可产生相应的临床症状。并发感染时，可有发热、尿频、尿痛和血尿等。

（三）超声诊断

1.二维超声

（1）轻度肾积水：肾外形正常，肾盂分离大于1.5cm，肾大盏扩张，肾小盏轻度分离，肾小盏顶端呈"杯口"状，肾实质厚度正常，肾柱回声清晰（图6-17）。

（2）中度肾积水：肾外形轻度增大，肾盂、肾盏均明显扩张，肾小盏杯口变浅，呈圆弧状。肾实质轻度变薄，肾柱回声不清晰（图6-18）。

（3）重度肾积水：肾盂肾盏重度扩张，穹窿部变平。肾实质明显变薄或不能显示，肾柱呈线状，成为肾盂无回声区内的不完全分隔，甚至不能显示肾柱（图6-19）。

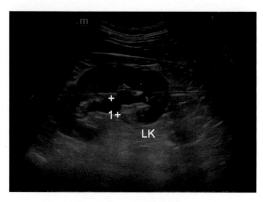

图6-17　轻度肾积水
肾窦分离扩张，无回声区仅限于肾盂内
LK：左肾

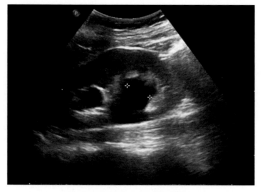

图6-18　中度肾积水
肾盂与肾盏相通，呈"花朵"形

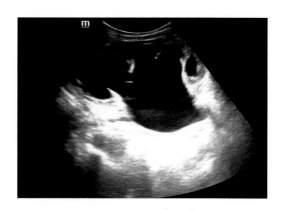

图6-19　重度肾积水
多个大小肾盏与肾盂汇合的无回声区，呈"调色碟"状

2.多普勒超声　急性梗阻者肾内动脉RI＞0.7或双侧肾动脉RI相差大于0.08～0.1。CDFI显示患侧输尿管口尿流信号明显减弱或消失。

（四）鉴别诊断

1.多发性肾囊肿　多发性肾囊肿大小不等，排列散乱，囊之间分隔完整，互不相通，并可见被挤压变形的肾窦回声，肾内血管走行异常。而重度积水分隔不完整，扩张的肾盂、肾盏大小相仿，并围绕肾盂似放射状排列，最大无回声区位于中央，肾内血管走行正常。

2.结核性肾积脓　肾积水合并感染时常与结核性肾积脓难以鉴别。尽管前者肾内无回声区透声性差，但其他回声与肾积水相同，而后者无回声区内可见较多沉积，改变体位可显示向重力方向移动。此外，肾实质内可见多发钙化灶，后伴声影或呈"彗星尾"征。

3.其他因素所致肾窦扩张　如膀胱高度充盈后，可致肾窦分离，但多＜1.5cm，排尿后即可恢复正常；月经期或妊娠期扩张纤曲的卵巢静脉压迫输尿管；妊娠晚期子宫与胎头可压迫输尿管。

（五）临床价值

超声检查既可准确判断有无肾积水和积水的程度，又可追踪显示肾积水的原因。且超声检查不受肾功能的影响，尤其对碘过敏或静脉尿路不显影的无功能肾，更具优越性。超声检查的优点还在于可多次超声检查，可动态观察肾积水治疗前后的变化，估测术后患侧肾功能的转归。

四、肾血管平滑肌脂肪瘤

（一）病因与病理

肾血管平滑肌脂肪瘤（renal angiomyolipoma，RAML），也称肾错构瘤（hamartoma of kidney），为最常见的肾良性肿瘤，80％为女性。肿瘤主要是由血管、平滑肌和脂肪组织等混合构成，常位于肾包膜下的实质内，可以是单独疾病，也可是结节性硬化的一种表现。国外报道，约50％肾错构瘤患者有结节性硬化，这是一种遗传性疾病，并有家族发病倾向，表现为大脑发育不良、癫痫、面颊部皮脂腺瘤。错构瘤也可发生在脑、眼、心、肺、骨，有时可误认为转移病灶。我国肾错构瘤患者合并结节性硬化者比较少见。

（二）临床表现

肿瘤较小时可无症状，肿瘤较大时可压迫相邻脏器引起胃肠道症状。若肿瘤发生自发性破裂，可引起腰部疼痛，甚至突发剧痛，严重者可出现休克，血尿较少见。肾外症状包括面部蝶形分布的皮脂腺瘤、癫痫、智力减退等。

（三）超声诊断

1.二维超声　超声常表现为边界清晰的圆形高回声光团（图6-20），极易辨认。根据声像图特征可将本病分为三类：结节型、团块型和多结节团块型。结节型，指瘤体体积小，直径一般在1～2cm，呈圆形或椭圆形，表面欠光滑，肿瘤与周围肾组织分界清，内部回声的高低多与肿瘤内成分有关。团块型，指肿瘤直径一般在3～4cm，肿瘤可向肾包膜外突出。多结节团块型，指单侧肾或双侧肾可显示多个大小不等的高回声结节或团块，直径 1 ~ 5cm，边界不规则，内部回声欠均。彩色多普勒超声表现为肿瘤内部通常无明显血流信号。

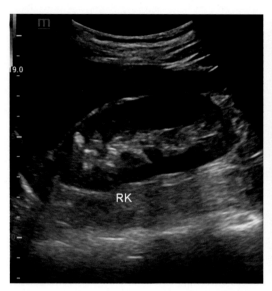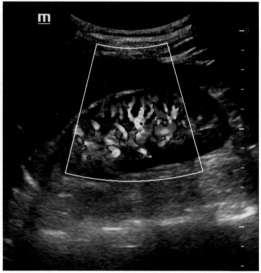

图 6-20　肾错构瘤

右肾（RK）上极可见一稍高回声光团，边界清，其内未见明显彩流信号

2. 多普勒超声　肾血管平滑肌脂肪瘤内很少检测到血流信号。肿瘤较大时，也可在肿瘤表浅区域显示短枝状或点状血流信号。

（四）鉴别诊断

1. 肾细胞癌　分化好的肾细胞癌与回声较低的错构瘤声像图有相似之处。前者表现为肿块内回声高低不均匀，肿瘤周围可有声晕，较小的包膜下肿瘤也可致肾外形发生改变。后者虽无包膜，边界欠规则，但与周围组织界线多清楚。

2. 肾脂肪瘤（lipoma of kidney）　本病与肾错构瘤均呈高回声，有时单纯从图像上分辨有一定困难。较小肾脂肪瘤主要见于肾乳头以内的肾窦区域，回声较后者更高，而后者多位于肾实质内，更多见于近肾包膜区域。当鉴别有困难时可借助 CT 检查确诊。

3. 肾血管瘤（hemangioma of kidney）　肿瘤大小不一，其内部回声较高，与错构瘤很难鉴别。前者为先天性肿瘤，边界清晰，内部回声强度略低于同等大小的肾错构瘤。

（五）临床价值

超声诊断肾血管平滑肌脂肪瘤的敏感性很高，诊断准确性可＞95%。由于本病与肾癌的治疗方法和判断预后完全不同，因此，早期明确诊断，对于减轻患者的心理负担和指导临床采取相应的治疗方案，均有重要的指导意义。当不能明确诊断时，应借助于 CT 及 MRI。

五、肾细胞癌

（一）病因与病理

肾细胞癌（renal cell carcinoma）也称肾腺癌或简称肾癌，是最常见的肾脏恶性肿瘤，占肾恶性肿瘤的80% ~ 90%，起源于肾小管上皮细胞，可发生于肾实质的任何部位，但以肾上、下极为多见，少数侵及全肾，大部分为单侧单发，有时可双侧或多发，多见于40岁以上成人，儿童少见。根据所含细胞成分的不同分为透明细胞癌、颗粒细胞癌及未分化癌，其中绝大多数为透明细胞癌。肿瘤表面隆突不平，有假包膜，与正常肾组织有明显分界。肿瘤切面呈现分叶状，肿瘤较大时内部可出现出血、钙化、坏死或囊性变。当肿瘤侵及肾静脉时，可在肾静脉管腔内形成癌栓，并延伸至下腔静脉。肿瘤也可侵及肾盂、肾盏或突破肾包膜向肾周组织扩散。

（二）临床表现

早期小肾癌生长较缓慢，可无明显临床症状或体征，间歇性无痛性肉眼血尿往往是最早的信号。随着肿瘤逐渐增大并向周围组织侵犯生长，患者出现典型血尿、腹痛和腹部肿块的"肾癌三联征"临床表现，但病程实际上已经为肾癌晚期。

（三）超声诊断

1.二维超声

（1）肾内出现圆形或椭圆形实质性肿块，边界清楚，有球体感。部分肿瘤周边可见假包膜回声。肿瘤内部回声取决于肿瘤大小和内部结构，可为高回声、等回声、低回声及不均质回声（图6-21）。

（2）小肾癌（＜3cm）内部多为高回声，但比肾窦回声低，内部回声较均匀；较大肾癌（＞5cm）内部常伴有出血、坏死或囊变，可为低回声、等回声、高回声或不均质回声，向肾外侵犯生长时可致肾脏形态失常，活动受限。

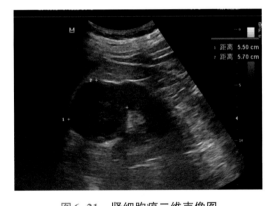

图6-21　肾细胞癌二维声像图

肾上极可见一大小约5.7cm×5.5cm的类圆形实质性肿块，边界尚清，内回声不均，内可见无回声区

（3）少部分肾癌声像图呈现囊性，可表现为单囊、多囊或实性肿块内囊性无回声，囊壁厚薄不均。

（4）较大肿瘤压迫肾窦或侵犯肾盂肾盏时，肾窦高回声内可见低回声团突入，致使肾窦变形、移位或中断，少数可出现肾盂肾盏积水。肿瘤侵犯肾静脉或下腔静脉时，静脉内径增宽，管腔内可见低回声瘤栓填充。

2.多普勒超声

（1）肾癌彩色多普勒显示不恒定，可表现为以下四种：①肿瘤周边彩色血流丰富；②仅肿瘤内部有少数点状彩色血流；③肿瘤内部血流丰富；④肿瘤内部血流稀疏（图6-22）。

（2）当肾癌累及肾静脉、下腔静脉时，静脉内可见到癌栓回声，彩色血流图可见到肾静脉和（或）下腔静脉血流受阻或中断等异常表现。

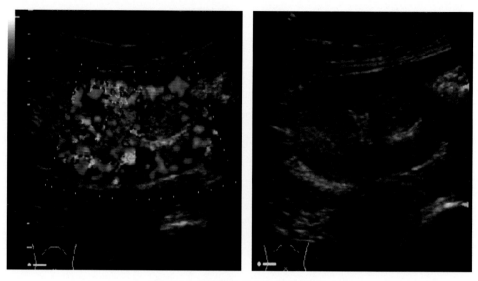

图6-22　肾细胞癌多普勒超声图

肾上极可见一类圆形实质性肿块，边界欠清，内回声不均，内可见无回声区，CDFI：其内可见丰富彩流信号

（四）鉴别诊断

1.与肥大肾柱相鉴别　肥大肾柱为肾脏的先天性变异，与肾皮质回声一致，无明显分界。

2.与肾叶畸形和肾叶代偿性肥大相鉴别　先天性肾脏分叶畸形肾表面可见分叶切迹，内侧可见分叶沟。肾叶肥大多见于肾脓肿、外伤等愈合后瘢痕形成的肾脏。

3.与肾脓肿相鉴别　肾脓肿患者有明显化脓性感染临床症状和体征。声像图病灶边界不清，短期内病灶内部回声变化显著。

4.与肾血管平滑肌脂肪瘤相鉴别　高回声小肾癌与肾血管平滑肌脂肪瘤超声图像很难鉴别，但CT检查肾血管平滑肌脂肪瘤体内部可发现脂肪组织，是明确诊断肾血管平滑肌脂肪瘤的可靠依据。

（五）临床价值

肾癌的临床表现较隐蔽，早期诊断对改善患者的预后和提高生存率非常重要。有文献报道超声对肾癌的诊断准确率高达93.5% ~ 97.1%，超声被认为是筛选和诊断肾癌的首选方法。但对于＜1cm的肾癌，常规二维超声难以显示。当肿瘤声像图表现不典型或难以与其他肿瘤相鉴别时，可行超声造影或在超声引导下行细胞学穿刺活检明确诊断。

六、肾母细胞瘤

（一）病因与病理

肾母细胞瘤（nephroblastoma）又称威尔姆斯瘤（Wilms tumor），是小孩最常见的泌尿系统肿瘤，其发病率在小儿腹部肿瘤中居首位。80%肿瘤主要发生在小孩出生后最初5年内，多见于2 ~ 3岁，90%为单侧发病。成人中罕见，约有3%发生在成人，被称为成人肾母细胞瘤。肾母细胞瘤来源于肾胚基，持续存在的后肾胚基未能分化为肾小球及肾小管并呈不正常的增殖、发展为肾母细胞瘤。肿瘤大小可以从几厘米到塞满整个腹腔，表面光滑，有假包膜，瘤组织常突破肾被膜侵及肾周围脂肪组织，很少侵犯肾盂肾盏。肿瘤生长较迅速，容易转移至淋巴结、肺部和肝脏。体积较大的肿瘤内部可出现钙化、出血和坏死灶。

（二）临床表现

腹部无痛性肿块是最常见的临床症状，肿块通常位于上腹季肋部一侧，表面平滑，中等硬度，无压痛，早期可稍具活动性，迅速增大后，少数肿瘤可超越腹中线。少数患儿有腹痛或恶心、呕吐、食欲减退等消化系统疾病症状。也有少数患儿表现为血尿、发热、高血压。晚期患儿可出现面色苍白、消瘦、精神萎靡，甚至出现转移症状，如咯血、头痛等。

（三）超声诊断

1.二维超声　肾脏形态失常，肾实质内见圆形或椭圆形实质性肿块，肿瘤表面光滑。肿瘤较大时整个肾脏可完全被其替代，导致声像图上见不到正常肾组织回声。肿瘤早期回声较均匀，晚期内部回声杂乱，呈强弱不等、分布不均的粗点状和斑片状回声，其内可混有不规则无回声区。当肿瘤突破肾被膜侵犯肾周组织时，肿瘤边缘与肾周组织分界不清。肿瘤侵犯肾静脉或下腔静脉时，静脉管腔内可见低回声瘤栓填充，但由于瘤体较大，二维灰阶超声对静脉内瘤栓探查存在困难（图6-23）。

2.多普勒超声　彩色多普勒超声显示多数肿块内部血供丰富，脉冲多普勒超声多为高速高阻动脉样血流频谱。当肿瘤累及肾静脉或腔静脉时，彩色多普勒显示静脉内瘤栓处血流不同程度充盈缺损（图6-24）。

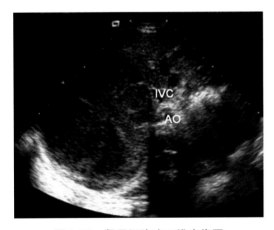

图6-23　肾母细胞瘤二维声像图

肾上极可见一低回声实性结节，边界清，内回声不均，周围组织受压。IVC：下腔静脉；AO：腹主动脉

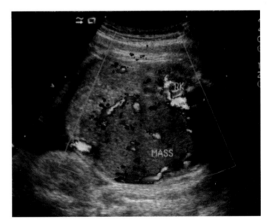

图6-24　肾母细胞瘤彩色多普勒声像图

肿块（MASS）内血流信号丰富，呈"包绕"状。RK：右肾

（四）鉴别诊断

1.与肾透明细胞肉瘤相鉴别　本病与肾母细胞瘤的声像图表现有许多相同之处，声像图上肿瘤以低回声为主，分布不均。但肾透明细胞肉瘤多见于2～3岁幼儿，肿瘤生长缓慢，瘤体相对较小，而且极易发生骨转移。

2.与神经母细胞瘤相鉴别　本病与肾母细胞瘤均是儿童最常见的恶性肿瘤之一。但本病多发生在肾上腺区，患侧肾脏往往受肿瘤推移挤压变形，且与肿块有相对运动，该肿瘤边界多不规则，多呈分叶状，内部回声较肾母细胞瘤稍强，肿瘤内部钙化多见，但坏死囊变少见，肿块常越过中线并易发生骨转移。

3.与多房性肾囊性病变相鉴别　当肾母细胞瘤存在弥漫性肾实质损害及坏死囊变较突出、囊腔较光整时与多房性肾囊性病变不易鉴别，本病以囊性为主，偶可见囊壁增厚，但仍为光滑，实质部分少见，超声多普勒表现囊隔血流信号稀少或呈星点状，而囊性肾母细胞瘤完全由囊肿和较薄的囊隔组成者少见，实质部分血流信号也明显多于多房性肾囊性病变。

（五）临床价值

肾母细胞瘤为小儿最常见的腹膜后肿瘤，对以腹部无痛性包块、无明显肉眼血尿就诊的儿童，超声检查显示肾实质内实质性肿块时，首先应考虑本病。超声可显示肾静脉、腔静脉内有无瘤栓及有无其他远处部位转移灶。目前超声是临床诊断肾母细胞瘤的首选影像学检查方法。

七、肾盂癌

（一）病因与病理

肾盂肿瘤发生率较低，仅占肾实质肿瘤的5%～26%，多见于40岁以上的男性。90%以上为移行上皮细胞癌，鳞癌及腺癌少见，腺鳞癌罕见。移行上皮细胞癌分为乳头型和浸润型两类，前者多见，乳头型肿瘤分化程度高，浸润速度慢，发生转移迟，常以肿瘤细胞脱落种植形式向输尿管和膀胱转移。浸润型肿瘤分化程度低，进展速度较快，多以淋巴途径转移到肾门部淋巴结。移行细胞癌引起肾盂肾盏或输尿管梗阻者不少见，晚期可累及肾实质并向肾静脉转移。

（二）临床表现

本病男性多见，男女比例约4：1。70%～90%的患者早期临床表现为间歇性无痛性肉眼血尿，少数患者因肿瘤阻塞肾盂输尿管引起腰背部不适、胀痛等，肿瘤较大或梗阻引发严重积水时可出现腰部包块，但较少见。晚期患者可出现贫血及恶病质。

（三）超声诊断

1.二维超声　典型肾盂癌的超声表现为肾盂内实质性低回声或等回声肿块，肾盂和（或）肾盏可出现不同程度积水。肿瘤内部回声与肿瘤生长部位有关，当肿瘤位于肾窦高回声区而肾盂肾盏无积水时多表现为低回声；当肿瘤位于有积水的肾盂肾盏内时则回声较强。当肿瘤向肾实质浸润生长时，可显示肾实质内实质性肿块，与肾脏实质内肿瘤向肾盂浸润难以鉴别。肿瘤累及输尿管或膀胱时，输尿管或膀胱内可见异常光团回声，部分可见到肾门及远处淋巴结肿大（图6-25）。

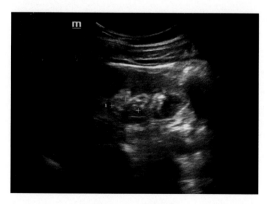

图6-25　肾盂癌

肾盂内可见大小约2.4cm×2.2cm的低回声光团，边界欠清，内回声不均

2.多普勒超声　彩色多普勒超声显示肾盂癌肿瘤内部多无明显血流或血流不丰富，肿瘤周边偶尔可见绕行的肾血管。

（四）鉴别诊断

1.与肾癌相鉴别　肾癌的超声表现为肾实质内实质性肿块，内部回声多样化，肾盂肾盏积水少见，肾静脉、下腔静脉内癌栓常见。肾癌多为富血供肿瘤，而肾盂癌多为乏血供肿瘤，彩色多普勒超声有助于鉴别。

2.与肾盂内血凝块相鉴别　血凝块回声相对均匀，边缘不规则，彩色多普勒亦无血流信号，与肾盂癌不易鉴别。结合患者病史及定期复查可见血凝块消失，而肾盂癌不会。

3.与肾盂积水、肾结石相鉴别　肾盂肿瘤较小时和合并感染的肾盂肾盏积水声像图相似，膀胱高度充盈时，多切面扫查肾脏，有助于显示肾盂的解剖形态和肾盂内肿瘤。若超声显示肾盂软组织内部夹杂钙化，有助于肾盂癌的诊断。

4.与肾窦脂肪堆积相鉴别　后者患者很少有血尿等不适症状，CT检查能确认其为脂肪组织，具有特异性。

（五）临床价值

肾窦声学界面复杂，超声准确诊断肾盂癌存在一定困难。但对于有血尿的患者，可让患者充盈膀胱后多切面、多角度对肾脏进行扫查，当肾盂内发现异常肿块，应仔细观察其形态、大小、内部回声及血供情况，同时注意观察肾盂肾盏是否伴有积水，并对输尿管和膀胱进行追踪探查，必要时可行超声造影或超声引导下穿刺活检以明确诊断。

第三节　输尿管疾病

一、输尿管结石

（一）病因与病理

结石多数来源于肾脏，男性多于女性（4.5∶1）。原发者很少见，几乎都与狭窄、憩室、异物、感染等输尿管病变有关。输尿管解剖上的三个生理狭窄部，是结石最易停留的部位，输尿管下1/3段者最多见，占60%～70%。结石多为单侧，双侧共占10%左右。输尿管结石是造成尿路梗阻的最常见原因。结石部位越高，梗阻程度越重，对肾脏的损害亦越严重。同时可并发感染。

（二）临床表现

结石对局部输尿管的刺激、损伤，可引起输尿管痉挛性收缩，出现阵发性剧烈疼痛或钝痛，并向大腿内侧放射。黏膜的损伤和刺激可引起不同程度的血尿，黏膜水肿使阻塞加重。

（三）超声诊断

集合系统分离扩张。扩张的输尿管突然中断，并在管腔内显示强回声团，与管壁分界清楚，后方伴有声影。彩色多普勒超声显示患侧输尿管开口尿流信号明显减弱或消失，结石后方可见"闪烁"征。有肾盂扩张的情况下，位于第一狭窄处的结石容易显示（图6-26）。位于第二狭窄处的结石，左侧先显示髂总动脉末端，右侧显示髂外动脉起始部，在动脉和伴随静脉前方可能显示无血流的管状结构及其内部的结石回声

（图6-27）。第三狭窄处的结石表现为输尿管开口处或乳头内的结石回声及远端扩张的输尿管（图6-28）。输尿管结石引起的急性尿路梗阻，可致肾内动脉RI增高。

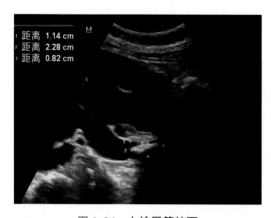

图6-26　左输尿管结石

输尿管第一狭窄处结石并左侧输尿管上段扩张，左肾积水

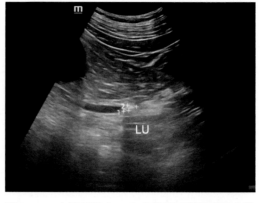

图6-27　左输尿管（LU）中段结石并输尿管上段扩张

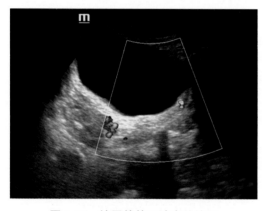

图6-28　输尿管第三狭窄处结石

（四）鉴别诊断

1.肠道内容物　沿扩张输尿管向下扫查过程中，若输尿管有弯曲或声束偏移，容易将肠管内容物误诊为输尿管结石。对此，实时观察可发现肠管内容物随肠管蠕动而时隐时现。

2.膀胱结石　输尿管间质部的结石与膀胱结石声像图相似。对此可通过改变体位实时观察结石位置变化，若可随重力方向移动者为膀胱结石，反之，则为输尿管末端结石。

3.输尿管肿瘤　乳头状肿瘤在输尿管无回声区的衬托下，可呈现出高回声。仔细观察可见输尿管局部管腔呈不规则中断，肿瘤表面不光滑，且与管壁无分界，有僵硬感。浸润性肿瘤则以管壁不规则增厚为主，较容易与结石相鉴别。

（五）临床价值

输尿管结石临床多见，既往以尿路X线片、静脉尿路造影或逆行尿路造影检查为主，但输尿管阴性结石，X线片显示不清；静脉尿路造影常因肾功能的状况而受限制。近年来，经腹、经阴道或经直肠超声多普勒及口服或静脉滴注甘露醇、硫酸镁、呋塞米等增加输尿管显示调节法，使得超声对输尿管结石的诊断日趋完善。

二、输尿管开口囊肿

（一）病因与病理

输尿管开口囊肿是一种常见的先天性畸形。女性多于男性。原因为胚胎期输尿管与生殖窦间的一层隔膜吸收不完全或持续存在，导致输尿管口狭窄，尿液引流不畅而形成囊肿；也可因为输尿管末端先天性纤维结构薄弱或膀胱壁内段过长。后天性因素如输尿管口周围炎症、水肿、黏膜膨胀，造成输尿管口狭窄，在尿液作用下形成囊肿，囊肿壁菲薄。可合并其他尿路畸形，如双输尿管、异位开口等。

（二）临床表现

输尿管囊肿较小时，常无明显临床症状。囊肿继发感染或因囊肿出口部狭窄较重，而致输尿管扩张和肾积水时，多可出现尿路感染或腰腹部胀痛、排尿不畅、尿流中断等症状。女性患者较大的囊肿可随尿流膨出尿道口。

（三）超声诊断

二维超声显示膀胱三角区一侧呈圆形环状结构，壁菲薄而光滑，类似"金鱼腮"（图6-29）。实时观察环状结构时大时小，即所谓"膨缩"征。纵断面检查，可见囊肿与扩张的输尿管盆腔段连通。较大的囊肿在排尿时囊壁移向后尿道口，并不同程度地阻断尿流。彩色多普勒显示囊壁开口内向膀胱的尿流信号。少数囊肿合并结石者，在囊肿内显示点状或团状强回声，后伴有声影，有时可见结石回旋于囊肿与其上端扩张的输尿管之间。

（四）鉴别诊断

1.输尿管脱垂　本病与输尿管发育过长或管壁过度收缩有关。声像图显示膀胱三角区一侧或两侧见乳头状突起，表面光滑，中间有切迹，也可通过实时观察肿物有无增大与缩塌变化相鉴别。

2.输尿管憩室　本病与输尿管囊肿的声像图表现有明显不同，输尿管憩室多发生在输尿管与膀胱交界处，其特点是囊性肿物不突入膀胱腔，而位于膀胱外输尿管一侧。

3.膀胱憩室　本病多表现为突出于膀胱之外的囊性结构，呈圆形或椭圆形，可与膀胱壁相通，排尿后该憩室可缩小（图6-30）。

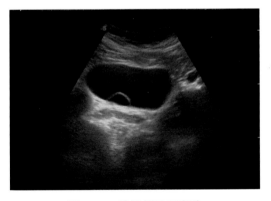

图6-29　输尿管开口囊肿
膀胱三角区一侧呈圆形环状结构，壁菲薄而光滑

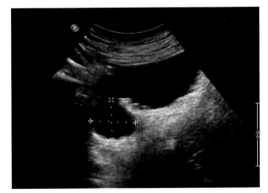

图6-30　膀胱憩室
可见一囊性无回声区突出于膀胱之外，可与膀胱壁相通

（五）临床价值

超声检查能够清楚地显示输尿管囊肿的形态和舒缩变化的特征，容易诊断。尤其对小儿患者可免除膀胱镜检查和尿路造影时其不合作的麻烦。静脉尿路造影在显示合

并畸形方面，优于超声检查。CT和MRI也可用于输尿管囊肿的诊断，但是其敏感性和特异性均低于超声检查，很少使用。

三、输尿管肿瘤

（一）病因与病理

输尿管良性肿瘤临床少见，其中多为输尿管息肉（polyp of ureter）或乳头状腺瘤。息肉为良性间质性肿瘤，有蒂固定，悬于输尿管内。因管腔限制，息肉只能沿管腔生长，可以长达5cm以上。乳头状腺瘤更少见，生长方式类似息肉，容易恶变。

输尿管癌（carcinoma of ureter）原发性者少见，主要为移行细胞癌。男性多于女性（3：1）。肿瘤多发生于输尿管中下段（70% ~ 75%），呈乳头状或非乳头状。

转移性输尿管癌可来自其他部位癌肿血行或淋巴转移，如黑色素瘤、胃肠道肿瘤、肺癌、乳腺癌等，也可为附近肿瘤直接侵袭，如膀胱、子宫颈、前列腺、肾脏等邻近部位的癌肿。

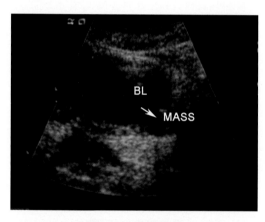

图6-31　输尿管癌

输尿管近膀胱（BL）入口处可见一低回声光团，边界欠清，内回声不均。MASS：肿块

（二）临床表现

血尿、尿路梗阻症状是输尿管肿瘤最突出的临床表现。

（三）超声诊断

输尿管肿瘤的发现多因发现严重肾积水，沿扩张输尿管向下追踪扫查时发现输尿管管腔逐渐变窄或中断的位置可见输尿管腔内或管壁软组织团块，局部管壁变厚，与软组织块无分界（图6-31）。肾盂和输尿管扩张是输尿管肿瘤的间接征象，输尿管管腔内或管壁实性肿块则是直接征象，扩张的输尿管不仅是寻找病变的向导，而且为显示病变提供了极好的界面。在发现肿块的同时还应注意观察肿瘤与周围组织和脏器的界线是否清晰，周边有无淋巴结肿大。

（四）鉴别诊断

1.输尿管炎性肉芽肿　本病是输尿管炎性增殖性病变，声像图表现为输尿管壁局限性增厚，内腔不均，黏膜粗糙，很难与输尿管肿瘤相鉴别。有反复尿路感染病史支持本病的诊断，但不能作为与肿瘤相鉴别的依据。

2.输尿管结石和输尿管内血凝块　透声好的结石，无声影，酷似软组织团块，但其与输尿管壁有明确的分界，输尿管壁回声正常。血凝块的声像图特征为输尿管腔内充填均匀性等回声或高回声团，呈柱状，输尿管壁正常。多数病例合并有膀胱内血凝块。

（五）临床价值

超声检查可通过追踪肾积水和扩张输尿管发现输尿管肿瘤的发生部位、大小、形态、与周围组织的关系，但对早期输尿管肿瘤肿块显示较难，故早期输尿管肿瘤的排查还应推荐泌尿系造影检查。

第四节　膀胱疾病

一、膀胱炎

（一）病因与病理

膀胱炎的病因复杂，可由细菌、真菌、原虫、物理、化学因素引起。急性膀胱炎多由大肠杆菌所致，女性发病率明显高于男性。浅表性膀胱炎最常见，即病变仅累及黏膜、黏膜下层，可见黏膜充血、水肿、片状出血斑、浅表溃疡。Brunn巢为膀胱黏膜上皮固有层的实性细胞巢，Brunn巢中心部分退变则形成囊性膀胱炎（cystitis cystica）。慢性刺激长期存在，Brunn巢形成腺样结构，从而形成腺性膀胱炎（cystitis glandularis），腺性膀胱炎为癌前病变。

（二）临床表现

临床表现多为尿频、尿急、尿痛、血尿等。

（三）超声诊断

轻症膀胱炎声像图多无明显异常。慢性膀胱炎，因病程持续时间较长，可出现膀胱体积缩小、膀胱壁不均匀性增厚等表现（图6-32）。

腺性膀胱炎和囊性膀胱炎的声像图表现为膀胱壁明显增厚，黏膜不光滑，表面可见囊状或实性乳头状肿块。

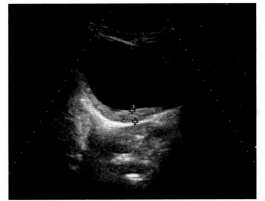

图6-32　慢性膀胱炎
膀胱体积缩小、膀胱壁不均匀性增厚

间质性膀胱炎的声像图表现为膀胱容积减小，膀胱壁增厚，可合并肾积水和输尿管扩张。

（四）鉴别诊断

慢性膀胱炎、腺性膀胱炎、间质性膀胱炎及膀胱肿瘤早期声像图特征多较为相似，膀胱镜及活检对疾病的诊断具有很大的帮助。

（五）临床价值

急性膀胱炎及轻型膀胱炎，在超声声像图上多无明显异常，但超声检查有时可发现病因。另外，膀胱炎的超声图像特异性并不是很理想，一般单纯根据超声图像难以区分不同类型膀胱炎，若需明确诊断，还需借助膀胱镜及活检。

二、膀胱结石

（一）病因及病理

原发性膀胱结石的发病率男性多于女性，女性仅占5%左右，多见于老年男性和小儿，原发性膀胱结石多与营养不良和低蛋白饮食有关，继发性膀胱结石多见于膀胱出口的梗阻、膀胱憩室、神经性膀胱炎及长期留置导尿管者。膀胱结石主要成分为钙质、磷酸盐、尿酸和尿酸盐等。

（二）临床表现

膀胱结石的主要临床表现是排尿突然中断，并感疼痛，可放射至阴茎头及远端尿道，同时伴有排尿困难、尿频、尿急。

（三）超声诊断

膀胱结石的声像图表现比较明显、容易观察，可以简单概括为八个字——"强回声""声影""移动性"。强回声依结石的大小可以呈强光点、强光斑及强光团，有些大的结石仅显示前表面弧形强光带，膀胱结石声影较明显（图6-33），尤其是增益稍降低更容易显示，较小或密度疏松的结石可能声影较弱或不明显。随着重力的作用，膀胱结石绝大多数在充盈膀胱内随体位改变而移动（图6-34），但当膀胱内有血凝块、肿瘤甚至明显炎性沉积物包绕时，可以使得膀胱结石不能活动。

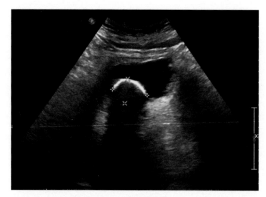

图6-33　膀胱结石1
膀胱内可见一强回声光团，后伴声影

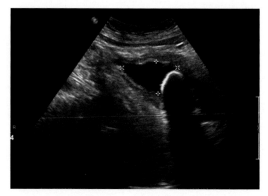

图6-34　膀胱结石2
膀胱内回声光团可随体位改变移动

（四）鉴别诊断

1.输尿管末端结石　单侧或双侧输尿管末端结石可以在输尿管膀胱壁内段处出现强光团并伴声影，但往往可以有相应一段扩张输尿管及相应侧肾盂积水，而且改变体位时这种结石不能在膀胱内移动。

2.膀胱肿瘤合并结石　当改变体位结石不移动时应高度警惕膀胱肿瘤合并结石，此时若能探及肿瘤内滋养血管，有助于两种疾病的鉴别。

（五）临床价值

超声检查方便、操作简单，可多次重复进行，无辐射，为膀胱结石检查的首选。超声检查对膀胱结石较为敏感，能检测到膀胱腔内＞3mm的小结石，同时也能观察膀胱本身的病变。

三、膀胱肿瘤

（一）病因及病理

膀胱肿瘤是泌尿生殖系统肿瘤中最常见的肿瘤，多为恶性肿瘤，大约占95％，男性多于女性，男女之比为4：1，由上皮组织来源的肿瘤主要有移行上皮细胞癌、腺癌及鳞状上皮细胞癌，其中，移行上皮细胞癌占95%。非上皮性膀胱肿瘤包括血管瘤、淋巴瘤、嗜铬细胞瘤等。膀胱肿瘤可以发生在膀胱的任何位置，但绝大多数发生在膀胱三角区，其次为两侧壁。

（二）临床表现

临床表现主要为肉眼血尿，它是最常见症状，在约75%患者中为第一征象。血尿可以是间歇性的或持续性的无痛性全程血尿，当有血凝块阻塞尿道时可引起排尿困难、尿频、尿痛。

（三）超声诊断

1.二维超声

（1）膀胱壁局限性隆起：肿瘤的病理类型不同，具有不同的形态，乳头状瘤瘤体小，呈乳头状突起，有蒂与壁相连，瘤蒂较窄、回声较强（图6-35）；实体状移行上皮细胞癌为局限性肿块突入膀胱腔呈菜花状，表面不平可有溃疡状凹陷（图6-36）；膀胱腺癌和鳞状上皮细胞癌的基底一般较宽并向膀胱壁呈浸润性生长，造成局限性甚至整个膀胱壁增厚；膀胱脐尿管处癌肿表现在膀胱顶部向腔内呈"火山口"隆起，表面不平。

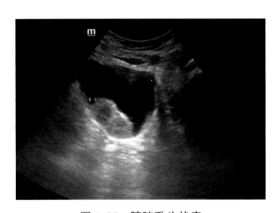

图6-35 膀胱乳头状瘤

膀胱内可见一实性包块突向腔内，边界尚清，形态欠规则，可见分叶

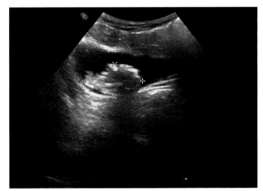

图6-36 膀胱移行上皮细胞癌

膀胱三角区可见一低回声肿块突入膀胱腔呈菜花状

（2）膀胱壁的连续性改变：有膀胱恶性肿瘤生长的部位，膀胱壁局限性回声减低，甚至呈现类似于膀胱"穿孔"一样的回声，此处膀胱壁往往被肿瘤深度浸润，常见于移行上皮细胞癌、腺癌、鳞癌等。

（3）膀胱壁增厚：少数膀胱肿瘤弥漫性壁增厚，内壁不平滑，腔内超声扫查时膀胱壁层次不清，此型注意与膀胱炎症、结核区别。

（4）膀胱腔内出现较多的光点及光点群：这往往是膀胱内出血形成血凝块的回声，有时需要导尿和冲洗膀胱后才能真正显示肿瘤的部位及形态。

（5）肿瘤阻塞输尿管口时引起患侧肾盂积水：肿瘤或血凝块阻塞后尿道可显示后尿道口增宽，有时膀胱肿瘤可同时合并结石存在。

2.多普勒超声 膀胱癌病变区由于血管增生和血流增加，膀胱动脉也增粗。膀胱乳头状癌在基底部中央可见有彩色血流进入肿瘤，小的肿瘤仅显示基底部点状血流，中等以上肿瘤除基底部以外在瘤内也有彩色血流（图6-37）。

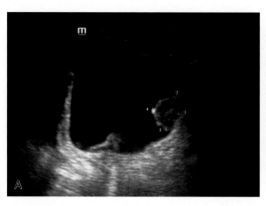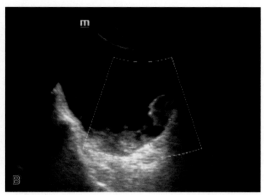

图6-37 膀胱癌

A.膀胱三角区可见数个低回声光团突入膀胱腔内，边界尚清，内回声不均，形态不规则；B.CDFI：肿块基底部可见散在点状彩流信号

（四）鉴别诊断

1.前列腺增生症 部分前列腺增生症患者，前列腺轻度或明显向膀胱内突起酷似膀胱肿瘤，前者以排尿困难为主，后者以血尿为主，前列腺肥大者突入膀胱处表面平滑，突起内部回声均匀或稍强，纵断面扫查其内可见后尿道走行，上端可见后尿道口小凹，膀胱壁连续，无回声中断。

2.前列腺癌 前列腺癌增大时可以突入膀胱甚至破坏膀胱壁，但癌肿主体在前列腺内，膀胱壁向内凹，而膀胱肿瘤多向腔内突起，如果向外侵犯前列腺时膀胱壁往往被破坏或外突。

3.腺性膀胱炎 本病为继发于膀胱黏膜上皮细胞过度增生后形成的，腺体呈绒毛状或半圆形小丘，类似肿瘤，但其表面光滑，内部回声较强，膀胱壁无浸润征象，有时需要膀胱镜活检以区别。

4.膀胱血凝块 由于肾脏、输尿管或其他原因膀胱病变引起的膀胱内积血形成血凝块时，膀胱内可见光点或光团回声甚至附壁血凝块，容易与膀胱肿瘤混淆甚至漏诊肿瘤。鉴别主要靠仔细观察，改变体位时这些光点群是否流动、形态是否改变，与膀胱壁是否相连，有时膀胱内炎性沉积物也是这样区别于膀胱肿瘤。

（五）临床价值

超声诊断膀胱肿瘤能够明确显示肿块的部位、形态、大小及是否转移，具有重要的临床应用价值，由于其简便、安全、准确，是临床首选的诊断方法。对于直径大于0.5cm的肿瘤，超声检出率高达90%，采用高分辨力的经尿道探头或经直肠探头能够对膀胱肿瘤分期，指导对肿瘤的治疗。

第五节　前列腺疾病

一、前列腺炎

（一）病因与病理

前列腺炎在中、青年男性的泌尿系统疾病中比较常见，分为急性和慢性两种，病因有感染性和非感染性两大类，其中急性多为化脓性炎症，慢性前列腺炎除了急性迁延化以外，也可能与长时间充血、自身免疫性因素等有关，临床上以慢性前列腺炎较多见，它还包括特发性非细菌性前列腺炎（或称前列腺病）和非特异性肉芽性前列腺炎。

（二）临床表现

常见症状和体征：急性炎症时，主要是全身感染症状及尿道刺激症状，如畏寒、发热、尿频、尿急、尿痛，会阴部及耻骨联合上区红肿压痛，前列腺明显触痛。慢性炎症以尿道刺激症状为主，除上述尿道症状外，还可出现性功能障碍、腰骶部痛及睾丸隐痛，合并精囊炎时精囊管可扩张，触诊前列腺质地稍变硬，触痛，膀胱镜检后尿道及膀胱颈有充血改变。

（三）超声诊断

1.二维超声

（1）多数急性前列腺炎的声像图特征不明显，只有部分患者出现声像图改变。

（2）典型急性前列腺炎声像图特征为前列腺体积略大，尿道周围出现低回声晕环，前列腺实质回声稍减低。

（3）慢性前列腺炎主要表现为腺体回声不均匀，可见片状低回声区，形态不规则，边界不清晰（图6-38）。

2.多普勒超声

（1）彩色多普勒：急性前列腺或慢性前列腺炎急性发作时，彩流信号多丰富（图6-39）。

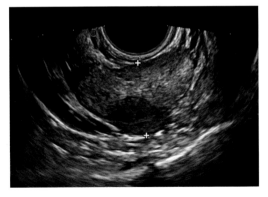

图6-38　慢性前列腺炎二维声像图

腺体回声不均匀，内可见片状低回声区，形态不规则

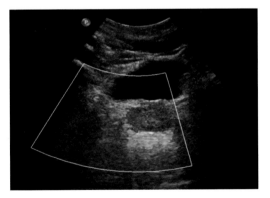

图6-39　慢性前列腺炎彩色多普勒声像图

前列腺回声不均，内可见散在点状彩流信号

（2）频谱多普勒：病灶收缩期血流频谱呈高速低阻改变。

（四）鉴别诊断

与前列腺脓肿相鉴别：前列腺脓肿多好发于周围区，呈局限性或弥漫性改变，形态不规则，以低回声为主，病灶内多可见液性无回声区。

二、良性前列腺增生

（一）病因与病理

良性前列腺增生症（benign prostatic hyperplasia）是老年男性的常见病，我国发病率较欧美国家略低，发病年龄多在50岁以上，并随年龄的增长发病率逐渐提高。增生的前列腺由腺体、平滑肌和间质组成，但常以某一种成分为主形成不同的病理类型。以前临床上普遍认为前列腺增生仅发生在前列腺前区（移行区和尿道周围腺），不会发生在前列腺周围区，但近年来国内学者唐杰等研究发现周围区也可发生前列腺增生，但比例较低且多为良性。

（二）临床表现

由于前列腺增生多为前区，故较容易使前列腺段尿道受压、弯曲、变窄、伸长，这就可以引起下尿路梗阻。尿路梗阻的严重程度与前列腺增生的程度并不完全一致，主要取决于增生部分的位置及其突出的方向，尿道周围的腺体轻度增生压迫尿道就可引起梗阻，某些前列腺增生呈结节样增生，腺体突入膀胱形成"膀胱内型"前列腺肥大。压迫后尿道引起明显症状，长期尿路不完全梗阻引起膀胱逼尿肌肥厚，黏膜表面出现小梁甚至形成小室和假性憩室。进一步梗阻加重上行可致双侧输尿管扩张、肾盂积水合并感染形成结石。

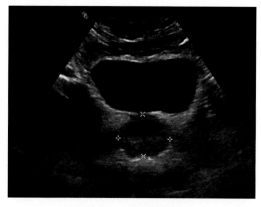

图6-40　正常前列腺
形态大小正常，边界清

（三）超声诊断

1.二维超声

（1）前列腺体积增大，形态饱满。超过了前列腺的正常测定值，前列腺增大通常以横径超过4cm，纵径超过3cm，前后径超过2cm为标准（图6-40）。形态由板栗形逐步变圆并向周边膨大，边界规则、包膜可增厚但光滑无中断现象，形态变化以对称性增大为主。经直肠腔内超声图像显示前列腺体积增大，前列腺内腺回声增强、体积增大，内外腺前后径之比大于1∶1。

（2）前列腺增生可呈对称性，也可因各部位增生程度不一致而呈现不对称性，前列腺内出现增生性结节呈圆形或类圆形，回声中等或稍强，边缘尚清呈稍低回声（图6-41），部分患者前列腺肥大明显向膀胱内突出，类似于膀胱三角区肿瘤，但是此处膀胱壁连续并位于突出的前列腺前上缘。

（3）前列腺内部回声欠均匀、稍强，内腺与外腺之间可见一弧形稍低回声带即外科包膜处，此处可见前列腺结石形成的点状或小斑片状强回声（图6-42）。

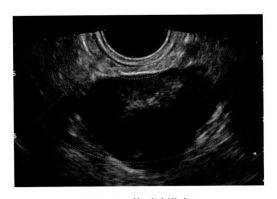

图6-41　前列腺增生1

前列腺内腺回声增强、体积增大

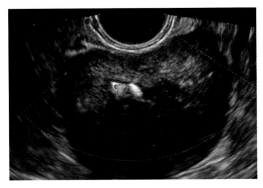

图6-42　前列腺增生2

前列腺体积增大、形态饱满，内可见类圆形低回声结节，边界欠清，内回声欠均匀，其内可见强回声光斑及光点

2.多普勒超声

（1）彩色多普勒：显示部分增生组织内供血增加，移行区内可见较丰富彩流信号（图6-43）。有时增生结节周围可见抱球状血流，此种增生结节不易与前列腺癌相鉴别，需要定期复查甚至在B超引导下的穿刺活检。

（2）频谱多普勒：可测得较低的动脉血流频谱。

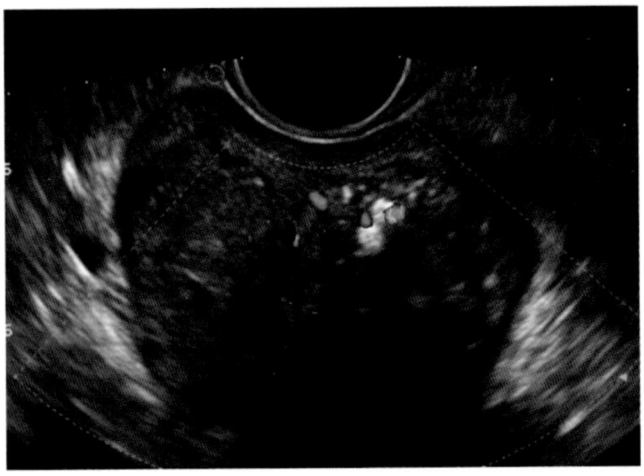

（四）鉴别诊断

1.前列腺癌　前列腺癌与前列腺增生症患者发病年龄相似，前列腺癌结节多发生在外腺区，前列腺形态多不规则呈非对称性扩大，且包膜不完整。而前列腺增生

图6-43　前列腺增生3

前列腺体积增大、形态饱满，内部回声增强，其内可见类圆形低回声结节，边界尚清，内回声欠均匀，CDFI：周边可见彩流信号

多在内腺区，前列腺增大但形态基本对称，包膜清晰可见；少数前列腺增生结节与前列腺癌结节比较类似需要穿刺才能明确诊断。

2.膀胱癌　部分前列腺增生症患者的前列腺增大，明显向膀胱内突起类似于膀胱肿瘤，需要区别于膀胱癌。但隆起的肿块与前列腺回声一致，较均匀，隆起物中央有后尿道的小凹，CDFI其内部未能显示明显血流，仔细扫查可见膀胱壁位于隆起的浅表并向膀胱内部凹陷。

（五）临床价值

经腹壁、经直肠、经会阴前列腺检查均能有效显示出前列腺体积和前列腺增生引起的尿路梗阻征象。超声检查可以较为客观地评价前列腺增生的进展程度及疗效。

三、前列腺癌

（一）病因及病理

前列腺癌（prostate cancer）在我国发病率较低，在欧美国家发病率高，在美国它是最常见的男性癌，占新诊断癌中的21%，在我国的发病率占各种癌的1.2%～2%，多见于40岁以上的中老年人。随着人口老龄化、生活方式的改变和诊疗技术的提高，我国前列腺癌的发病有增加的趋势。前列腺癌95%以上为腺癌，其余为移行细胞癌、鳞癌和肉瘤。它常起源于前列腺外腺区，从其腺泡和导管发生，癌变组织破坏了正常腺体向四周直线放射样排列的结构。

病理分级采用Gleason分级。1级：高分化腺癌，界线清晰，均一、密集排列，无浸润倾向，呈均质透明胞质，罕见核分裂象。2级：高分化腺癌，腺体大小不一，腺管内见肿瘤细胞堆积。3级：中分化腺癌，可存在单个细胞浸润。4级：低分化腺癌，腺腔的部分少，间质浸润。5级：低分化癌，无腺样结构。

（二）临床表现

临床上，早期前列腺癌临床症状多与前列腺增生相似，均可出现排尿困难等症状，血尿的发生率高于前列腺增生。一般将前列腺癌分为三型：①潜伏型，无明显临床表现，仅在组织病理学检查时发现，无转移表现；②隐蔽型，肿瘤小，无明显局部癌症导致的临床症状，但可能发现体内转移灶如骨转移；③临床型，症状、体征较明显，常见症状有下尿路梗阻、膀胱刺激症状，晚期出现尿潴留、输尿管梗阻、氮质血症、贫血、厌食，骨痛是有些转移者常见的主诉。

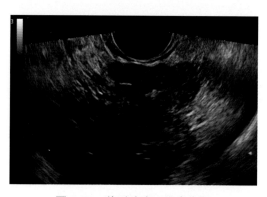

图6-44　前列腺癌二维声像图

前列腺体积增大、形态异常，内部回声弥漫性减低，内可见多个低回声光团，腺体表面凹凸不平，表面呈结节状

（三）超声诊断

1.二维超声

（1）前列腺周围区病灶是前列腺癌的最主要特征。前列腺癌内部回声极不均匀，强弱不等的光团及低回声区分布在外腺区或广泛分布，并可有后方回声衰减，可使内腺受压变形（图6-44）。

（2）前列腺癌多伴有前列腺体积增大、形态异常，非对称性增大是其相对特征性表现。局部包膜凹凸不平，表面呈结节状。

（3）前列腺边缘不规则，肿块侵犯并破坏包膜使其凸出包膜中断，周邻组织受侵犯，在精囊、膀胱颈部、直肠、睾丸等组织内形成肿块图像。

（4）肿块造成尿路梗阻后可出现肾盂积水、膀胱壁小梁形成甚至尿潴留、假性憩室。

（5）前列腺周围淋巴结肿大，腹股沟、腹膜后淋巴结肿大，还可出现骨骼、肝脏等转移性肿块。

2.多普勒超声

（1）彩色多普勒：肿瘤内血流信号可以分为弥漫型、局限型和周围型。肿瘤内弥漫型血流信号最常见，可以出现在低回声病灶和肿块不明显的病灶内。局限型血流表现为病灶内的点状血流或前列腺内的非对称性血流，周围型血流是仅出现在病灶外周的血流（图6-45）。

（2）频谱多普勒：RI和PI鉴别前列腺良恶性病变的意义不大。

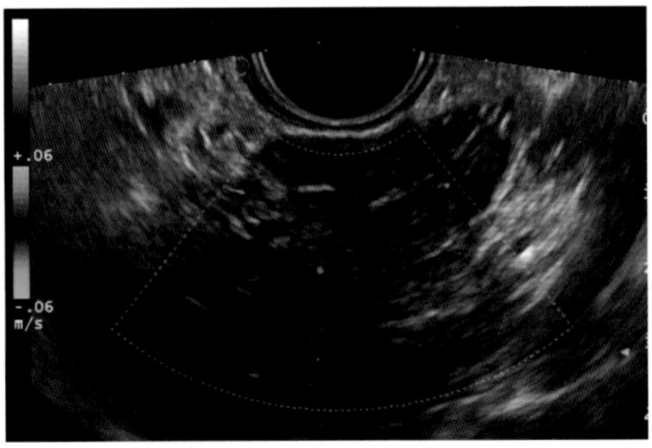

图6-45　前列腺癌彩色多普勒声像图

肿块内可见散在点状彩流信号

（四）鉴别诊断

前列腺癌、前列腺增生、慢性前列腺炎的鉴别诊断见表6-1。

表6-1　前列腺疾病鉴别诊断

	前列腺增生	慢性前列腺炎	前列腺癌
部位	100%限于内腺	多数在外腺	外腺起源居多数
形态	圆形或类圆形	形态尚正常	形态异常
大小	弥漫性增大	正常或稍大	非对称性增大
包膜	包膜厚、连续尚光滑	边缘不光滑、粗糙	隆突不规则甚至中断
内部回声	均匀增高	均匀或不均匀增高	局限性减低或增高
内腺	增大似圆形	多正常	可有受限表现
外腺	变薄	增厚	局限性增大
腺体周围侵犯	无	无	有
周围淋巴结大	无	少见	常见

（五）临床价值

经直肠超声检查已被用于前列腺癌的普查，但要结合前列腺特异性抗原PSA测定。但当遇到临床上高度怀疑前列腺癌时，即使直肠超声检查提示"正常"者还应进一步做直肠超声引导前列腺活检术。

（姚　志　周　军）

第六节　泌尿系统疾病的介入诊疗

一、超声引导下肾脏病变的穿刺活检

（一）目的

肾脏弥漫性病变分类分型复杂，仅凭临床特征和经验诊断较困难。肾脏穿刺活组织检查（简称肾活检，renal biopsy）是肾脏弥漫性病变临床诊断和研究必不可少的常规检查方法，自1975年Goldberg等首先报道了超声引导下肾活检以来，使该技术的安全性、成功率更高，且并发症更少，目前已被广泛应用于临床。超声引导经皮肾活检技术在肾小球疾病诊断分型、指导临床治疗、评估疗效、判断预后等方面，都是不可缺少的低风险的微创性检查技术。

　　肾脏占位性病变的病理类型较多，对于临床和影像学检查不能明确肿瘤性质的患者，尤其是一些不典型的肾脏良性肿瘤，通过超声引导下的穿刺活检可以明确肿瘤的性质和病理类型，从而改变临床治疗策略，避免患者进行不必要的外科手术。近年来，随着肾肿瘤消融微创治疗的开展，术前的穿刺活检获得肿瘤的病理诊断是十分必要的。

（二）适应证

　1.肾脏弥漫性病变

（1）原发性肾病综合征。

（2）肾小球肾炎导致的快速进展的肾衰竭。

（3）鉴别累及肾脏的全身性免疫性疾病。

（4）病因不明的肾小球性蛋白尿。

（5）持续性或复发性肾小球性血尿。

（6）原因不明的高血压伴肾功能损害者。

（7）肾炎、肾病的鉴别诊断和分型。

（8）肾脏大小正常的病因不明的肾衰竭。

（9）慢性肾病的疗效评估。

（10）糖尿病肾病。

（11）移植肾排斥反应的监测。

　2.肾脏占位性病变

（1）肾脏实质性占位性病变的诊断和鉴别诊断。

（2）既往其他部位有恶性肿瘤病史，发现肾脏占位性病变者。

（3）原发灶不明的肾脏转移瘤。

（4）肾肿瘤微创治疗前，明确病理类型。

（5）已无手术指征的晚期肾肿瘤患者，拟行放、化疗前需要明确病理诊断者。

（6）肾肿瘤的免疫组化和基因检测，进一步指导临床治疗。

（三）禁忌证

　1.严重的出血倾向或凝血功能障碍者（血小板＜50×10^9/L，凝血酶原时间＞正常对照3s），纠正后方可实施肾活检。

　2.严重的高血压，需控制血压后实施肾活检。

　3.孤立肾或另一侧肾功能丧失者（术后可能出现氮质血症或尿毒症，需谨慎）。

　4.慢性肾病萎缩性肾脏，结构不清，肾皮质菲薄者。

　5.多囊肾。

　6.大量腹水、肾周积液者。

　7.患者一般情况差，体质虚弱，存在严重心、脑、肺疾病，不能配合呼吸，严重剧烈咳嗽，精神病等不能耐受和配合完成穿刺过程者。

（四）术前准备

　1.患者准备

（1）穿刺前应对患者进行血常规、尿常规、凝血功能、肾功能、心电图检查，必要时行双肾同位素检查了解肾功能。

（2）高血压患者应控制血压在安全范围内。

（3）近期有服用抗凝血药物的患者，需至少停用3d。

（4）术前嘱患者禁食4～6h。

（5）穿刺前消除患者的紧张情绪，必要时给予适量镇静药，训练患者做屏气动作。

2.术前超声评估　超声检查了解双侧肾脏大小、实质回声、血流分布，测量肾皮质厚度，观察有无占位性病变、位置及与周围脏器的毗邻关系等情况，确定穿刺点及穿刺路径，做好体表标记。

3.穿刺前医患沟通

（1）术前与患者及其家属充分沟通，告知穿刺的目的、穿刺的利弊、穿刺过程中及穿刺后可能出现的异常情况和并发症，并做出必要的解释。

（2）与患者及其家属签署穿刺知情同意书。

4.仪器设备及穿刺器械准备

（1）彩色多普勒超声诊断仪，常用腹部凸阵探头，中心频率3.5MHz左右，体型瘦和儿童患者，肾脏位置表浅时亦可选择频率7～10MHz的浅表高频探头，配相应的穿刺架及导引器等。

（2）可选择自动活检枪配以Tru-cut活检针或者一次性自动弹射式活检枪（成人一般选用16G或18G活检针，儿童一般选用18G活检针）。

（3）肾穿刺活检消毒包（消毒用具、纱布、止血钳、洞巾、小尖刀等）。

（4）碘伏、医用消毒酒精、局部麻醉药（1%利多卡因注射液）、注射器等。

（5）抢救设备及药品。

（五）操作方法

1.患者体位：肾脏弥漫性病变的患者一般取俯卧位，腹部肾区相应位置垫高，使肾脏紧贴腹壁，可有效避免穿刺时肾脏滑动移位。肾脏占位性病变的患者可选择俯卧位或侧卧位。

2.常规消毒、铺巾，超声探头套无菌探头罩。术前再次超声常规扫查肾脏，确定穿刺点及穿刺路径。穿刺点以1%利多卡因局部麻醉后，用尖刀做皮肤小切口（1～2mm）。

3.超声实时引导穿刺：对于肾脏弥漫性病变，在双肾都可以穿刺的情况下，一般先选择右肾下极实质宽厚处穿刺。对于肾脏占位性病变，选择占位性病变部位穿刺。实时超声引导下将活检针刺入肾脏下极肾表面或肾占位表面，嘱患者屏住气后快速激发活检枪，枪响后立即拔出活检针（图6-46）。如果穿刺失败或组织不够，可重复穿刺2～3次。

4.穿刺点局部碘伏或酒精消毒处理，加压包扎，局部用手压迫15min止血，必要时使用腹带，术后平卧休息24h。严密

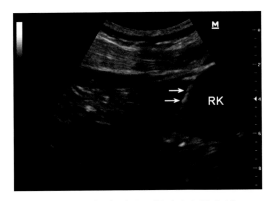

图6-46　超声引导下肾脏病变的穿刺

RK：右肾；箭头示穿刺针

观察患者血压、脉搏等生命体征及尿液量、颜色等情况。

5.穿刺组织的处理：将取出组织放入5%氯化钠溶液，或采用甲醛、戊二醛等溶液固定后送病理检查。

（六）疗效

超声引导下经皮肾穿刺活检，操作简便、安全可靠、取材成功率高、准确率高、并发症少，对提高肾脏疾病的早期诊断和鉴别诊断，了解肾脏占位性病变的性质及肿瘤分期分型，了解病变进展状态，以及为临床选择合理治疗方案和判断预后都具有重要意义。

（七）注意事项

1.术前应常规进行凝血功能检查，排除凝血功能严重障碍者，对于近期有服用抗凝血药物的患者需要至少停用3天以上，避免术后出血不止；常规检查尿常规排除上尿路感染；常规超声检查排除孤立肾、多囊肾、萎缩小肾脏等不适合肾穿刺活检的情况；测量血压，严重的高血压患者需先控制血压。另外，术前应消除患者对穿刺活检手术的顾虑和紧张情绪，训练患者做屏气动作。

2.严格无菌操作，避免术后感染。穿刺检查应安排在按照质控要求准备的介入超声室进行，消毒隔离制度同门诊手术要求进行。

3.对于弥漫性肾病的肾活检穿刺部位，一般选择在肾下极肾实质宽厚处、无肾窦回声的区域，这样取得的肾小球组织较多，出血风险更小。若选择肾中段或肾上极，较容易损伤肾盂及肾脏较大血管。穿刺过程中，应持续清晰显示肾包膜及针尖位置，尽可能显示最大肾脏切面的位置，确保声束方向与肾长轴垂直，以避免部分容积效应导致的进针偏差。在确认活检针到达肾包膜表面时，切忌针尖贴近或进入肾包膜，因为患者呼吸运动时极易划破肾包膜，导致肾周围血肿形成。

4.对于肾占位性病变的穿刺活检，应经过一段正常肾脏组织，避免损伤肾包膜及肾内大血管，穿刺路径避开集合系统，贴近肾上极的肿瘤穿刺时应注意避开胸膜。穿刺的部位选取肿块内实性部分有血供的区域，取得的组织中尽可能包含一部分正常肾组织和肿瘤组织，这样有利于病理诊断。有条件者可选择超声造影引导下进行穿刺活检，能有效避开肿瘤内的坏死区域，提高穿刺的准确性和有效性。

5.若重复穿刺时，应尽量避开前次穿刺的路径，确保取材质量。

6.在穿刺前应严格控制适应证，对于能够确诊的肾脏恶性肿瘤应尽量避免穿刺活检。

7.术后需嘱患者卧床休息24h，并密切观察血压、脉搏、体温等生命体征，注意尿液量及颜色变化，如有肉眼血尿时，可以嘱患者多饮水，并延长卧床时间，必要时进行超声检查。

二、超声引导下肾囊肿的穿刺硬化治疗

（一）目的

肾囊肿是临床常见病，随着年龄增长发病率逐渐增高。一般较小的囊肿多无临床症状，无须治疗。较大的肾囊肿可压迫周围脏器如门静脉、胆管、肾内血管、肾盂及输尿管等，引起腹胀不适、腰痛、黄疸、肾积水、高血压、肾功能异常等一系列症状，

少数体积较大的囊肿甚至可能发生破裂、囊内出血及感染等危险，因此需要积极治疗。

由于没有有效的内科药物可以阻断囊肿内皮细胞的分泌功能或者促进已生成囊液的吸收，因此外科手术成为囊肿治疗的主要方法。传统的外科治疗方法包括开腹手术囊肿剥离术、腹腔镜囊肿去顶术、腹腔镜下囊肿开窗引流术等，但手术创伤大、术后恢复慢、住院时间长、费用较高、并发症多，且囊壁未能完全切净时，可能导致术后复发。超声引导下肾囊肿穿刺硬化治疗的临床应用始于20世纪70年代，采用该方法，只需将一根细针在实时超声的引导下直接经皮肤穿刺进入囊肿腔内，抽出囊内液体，并注入硬化剂对囊壁细胞进行化学性消融，使囊壁组织细胞变性坏死失去分泌囊液的功能，就可以达到消除和治愈囊肿的效果。因该治疗方法具有操作简便、经济、治愈率高、并发症少、微创、患者痛苦小、术后恢复快等优点，已成为肾囊肿的首选治疗方法。

（二）适应证

1.单纯性肾囊肿直径≥4cm。

2.囊肿产生压迫症状或影响肾功能者。

3.囊肿合并囊内出血或感染者。

4.多囊肾、囊肿较大者，为了防止破裂和缓解压迫症状可行穿刺抽吸减压治疗（是否使用硬化剂及用量应参考患者的肾功能情况）。

（三）禁忌证

1.严重的出血倾向或凝血功能障碍（血小板＜50×10^9/L，凝血酶原时间＞正常对照3s）。

2.酒精过敏者。

3.囊肿与肾盂输尿管相通，怀疑输尿管囊肿、肾盂源性囊肿、钙乳性肾囊肿、重复肾伴肾盂积水等。

4.不能排除假性动脉瘤或血管瘤的囊性病变。

5.肾囊肿声像图形态不规则，囊壁厚而不光滑，或囊内有乳头状突起或囊内有异常回声等，临床怀疑恶性病变者。

6.无安全穿刺路径，穿刺路径不能有效避开大血管、肠管、胸膜等重要组织器官者。

7.患者一般情况差，体质虚弱，存在严重心、脑、肺疾病，不能配合呼吸，严重剧烈咳嗽，精神病等不能耐受和配合完成穿刺过程者。

（四）术前准备

1.患者准备

（1）了解患者是否有麻醉药品、酒精过敏史。

（2）穿刺前常规进行血常规、尿常规、凝血功能、心电图检查，测量血压，必要时行肝、肾功能及肾脏CT或MRI检查。

（3）肾盂内及肾盂旁囊肿，应在术前进行X线造影等检查，明确囊肿是否与肾盂输尿管相通。

（4）近期有服用抗凝血药物的患者，需至少停用3d。

（5）术前嘱患者禁食4～6h。

（6）穿刺前消除患者的紧张情绪，必要时给予适量镇静药，训练患者做屏气动作。

2. 术前超声评估

（1）超声常规检查双侧肾脏，明确囊肿的大小、位置、深度、周围血管，估算囊肿的体积，可采用椭圆球体公式 $V=0.5 \times D_1 \times D_2 \times D_3$（$V$ 的单位为 ml，D_1、D_2、D_3 分别为囊肿三径，单位为 cm）。

（2）仔细观察囊肿形态是否规则，囊壁厚度及光滑度，囊内是否有乳头状突起或其他异常回声，囊内是否有分隔等，了解囊肿与周围脏器的毗邻关系，选择最佳穿刺点及穿刺路径，做好体表标记。

3. 穿刺前医患沟通

（1）术前与患者及其家属充分沟通，告知超声引导肾囊肿硬化治疗的操作方法、疗效，治疗过程中及术后可能出现的不适症状和并发症，并做出必要的解释。

（2）与患者及其家属签署穿刺知情同意书。

4. 仪器设备及穿刺器械准备

（1）彩色多普勒超声诊断仪，常用腹部凸阵探头，中心频率 3.5MHz 左右，囊肿部位浅表时亦可选择频率 7～10MHz 的浅表高频探头，配相应的穿刺架及导引器等。

（2）一般选用 18G 或 21G PTC 穿刺针，或选择内置金属针芯的套管针。对于直径 > 10cm 的肾脏巨大囊肿，估算囊肿体积超过 800ml 者，亦可选择 7～10F 带导管针的猪尾引流管，行置管引流后再经引流管注入硬化剂治疗。

（3）肾穿刺消毒包（消毒用具、纱布、止血钳、洞巾、小尖刀等）。

（4）碘伏、医用消毒酒精、局部麻醉药（1% 利多卡因注射液）、生理盐水、注射器等。

（5）抢救设备及药品。

5. 硬化剂选择

（1）目前采用的硬化剂种类很多，包括无水乙醇、高渗盐水、鱼肝油酸钠、中药消痔灵、1% 硫酸铝钾、四环素、平阳霉素、土霉素等，但临床应用最多且疗效确切的是 95% 以上浓度的医用无水乙醇。

（2）近年来，有大量文献报道使用新型硬化剂聚桂醇治疗肾囊肿取得满意效果。聚桂醇注入囊内以后，可快速使细胞蛋白质析出，破坏胞壁双分子层，从而破坏囊壁内皮细胞，并产生无菌炎症，导致囊壁上皮细胞坏死、纤维化，囊腔永久闭塞而达到治疗目的。研究表明聚桂醇对肾囊肿的硬化治疗效果堪比无水乙醇，且使用聚桂醇时患者几乎没有发生剧烈腹痛和头晕、呕吐、心悸、胸闷、皮肤潮红、全身疲软等无水乙醇常见的不良反应，因而大大地提高了患者的耐受性和认可度。

（五）操作方法

1. 患者体位：根据术前选择的穿刺路径，选择不同的体位，如俯卧位、侧卧位、仰卧位等，最常采用的体位为俯卧位及侧卧位，俯卧位时可适当将患者腹部垫高。

2. 常规消毒、铺巾，超声探头套无菌探头罩。术前再次超声常规扫查肾脏，确保穿刺点及穿刺路径准确无误。穿刺点以 1% 利多卡因局部浸润麻醉后，用尖刀做皮肤小切口（1～2mm）。

3. 超声实时引导穿刺抽液：实时超声引导下将穿刺针经腹壁、囊肿周围组织刺入囊肿内（图6-47），调整针尖至囊肿中心位置或中后方2/3处，拔出针芯，接延长管和注射器，抽净囊液后使用生理盐水反复冲洗囊腔直至抽出液清亮。随着囊液的减少，可调整针尖位置，以免脱出。

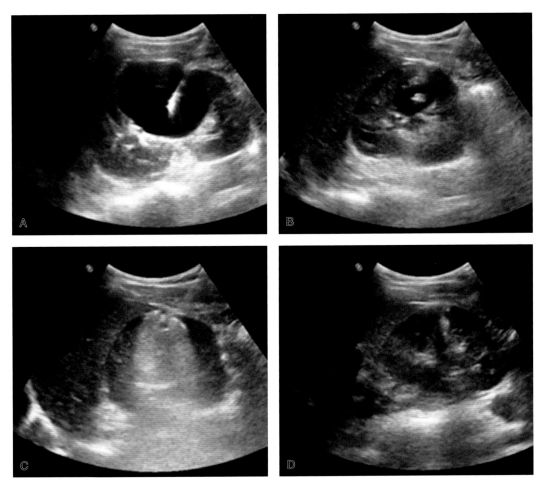

图6-47　超声引导肾囊肿穿刺抽吸硬化治疗

　A.实时超声引导下将PTC穿刺针经腹壁及囊肿周围组织刺入囊肿腔内；B.抽吸囊液并保证穿刺针尽可能位于囊肿腔中央位置；C.硬化剂注入囊腔内反复冲洗；D.冲洗足够时间后抽出硬化剂，拔出穿刺针，并观察囊肿腔内及周边有无出血征象

　4.抽出囊液进行蛋白凝固试验或尿氨定性试验，蛋白凝固试验（＋），尿氨定性试验（－），方可进行硬化剂注射治疗。

　5.硬化剂注射治疗

　（1）95%无水乙醇：由于高浓度无水乙醇对机体的刺激作用较强，在注射前可向囊腔内注入少量1%利多卡因（2～10ml），可减少无水乙醇对囊壁刺激或沿针道溢出所致的疼痛。根据抽出囊液量的不同，使用10～50ml不等的无水乙醇注入囊腔，并反复冲洗后抽出（冲洗时间不少于3min），为保证疗效，应根据囊肿的大小、患者耐受程度、肾功能等情况进行重复多次冲洗，但无水乙醇的使用总量不超过200ml为宜。

（2）1%聚桂醇：囊液抽净并使用生理盐水冲洗抽出后，按囊液量1/4～1/2体积的聚桂醇注射液直接注入囊腔，对于体积较大的囊肿一次注射最大剂量不超过60ml为宜，采用抽吸法反复冲洗囊腔，时间不低于10min，然后抽出一部分聚桂醇，保留10～30ml聚桂醇在囊腔内。

6.治疗结束后拔出穿刺针，穿刺点局部用碘伏或酒精消毒处理，加压包扎，局部用手压迫15min止血，并用超声再次观察患者已穿刺治疗的囊肿有无明显增大、出血等征象。

7.术后严密观察患者血压、脉搏等生命体征及尿液量、颜色等情况。

8.抽出囊液的处理：将抽出的囊液送常规、生化、细胞学及细菌学等项检查。

（六）疗效

1.**囊肿闭合时间**　肾囊肿硬化治疗后2～3个月，囊肿常缩小的不明显或无变化，在最初的1个月内甚至比治疗前略有增大，这种情况与治疗后囊壁组织无菌性坏死液体渗出有关，少数可能合并存在治疗不彻底。渗出液的吸收需要较长过程，以3个月内最明显，术后6个月以后吸收速度减慢，因此疗效的评价应选择在治疗后3～6个月以后甚至更长时间进行。直径＜5cm的肾囊肿一般3个月左右可能完全消失，直径＞8cm的囊肿完全消失需要6个月以上，直径＞12cm的囊肿至少需要1年以上。

2.**疗效评价标准**　囊肿无明显缩小或增大为无效，囊肿直径缩小1/3以上为有效，缩小2/3以上为显效，完全消失为治愈。

3.**临床效果**　Agarwal等的一项随机对照研究将40例肾囊肿患者分为2个治疗组，一组采用抽吸囊液后聚桂醇硬化疗法，另一组采用腹腔镜囊肿去顶术，结果两组的疗效差异无统计学意义，而聚桂醇硬化治疗组患者无须术后镇痛，术后2h即可出院，相比较而言，聚桂醇硬化治疗单纯性肾囊肿更加高效安全、微创经济。Agostini等也认为超声引导下聚桂醇硬化治疗单纯性肾囊肿可防止严重并发症，而且节省时间和费用，患者更易接受。Ohta等使用聚桂醇治疗15例单纯性肾囊肿，有效率高达93%，随访1年仅1例复发，未见镜下血尿、发热及感染等并发症。Brunken等观察了132例患者的151个单纯性肾囊肿的聚桂醇硬化治疗效果，随访25.8个月的结果显示56%的囊肿完全消失，30%囊肿体积缩小至原来的10%，仅4例患者症状未得到明显改善，可见应用聚桂醇硬化治疗单纯性肾囊肿，不仅成功率较高，而且微创经济、复发率低。

（七）注意事项

1.治疗前需严格掌握适应证及禁忌证。

2.如患者同时合并其他感染性疾病、严重咳嗽或正在月经期，应择期进行穿刺治疗。

3.治疗前需明确肾囊肿为单纯性囊肿，排除囊肿与肾盂输尿管相通，可进行囊肿腔内超声造影检查，该方法简便实用，能有效鉴别囊肿腔与肾盂输尿管是否相通（图6-48）。另外还需排除输尿管囊肿、肾盂源性囊肿、钙乳性肾囊肿、重复肾伴肾盂积水、假性动脉瘤、血管瘤等不适宜硬化治疗的囊肿样病变。

4.抽出液较浑浊，怀疑有囊内感染甚至抽出脓液时，应先按脓肿处理，先向囊腔内注入抗生素、甲硝唑注射液等冲洗，待感染控制后再行硬化治疗。

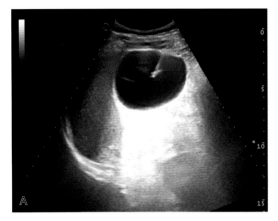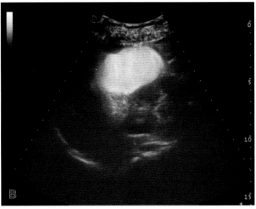

图6-48 肾囊肿腔内超声造影

A.实时超声引导下将PTC穿刺针经腹壁及囊肿周围组织刺入囊肿腔内；B.抽净囊液后向囊腔内注入生理盐水稀释过的超声造影剂，观察造影剂走向，从而判断囊肿是否与肾盂输尿管相通

5.在穿刺进针、拔针或改变针尖位置时，应嘱患者屏住气，以免因呼吸运动划伤周围组织脏器和囊壁血管。穿刺过程中应尽量避开大的肾内动脉分支及肾盂、肾盏，确实无法避开肾盂、肾盏时应选择较细的21G穿刺针为宜。

6.穿刺抽液时，如持续抽出血性液体，应暂停抽吸，调整针尖位置后再行抽吸。对于囊腔内少量出血时，可注入无水乙醇硬化止血并抽出，以免术后囊肿分隔，失去再次治疗的机会。

7.每次注入硬化剂之前，应确保穿刺针位于囊腔内，不能确认时绝不能盲目注入硬化剂，可在超声监测下向囊腔注入少量生理盐水确认针尖位于囊腔内。

8.囊液抽吸及硬化剂注入过程中，应避免使空气进入囊腔而影响硬化治疗效果。

9.囊液抽吸原则上应尽量抽净，但为了更好地显示针尖位置，避免针尖划伤囊壁，可保留少量囊液于囊腔内，但应采用置管法使注入的硬化剂达到治疗浓度。

10.治疗多囊肾时，因穿刺容易引起出血，宜选用21G细针穿刺，是否使用硬化剂及用量应参考患者的肾功能情况。

三、超声引导下经皮微波/射频消融治疗肾脏、肾上腺实体肿瘤

（一）目的

随着影像技术的临床应用普及和检查水平的提高，无症状的小肾肿瘤检出率明显增多。肾癌占成人全部恶性肿瘤的2%～3%，传统的治疗方法是开腹根治性或部分性肾切除术，由于腹腔镜技术的发展和进步，目前已能在腹腔镜下行根治性或部分性肾切除术。近年来，大量的研究证明保留肾单位的肿瘤局部切除与肾癌的根治性切除比较，其局部复发率与5年生存率均无明显差异。1997年Zlotta等首次报道了射频消融治疗肾癌的临床应用，拓展了肾肿瘤微创治疗及保留肾单位治疗的新方式。经过多年的临床实践和发展，肾肿瘤的微波或射频消融技术已日趋成熟，并取得了较好的临床疗效。

原发性肾上腺肿瘤包括非功能性腺瘤和功能性肿瘤，如嗜铬细胞瘤、皮质醇瘤、

醛固酮瘤等，少部分为肾上腺恶性肿瘤，如皮质癌、转移性癌等。虽然手术切除能达到根治的目的，但手术创伤较大、术中出血量大、并发症发生率高。微波或射频消融技术已在肾上腺肿瘤方面取得成功，并取得了较好的疗效。

超声引导下穿刺的微创性和精确性，以及微波热消融的可调试性，无疑对肾肿瘤和肾上腺肿瘤患者的治疗提供了一条符合生理性的安全有效的新途径。

（二）适应证

1. 肾功能不全难以耐受手术者。
2. 肾肿瘤转移复发无法或不愿接受手术者。
3. 肾转移癌，尤其是肾多发转移癌伴全身其他部位的转移。
4. 孤立肾的肾癌，一侧肾已切除，对侧肾有癌转移或新发癌。
5. 双肾肾癌。
6. 小肾癌拒绝外科手术者。
7. 不能耐受全身麻醉和外科手术创伤的肾癌患者。
8. 肾肿瘤单个病灶或3个以下病灶，肿瘤直径5cm以下者。
9. 肾脏良性肿瘤。
10. 肾上腺原发和转移性肿瘤不能手术或不愿手术者。

（三）禁忌证

1. 严重的出血倾向或凝血功能障碍（血小板＜30×10^9/L，凝血酶原时间＞30s，凝血酶原活动度＜40%）。
2. 伴有严重感染。
3. 顽固性大量腹水。
4. 肾血管畸形病变，如动脉瘤。
5. 肿瘤侵犯肾盂或与周边肠道粘连者。
6. 无安全穿刺路径，穿刺路径不能避开大血管、肠管、胸膜等重要组织器官者。
7. 患者一般情况差，体质虚弱，存在严重心、脑、肺疾病，不能配合呼吸，严重剧烈咳嗽，精神病等不能耐受和配合完成穿刺过程者。

（四）术前准备

1. 患者准备

（1）术前嘱患者禁食水6～8h。

（2）穿刺前常规进行血常规、尿常规、凝血功能、肾功能、心电图、X线胸片等检查，必要时行肾脏CT或MRI检查。

（3）诊断不明确者行超声引导下穿刺活检获得病理学诊断。

（4）近期有服用抗凝血药物的患者，需至少停用3天。

（5）穿刺前消除患者的紧张情绪，必要时给予适量镇静药（如肌内注射10mg地西泮）。

（6）术前需先建立静脉通路。

2. 术前超声评估

（1）超声常规检查双侧肾脏、肾上腺，明确肿瘤的大小、位置、深度、周围血管，了解肿瘤与周围脏器的毗邻关系，选择最佳穿刺点及穿刺路径，做好体表标记。

（2）根据肿瘤的大小和位置确定初步消融治疗方案，如使用微波或射频电极的数量，消融时间及功率等。

3.穿刺前医患沟通

（1）术前与患者及其家属充分沟通，告知超声引导肿瘤热消融治疗的操作方法和疗效，治疗过程中及术后可能出现的不适症状和并发症，并做出必要的解释。

（2）与患者及其家属签署穿刺知情同意书，包括消融治疗同意书和超声造影知情同意书。

4.仪器设备及穿刺器械准备

（1）彩色多普勒超声诊断仪，常用腹部凸阵探头，中心频率3.5MHz左右，配相应的穿刺架及导引器等。

（2）微波消融治疗仪及微波天线（工作频率2450MHz，输出功率1～100W），或者射频消融治疗仪及射频电极，21G测温针。

（3）肾穿刺消毒包（消毒用具、纱布、止血钳、洞巾、小尖刀等）。

（4）碘伏、医用消毒酒精、局部麻醉药（1%利多卡因注射液）、生理盐水、注射器等。

（5）心电监护仪。

（6）抢救设备及药品。

（五）操作方法

1.患者体位：根据术前选择的穿刺路径，选择不同的体位，左肾及肾上腺肿瘤常选择右侧卧位，右肾及肾上腺肿瘤常选择左侧卧位，采用俯卧位时可适当将患者腹部垫高。

2.常规消毒、铺巾，超声探头套无菌探头罩。术前再次超声常规扫查肾脏，确保穿刺点及穿刺路径准确无误。穿刺点1%利多卡因局部浸润麻醉后，用尖刀做2～5mm皮肤小切口。必要时采用静脉镇痛麻醉。

3.超声实时引导穿刺消融：实时超声引导下将微波或射频针穿刺入预定肿瘤位置，测温针穿刺至肿瘤与周边重要组织器官之间的区域，根据肿块大小和患者情况设定消融功率和消融时间并启动消融，观察消融后肿瘤回声变化，强回声覆盖的区域代表消融区域。直径＜2cm的肿瘤使用1根消融针，直径＞2cm的肿瘤，使用2根消融针，保持两针间距1.5cm左右，采用1根消融针时应进行多点多面消融，保证消融范围覆盖整个肿瘤组织，恶性肿瘤消融范围应超出肿瘤边缘至少0.5cm。消融过程中时刻注意测温针显示温度，当超过60℃时停止消融，当温度降低时再启动消融。

4.当整个肿瘤组织被强回声覆盖时停止消融，拔出消融针，穿刺点局部用碘伏或酒精消毒处理，加压包扎，局部用手压迫15min止血。

5.术后平卧休息4h，严密观察患者血压、脉搏等生命体征及尿液量、颜色等情况。

（六）疗效

1.判断肿瘤消融治疗疗效的方法和指标：声像图上肿块治疗区的大小、回声及血流改变，超声造影可以即刻评价凝固效果，另外术后还可应用增强CT或MRI扫描评价疗效，亦可检测肾肿瘤标志物判断疗效，必要时穿刺活检。

2.研究表明超声引导肾癌微波消融治疗的技术有效率为98%，第1、2、3年的局部肿瘤进展率分别为4.6%、7.7%、7.7%，第1、2、3年总生存率分别为100%、100%、97%，无严重并发症发生。

（七）注意事项

1.准确地穿刺引导，将微波天线或射频电极置入预设的病灶部位，是保证疗效的关键，操作者需要具备熟练过硬的穿刺技术，并需要患者呼吸运动的配合。

2.由于穿刺使用的微波针为16G的粗针，因此若穿刺失败没有到达预定部位时，禁止反复试穿刺，导致肾脏出血。遇到穿刺出血时，可使用微波凝固血管止血。一般情况下，只要确定微波针位于肿瘤内，即可启动微波消融使组织凝固，然后再对未消融区进行再穿刺消融，达到整个肿瘤的灭活。

3.滋养血管较丰富的肿瘤，先用高功率（60～80W）凝固阻断肿瘤滋养血管，之后再用微波消融治疗肿瘤，这样可以显著提高热凝固疗效。

4.邻近大血管的肾上腺肿瘤，因血流散热，升温难以达到凝固效果时，可加大功率或多点补足能量或辅以少许无水乙醇注射，以保证凝固效果。

5.微波消融治疗过程中，需注意保护邻近重要脏器，尤其是肠道、大血管、肝脏、脾脏、肾脏集合系统，并避免烫伤皮肤。

6.消融结束拔出微波天线时应凝固针道至肾脏被膜处，防止针道种植。

7.保证肿瘤完全消融灭活的同时，应尽量减少周围正常肾脏组织的损伤。

（韦　力　周　军）

第七章

男性生殖系统疾病超声诊断与介入诊疗

第一节　男性生殖器官的正常解剖与声像图

一、男性生殖器官的正常解剖

（一）阴囊

阴囊（scrotum，SC）位于耻骨联合下方，处于阴茎根部和会阴之间的囊袋状结构，由阴囊正中部的阴囊中隔分为左右两腔。一般左低右高，阴囊壁分六层，由外向内依次为皮肤、肉膜、提睾筋膜、提睾肌、睾丸精索鞘膜及睾丸固有鞘膜。睾丸固有鞘膜是腹膜的延续，分为壁层和脏层，两层之间的腔隙为鞘膜腔，内有少量鞘膜浆液。阴囊皮肤内含有大量弹性纤维，具有伸缩性，阴囊壁厚度可随温度变化，正常厚度小于5mm，其舒缩变化可以适当调节阴囊内温度。

（二）睾丸

睾丸（testis，TS）位于阴囊内，左右成对，分为内外两面、前后两缘和上下两端，表面光滑，后缘较平直，与附睾相连，除后缘和上下极后部外，其余部分被睾丸固有鞘膜脏层覆盖。睾丸实质表面包有三层膜，自外向内依次为鞘膜脏层、白膜和血管膜。睾丸白膜厚而坚韧，由富有弹性的致密结缔组织构成，在睾丸后缘中部实质内，白膜增厚、凹陷形成睾丸纵隔，此处也称睾丸门，并延续为睾丸小隔，其间分割成睾丸小叶，内含1～4条生精小管，后在小叶出口处汇成直精小管，睾丸网由进入睾丸纵隔的直精小管交织而成。

睾丸最初位于腹腔后上方，胎儿时期即沿腹股沟管下降，足月新生儿97%双侧睾丸降入阴囊，在睾丸下降的同时，腹膜包绕睾丸随之下降突入阴囊内，形成鞘状突，其上端正常情况下在睾丸降入阴囊内后闭锁，下端形成鞘膜腔，包绕睾丸和附睾。此结构与睾丸鞘膜积液等疾病关系密切。

睾丸附件为胚胎残余，较常见，多位于附睾头附近，呈蝌蚪形，与睾丸上极相连。

（三）附睾

附睾（epididymis）位于睾丸后外侧缘、上下极后部，紧贴睾丸纵隔，分为头部、体部、尾部和折返部，粗细不等。头部膨大而圆钝，位于睾丸上极的上方；体部呈扁圆形、较细，借结缔组织与睾丸后外缘相连；尾部圆而细，由结缔组织固定于睾丸下部；自尾部开始向后上方移行于输精管，即折返部。附睾头部接睾丸网发出的输出小管，附睾体部、尾部、折返部由附睾头内输出小管汇合后形成的附睾管组成。

附睾附件也位于附睾头附近，但相对于睾丸附件较少见，形状略小，和附睾相连。睾丸附件和附睾附件一般没有生理功能，但可能发生扭转而引起阴囊急症，在临床诊断中需要注意。

（四）精索

精索（spermatic cord）呈条索状多条盘曲交织的管道结构，横径＜1cm，始于腹股沟内环，止于睾丸后缘，内含动脉、精索内静脉、蔓状静脉丛及输精管等，外包绕精索鞘膜，输精管延续于附睾管，位于精索背侧，管壁厚，管腔小，一般不超过1mm。睾丸和附睾的大部分血液回流入蔓状静脉丛，蔓状静脉丛由睾丸背侧及附睾周围10支左右的小静脉相互吻合而成，呈多条走行弯曲的管状结构，睾丸动脉位于其中，蔓状静脉丛在阴囊根部汇合成数条精索内静脉，走行较平直，经腹股沟管入盆腔，后汇合成精索内静脉主干，左侧成直角注入左肾静脉，右侧成锐角注入下腔静脉。

（五）阴囊血管

1.动脉系统　阴囊主要有三支动脉供血，睾丸和附睾头部由睾丸动脉（亦称精索内动脉）供血，是睾丸血供的最主要来源；输精管、睾丸体尾部及睾丸下部由输精管动脉供血；提睾肌及其筋膜由提睾肌动脉供血。

2.静脉系统　阴囊同样由三种静脉收纳血液。睾丸及附睾的大部分血液回流入蔓状静脉丛；输精管及其周围组织的血液回流入输精管静脉；提睾肌及其周围组织的血液回流入精索外静脉（亦称提睾肌静脉）。

二、男性生殖器官的正常声像图

（一）超声检查方法

男性生殖系统超声检查一般使用高频率线阵探头，对于肿大的阴囊，可联合使用低频率凸阵探头，判断睾丸供血可以使用超声造影检查。适当调节仪器设备使靶器官结构清晰、显示均匀，机械指数和热指数应调节＜0.4。

检查应注意保护患者隐私，检查前一般无需特殊准备，检查体位多取仰卧位，遇到可复性疝气和精索静脉曲张的患者可采用站立位。检查精索静脉常规使用Valsalva试验。超声成像检查要完整，常规双侧对比，正常报告至少应包含一张同时显示两侧睾丸的图片。

（二）阴囊及其内容物的正常声像图表现

阴囊壁为光滑的带状回声，但超声难以辨别阴囊壁的五层结构。鞘膜腔内常含有少量的鞘膜积液，呈无回声，生理性的鞘膜积液深度多不超过1cm。

正常睾丸呈卵圆形的低至中等回声结构，内部回声细密均匀，可见睾丸内部的血管无回声，睾丸包膜呈强回声。睾丸大小随年龄的不同而变化，一般情况下成人睾丸长径3.5～5.0cm，左右径2～3.5cm，前后径1.5～2.5cm。

附睾头部纵切面呈三角形或新月形，横切面呈圆形，内部回声与睾丸实质相似，最大径小于1.0～1.2cm；附睾体较细长，紧贴睾丸后外侧，与睾丸分界清晰，回声强度较睾丸实质稍低，厚径0.2～0.5cm；附睾尾位于睾丸下方，呈均匀的低回声，最大径小于0.5～1.0cm。

精索由输精管组成，管腔内径狭小，约0.1mm，超声显示困难。精索静脉超声能清晰显示，因其血流速度缓慢，声像图上可见管腔内缓慢流动的云雾状回声，平静状态下，精索静脉内径小于3mm，站立位或Valsalva试验后，精索静脉内径可增宽，但正常情况下一般不超过17mm。

第二节　睾丸及附睾疾病

睾丸及附睾超声检查是泌尿男性生殖系统常规检查手段，简便易行，临床价值高，重复性好，可做连续动态观察。阴囊内特别是睾丸和附睾的检查主要有三个方面：阴囊急症、阴囊肿块和不育症，特别是针对诸如睾丸扭转等强调治疗时限的多种急症疾病尤为重要。

一、睾丸鞘膜积液

（一）病因与病理

睾丸鞘膜腔内正常情况下有少量液体积聚，有些因素可以改变睾丸鞘膜分泌和重吸收液体的平衡，睾丸鞘膜积液延伸至精索鞘膜腔则形成混合性鞘膜积液，如精索鞘膜腔整段不闭锁，则形成交通性鞘膜积液。

（二）临床表现

临床表现为一侧或双侧阴囊肿大，囊性感，睾丸附睾难以触及，交通性睾丸鞘膜积液大小可随体位改变及腹压变化而缩小或消失。

（三）超声诊断

1.少量积液时，积液聚于睾丸上下极周围。

2.中等量积液时，液体环绕睾丸，液体深度小于睾丸横径。

3.大量积液时，睾丸附着于鞘膜腔一侧，液体深度大于睾丸横径（图7-1，图7-2）。

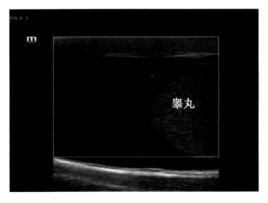

图7-1　右侧睾丸鞘膜积液

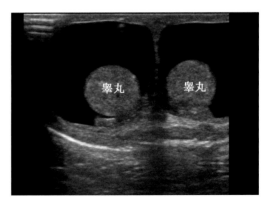

图7-2　双侧睾丸鞘膜积液

4.睾丸鞘膜积液合并炎症或出血时，液区内可出现漂浮点状或絮状回声，慢性炎症可出现带状或网格状改变。

（四）鉴别诊断

睾丸鞘膜积液要和腹股沟疝及睾丸旁囊性肿瘤相鉴别，睾丸旁囊性肿瘤囊腔内没有睾丸结构，腹股沟疝可以见到腹腔内容物，而不是液区回声。

（五）临床价值

睾丸鞘膜积液超声不仅可以明确诊断，还可以准确分型。

二、睾丸鞘膜腔结石

（一）病因与病理

坏死萎缩的睾丸附件，感染或其他原因导致的钙盐沉积和坏死脱落组织是睾丸鞘膜腔结石的主要病因。

（二）临床表现

睾丸鞘膜腔结石多无症状，大多数是在超声检查时发现，当结石较大时，可被触及或出现轻微不适。

（三）超声诊断

睾丸鞘膜腔结石均合并睾丸鞘膜腔积液，可以在鞘膜腔液区内看见多个或单个较小的强回声，可移动，一般大小为数毫米或更小，后方有时有声影。

（四）鉴别诊断

睾丸鞘膜腔结石要与睾丸鞘膜壁钙化灶、睾丸附件钙化灶相鉴别。

（五）临床价值

睾丸鞘膜腔结石一般情况下临床意义不大，超声可以明确诊断。

三、急性睾丸炎

（一）病因与病理

睾丸炎按其病因可分为特异性感染睾丸炎、非特异性感染睾丸炎及自身免疫性睾丸炎等，较为多见的是急性非特异性睾丸炎和急性腮腺炎性睾丸炎。病理表现为睾丸水肿、充血、蜂窝织炎，可以出现脓肿或梗死，后期甚至可以导致睾丸萎缩。

（二）临床表现

急起的患侧睾丸疼痛、肿胀，可以波及附睾，阴囊皮肤可以触痛、发红，皮温升高，严重时可以形成睾丸、睾丸鞘膜腔或阴囊脓肿。

（三）超声诊断

睾丸弥漫性肿大，回声不均匀，血流信号增多，形成脓肿时，可以见到液性区域，可以伴有阴囊壁炎症及睾丸鞘膜腔积液。

（四）鉴别诊断

睾丸炎要和睾丸扭转及扭转后松解鉴别，并注意睾丸结核。睾丸扭转也可以出现类似症状和声像图表现，但睾丸扭转发病时间一般在睡眠时或剧烈运动后，睾丸回声不均匀，阴囊皮肤发红、附睾肿大等，但是，睾丸扭转一般伴有睾丸位置异常，睾丸可以旋转，血供明显减少，动脉血流阻力指数增高；睾丸扭转松解后，血流灌注恢复，体积可稍大，一般回声均匀。

（五）临床价值

急性睾丸炎及附睾炎是最常见阴囊内的炎症，超声诊断技术难度不大，值得注意的是炎症合并其他疾病的情况，还需要特别注意与睾丸扭转的鉴别。

四、睾丸结核

（一）病因与病理

睾丸结核多发生于青壮年，多是附睾结核的直接蔓延，病理表现为炎症渗出、结核性肉芽肿、干酪样坏死、脓肿等。

（二）临床表现

睾丸结核一般发病缓慢，偶尔有急性过程，表现为发热、阴囊肿痛，易并发附睾结核，可以发生脓肿、破溃或瘘管形成。

（三）超声诊断

睾丸体积增大或正常，包膜完整或显示不清楚，病灶单发、多发或散在分布，多呈结节或斑片状低回声，边界不清晰，血流信号可增多，可形成脓肿，可有钙化，常伴有附睾结核。

（四）鉴别诊断

睾丸结核的鉴别诊断主要是结合病史及其他检验检查等，尽量避免仅从声像图来鉴别。睾丸结核大多继发于其他脏器，当怀疑睾丸结核时，应排除肿瘤，系统检查泌尿生殖系，结合病史和其他检查结果进行诊断。

（五）临床价值

睾丸结核及生殖系结核发病有逐步抬头之势，临床表现及其他检查越来越不典型，所以，泌尿生殖系统超声检查及随访复查对于结核的鉴别诊断有重要价值。

五、睾丸扭转

（一）病因与病理

睾丸扭转也称精索扭转，大多发生于清晨或剧烈运动时，单侧多见，撞击或外伤也可导致。

按扭转的方式，睾丸扭转分为三种：鞘膜内扭转、鞘膜外扭转和系膜扭转。临床多见睾丸鞘膜内扭转，多见于婴幼儿，青少年发病。按睾丸扭转的时间分为睾丸急性扭转、慢性扭转和睾丸扭转后自行松解；按睾丸扭转的程度可分为完全扭转和不完全扭转，睾丸扭转大于360°，扭转时间超过24h，难免坏死。

大多数的睾丸扭转为急性不全扭转，精索静脉和动脉先后受压，睾丸内血液回流障碍，如得不到及时纠正，睾丸继而失去灌注，组织淤血缺氧，最终坏死。据有关报道，坏死睾丸还可能产生抗体，对健侧睾丸带来损伤。

（二）临床表现

临床表现多为一侧阴囊突发剧痛，继而出现阴囊红肿，睾丸质地变硬、位置异常，可以上移，可为横位，可以触及精索扭转成团。

（三）超声诊断

1.睾丸急性完全扭转　轻度肿大，实质回声可稍减低，回声不均匀，内无血流显示（图7-3），数天后，睾丸体积开始缩小。

2.睾丸不完全扭转　血流信号减少程度逐渐加重，动脉血流由低阻到高阻，晚期消失，造影显示慢进慢退的过程，晚期无灌注。

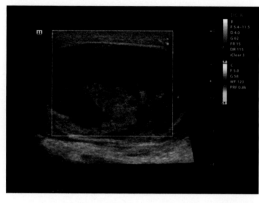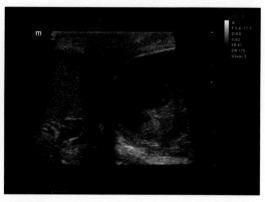

图7-3　睾丸扭转

声像图表现为左侧睾丸实质回声减低、不均匀，CDFI显示无血流信号，而右侧正常睾丸实质回声均匀

3.慢性睾丸扭转　并不少见，睾丸组织纤维化、钙化、萎缩，有时无明确病史。

4.其他表现　精索扭曲肿胀，呈线团状或镶嵌征，附睾肿大或显示不清，阴囊壁增厚，血流信号增多，鞘膜腔或有少量积液。

（四）鉴别诊断

睾丸扭转需和睾丸炎、附睾炎等各种感染相鉴别。

（五）临床价值

超声诊断睾丸扭转为首选诊断手段，具有重要的临床意义，这是和睾丸扭转的治疗和预后息息相关的，鉴于睾丸扭转后6h为诊断治疗的关键时间段，所以建议涉及睾丸的常规超声检查均应注意排除睾丸扭转，当一侧阴囊或睾丸剧烈疼痛时，如果没有声像图改变，宜建议数小时内密切随访、复查。

六、睾丸外伤

（一）病因与病理

其多为外力所致，分为钝挫伤、挫裂伤和破碎，可合并睾丸脱位。

（二）临床表现

睾丸外伤临床表现相应较为简单。

（三）超声诊断

1.睾丸钝挫伤　大小多正常，包膜连续，包膜下不均匀低回声区或少许积液，或者睾丸实质内出现血肿，损伤区域多无血流显示，周围血流信号增多。

2.睾丸挫裂伤　睾丸肿大，包膜回声中断，鞘膜腔内可见溢出的睾丸内容物或血凝块。

3.睾丸破碎　睾丸形态不规则，轮廓不清，实质多处断裂，回声杂乱，间有液性区域。

（四）鉴别诊断

注意鉴别睾丸局灶性炎症、肿瘤，还应与腹股沟斜疝嵌顿鉴别。

（五）临床价值

睾丸外伤并不少见，大多为较轻的钝挫伤，对于睾丸创伤的分型，超声检查有重要的临床价值。

七、睾丸肿瘤

（一）病因与病理

大多数的睾丸肿瘤为恶性肿瘤，病因尚不十分明确，分为原发性睾丸肿瘤和继发性睾丸肿瘤两种。原发性睾丸肿瘤多为单侧，分为生殖性睾丸肿瘤和非生殖性睾丸肿瘤，其中以生殖性肿瘤多见。继发性睾丸肿瘤包括白血病浸润、恶性淋巴瘤侵犯睾丸等。

（二）临床表现

睾丸肿瘤早期多无自觉症状，不易被发现，肿瘤大了以后会出现阴囊坠胀感，隐痛，肿瘤出血坏死会伴有明显疼痛。原发性睾丸肿瘤多为单发，大多数继发性肿瘤为双侧多发。

（三）超声诊断

1.精原细胞瘤　近圆形低回声区，边界清楚，内部回声均匀，可含有液区和钙化斑。

2.胚胎癌　多呈椭圆形，也可以为分叶状，边界可以清晰，也可以不清楚，回声不均匀，可见少许液区或蜂窝样无回声区，可以累及附睾和精索。

3.畸胎瘤　瘤体多房性，腔内可见分隔带，含有团状结构，后方伴声影。实性成分多少，回声均匀程度及边界情况与肿瘤良恶性有关。

4.皮样囊肿　椭圆形，边界清晰，壁厚，无分隔，囊腔内可见少许絮状物、高回声带漂浮。

5.继发性肿瘤　多为双侧、多发，散在结节或片状，低回声及等回声多见。

（四）鉴别诊断

原发性睾丸肿瘤应根据年龄、病史，结合相关检验指标及声像图特点进行鉴别。

（五）临床价值

睾丸肿瘤多为恶性肿瘤，症状较为隐匿，超声对于睾丸肿瘤的早期检出及分型有重要的价值。

八、睾丸下降异常

（一）病因与病理

睾丸下降异常指出生后6个月后睾丸仍未降入并固定于同侧阴囊底部，分为隐睾、滑行睾丸、阴囊高位睾丸、回缩睾丸和异位睾丸。

（二）临床表现

此类疾病多见于婴幼儿，阴囊内无睾丸或睾丸不固定是睾丸下降异常系列疾病的主要表现。

（三）超声诊断

1.隐睾　指出生后睾丸未降入阴囊而停留在同侧腹股沟管皮下环以上的腹股沟内或腹膜后，病因包括精索过短、睾丸引带畸形、腹股沟管发育不良及睾丸系膜粘连，大多数隐睾位于腹股沟管内，单侧多见。隐睾应尽早发现，及时手术。

超声表现：同侧腹股沟内、盆腔或腹膜后可见睾丸，可上下滑动，但不进入阴囊内，睾丸与健侧相比（如果有的话），呈低回声，偏小，隐睾合并其他疾病时，会有相应的声像图表现。

2.滑行睾丸　是指睾丸位于阴囊或腹股沟管内，在增加腹压或外力作用下在阴囊和腹股沟管之间来回滑动，睾丸下降至阴囊后，鞘突不能及时闭锁是主要病因。

3.阴囊高位睾丸　睾丸虽降至阴囊，但未能到达阴囊底部，而固定于阴囊根部。

4.异位睾丸　是指睾丸未降入阴囊而异位于同侧腹股沟及腹膜后以外的其他部位，也就是说，在睾丸下降的路径以外。横过睾丸指睾丸异位于对侧的腹股沟、阴囊内或腹膜后，其他部位少见。异位睾丸主要为一侧睾丸异位于对侧的腹股沟、阴囊内、腹膜后、阴阜、会阴部或同侧的大腿根部，一般异位的睾丸的体积都会偏小，血流信号减少或不易显示。

（四）鉴别诊断

应注意与上述部位的肿大淋巴结相鉴别。

（五）临床价值

睾丸下降异常多见于婴幼儿，由于生殖腺对放射线的敏感性问题决定了此类疾病超声检查的优势，超声检查对于睾丸的位置、移动性都有明确的临床价值，但也存在着睾丸过小、位置过深很难确定的问题。

九、睾丸微石症

（一）病因与病理

睾丸微石症病因不清楚，现在检出率明显增高，可能与超声检查广泛使用有关。微小结石位于精曲小管内，多均匀散在分布，其核心为精曲小管上皮细胞的碎屑，外包绕其他成分，微小结石可以堵塞精曲小管，阻碍精子发育和运动。

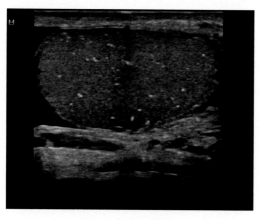

图7-4　睾丸微石症
声像图表现为睾丸实质内见散在分布的点状强回声，后方不伴声影

（二）临床表现

无明显症状和体征。

（三）超声诊断

双侧多见，睾丸实质内可见众多散在分布的点状强回声，直径1mm以下，后方无声影（图7-4），睾丸其他方面无明显异常。

（四）鉴别诊断

睾丸微石症应与睾丸钙化灶鉴别，睾丸钙化多呈局限性，大小不等，后方声影明确。

（五）临床价值

有关睾丸微石症的治疗还需进一步研究，超声是诊断该种疾病的主要手段。

十、睾丸其他疾病

1.多睾　临床罕见，阴囊内可见多个睾丸结构。

2.睾丸发育不良　双侧或单侧睾丸体积小于同龄组30%以上，实质回声正常或偏低，血流信号减少，应与睾丸萎缩鉴别。

3.睾丸网扩张 临床无特殊表现，分先天性和继发性两种，继发性多因输精管道梗阻所致，单侧双侧均有；先天性者多因为睾丸网发育异常，多见于双侧，双侧睾丸网扩张可致梗阻性无精症，导致不育。

4.睾丸内静脉曲张 大多无明显临床表现，可能与睾丸内小静脉瓣或静脉壁括约肌功能受损及精索静脉曲张有关，超声可见直径大于1mm的一条或数条走行不一、可以直行也可蜿蜒屈曲的扩张静脉，内可见血流反流，Valsalva试验时加重。

十一、附睾炎

（一）病因与病理
附睾炎常继发于前列腺、精囊腺和尿道的感染，主要病因同睾丸炎。

（二）临床表现
急起的患侧阴囊疼痛、肿胀，可以波及睾丸，可以触及肿大蜷曲变硬的附睾，可有触痛，阴囊皮肤触痛、发红，严重时可以形成脓肿。

（三）超声诊断
附睾肿大，回声不均匀，结构不清楚，血流信号增多，形成脓肿时，可以见到液性区域，可以伴有睾丸和阴囊壁炎症及睾丸鞘膜腔积液。

（四）超声诊断
附睾局部肿大，以尾部多见，病灶多呈不均质低回声，血流信号丰富（图7-5），形成脓肿时多见于尾部，慢性后期也可形成硬结，急性期可以伴有阴囊壁、鞘膜腔及精索炎症，可伴有鞘膜腔积液。

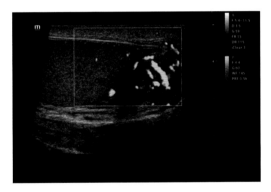

图7-5 急性附睾炎
声像图表现为附睾尾部增大，内可见丰富血流信号

（五）鉴别诊断
附睾炎除了要与其他感染性疾病，包括附睾结核鉴别以外，还有很重要的一点是必须警惕睾丸扭转，睾丸扭转也会引起附睾形态上的变化。

（六）临床价值
附睾炎常见，超声诊断不难，可以判断附睾炎的严重程度及治疗效果，除此之外，注意并发症或者可能掩盖的其他疾病。

十二、附睾结核

（一）病因与病理
附睾结核是男性生殖系统中最常见的结核，多发于附睾尾部，多继发于泌尿系结核的逆行感染。

（二）临床表现
临床表现急性期附睾肿痛明显，附睾局部或整体肿大，或者触诊不清楚，慢性期仅表现为尾部硬结，可反复发作或扩散。

（三）超声诊断

急性期附睾局部或弥漫性肿大，病灶形态不规则，边界不清楚，回声不均匀，以低回声多见。形成脓肿时，内部为细点状液区；慢性期时，病灶局限，边界不清，多呈不均匀的等回声和强回声，可见钙化灶，或伴有阴囊和睾丸结核。

（四）鉴别诊断及临床价值

附睾结核应与阴囊内发生的其他感染性疾病包括结核进行鉴别，超声能够明确部位及严重程度。

十三、附睾肿瘤

（一）病因与病理

附睾大多数为良性肿瘤，较多见的腺瘤样瘤。

（二）临床表现

附睾肿瘤多发生于青壮年，临床少见，良性结节一般无症状，少有坠胀不适或隐痛。

（三）超声诊断

良性肿瘤多为球形，边界清楚，多可见完整包膜，瘤体以实性为主，回声多均匀，以等回声至低回声多见；恶性肿瘤生长快速，形态多不规则，回声不均匀。

（四）鉴别诊断及临床价值

附睾肿瘤少见，注意与感染性疾病进行鉴别。

十四、附睾囊肿

（一）病因与病理

附睾囊肿大多数是因为睾丸输出小管或附睾管局部囊状扩张而形成，多见于附睾头部，大小不一，多为单一囊腔。

（二）临床表现

多无临床症状，可触及。大多数的精液囊肿含有大量精子。

（三）超声诊断

囊肿多位于附睾头内，单发多发均有，单发稍多，边缘光滑，边界清楚，多呈球形（图7-6）。囊内为液性无回声，可合并睾丸网扩张。

十五、附睾精子淤积症

（一）病因与病理

输精管不畅、狭窄、中断等，会导致精子及附睾液不能排出而淤积于附睾管内，使之扩张，附睾肿大。

（二）临床表现

双侧或单侧阴囊胀痛，并发附睾炎症时，症状加重。

（三）超声诊断

双侧或单侧附睾弥漫性肿大，回声减低，可见网格样扩张的附睾管，内可见细点状高回声沉积物漂浮（图7-7）。

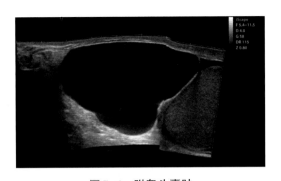

图7-6　附睾头囊肿

声像图表现为附睾头部囊性无回声肿块，边界清晰，包膜完整，后方回声增强

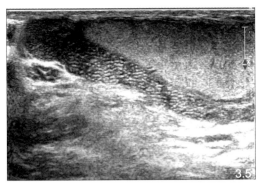

图7-7　附睾精子淤积症

声像图表现为附睾弥漫性肿大，回声减低，可见网格样扩张的附睾管，内可见细点状高回声沉积物漂浮

第三节　精索疾病

一、精索静脉曲张

（一）病因与病理

精索静脉曲张主要见于青壮年，主要是精索内静脉瓣缺如或关闭不全引起，导致蔓状静脉丛纡曲扩张，当扩张明显时，淤滞的血液可以通过交通支汇入精索外静脉，精索静脉曲张是导致不育的主要原因之一。

（二）临床表现

轻度时可无任何症状，重度曲张时可以出现阴囊胀痛，长时间站立可致加重，触诊可触及纡曲扩张的静脉丛。

（三）超声诊断

精索内静脉和蔓状静脉丛扩张，蔓状静脉最大内径超过1.5mm，Valsalva试验可见反向血流，严重曲张者，蔓状静脉丛走行更加杂乱（图7-8），附睾及睾丸周围可见曲张静脉，静脉腔内血液流动缓慢，常伴有精索外静脉曲张，可以伴有睾丸缩小、鞘膜积液等。

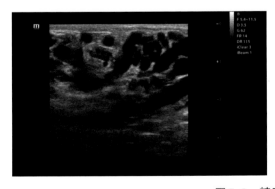
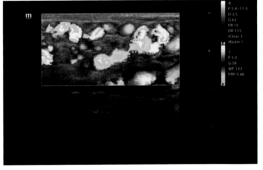

图7-8　精索静脉曲张

声像图表现为精索静脉纡曲扩张，内径最宽处达4.5mm，Valsalva试验可见反向血流

（四）鉴别诊断

蔓状静脉丛曲张应和阴囊后壁静脉相鉴别。

（五）临床价值

超声是检查精索静脉曲张首选方法，但是，目前观点和标准没有完全统一，蔓状静脉丛的内径及Valsalva试验可见的反向血流持续的时间和速度是检测的主要内容，建议诊断该类疾病应和各单位实验室和临床充分沟通协调。

二、精索鞘膜积液

（一）病因与病理

精索鞘膜壁分泌量超过重吸收能力时，即可产生精索鞘膜积液，可以局限于精索鞘膜，或与腹腔相通形成交通性鞘膜积液。

（二）临床表现

局限性鞘膜积液位于阴囊根部或腹股沟管内，呈椭圆形或梭形，临床表现可以是无痛性包块；交通性鞘膜积液，包块大小受体位和外力影响，或并发腹股沟斜疝。

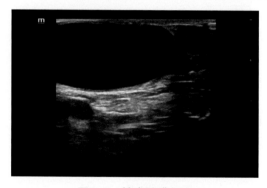

图7-9　精索鞘膜积液

声像图表现为无回声积液区呈梭形，边界清楚，位于睾丸上方

（三）超声诊断

精索鞘膜积液包绕在精索周围，呈椭圆形或梭形，边界清楚（图7-9），交通性积液平卧时可以缩小。

（四）鉴别诊断

精索鞘膜积液应与精索囊肿鉴别。

（五）临床价值

超声能够明确精索鞘膜积液的类型和严重程度，指导临床治疗。

三、精索炎症

（一）病因与病理

精索炎症多继发于急性附睾炎，精索充血、水肿、血管扩张，血流量增多。

（二）临床表现

临床表现为一侧阴囊红肿疼痛，精索增粗，触痛明显，常有附睾肿大。

（三）超声诊断

精索增粗，直径大于10mm，回声增强，结构杂乱，血管扩张，血流速度加快，精索鞘膜腔可能出现积液，常伴有急性附睾炎的表现。

（四）鉴别诊断

急性精索炎应与精索外伤、精索扭转相鉴别。

四、精索肿瘤

（一）病因与病理

精索肿瘤病因不明，临床少见。

（二）临床表现

精索肿瘤多见于成年人，良性肿瘤多见，恶性肿瘤少见。早期无明显症状，后表现为腹股沟内团块。

（三）超声诊断

肿瘤多为单发，实性，圆形或椭圆形，或为条索状、不规则形。也有肿瘤为囊性淋巴管瘤，呈多房囊性。

良性肿瘤边界清楚，均匀低回声至等回声多见，血流信号较少；恶性肿瘤边界不清楚，回声不均匀，血流信号丰富，可以见到附近区域肿大淋巴结。

（四）鉴别诊断

注意合并睾丸内静脉曲张，并鉴别。

第四节　精囊腺疾病

一、精囊腺的解剖

精囊腺左右各一，长 4 ~ 5cm，宽 1.5 ~ 2cm，为扁平梭形囊状腺体，位于前列腺后上方，膀胱底部和直肠壁之间，精囊腺排泄管与输精管壶腹末端融合，形成射精管，穿过前列腺开口于精阜，精囊腺在男性生殖系统中起着重要的生理作用。

精囊腺的检查应常规使用经直肠超声检查，其结构形态回声与精液充盈状态有关。

二、精囊囊肿

精囊囊肿多为单发，精囊腺区可见圆形或椭圆形无回声区，囊壁光滑，囊内可见点状或絮状回声。

三、精囊炎

（一）病因与病理

精囊炎是成年男性中较为多见的泌尿生殖系统感染，多因为尿道炎或前列腺炎蔓延所致，多为细菌感染。

（二）临床表现

最常见的症状是血精。精囊炎分急性和慢性两种，急性精囊炎有全身症状，慢性精囊炎症状不典型，易合并慢性前列腺炎，症状也类似，但血精是慢性精囊炎的特征。

（三）超声诊断

一般以经直肠超声检查为首选方法，急性期精囊明显增大，张力高，囊内可见漂浮散在回声点；慢性精囊炎精囊腺体弯曲，表面不光滑，囊壁有强回声钙化，囊腔内可见钙化灶强回声，射精管也可出现管壁钙化。

（四）鉴别诊断和临床价值

要注意的是，超声检查精囊炎并无明确特异性，必须结合病史、体检和实验室检查做出诊断。

四、精囊肿瘤

原发性精囊肿瘤少见，多继发于前列腺癌或精囊旁的恶性肿瘤。声像图表现：多为单侧受累，精囊增大，形态失常，边界不清楚。内壁条状强回声中断或消失，出现大小不等、边界不清、回声强弱不均的结节，多显示丰富血流信号。

第五节　男性生殖系统疾病的介入诊疗

一、超声引导下睾丸、附睾病变穿刺活检术

（一）目的

睾丸、附睾疾病临床上比较常见，常见疾病有不孕症、炎症与肿瘤，早期明确病变的性质对治疗具有重要意义。睾丸及附睾肿瘤常见于15～35岁的患者，其主要病因与先天性睾丸未降或下降不全等因素有关，如隐睾癌变的发生率比正常下降至阴囊内的睾丸要高10倍。睾丸及附睾慢性炎症由非特异性急性睾丸炎治疗不彻底所致，也可因真菌、螺旋体、寄生虫感染造成。近年来，随着超声技术的不断发展，对睾丸及附睾病变的检出率显著提高，对病变的形态学特征及血流动力学特点具有较大的优越性，是睾丸及附睾病变理想的检查方法。但是常规超声对睾丸肿瘤的性质，以及附睾结核、炎性结节等定性诊断仍有一定的困难。

超声引导下经皮穿刺睾丸及附睾病变，可进行细胞学和组织学活检，有助于早期明确病变性质，指导临床治疗和改善患者生活质量。

（二）适应证

1.不孕症，睾丸组织学活检用于鉴定有无精子。

2.睾丸、附睾炎症病变，活检用于排除结核。

3.睾丸、附睾肿瘤病变，活检用于明确肿瘤性质和类型。

4.白血病或淋巴瘤患者化疗术后，睾丸组织学活检判断化疗后有无肿瘤细胞及评估疗效。

（三）禁忌证

1.严重的出血倾向或凝血功能障碍者（血小板＜$50×10^9$/L，凝血酶原时间＞正常对照3s）。

2.患者一般情况差，体质虚弱，存在严重心、脑、肺疾病，不能配合呼吸，严重剧烈咳嗽，精神病等不能耐受和配合完成穿刺过程者。

3.生殖器性传播性疾病。

（四）术前准备

1.患者准备

（1）穿刺前应对患者进行血常规、尿常规、凝血功能、心电图检查，必要时行性传播性疾病检测。

（2）近期有服用抗凝血药物的患者，需至少停用3天。

（3）术前嘱患者禁食4～6h。

（4）穿刺前消除患者的紧张情绪和顾虑，告知患者睾丸穿刺活检一般不会影响性功能，取得患者的配合。

2.术前超声评估　超声检查了解双侧睾丸及附睾的大小、实质回声、血流分布，观察有无占位性病变及其位置，与周边重要结构的毗邻关系等情况，确定穿刺点及穿刺路径，做好体表标记。

3.穿刺前医患沟通

（1）术前与患者及家属充分沟通，告知穿刺的目的、穿刺的利弊、穿刺过程中及穿刺后可能出现的异常情况和并发症，并做出必要的解释。

（2）与患者及家属签署穿刺知情同意书。

4.仪器设备及穿刺器械准备

（1）彩色多普勒超声诊断仪，常用高频线阵探头，频率8 ~ 12MHz，阴囊肿大患者，睾丸位置较深时亦可选择频率3.5 ~ 5MHz的低频凸阵探头，配相应的穿刺架及导引器等。

（2）组织学活检可选择自动活检枪配以Tru-cut活检针或者一次性自动弹射式活检枪（一般选用18G活检针）；细胞学活检可选用一次性5ml注射器。

（3）穿刺活检消毒包（消毒用具、纱布、止血钳、洞巾、小尖刀等）。

（4）碘伏、医用消毒酒精、局部麻醉药（1%利多卡因注射液）、注射器等。

（5）抢救设备及药品。

（五）操作方法

1.患者体位：一般取截石位，操作时，嘱患者上提阴茎，用毛巾将阴茎贴于耻骨联合处腹壁，充分暴露会阴部和阴囊。

2.常规消毒、铺巾，超声探头套无菌探头罩。术前再次超声常规扫查睾丸及附睾等结构，确定穿刺点及穿刺路径。穿刺点以1%利多卡因局部麻醉后，用尖刀做皮肤小切口（1 ~ 2mm）。

3.超声实时引导穿刺：用于不孕症患者检测睾丸有无精子或判断淋巴瘤化疗后疗效时，选取任一侧睾丸避开大血管进行穿刺。对于睾丸或附睾占位性病变，选择占位性病变部位穿刺。实时超声引导下将活检针刺入睾丸实质或占位性病变的表面或浅处，嘱患者屏住气后快速激发活检枪，枪响后立即拔出活检针，取材一般以2 ~ 3次为宜。细胞学穿刺时采用5ml注射器直接穿刺病变，按照细胞学活检的要求进行提插抽吸。

4.穿刺点局部碘伏或酒精消毒处理，加压包扎，局部用手压迫15min止血，必要时采用冰敷，预防皮下血肿形成，术后平卧休息2 ~ 3h，观察患者生命体征。必要时术后可应用抗生素预防感染发生。

5.穿刺组织的处理：将取出组织放入5%氯化钠溶液，或采用甲醛、戊二醛等溶液固定后送病理检查。细胞学活检使用玻片涂片处理。

（六）疗效

超声引导下经皮睾丸、附睾穿刺活检，操作简便、安全可靠、取材成功率高、准确率高，并发症少，对提高睾丸、附睾疾病的早期诊断和鉴别诊断，了解病变进展状态及为临床选择合理治疗方案和判断预后都具有重要意义。

（七）注意事项

1.阴囊和睾丸活动度大，穿刺过程中应用手固定好阴囊和睾丸。

2.穿刺路径及后方应避开血管及睾丸门。

3.穿刺时除必须避开的结构和组织外，尽量缩短穿刺途径。

4.穿刺术后即刻复查睾丸血流情况，及时压迫止血。

5.嘱患者术后保持会阴部清洁，3天内禁止洗澡和重体力劳动。

二、经直肠超声引导下精囊穿刺术

（一）目的

精囊病变的影像学检查方法近年来有不少研究报告，但因为精囊体积较小，位置深在，对精囊疾病的诊断存在一定难度。20世纪70年代以来，经直肠超声（TRUS）开始作为一种新的方法用于精囊疾病的诊断，同时还可以进行经直肠超声引导下穿刺，成为诊断精囊疾病的首选。

经直肠超声引导下精囊穿刺术操作简便、成功率高、安全、患者痛苦少、并发症少，穿刺可进行药物注射，抽取纯粹的精囊液、精囊囊肿液，亦可进行组织学活检，通过进一步的细菌学、细胞学、组织病理学及造影检查，对明确精囊疾病的性质具有可靠的诊断价值。

（二）适应证

1.不明原因的血精、血尿、尿频、排尿困难等。

2.抽取精囊液用于检验检查。

3.精囊内注射药物治疗。

4.精囊腺肿块穿刺活检。

（三）禁忌证

1.严重的出血倾向或凝血功能障碍者（血小板$< 50 \times 10^9/L$，凝血酶原时间$>$正常对照3s）。

2.患者一般情况差，体质虚弱，存在严重心、脑、肺疾病，不能配合呼吸，严重剧烈咳嗽，精神病等不能耐受和配合完成穿刺过程者。

3.经直肠超声检查的禁忌证，如肛门狭窄或闭锁、严重的直肠炎症或肿瘤等。

（四）术前准备

1.患者准备

（1）穿刺前应对患者进行血常规、凝血功能、心电图检查，并行尿液和精液常规检查、直肠指检。

（2）近期有服用抗凝血药物的患者，需至少停用3天。

（3）常规进行手术肠道准备。

（4）穿刺前消除患者的紧张情绪，取得患者的配合。

2.术前超声评估　超声检查观察前列腺和精囊的形态，测量前列腺和两侧精囊的大小。观察精囊内有无肿物及其位置、与周边重要结构的毗邻关系等情况，确定穿刺点及穿刺路径。

3.穿刺前医患沟通

（1）术前与患者及其家属充分沟通，告知穿刺的目的、穿刺的利弊、穿刺过程中及穿刺后可能出现的异常情况和并发症，并做出必要的解释。

（2）与患者及其家属签署穿刺知情同意书。

4.仪器设备及穿刺器械准备

（1）彩色多普勒超声诊断仪，配普通经直肠探头或双平面经直肠探头，配相应的穿刺架及导引器等。

（2）抽吸采用18G PTC针；组织学活检选择自动活检枪配以Tru-cut活检针或者一次性自动弹射式活检枪（18G活检针）。

（3）消毒包（消毒用具、纱布、止血钳、洞巾等）、无菌探头罩（可选用无菌避孕套）。

（4）碘伏、医用消毒酒精、局部麻醉药（1%利多卡因注射液）、注射器等。

（5）抢救设备及药品。

（五）操作方法

1.患者体位：一般采用膝胸位或截石位。

2.常规消毒、铺巾，超声探头套无菌探头罩及导引穿刺架。术前再次超声常规扫查双侧精囊，确定穿刺点及穿刺路径。若选择经会阴部穿刺，先在穿刺点采用1%利多卡因局部麻醉，若选择经直肠穿刺可不做局部麻醉处理。

3.超声实时引导穿刺：超声引导下经会阴部或经直肠以PTC针穿刺进入精囊内，根据穿刺目的的不同，对双侧精囊、扩张的精囊管、精囊囊肿进行穿刺注射药物、抽吸等，抽吸精囊液或囊肿液送细菌培养、抗生素敏感试验、肿瘤细胞学等检查。对肿块进行活检针穿刺活检后送病理检查。

（六）疗效

精囊穿刺大体与经直肠前列腺穿刺类似，血精并发症的出现会增多，精囊疾病的介入性超声安全，能够达到诊疗目的，精囊内注射药物治疗疗效好。

（七）注意事项

1.穿刺精囊后进行造影、注射药物等操作前，应先用生理盐水冲洗，明确回抽液体澄清后再行下一步操作。

2.对精囊的囊实性或实性肿物穿刺活检时，禁止注射药物。

（肖　蕾　韦　力）

第八章

妇科疾病超声诊断与介入诊疗

第一节 女性生殖器官的正常声像图

一、解剖概要

女性内生殖器指生殖器的内藏部分，包括阴道、子宫、输卵管及卵巢，后二者常被称为子宫附件。女性内生殖主要位于小骨盆内。小骨盆腔分为前、中、后三部分。前部被膀胱和尿道占据，中部正中为子宫、子宫颈、阴道，两侧为输卵管和卵巢。后部为直肠子宫陷凹（Douglas）和直肠。子宫俯于膀胱之上。小骨盆内的肌肉有闭孔内肌及肛提肌，覆盖于小骨盆内侧壁，还有深部的梨状肌与尾骨肌。该肌肉群在盆腔炎症时易受累而发生肿胀。

骨盆内由腹膜反折在膀胱、子宫、直肠间形成三个潜在的陷凹，即前腹膜陷凹、膀胱子宫陷凹和直肠子宫陷凹，后者为腹腔最低部位，当腹腔有积液时，最早出现在直肠子宫陷凹。

骨盆内血管主要为髂内、外动静脉及其分支。子宫动脉主要来自髂内动脉，向下至子宫颈后发出一支下行的阴道支，供应子宫颈的下部和阴道的上部的血流。主干上升至子宫角时，即分为三支，一支分布于子宫底部，称子宫底支；一支循输卵管而行，称输卵管支；另一支分布至卵巢，称卵巢支。卵巢具有双重血供，即从腹主动脉发出的卵巢动脉和上述子宫动脉上支。静脉：子宫的两侧弓形静脉汇合成子宫静脉，然后流入髂静脉。右卵巢静脉流入下腔静脉，左卵巢静脉流入左肾静脉。

二、正常女性生殖器官的声像图表现

（一）超声检查技术

1.经腹体表检查　探头频率3.5 ~ 5.0MHz，需适度充盈膀胱（标准：能清晰显示宫底部为佳，产科以显示子宫体下段与子宫颈为宜）。

2.经阴道超声检查　频率5.0 ~ 7.5MHz。

3.经宫腔内超声检查　频率7.5 ~ 10MHz。

4.三维超声　通过横断位、冠状位、矢状位三个切面显示组织全貌。

5.宫腔超声造影　经阴道向子宫腔注入造影剂来显示子宫腔及输卵管的状况。

6.静脉法超声造影　利用声学造影剂来显示病变的血流灌注情况。

7.弹性成像　通过显示硬度来反映组织的良恶性。

8.其他　经会阴超声检查。

（二）正常生育期女性子宫输卵管和卵巢声像图表现

1.子宫声像图表现

（1）位置和轮廓：子宫位于膀胱后方正中或稍偏一侧，纵切时呈倒梨形，横切面宫底近三角形，体部呈椭圆形（图8-1）。通过显示子宫和子宫颈的纵切面，根据子宫颈与子宫体的位置关系可以判断子宫的倾屈程度，子宫体与子宫颈的纵轴角度小于90°时，为高度前屈或后屈。

（2）子宫体回声：子宫体为实质性均质结构，轮廓清晰，周边规整，内部呈均匀中等回声，子宫腔呈线状高回声，宫腔线周围有内膜层围绕。三维超声切面成像可显示子宫的冠状切面，子宫内膜和宫腔呈倒置的三角形（图8-2），此切面在二维扫查时常难以显示。

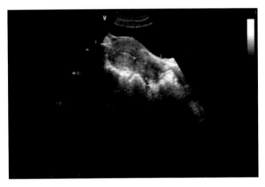

图8-1　经腹部超声子宫纵切面声像图

前位子宫，呈倒梨形，肌层回声均匀，宫腔线居中

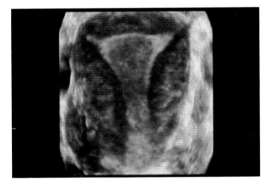

图8-2　三维超声切面成像子宫的冠状切面

子宫内膜和子宫腔呈倒置的三角形

（3）生育期妇女子宫内膜的厚度和卵泡的大小随月经周期而有变化，声像图可观察到其生理变化过程，子宫内膜周期性变化，不论卵子是否受精。一般分为下列三期。

1）月经期：卵泡早期（第1～4日），内膜较薄，厚度为3～6mm，初为不均匀回声，月经基本干净后表现为均匀的等回声，内膜的分层结构不清，两层内膜间宫腔线清晰（图8-3）。此时卵泡较小。

2）增殖期：卵泡期（第5～14日），内膜腺体增生，内膜功能层表现为低回声，基底层呈高回声，加上宫腔线的高回声形成"三线"征。此期可分早期（图8-4）、中晚期（图8-5），内膜逐渐增厚，代表了卵泡发育成熟即将排卵。增殖期内膜厚度约10mm。

3）分泌期：黄体期（第15～28日），排卵后24～48h黄体形成后，在孕激素的作用下子宫内膜发生分泌反应，内膜厚度仍少许增加，内膜由基底层开始逐渐向内膜表面转变成较子宫肌层稍强的回声层。此期卵巢内无回声的卵泡转变成形态多变的黄体。至分泌期内膜厚度可达10～13mm，内膜全层呈较均质高回声（图8-6）。增殖期和分泌期经阴道扫查常可见到内膜蠕动波，是由于子宫肌层的收缩所致，可借此鉴别内膜病变。

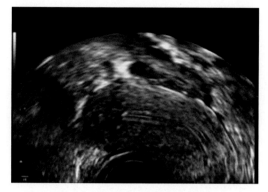

图8-3　月经期子宫内膜声像图

内膜较薄，宫腔线清晰可见

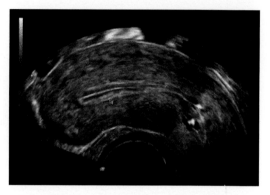

图8-4　卵泡早期子宫内膜声像图

内膜的基底层及宫腔线形成明显的"三线"征

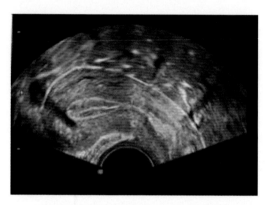

图8-5　卵泡中晚期子宫内膜声像图

子宫内膜进一步增厚，回声增强

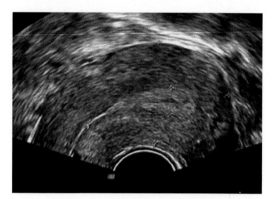

图8-6　分泌期子宫内膜声像图

内膜基底层回声明显增强，呈均匀高回声

（4）子宫颈回声：子宫颈回声较肌层高，纵切时沿颈管线周围见梭形的低回声，横切时为扁椭圆的低回声，此为有分泌功能的宫颈黏膜上皮层。子宫颈纵切面向下可显示阴道回声，中央为高回声的气线，周围为低回声阴道壁。

（5）子宫彩色多普勒表现：子宫内动脉表现为随心动周期发生颜色的闪动，静脉则为持续存在的颜色，不随心动周期发生改变。

1）子宫动脉主干：在子宫下段与子宫颈交界水平两侧可显示子宫动静脉明亮的血流信号，记录到子宫动脉血流频谱，其特征为收缩期高速血流、舒张期驼峰样正向血流频谱，RI约为0.80。妊娠期子宫动脉血流阻力随孕周增加而逐渐下降。

2）子宫肌层内血流：肌壁内血流信号以浆膜下肌层为多，呈散在分布，子宫中央血流较少。在经阴道扫查时可观察到内膜下动脉并可记录其血流频谱。而子宫内膜内螺旋动脉生理情况下仅在分泌晚期或早期妊娠时可以显示。

注意：子宫肌层内血流的观察应采用高分辨力的阴道探头扫查方能得到准确的信息。

2.子宫的测量　包括子宫体和子宫颈大小的测量，行彩超检查时还需进行血流频谱指标的测量。经腹扫查测量时要求膀胱适度充盈，以刚好清晰显示宫底边缘为准。

（1）子宫体测量：分别测量长径、前后径和横径三个径线。测量子宫的长径和前后径时，应取子宫纵切面，以清楚显示宫腔线和宫颈管线相连为标准纵切面。长径为子宫底部至子宫颈内口的距离，正常为5.0 ~ 7.5cm；前后径为与子宫体纵轴相垂直的最大前后距离，正常为3.0 ~ 4.5cm；横径测量取近子宫底部的横切面，显示宫腔线最宽处，于两侧宫角处横切面的稍下方（相当于双侧圆韧带基部的位置），测量子宫体两侧的最大横径，正常为4.5 ~ 6.0cm。不同发育阶段及有无生育史的妇女子宫大小有所差异。青春期前、绝经后的子宫较小，正常生育过的子宫三条径线的和为15 ~ 18cm，未生育过的妇女则为12 ~ 15cm，绝经后的子宫随绝经的时间增加而逐渐缩小。

（2）子宫颈的测量：取子宫体长径、前后径测量的同一平面，子宫颈长径为子宫颈内口至外口的距离，前后径为垂直宫颈管纵轴的最大前后距离。测量横径时取子宫颈横切面最大宽径。正常子宫颈长度为2.0 ~ 3.0cm，前后径为1.5 ~ 2.0cm，横径为2.0 ~ 3.0cm。

注意：子宫大小的判断应重点参考三径之和，因个体差异，常可见单纯某个径线增大，如无临床症状，不能认为是异常。

3.卵巢声像图表现

（1）卵巢位置、大小和声像图：卵巢位于子宫体两侧外上方，但位置多变。经阴道扫查在髂内动脉前方容易寻找到卵巢。卵巢最大切面大小约为4cm×3cm×1cm，月经周期中卵巢的大小可有变化，主要由于活动侧卵巢内卵泡发育和排卵所致。卵巢呈扁椭圆形，边界稍有凹凸，中央部回声略高，周围为皮质，呈低回声，可显示大小不等、边清壁薄的圆形液性暗区，为卵泡声像图（图8-7，图8-8）。

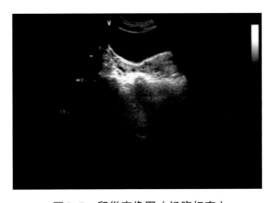

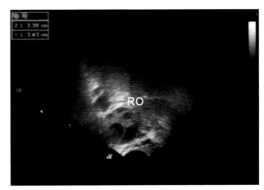

图8-7　卵巢声像图（经腹扫查）　　　　图8-8　卵巢声像图（经阴道扫查）
可观察到呈圆形无回声的卵泡回声　　　　能清晰观察到卵泡回声及数目。RO：右侧卵巢

（2）卵泡的发育：在月经期，卵巢皮质内可见多个直径在3 ~ 5mm的小卵泡，随着月经周期的推移，一侧卵巢内出现主导卵泡并逐渐增大，形成优势卵泡，而其他小卵泡逐渐萎缩。优势卵泡的生长速度为1 ~ 2mm/d，直径达18 ~ 28mm时成为成熟卵泡，逐渐突出于卵巢表面。测量卵泡的大小对了解其生长发育状态、药物治疗效果及判断卵泡成熟是十分重要的。显示卵泡的最大切面后测量卵泡的长径和横径，可取其平均值作为卵泡大小的评价标准。自然周期中近排卵前的卵泡最大生长速度可达2 ~ 3mm/d，随着卵泡直径的增大，血清内雌激素水平不断提高，当卵泡达到成熟阶段

时，雌激素水平达到高峰。

（3）排卵的判断：排卵时间的预测主要根据超声测量卵泡大小、血黄体生成素（LH）值、基础体温、宫颈黏液及其他激素水平改变来判断。宫颈黏液评分常作为预测排卵时间的参考依据；血LH峰是与排卵关系最密切的指标，LH峰出现后24～48h发生排卵，尿LH峰较血LH峰延后2～6h。排卵是一个极其短暂的过程，一般仅需要几秒钟时间，因此超声往往不能直接观察到卵泡破裂消失的过程，只能根据间接征象判断是否发生了排卵。

1）优势卵泡消失：原来无回声区的优势卵泡突然消失或变小。

2）血体形成：卵泡破裂后迅速缩小，在1～45min由于血液的充盈形成囊性血体结构，内为不凝血液或血块，表现为卵巢皮质内无回声区变为边界不清、形态不规则、内壁较卵泡壁稍厚的混合性回声区。

3）彩色多普勒显示卵巢血体周围环状血流信号，可记录到低阻力血流频谱。

4）盆腔积液：由于卵泡液的流出，直肠子宫陷凹可有少量积液。

5）子宫内膜呈分泌期高回声。

（4）黄体：排卵后血体大约持续72h，随着颗粒细胞或卵泡膜细胞的长入而形成黄体，最后完全代替血体而形成黄体。黄体的声像表现根据排卵后血体内出血的量和时间等发生较大变化，可以表现为具有较厚而不规则的囊壁，内有完全囊性、混合性及完全实性回声的结构。月经后期若无妊娠，黄体萎缩，体积缩小。

（5）卵巢彩色多普勒表现：经阴道扫查可较准确评价卵巢血供情况。含主导卵泡的活动侧卵巢内血流特征随月经周期发生改变。

1）月经期：卵巢内血流信号较少，难以记录到血流频谱。动脉频谱为低速高阻型，有时没有舒张期成分。

2）卵泡期：卵巢内血流信号逐渐增多，越近排卵血流信号越丰富，动脉频谱舒张期成分增多，流速增大。卵泡后期可在主导卵泡周围卵泡膜上显示半环状至环状的血流信号，RI在0.4～0.5。

3）黄体期：黄体形成过程中黄体囊周围血管增生，囊壁上血管扩张明显，产生了特征性的黄体血流，表现为环绕黄体囊的丰富血流信号，血流频谱呈高速低阻型。血流阻力最低时，RI可低至0.40以下，加上二维图像的复杂多变，需与卵巢恶性肿瘤仔细鉴别。

注意：经腹超声常不能清晰地显示卵巢内的细微结构，尤其是在肥胖、盆腔内有占位性病变患者，应选择经阴道超声扫查。对呈混合性或实性回声的出血性黄体有时需行彩超加以鉴别，此时经阴道彩超起重要的作用。

4.输卵管声像图表现　输卵管由子宫角部向外延伸，呈高回声边缘的弯曲管状结构，下方为卵巢及阔韧带，由于输卵管细而弯曲，位置不固定，周围被肠管遮盖，正常情况下不能清楚显示。当盆腔有积液时，输卵管被无回声的液体衬托，可以清晰地显示出来，经阴道彩超可以显示管壁上少许血流信号，输卵管动脉呈低速中等阻力的血流频谱。

（三）青春期前女性子宫卵巢声像图表现

对于青春期前女童，妇科检查有其局限性，因此超声成为此期了解盆腔内生殖器最重要的简便无痛的检查方法。经阴道扫查是禁忌证，但必要时采用经会阴部扫查方法可以无创而清楚地显示小儿盆腔脏器声像。

青春期前女性分为新生儿期、儿童期和青春前期。新生儿期女婴受胎儿期胎盘大量性激素的影响，子宫有一定程度的发育，内膜亦有增生现象。出生后血中雌激素水平迅速下降以至消失，而幼儿性腺尚未发育，故直至青春前期，生殖器官发育处于安静状态。子宫大小较新生儿期有所缩小。

1.子宫声像图表现　新生儿的子宫颈总长度3.5cm，1岁后逐渐减少至2.5cm，子宫颈部较长，子宫颈与子宫体的比例为2：1，称为幼稚型子宫。此形态持续至青春前期。3～8岁子宫长1.5～3cm，宽0.5～1cm，子宫颈宽度1.5～3cm。10岁子宫增大至3.5cm左右，13岁增大至6.2cm左右，子宫体增大的幅度比子宫颈大。子宫矢状切面显示肌层呈均质较低回声，内膜呈线状，有时难以辨认。肌层内血管难以显示。

2.卵巢声像图表现　出生时，女婴卵巢下降至盆腔内正常的位置，偶尔位于盆壁。卵巢形态多变，但通常为对称的细长形。幼女卵巢大小为3mm×2.5mm×1.5mm，以后逐渐增大，直至青春前期大小为长24～41mm，厚8.5～19.4mm，宽15～24mm，接近成人大小。3岁前卵巢容积约1cm³，至青春期前达9.8cm³，接近成人。在2～12岁的女童有68%可以显示卵巢内小囊结构，通常不必诊断，为不同发育期的卵泡，有学者认为正常婴幼儿最大卵泡直径可达7mm。与成人相比在早卵泡期卵泡的比例更多。通常新生儿卵泡在达到一定的大小时就自然退化，但也可达到数毫米，这种现象在月经前一直都存在，与真正的卵泡不同，其内无发育的卵子。婴幼儿期卵巢血管逐渐增加，6～8岁时接近成人水平。

注意：经腹扫查尽可能采用高分辨力探头，在怀疑生殖道畸形的时候可采用经会阴部扫查。

（四）绝经期妇女子宫卵巢声像图表现

绝经后卵巢内卵泡的活动已停止，卵泡数目明显减少，卵巢门和髓质的血管硬化，随后发生玻璃样变以至完全闭塞。子宫肌层因无卵巢激素的刺激而逐渐萎缩，宫壁变薄，肌层大部分变为纤维组织，子宫体和子宫颈均收缩变小，其过程较慢，子宫颈较子宫体的缩小更慢，因此子宫颈与子宫体长度的比例逐渐回复到幼女时期一样。内膜腺体萎缩、变薄，在绝经2年后大多数内膜只有一层含小腺体而无螺旋血管的致密基质。

1.子宫声像图表现　子宫体萎缩变小，子宫边界不清，内膜呈线状，无周期性变化，在子宫腔闭合线周围显示低回声的结合带，子宫肌层回声不均，普遍回声减低。绝经时间较长者浆膜下肌层内有时可见斑点状高回声环。彩超在子宫肌层内较难找到血流信号，子宫浆膜下静脉相对扩张，呈细小裂隙。

2.卵巢声像图表现　绝经1年后的卵巢经腹扫查基本无法显示，经阴道扫查时有时可找到萎缩的卵巢，呈较低回声的实性结节，但无法显示卵泡结构，边界不清。彩超在卵巢内几乎不能探测到血流信号。

子宫、卵巢血流监测与意义：子宫和卵巢血供状态可随年龄、生殖状态（绝经前、绝经期或绝经后期）和月经周期而变化。

子宫的血流灌注与雌激素和黄体酮的循环水平有关。在绝经前的妇女，随产次的增加，彩色多普勒检测可见血管数量的增加，显示较丰富的血流信号。绝经期的妇女则血管数量减低，这与雌激素水平低下有关。绝经后，子宫血管则更少。但若进行了激素替代治疗，则可使子宫血管无明显减少。

在进行频谱多普勒检测时，通过血流RI和PI等有关血流参数的测定，即可观察到其血流随月经周期的明显变化。在分泌晚期和月经期RI和PI值增高（RI=0.88±0.1，PI=1.8±0.4），增殖期为中间值，而RI、PI减低是在分泌早、中期。妊娠后RI、PI在放射状动脉和螺旋动脉中明显降低。由于血流的低阻力使子宫肌层和黏膜层有丰富的血流灌注。在绝经后的妇女子宫动脉及其分支显示水平很低，即使能显示，也多无舒张期血流信号，且呈高阻状态。但若进行了激素替代治疗，多普勒频谱曲线形态可与绝经前状态相似。

卵巢血管供应取决于每侧卵巢的功能状态，通常亦可观察到其随月经周期的变化，卵巢要经历下列变化：滤泡增殖期、排卵期、黄体期和非活动状态。排卵前的卵泡有广泛的毛细血管网。而这些毛细血管网可能是通过前列腺素 E_2 循环水平的增加来调节。这种丰富的血管网可应用阴道彩色多普勒超声显示，通常位于优势卵泡的周围区，在排卵前2～4天更易于显示。频谱多普勒检测时，RI、PI值逐渐减低。在LH达高峰时，RI、PI值最低，呈低阻力状态。黄体血管的生成和血流阻力与是否妊娠有较大关系。如果妊娠在排卵后的48～72h，黄体便会血管化，受孕后的8～12天围绕黄体的周围显示一很强的血管环。频谱多普勒检测该血管环，RI、PI值很低，呈明显低阻力状态。这种表现持续整个妊娠早期。如果未妊娠，黄体血流则呈中等至较低阻特征和较低的收缩期血流。阻力增加直至RI和PI最高值需至下一月经周期的第一天。

卵巢动脉主支显示高阻力的血流频谱曲线表现无功能或不活动状态。卵泡增殖期显示中等阻力，而黄体期则RI和PI值减低。

绝经期和绝经后期卵巢在彩色多普勒超声血流图显示非常少的血管，多普勒曲线显示为无舒张期的血流信号，呈高阻力指数。进行激素替代治疗的患者偶可检测到极低的舒张期血流频谱。

第二节　先天性子宫及阴道疾病

先天性子宫发育异常是生殖器官畸形中最常见的一种，是由胚胎期副中肾管受某种因素的影响，在演变的不同阶段发育障碍而形成的各种先天性子宫畸形。

（一）子宫畸形的分类及形态学特点

1.副中肾管发育不良所致畸形

（1）双侧副中肾管发育不良所致畸形：①先天性无子宫，由双侧副中肾管完全未发育所致。形态学表现：无子宫，双侧卵巢可发育正常。②始基子宫，由双侧副中肾管汇合后短时间即停止发育所致。形态学表现：子宫小，子宫体厚度＜1cm，无子宫内膜，双侧卵巢可发育。③幼稚子宫，由双侧副中肾管汇合后在子宫发育至正常之前停止发育所致。形态学表现：子宫各径线小于正常，子宫体与子宫颈比例为3：2，有很薄的子宫内膜。

（2）一侧副中肾管发育不良所致的畸形：主要有单角子宫。一侧副中肾管发育停止，另一侧发育完全，发育完全的单角子宫呈"牛角形"，有一侧输卵管、卵巢与韧带，停止发育的一侧形成残角子宫。根据残角子宫发育程度及形态学表现分为①残角子宫发育不全，有子宫腔，无子宫颈，与发育侧单角子宫腔相通；②残角子宫发育不全，有子宫腔，无子宫颈，与发育侧单角子宫腔不相通；③残角子宫为始基子宫，发育不全的子宫无子宫腔，无子宫颈，以纤维束与发育侧子宫腔相连。

2.副中肾管融合不良所致畸形

（1）双侧副中肾管完全未融合所致的畸形：双子宫。形成完全分离的两个子宫体、两个子宫颈、两条阴道。

（2）双侧副中肾管部分融合不良所致畸形：根据融合不良的程度，形态学表现为①双角双颈子宫，两个子宫体、两个子宫颈、一个阴道；②双角单颈子宫，两个子宫体，一个子宫颈，一个阴道；③弓形子宫，子宫底中央凹陷，子宫壁向子宫腔突出如马鞍状。

3.双侧副中肾管融合后中隔吸收不良所致畸形　主要形成完全纵隔或不全纵隔。形态学表现：完全纵隔子宫，子宫纵隔达子宫颈内口或外口；不完全纵隔子宫，子宫纵隔为部分，终止于子宫颈内口。

（二）临床表现

有些子宫畸形患者可无任何自觉症状，以致终身不被发现，或于体检时偶然被发现。也有部分患者到性成熟时，婚后、不孕或生产时出现症状而被发现。因子宫发育异常类型不同而临床表现各异。先天性无子宫及始基子宫患者青春期后无月经。幼稚子宫患者月经稀少，或初潮延迟。双子宫、双角子宫患者可出现月经量过多或经期时间延长。子宫发育异常也是不孕、流产或难产的主要原因。

（三）各类先天性子宫畸形的声像图表现

临床上典型的子宫畸形经腹及经阴道二维超声扫查可以得到诊断，但对于那些分类不明确或合并有妊娠、肌瘤等造成诊断困难的病例，因为无法得到子宫、子宫颈冠状切面的图像，难以得到正确诊断，且诊断的经验性很强。而具有多种成像功能的三维超声技术在很大程度上弥补了二维超声的不足，其三维成像功能能够提供子宫颈冠状切面图像，为子宫畸形的精确诊断提供了可能性。

1.先天性无子宫　在各个切面均不能显示子宫图像，双侧卵巢可显示，常合并先天性无阴道。

2.始基子宫　子宫小，子宫体厚度＜1cm，多数无宫腔线，无子宫内膜回声。

3.幼稚子宫　子宫轮廓及回声正常，各径线均小于正常值，子宫颈长度＞子宫体长度，可见内膜及宫腔线回声，但内膜很薄。

4.单角子宫　呈牛角形，子宫腔呈长梭形，在发育完好一侧可见正常卵巢，子宫的另一侧可见有中空或实性的肌性结构，可与子宫腔相通或不相通。

5.双子宫　纵切面扫查可见左右两个子宫体，双侧子宫内均可见内膜回声，横切面可见两个宫颈管回声图（图8-9）。每个子宫体均有各自的子宫颈和阴道或两个子宫颈一个阴道，但阴道内有完全纵隔，双侧卵巢可显示。

6.双角子宫　双角单颈子宫横切面可见两个子宫体呈羊角状，互相分离，各自有独立的子宫内膜，两处内膜至子宫颈或子宫体中下段汇合，并与一个子宫颈相连。

7.纵隔子宫 子宫大小外形正常，宫底横径较宽，三维超声冠状面内膜呈"V"形为完全纵隔，呈"Y"形为不完全纵隔（图8-10）。

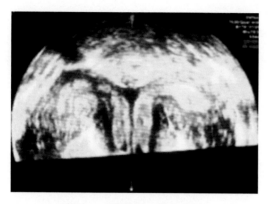

图8-9 双子宫三维声像图

显示两个子宫体及宫颈管回声，两个子宫体完全分开

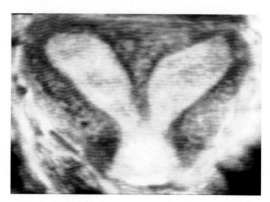

图8-10 纵隔子宫三维声像图

内膜于子宫腔下段汇合，呈"Y"形改变

（四）先天性阴道疾病

先天性阴道疾病主要有阴道发育不全（无阴道或阴道狭窄），阴道纵隔。

阴道畸形声像图表现如下。

1.先天性无阴道或阴道狭窄 于膀胱后方扫查不到阴道回声，或虽可探及部分阴道回声但阴道线不清晰或很细。

2.阴道纵隔 超声可探及两条阴道线回声，有时阴道纵隔将阴道分为大小不同的左右两部分，阴道隔紧贴小的一侧阴道壁，常规超声不易显示纵隔回声，超声阴道造影有助于诊断。

3.阴道斜隔 超声显示阴道内中等回声，常合并斜隔腔内积血。

内生殖器官先天性畸形常合并有泌尿系统畸形，尤其是肾发育不全及异位肾。

（五）鉴别诊断及临床意义

子宫发育异常应与盆腔肿块，尤其应与子宫关系密切的浆膜下肌瘤、卵巢肿瘤或附件炎性肿块等鉴别。双角子宫需与纵隔子宫及双子宫相鉴别：纵隔子宫外形正常，子宫腔的内膜回声靠得很近，中间有较薄的纤维分隔将其隔开，子宫腔分离角为锐角。双角子宫纵切面子宫轮廓基本正常，横切面子宫下段基本正常，在近子宫底部横切面时子宫分为两部分，分别有内膜存在，子宫两部分间无组织相连。双子宫时盆腔可探及两个大小基本一致、形态规则、回声均匀的子宫，其体积可较正常子宫稍小，均可见内膜，也可一侧子宫发育好，另一侧子宫发育较小。鉴别的方法除仔细观察回声水平及相互关系外，还可以借助三维成像及子宫腔声学造影等方法来鉴别。

超声能准确地诊断某些先天性生殖道畸形，鉴别畸形种类，为临床诊断和决定治疗方式提供信息。

第三节 子宫肌瘤

（一）病因与病理

子宫肌瘤主要由子宫平滑肌细胞增生而形成，又称子宫平滑肌瘤。肿瘤可见于子宫任何部位，可单发、多发。按肿瘤生长部位分为浆膜下肌瘤、肌壁间肌瘤、黏膜下肌瘤。肿瘤与周围肌组织有明显界线，虽然没有包膜，但由于周围肌层受压后形成一层疏松网隙区域——假包膜。肿瘤常发生一种或多种变性，如玻璃样变性、脂肪变、囊性变及钙化。

（二）临床表现

子宫肌瘤是妇科最常见的良性肿瘤，发病率为5%～15%，约占妇女全身肿瘤的20%。发病年龄多在30～50岁，30岁以下少见。子宫肌瘤的临床表现与肌瘤生长的部位有关。其主要症状：①经量增多和经期延长，肌壁间表现为月经量增多，经期延长；黏膜下肌瘤为阴道持续性出血或不规则出血，浆膜下肌瘤很少伴有出血。②腹部包块，下腹部触及包块，包块可活动、无压痛、生长缓慢。③腹痛、腰痛和下腹坠胀。④压迫症状，压迫膀胱可引起尿频、尿急、排尿困难或尿潴留，压迫直肠可引起排便困难，如为阔韧带肌瘤可压迫输尿管引起肾盂积水。

（三）超声诊断

1.子宫肌瘤的超声表现与肌瘤的位置、大小和有无继发性改变等因素有关

（1）壁间肌瘤：最常见。其超声表现：子宫增大，增大的程度与肌瘤的大小、数目成正比；无继发变性时回声较均匀，多为圆形或类圆形低回声或等回声（图8-11），周围有时可见假包膜形成的低回声晕圈。有些肌瘤后方回声衰减或有声影，致使结节边界不清，如肌瘤压迫宫腔，可见宫腔线偏移或消失，此时用生理盐水做子宫腔造影可辨认子宫腔并确定肌瘤与子宫内膜之间的关系。

（2）浆膜下肌瘤：部分浆膜下肌瘤超声可见子宫增大，形态失常，浆膜向外呈圆形或半圆形突出，有蒂的浆膜下肌瘤其子宫部分切面大小、形态可正常，部分切面见由子宫肌层向外突出的结节，有蒂与子宫相连。结节可呈低回声或不均匀回声。阔韧带内肌瘤超声显示为子宫一侧实质性肿物，多为圆形或类圆形，阔韧带肌瘤需注意与卵巢肿瘤相鉴别。

（3）黏膜下肌瘤：当肌瘤部分突入黏膜下时具有肌壁间子宫肌瘤的回声特征，同时子宫内膜受子宫肌瘤推挤向子宫腔对侧移位与变形。当肌瘤完全突入至子宫腔内时，声像图表现为子宫腔内实性结节，常为圆形，其突入宫腔内部分表面覆盖子宫内膜，肌瘤蒂部子宫内膜回声中断，表面覆盖子宫内膜（图8-12）。黏膜下肌瘤可见蒂内供血血管并据此判断肌瘤附着处。

（4）子宫颈肌瘤：子宫颈唇部实性结节，边界清晰，多为圆形或类圆形，以低回声为主，蒂较长的黏膜下肌瘤可脱垂至宫颈管或阴道内似子宫颈肌瘤。

（5）肌瘤合并变性：肌瘤合并变性坏死时，结节内可出现圆形或不规则形低回声或无回声。肌瘤红色变性声像图表现与肌瘤液化相似，但怀孕的病史可帮助鉴别。肌瘤内伴钙化可显示为团状或弧形强回声，后伴声影，怀孕常可使肌瘤发生钙化。肌

肉瘤样变时表现为短期内肌瘤生长迅速，回声较前减低或不均匀，彩色多普勒显示肌瘤内血液供应较前丰富。

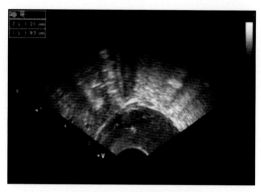

图 8-11　子宫壁间肌瘤
子宫前壁下段肌层内类圆形低回声团，边界清晰

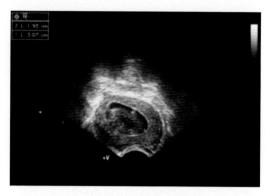

图 8-12　子宫黏膜下肌瘤
由肌层内突入子宫腔内，表面覆盖子宫内膜

2.子宫肌瘤彩色多普勒表现　肌瘤常表现为富血管性。典型的子宫肌瘤血管呈环绕周围或半环状包绕肌瘤，多为高速中等阻力血流频谱，RI多在0.6 ± 0.1，有时较大的肌瘤内及周边可探及$RI < 0.4$的低阻力血流频谱。不同月经周期子宫肌瘤内血流供应有变化，月经前期及月经期子宫肌瘤内血流信号较增殖早期丰富，血流阻力指数较增殖早期偏低。子宫黏膜下肌瘤的彩色多普勒检查有时可在肌瘤基底部探及来自子宫肌层的血管。

3.三维超声成像　对黏膜下肌瘤和浆膜下肌瘤可显示肌瘤与子宫腔的关系，有助于定位诊断。

4.静脉超声造影　造影剂由肌瘤周边向内部逐渐增强，在增强早期可见肌瘤与周边组织边界清晰，借此可与子宫腺肌瘤相鉴别。

（四）超声鉴别诊断

1.子宫腺肌病　表现为子宫增大、肌层回声粗糙不均，病灶无明显边界，彩色多普勒超声显示子宫腺肌病的血流分布无规律，常在病灶内探及分布较紊乱的血流信号，而子宫肌瘤周边可见环状或半环状血流信号。

2.卵巢实性肿瘤　阔韧带肌瘤须与卵巢实性肿瘤相鉴别，尤其当蒂较长时。仔细扫查可发现阔韧带肌瘤与子宫间的关系，同时可探及同侧卵巢。彩色多普勒超声在肌瘤蒂部探及血管蒂附着于子宫时，可断定肿瘤为阔韧带肌瘤。当鉴别困难时，经静脉声学造影可显示肌瘤与子宫的关系，有助于鉴别诊断。

3.子宫内膜疾病　较大的子宫内膜息肉、过期流产残留胎盘的机化、局灶性子宫内膜癌等可与子宫内膜黏膜下肌瘤相混淆。子宫内膜息肉呈长圆形，回声较肌瘤高。过期流产的残留胎盘呈高回声，病史可帮助鉴别。子宫内膜癌常发病于绝经后，病灶形态多不规则，表面不光滑，呈菜花状或锯齿状，基底宽，累及子宫肌层时，与肌层分界不清，彩色多普勒显示血流分布不均，频谱呈低阻型。

4.子宫畸形　双角子宫及残角子宫可误为子宫肌瘤。超声检查时应注意子宫内膜及子宫体形态。

（五）临床价值

超声检查诊断子宫肌瘤被公认为是首选方法，能准确地观察到子宫的大小、形态及有无肌瘤的存在。二维及彩色多普勒超声动态观察可较早提示子宫肌瘤是否有恶变倾向。

第四节 子宫腺肌病及子宫腺肌瘤

（一）病因与病理

子宫腺肌病是由有功能的子宫内膜腺体细胞及间质细胞异位至子宫肌层内而引起的一种良性病变。一般为弥漫性生长，多累及子宫后壁；少数子宫内膜在肌层内呈局限性生长形成结节，类似肌壁间肌瘤，称子宫腺肌瘤，与周围组织无明显界线。

（二）临床表现

其主要表现为经量增多、经期延长和逐渐加重的进行性痛经，约35%的患者无明显症状，约50%患者同时合并子宫肌瘤。妇科检查：子宫增大，质硬并有压痛，活动度差。

（三）超声表现

子宫腺肌病表现为子宫弥漫性增大或呈球形增大，轮廓清晰，肌层回声弥漫性不均匀，后方可伴栅栏状回声衰减，肌壁间可有不均匀低回声区或大小不等的无回声区（图8-13）。子宫内膜与子宫肌层界线常不清晰。也可表现为子宫肌层不对称性增厚，病变区域较正常子宫肌层回声稍低，或栅栏状回声衰减。子宫腺肌瘤表现为边缘欠规则的圆形，低回声，无包膜，子宫可呈局限性隆起或非对称性增大。彩色多普勒显示血流分布紊乱，呈星点状、条状散在分布，动脉血流阻力指数中等，无肿块周围环状血流。

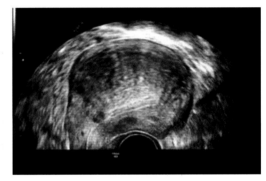

图8-13 子宫前壁腺肌病声像图

子宫前壁肌层弥漫性增厚，内部回声杂乱，呈栅栏状，内膜向后偏移

经静脉法超声造影：注射造影剂后子宫肌层呈弥漫性增强无明确边界。

（四）鉴别诊断

1.子宫肌瘤 子宫肌层肿块处边缘清晰，有假包膜，彩色多普勒显示有环状或半环状血流信号。

2.子宫肥大症 超声显示子宫各径线明显增大，但形态无明显改变，前后壁均增厚，厚度＞2.5cm，肌层回声均匀，子宫内膜显示清晰，无明显移位，彩色多普勒检查无异常。

（五）临床价值

超声成像可准确显示子宫的大小、受累肌层的回声改变情况，是诊断子宫腺肌病最常用、有效的辅助检查方法。但子宫腺肌瘤与子宫肌壁间肌瘤鉴别诊断有困难，经静脉超声造影对诊断有帮助。

（胡 兵 陈 亮）

第五节 子宫内膜良恶性疾病

一、子宫内膜增生症

子宫内膜增生症也称内膜增生或内膜增生过长，是在无拮抗性雌激素的持续作用下由内膜不规则增生发展而来。

（一）病因与病理

子宫内膜增厚，厚度0.3 ~ 2.5cm不等，颜色呈灰白色或淡黄色，表面平坦或息肉状突起，可伴有水肿，切面有时见扩张的腺体形成的囊隙。按内膜增生程度分为单纯型、腺囊型、腺瘤型及不典型增生四类。

1.单纯型增生　轻度子宫内膜增生过长，腺体增生，分布不均匀，间质致密，可有不规则水肿区。

2.腺囊型增生　腺体不同程度扩张形成小囊状。

3.腺瘤型增生　腺体高度增生，向腔内呈芽孢状突起。

4.不典型增生　出现腺上皮细胞的异型性，视为癌前病变。

（二）临床表现

其多见于青春期和更年期，最常见症状为不规则阴道出血，闭经后持续阴道出血，月经频发或月经周期紊乱，月经量多。妇科检查子宫轻度增大、饱满，可伴有卵巢轻度增大。

（三）超声诊断

（1）子宫大小、形态无异常。

（2）子宫内膜增厚，内膜厚度明显增厚，即绝经前妇女子宫内膜厚度超过1.2cm，绝经期妇女内膜厚度超过0.5cm，增厚内膜与子宫肌层分界清晰。

（3）子宫内膜回声可表现为均匀回声、多小囊状，甚至呈团状。单纯性增生内膜回声多呈均匀高回声；复杂性增生内膜回声其内可见小囊状或筛孔状无回声区，无回声区可大小相等排列整齐，亦可大小不等分布不均，呈蜂窝状，无回声区多为扩张的腺体；不典型增生内膜回声不均，可见斑块状增强回声和低回声相间。

（4）多数伴有单侧或双侧卵巢增大或卵巢内潴留囊肿。

（5）多普勒超声：通常情况下，轻度子宫内膜增生内无血流信号，或偶见点状彩流信号，子宫内膜增生明显时，可见内膜内条状血流信号。

（四）鉴别诊断

（1）子宫内膜息肉：病灶多数呈类圆形或梭形高回声团，边界清晰，附着于子宫腔内壁，与子宫内膜有界线，子宫腔可中断或变形。内膜息肉样增生与内膜多发息肉鉴别困难。

（2）药物或异位妊娠引起的子宫内膜反应性增厚，结合临床病史及相关其他检查进行鉴别。

二、子宫内膜息肉

子宫内膜息肉是比较常见的瘤样病变，是由局部增生的内膜腺体及间质组成，有蒂，并向子宫腔内突出，有的根蒂较长，甚至突出于子宫颈内口。

（一）病因与病理

一般认为息肉是雌激素敏感性病变，主要由子宫内膜腺体及具有灶状纤维化和厚壁血管的间质组成。用他莫昔芬治疗乳腺癌患者的子宫内膜息肉发病率较高。息肉可单发，也可多发，大体光滑，红色或棕色，椭圆形，质软，直径小至数毫米、大至数厘米。大息肉一端常变细成蒂，小息肉常呈圆柱状，远端圆滑。

（二）临床表现

发病年龄多见于35岁以上者，可表现为月经量过多、月经间期出血和经前出血。单发性较小息肉可无任何症状。

（三）超声诊断

（1）子宫大小正常或略增大，形态无异常。

（2）子宫腔内见占位性病变（图8-14），使子宫腔回声中断或变形，多数呈类圆形或梭形中高回声团，边界清晰，附着于子宫腔内壁，与子宫内膜有界线。

（3）多普勒超声：子宫肌层血流信号无异常变化，息肉蒂部可见点状、短条状血流信号伸入息肉内。经阴道超声扫查有利于子宫形态的显示。

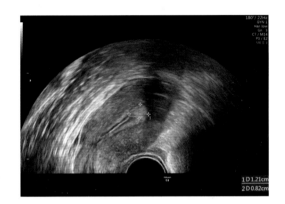

图8-14　子宫内膜息肉

子宫腔内可见大小约1.2cm×0.8cm类圆形高回声团，边界清晰，附着于子宫腔内壁，与子宫内膜有界线

（四）鉴别诊断

1.黏膜下肌瘤　常有月经量过多或不规则阴道出血史，白带增多。若肌瘤脱入阴道内可见紫色肿块，易误诊为内膜息肉。宫腔镜有助于诊断。声像图特征表现为子宫腔内或突向子宫腔的低回声团，边界清晰。

2.宫颈息肉　由子宫颈管内膜炎症增生形成，由宫颈口突出肿物，多为单个，但亦可多个。表面光滑，色红，质软。超声表现为子宫颈管内中等回声结构，常呈椭圆形。由于息肉回声与子宫颈管内膜回声相似，较小的宫颈息肉超声诊断困难。

3.功能失调性子宫出血　本病多发生于生育年龄妇女，于产后或流产后月经周期有一定规律性，但周期短，经期长，经量多。诊断性刮宫有助于诊断。

4.子宫内膜癌　常见于绝经后妇女，多表现为绝经后阴道出血或血性分泌物。起初出血量少，伴有恶臭白带，后出血量增多，伴有下腹疼痛。声像图特征表现为子宫增大，内膜增厚，回声不均，与子宫肌层分界不清，脉冲多普勒超声表现为低阻力动脉型血流频谱。妇科检查子宫增大，诊断性刮宫可确诊。

三、子宫内膜癌

子宫内膜癌又称子宫体癌，是指来源于子宫内膜上皮的癌肿，占宫体恶性肿瘤的

90%以上，以来源于子宫内膜腺体的腺癌最常见，主要是老年妇女的疾病，多发年龄50～65岁，但目前年轻妇女所占比例有所增加。

（一）病因与病理

大多数影响体内雌激素水平的因素均可影响子宫内膜癌的发病率。子宫内膜癌可分为两个主要类型：Ⅰ型为雌激素依赖型，肿瘤经过子宫内膜增生过长的发展过程，也称子宫内膜腺癌。Ⅱ型为非雌激素依赖型，肿瘤不经过子宫内膜增生过长的过程，常见于年龄较大的妇女。

（二）临床表现

绝大多数患者表现为异常子宫出血，绝经妇女表现为绝经后出血，育龄妇女表现为月经量过多。子宫内膜腺癌可伴有肥胖、高血压、糖尿病。约40%浆液性腺癌伴有阴道排液。

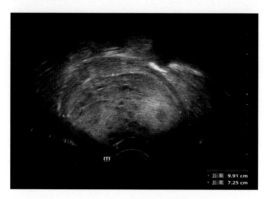

图8-15　子宫内膜癌

子宫明显增大，子宫腔内可见大小约9.9cm×7.3cm的不规则团块，内部回声不均，团块与子宫分界不清

（三）超声诊断

（1）早期子宫内膜癌，子宫大小、形态多无明显变化，部分患者表现为局灶性内膜增厚，可伴不规则低回声区（图8-15）。

（2）随着癌肿的增大，子宫可轻度增大，但外形正常，子宫腔内为不规则的高、中、弱回声，或粗糙的点状、线状构成增高回声团块。

（3）病变侵入肌层后，子宫明显增大，宫内可见不规则肿块，内部回声不均，肿块周围无包膜，不能区分子宫体及子宫腔回声。

（4）子宫受到广泛浸润破坏者，体积显著增大，外形不规则，子宫内回声杂乱，可见不规则低回声及无回声区。

（5）当癌组织阻塞子宫颈时，子宫腔内可见无回声区，可伴点状回声。

（6）晚期子宫内膜癌除上述表现外，子宫一侧或双侧可见肿块，并伴腹水，甚至有远处转移病灶的相应表现。

（7）多普勒超声：彩色多普勒显示在肿块周边及内部可见高流速多向性紊乱的彩色血流信号，脉冲多普勒显示低阻力动脉型血流频谱，RI＜0.4。

（四）鉴别诊断

1.子宫内膜增生症　　子宫内膜增生症是内膜腺体和基质的异常增殖，常伴有功能性子宫出血，多发生于年龄较轻或绝经期妇女。二维超声表现为内膜均匀性增厚（厚约1.2cm），呈梭形或椭圆形团块状高回声，间有点状低回声或无回声，增厚的内膜与肌层界线清晰。彩色多普勒显示血流信号稀疏，RI＞0.6。

2.子宫肌瘤变性　　二维超声表现为肌瘤失去漩涡状结构特点，假包膜不明显；子宫内膜癌超声表现为内膜破坏消失，子宫腔内低回声肿物、宫腔内积液等。同时，要根据彩色多普勒显示肿块周边及内部低阻动脉血流等特点，结合老年患病，绝经后子宫出血，阴道排液等临床表现进行综合分析。最终确诊需靠诊刮病理检查。

（五）临床价值

超声检查作为一种无创性检查，尤其是经阴道超声检查，可更清楚显示子宫形态、大小及内膜等，有助于发现子宫内膜的微小病变，从而提高诊断的准确率。

第六节　卵巢良性疾病

一、卵巢囊肿瘤样病变

卵巢囊肿瘤样病变又称非赘生性卵巢囊肿，可发生于任何年龄，多见于生育期。卵巢囊肿瘤样病变作为一种潴留性囊肿，多数可自行消失；但也有一些囊肿和真性卵巢肿瘤不易区分，需排除是否为卵巢肿瘤。

（一）功能性卵巢囊肿

1. 病因与病理

（1）卵泡囊肿：多数是因排卵障碍导致，卵泡腔内液体潴留而形成，呈水泡样隆起突出于卵巢表面，表面光滑，直径一般 1 ~ 4cm，偶可达 7 ~ 8cm 甚至更大；多为单发，亦可多发，壁薄透明，腔面光滑，灰白色或暗紫色，囊腔内充满透明或淡黄色液体。

（2）黄体囊肿：囊性黄体持续存在或增大，或黄体血肿含血量较多，被吸收后均可导致黄体囊肿，多为单侧，直径 3 ~ 6cm，大于 4cm 者少见，偶可达 10cm 以上，呈单房，早期似血肿，待血肿吸收后囊腔内为透明或褐色液体，囊壁部分或全部为浅黄色，多数呈花环状结构。

（3）卵巢冠囊肿：位于输卵管系膜与卵巢门之间或靠近输卵管或卵巢的阔韧带囊肿称为卵巢冠囊肿。它们的起源可以是间皮、中肾或副中肾。卵巢冠囊肿大小不一，小者直径不足 1cm，大者可似足月妊娠。中肾管来源的囊肿体积较小，而副中肾管来源者体积较大。一般呈圆形或椭圆形，表面光滑，内有透亮液体。

（4）单纯性囊肿：单纯性囊肿是一个笼统的概念，临床上常代表一组组织学表现相似的附件囊肿。卵泡囊肿、黄体囊肿和附件炎性病变时间较长时，因囊壁纤维化、上皮萎缩和退化，病理表现相似，难辨来源；在女性生殖器发育过程中，各部位均有可能出现囊性改变，包括圆韧带囊肿、中肾管来源的卵巢冠囊肿及阔韧带囊肿等。一般根据部位来命名或统称为单纯性囊肿，常无任何临床表现。

2. 临床表现　多无症状，常于体检时发现。

3. 超声诊断　卵泡囊肿或黄体囊肿表现为附件区的圆形囊性无回声，壁薄，一般小于 5cm，囊肿较小时，周边可见正常卵巢结构。卵巢冠囊肿则表现为与卵巢分离的单房性囊性无回声，壁薄，光滑。而卵巢单纯性囊肿直径在 5cm 以下者，超声仅提示卵巢囊肿，临床上无特殊处理，一般 2 ~ 3 个月后复查，可自行吸收，消退；较大的单纯性囊肿难以扫查到正常卵巢结构，不能判断来源和性质，仅可提示单纯性囊肿，经腹超声彩色多普勒在囊壁上难以显示血流信号，经阴道超声扫查在近卵巢组织的一侧可见少许血流信号。

（二）多囊卵巢

多囊卵巢是多囊卵巢综合征的卵巢形态学改变，是育龄女性常见的内分泌紊乱性疾病，发病年龄多在20～40岁。

1.病因与病理　本病与下丘脑–垂体功能失调、卵巢酶系统功能缺陷，肾上腺皮质功能紊乱和卵巢内局部调控机制异常有密切关系。2/3以上的患者双侧卵巢对称性增大，为正常的2～3倍。临床中约有25%的正常妇女卵巢可表现为多囊卵巢改变，因此须结合病史及激素水平检测。少数患者双侧卵巢增大不明显或卵巢仅一侧增大。外形无明显变化，表面光滑、饱满，颜色呈白珍珠样，不见白体萎缩痕迹。增厚的卵巢表面下面是一些小的充满透明液体的小囊肿，壁薄，触之较硬。

2.临床表现　多发生于生育期，育龄妇女发病率为5%～10%，主要表现为月经稀发或量过少、继发闭经、肥胖、不孕、多毛。

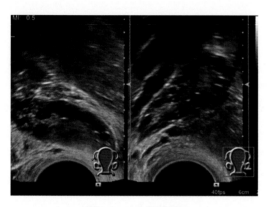

图8-16　多囊卵巢

双侧卵巢同一切面可见十余个小卵泡，呈"车轮"样改变

3.超声诊断

（1）子宫较小，内膜较薄，与正常月经周期的内膜改变不相符。

（2）双侧卵巢对称性增大，面积＞$11cm^2$，在一个卵巢切面上可显示≥12个卵泡，每个卵泡直径2～9mm。

（3）卵巢包膜增厚，髓质面积增大，皮质回声增强，卵泡被挤向周边呈"车轮"样改变（图8-16）。

（4）多普勒超声：在卵巢髓质内常可见到一条贯穿卵巢的纵行彩流信号，可记录到中等阻力卵巢动脉血流频谱，与正常卵泡期卵巢血流相比，血流显示率较高，血流阻力较低。

4.鉴别诊断

（1）慢性盆腔炎形成输卵管卵巢囊肿可表现为多房性囊性包块，应注意避免与多囊卵巢相混淆。前者体积较大，间隔纤细，有盆腔炎病史，肿物与周围组织粘连，较固定。

（2）卵巢门细胞瘤（卵巢支持–间质细胞瘤）：因分泌过多雄激素，当血睾酮＞300ng/L时，临床表现类似多囊卵巢综合征，但卵巢门细胞瘤多为单侧实性肿物，且具有独特病理形态。

5.临床价值　超声检查不能直接诊断多囊卵巢综合征，只能提示卵巢呈多囊样的形态学改变，需结合临床症状和内分泌检查结果诊断。

（三）卵巢子宫内膜异位囊肿

卵巢是子宫内膜异位症好发部位，多见于生育期妇女，以30～40岁最为常见。

1.病因与病理　其发生与经血逆流入盆腔、体腔上皮生化、脉管播散及自身免疫功能障碍有关。双侧发病者较多见，早期病灶表面呈红色或紫蓝色，可多发。陈旧病灶因异位的子宫内膜含周期性出血而形成有紫褐色陈旧性血性黏稠液体的囊肿，称为子宫内膜异位囊肿，因囊内所含液体的颜色似巧克力，故又称为"巧克力囊肿"，常与子宫、阔韧带、盆腔壁发生组织粘连。

2.临床表现　渐进性痛经、月经不调、不孕、性交痛、下腹坠痛。少数患者可出现月经失调，也可导致不孕。

3.超声诊断

（1）单侧多见，切面形态规则，呈圆形或椭圆形，随病程长短，囊内特点：囊内透声性差，其内可见细密光点填充（图8-17）。

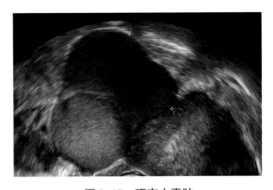

图8-17　巧克力囊肿
右侧卵巢内可见多个囊性无回声区，边界清晰，壁较厚，内透声性差，内可见细密光点充填

（2）包膜较厚，内壁光滑或尚光滑，据文献报道，20%内膜囊肿囊壁上可见一个或数个囊壁结节突向囊腔。

（3）囊肿较大时可发生裂隙或破裂，导致液体渗出或流入盆腔内，致使卵巢与邻近脏器粘连，此时囊肿变形甚至消失。

（4）多普勒超声：巧克力囊肿壁上可见少许血流信号，囊内无血流信号。若囊肿内有分隔则有两种情况，一是囊肿内多个巧克力囊肿形成的囊肿间的间隔，其隔上可有条状或分枝状血流信号，若是单个巧克力囊肿内由于组织机化、纤维素沉积所形成的不全分隔时，其隔上无血流信号。

4.鉴别诊断

（1）成熟性畸胎瘤：肿物包膜完整，壁厚光滑，内部回声多样，结构复杂。

（2）卵巢纤维瘤：形态规则的圆形、卵圆形或分叶状的实质性或囊实混合性低回声区，后方回声伴轻度衰减。

（3）黏液性囊腺瘤：圆形液性无回声区内有细弱光点，壁厚、边界清，后方回声增强。较大时呈多房并有间隔光带。

5.临床价值　经阴道超声的应用，有助于盆底内小的子宫内膜异位病灶的检出，检出率可达85%以上。卵巢巧克力囊肿的声像变化多样，可与其他附件肿块如卵巢囊腺瘤、畸胎瘤及炎性肿物等有相似表现，仍有一定的误诊率。

（四）卵巢过度刺激综合征

卵巢过度刺激综合征（OHSS）为体外受孕辅助生育的主要并发症之一，属于促排卵过程中所出现的自限性疾病。

1.病因与病理　双侧卵巢呈多囊泡状增大，可达5 ~ 12cm，囊壁薄、透明、蓝灰色。卵巢过度刺激综合征是毛细血管通透性增加，可形成胸腔积液、腹水，体重增加，继而造成低血容量、血液浓缩黏度增加而形成血栓；低血容量时易致肾灌注不足引起少尿、高血钾、高血钠、氮质血症、酸中毒，严重可危及生命。

2.临床表现与分度

（1）轻度：排卵后3 ~ 6天或注射HCG后5 ~ 8天开始，有胃胀、食欲差、下腹不适、沉重感或轻微下腹痛。

（2）中度：有明显下腹胀痛，可有恶心、呕吐、口渴，偶伴腹泻，体重增加

≥3kg。

（3）重度：出现烦躁不安、脉搏快、血压低等大量体液丢失的临床表现，并有腹水、低血容量休克、血液浓缩、尿少、水电解质平衡紊乱等，体检见腹部紧张，腹水征阳性。

轻、中度无须特殊处理，严重者须密切观察，记出水量，检测血电解质、肝肾功能，治疗上予以扩容、补水及电解质、适时穿刺等。

3.超声诊断　双侧卵巢体积呈均势性增大，成熟卵泡呈均势性增大、数目增多，增大的卵巢呈多囊改变，囊内透声性好；个别囊内可见极低回声分布在囊壁下方，囊腔大小一般在2～6cm。直肠子宫陷凹及胸腹腔内可见积液暗区。

OHSS超声分度标准：轻度，卵巢直径＜5cm，少量腹水；中度，卵巢直径5～12cm，中量腹水；重度，卵巢直径＞12cm，大量腹水。

4.鉴别诊断　卵巢囊腺瘤：良性肿瘤病变，外形较规整，内分隔粗细不均，囊大小形态不规则。可根据有无促排卵的病史加以鉴别。

二、卵巢良性肿瘤

卵巢良性肿瘤占女性生殖器良性肿瘤的1/4～1/3，可发生于任何年龄，但多见于生育年龄妇女。常见的良性肿瘤有卵巢囊腺瘤、卵巢勃勒纳瘤、成熟性畸胎瘤、卵泡膜细胞瘤及纤维瘤等。

（一）卵巢囊腺瘤

卵巢囊腺瘤在卵巢肿瘤中最常见，包括浆液性和黏液性囊腺瘤，常见于生育前妇女。

1.病因与病理　来源于卵巢表面的生发上皮。浆液性囊腺瘤可呈单房或多房，囊内充满淡黄色清澈液体，单房者囊内壁光滑，多房者囊内可见乳头状突起。黏液性囊腺瘤多呈多房性，瘤体较大，内含黏液状或胶冻状液体。少数可向囊腔内或向壁外生长的乳头状突起，如穿破囊壁可引起腹膜种植，在腹腔内产生大量黏液，形成腹膜假黏液瘤。

2.临床表现　较小时多无症状。体积较大可产生压迫症状，蒂扭转或肿瘤合并感染时可出现急性腹痛。

3.超声诊断

（1）浆液性囊腺瘤：①呈圆形或椭圆形的囊性无回声，单侧或双侧，囊壁薄、光滑、边界清晰。②单房或多房，其内可见光带分隔。③乳头状浆液性囊腺瘤，囊内可见乳头状突起，乳头状突起之间常有砂样钙化小体，如囊腺瘤破裂后可伴发腹水。④彩色多普勒，囊壁、囊内间隔及乳头上可见细条状血流信号。当分隔较多，血流较丰富时，需注意交界性囊腺瘤的可能。

（2）黏液性囊腺瘤：①呈圆形的囊性无回声，多为单侧性，囊壁较厚，边界清晰。②常呈多房性，囊性无回声内可见细弱光点。③瘤体较大，多在10cm以上，甚至巨大占满全腹部。④少数肿瘤有乳头状突起，可向囊内或囊壁外突起。⑤彩色多普勒，囊壁、囊内间隔及乳头上可见细条状血流信号。

4.鉴别诊断　需与卵巢囊腺癌鉴别（见本章第七节）。

5.临床价值　超声仅能分辨部分浆液性或黏液性卵巢囊腺瘤，需要病理学确诊。

（二）成熟性畸胎瘤

成熟性畸胎瘤是最常见的卵巢肿瘤之一，占卵巢肿瘤的10%～20%，可发生于任何年龄，生育期妇女多见。

1.病因与病理　肿瘤来源于原始生殖细胞肿瘤，主要为外胚层组织，包括皮肤、毛发、皮脂腺等，部分可有牙齿及神经组织；此外亦可见中胚层组织，如脂肪、软骨等，多为单侧，也可双侧发病。恶变率1%～3%，通常发生于绝经后患者，肿瘤切面除毛发、油脂外，尚有实性部分或坏死组织。

2.临床表现　一般无临床症状，妇科或超声检查时发现。肿瘤体积较大时可有轻度腹胀或压迫感。肿瘤蒂扭转时，则引起急腹症。

3.超声诊断

（1）二维超声：常于附件区见一低回声或混合回声光团，肿块包膜完整，壁厚光滑，内部回声多样，结构复杂。其具有以下特点：①脂液分层征，肿块内有一强回声分界线，上方为脂性物质，呈均匀密集细小光点，下方为液性无回声区；②星花征，漂浮于无回声内的黏稠油脂物呈均匀质密细小强回声，探头加压时可移动；③面团征，肿块无回声区内可见团状强回声附于囊壁一侧（为头发和油脂包裹成团所致），边界较清晰；④瀑布征，当肿块中的头发与油脂松散未构成团块时，声像图上呈表面强回声，后方回声渐次减弱，且反射活跃似瀑布状；⑤壁立结节征，囊壁上可见隆起的强回声结节，单个或多个，后方可伴声影，结节的组织结构常为牙齿或骨骼；⑥杂乱结构征，复杂型畸胎瘤中会有牙齿、骨骼、毛发、油脂等物质。在液性暗区内有明显增强的光团、光斑、光点及线状强回声，并伴有声衰减或声影，图像杂乱，但肿块包膜完整。

（2）多普勒超声：绝大多数良性畸胎瘤为少血流或无血流信号，即无论瘤内回声特征如何，瘤中部甚至包膜上都极难显示出血流信号，可据此血流特征区别于其他类型的附件区肿块。

4.鉴别诊断　畸胎瘤声像图特征明显，诊断率高，但仍有一定的漏（误）诊率，可能误诊为卵巢囊腺瘤、单纯性囊肿、卵巢纤维瘤、巧克力囊肿、炎症性积液等，需与肠管回声、周围组织相鉴别。

5.临床价值　超声诊断畸胎瘤的诊断率达90%以上，经盆腔扫查时，强调寻找两侧卵巢，可以有效降低漏诊。

（三）卵巢纤维瘤

一种具有内分泌功能的卵巢良性肿瘤，占卵巢肿瘤的2%～5%，多发生于老年妇女，单侧居多。

1.病因与病理　肿瘤表面光滑或结节状，切面呈灰白色，实性、坚硬。镜下由梭形瘤细胞组成，排列成编织状。

2.临床表现　多见于40～50岁妇女，肿瘤小时往往无症状，常在妇科检查在子宫一侧扪及分叶状活动肿物。肿瘤增大时可出现下腹不适或腹胀，一般无疼痛。如发生蒂扭转或继发感染时，可出现剧烈腹痛。伴有腹水或胸腔积液时称梅格斯综合征（Meigs syndrome），手术切除肿物后，腹水及胸腔积液可自行消失。

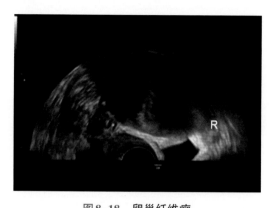

图8-18 卵巢纤维瘤

右侧附件区可见实质性肿块，形态规则，边界清，内回声不均，肿块后方回声轻度衰减

3.**超声诊断** ①呈圆形、卵圆形或分叶状，中等大小，形态规则，边界清，包膜光滑。②内部为实质性或囊实混合性肿块，后方回声可见轻度衰减（图8-18）。③如瘤内有钙化斑可伴声影。④彩色多普勒：近场可探及少许血流信号，远场因声衰减，常无血流信号。

4.**鉴别诊断** 需与带蒂的浆膜下肌瘤及阔韧带肌瘤相鉴别，鉴别重点是辨别肿瘤与子宫和同侧卵巢的关系，联合应用经腹和经阴道扫查显示双侧正常的卵巢结构时，对排除卵巢纤维瘤有很大的帮助。

5.**临床价值** 超声诊断是一种能向临床提供较可靠依据的无创性检查手段，有助于卵巢良性肿瘤的初步定性诊断和鉴别诊断，但因卵巢肿瘤的种类结构复杂，超声图像缺乏特异性，许多肿瘤有"同病异图""同图异病"现象，造成诊断困难，诊断中应结合患者临床表现、病史及相关其他辅助检查。

经阴道超声及彩色多普勒超声的应用，为准确诊断卵巢良恶性肿瘤提供了有效的手段。其分辨力高，能显示肿瘤内部的细微结构，对血流探测的敏感性较高。因此联合应用经腹、经阴道超声检查，能进一步提高超声诊断的准确性。

（王 娟 李琼兰）

第七节　卵巢恶性肿瘤疾病

卵巢恶性肿瘤占女性常见恶性肿瘤的2.4%～5.6%，病理结构复杂，种类繁多，如卵巢囊腺癌、未成熟畸胎瘤和成熟性畸胎瘤恶变、子宫内膜样腺癌、内胚窦瘤、恶性勃勒纳瘤、克鲁肯贝格瘤（Krukenberg tumor）等。

一、卵巢囊腺癌

（一）病因与病理

卵巢囊腺癌包括浆液性囊腺癌和黏液性囊腺癌。浆液性囊腺癌是最常见的恶性卵巢肿瘤，1/2为双侧性，多为部分囊性部分实性，实性部分呈乳头状生长，此瘤生长迅速，常伴出血坏死。黏液性囊腺癌常只限一侧，多由黏液性囊腺瘤演变而来，囊腔变多，间隔增厚，有增殖的乳头状物。

（二）临床表现

早期多无症状，偶在妇科检查时发现。随着肿块的增大可出现腹胀、腹痛、下腹不适感和压迫症状，严重时可出现不规则阴道出血及合并腹水；当肿瘤浸润或压迫周围组织器官出现腹壁和下肢的水肿，大、小便不畅和下坠，腰痛等，甚至出现恶病质状态。

（三）超声诊断

二维超声：声像图上难以区分浆液性或黏液性囊腺癌，多表现为囊实性肿块。囊性为主的肿块囊壁厚而不均，内有粗细不均的分隔，囊液常呈无回声；实性为主者囊内壁见实性块状突起，内部可见大小不等的囊性区，乳头向外生长时肿块边界难辨，形态不规则（图8-19）。盆腹腔可伴有腹水。

多普勒超声：囊腺癌多在肿块边缘，分隔上和中央实性区见到丰富的血流信号（图8-20），可记录到低阻力或极低阻力频谱，RI≤0.40，肿块边缘血流流速较高，最大流速通常大于30cm/s。

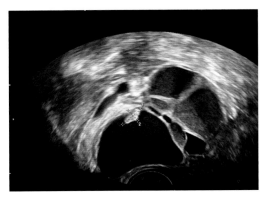

图8-19　乳头状浆液性囊腺癌（手术证实）二维声像图

右附件区可见多个囊性无回声，边界清，内透声性欠佳，内可见细密光点，部分囊壁可见低回声实性光团突向腔内

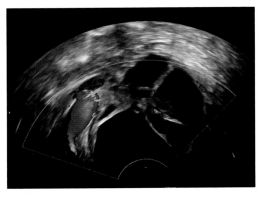

图8-20　乳头状浆液性囊腺癌（手术证实）彩色多普勒声像图

右附件区可见囊实混合性包块，以囊性为主，其间可见光带分隔。彩色多普勒显示光带分隔上可见少许血流信号

（四）鉴别诊断

需与卵巢囊腺瘤的鉴别，卵巢囊腺瘤多表现为囊实性肿块，形态规则，边界清晰，囊壁、囊内间隔及乳头状可见细条状血流，可记录到低速中等阻力频谱，最大血流速度常在15cm/s左右，RI值0.40左右。

（五）临床价值

对于囊性混合性或实质性卵巢肿块，超声具有良好的鉴别能力。经阴道超声和多普勒超声的应用能更清晰地显示肿块内部细节及血流情况，有助于肿块良恶性的鉴别。

二、卵巢转移性肿瘤

（一）病因与病理

凡原发肿瘤的瘤细胞经过淋巴管、血管或体腔侵入卵巢，形成与原发病灶相同病理特性的卵巢肿瘤，称为卵巢转移性肿瘤，占卵巢恶性肿瘤的5%～10%。体内任何部位的原发性恶性肿瘤均可转移至卵巢，最常见的原发部位为胃和肠道，其次为乳腺。常见卵巢转移性肿瘤为克鲁肯贝格瘤，大多来自胃肠道，肿瘤大小不等，多保持卵巢原形或呈肾形。镜下可见印戒细胞，间质内可见黏液，形成黏液湖。

（二）临床表现

卵巢转移性肿瘤有其特有的原发病灶症状，①盆腔肿块：多为双侧性，多表面光滑、活动，少数也有单侧或较固定；②腹水征：由淋巴引流障碍和转移瘤渗出所致，绝大多数为淡黄色，少数血性；③腹痛：由于肿瘤向周围浸润或侵犯神经引起；④月经失调或绝经后阴道出血：部分卵巢转移瘤具有分泌激素功能所致；⑤恶病质：出现卵巢转移性肿瘤已是肿瘤晚期，故可表现消瘦、贫血、慢性面容等。发现双侧卵巢实性肿块，并伴有消化道症状时，应考虑到转移肿瘤的可能，并尽可能找到原发灶。

（三）超声诊断

二维超声：双侧卵巢均受累，呈实性不均质肿块，可伴衰减，无明显包膜反射，但边界清晰，呈肾形；有时在盆腹腔可扫查到边界不清、形态不规则、与肠道等回声的肿块（图8-21），常常合并腹水（图8-22）。

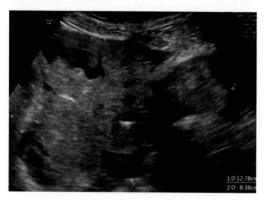

图8-21 转移性卵巢癌（手术证实）1

盆腔内可见不规则囊实混合性包块，边界不清，内回声不均，以实性为主

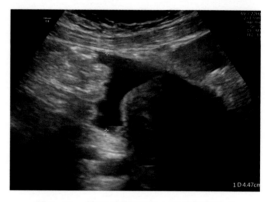

图8-22 转移性卵巢癌（手术证实）2

盆腔内可见大量积液暗区，部分肠管漂浮其中

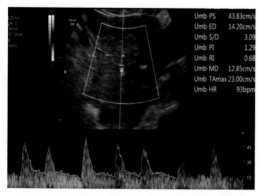

图8-23 转移性卵巢癌（手术证实）彩色多普勒声像图

彩色多普勒显示实性肿块内可见血流信号，测得其中一支动脉频谱RI为0.68

多普勒超声：瘤体内血流丰富，肿块内血流频谱以中等阻力（RI＞0.40）为主（图8-23），很少记录到低阻血流，此点与原发性卵巢恶性肿瘤不同。

（四）鉴别诊断

与卵巢原发性恶性肿瘤进行鉴别，需结合病史及临床症状。卵巢原发性恶性肿瘤多为单侧，阻力指数较低（RI≤0.40）；卵巢转移性肿瘤多为双侧，阻力指数RI＞0.40。

（五）临床价值

原发性和转移性卵巢肿瘤有着不同的治疗和预后，因此确定卵巢肿瘤是原发还是继发非常重要。如果不能发现或诊断卵巢转移肿瘤，则需二次手术或失去手术机会。有38%转移到卵巢的肿瘤是在原发灶之前发现，超声准确诊断卵巢转移肿瘤，则可避免二次手术。

三、卵巢良恶性肿瘤的鉴别诊断

卵巢肿瘤的种类繁多，形态各异，超声常表现为囊性、实性和混合性肿块，卵巢良性肿瘤大部分结构较规则，属于少血供型；卵巢恶性肿瘤形态多不规则，属于富血供型。具体鉴别要点见表8-1。

表8-1　良性与恶性卵巢肿瘤的鉴别诊断

鉴别点	卵巢良性肿瘤	卵巢恶性肿瘤
年龄	多为生育年龄	多为幼女，年轻或绝经后妇女
病程	病程长、进展缓慢	病程短、进展迅速
症状	多无	消瘦乏力甚至恶病质
体征	多为单侧，表面光滑，可推动，无腹水	多为单侧，表面凹凸不平，固定，伴腹水
物理性质	多为囊性或囊性为主的混合性	多为实质性或实质性为主的混合性
轮廓回声	形态规则，边缘整齐，壁薄光滑，轮廓线连续	形态不规则，边缘不平整，壁厚薄不均，轮廓线间断
内部回声	囊性者内部为无回声区或伴少量光点，间隔纤细，实质性者内部回声规则，均匀	囊性者间隔局限性增厚，实质性或混合性者内部回声强弱不均
后壁回声	一般无衰减或回声增强	常有衰减
周邻回声	无周围浸润、转移、腹水	与子宫等周围组织浸润粘连，常伴腹水、腹腔淋巴结肿大、肝转移等
血流信号	不丰富	丰富，呈高速低阻动脉频谱

第八节　妇科疾病的介入诊疗

一、超声引导下盆腔肿块穿刺活检

盆腔肿物的超声声像图表现是多样的、复杂的，仅凭常规检查难对其性质进行判断和治疗，对临床的参考作用有限。超声引导下的盆腔肿块穿刺活检，能在较短时间内获得确诊或通过本技术对妇科盆腔肿块的定性诊断及治疗有肯定性帮助，并具有操作简便、微创、可多次进行、不受盆腔粘连影响等优点。

1.目的　明确肿物性质最直接的方法是抽取组织的活体标本，获得直接的病理学证据，进一步对疾病的研究、诊断、治疗起到决定性的意义。

2.适应证

（1）盆腔肿瘤，需明确病灶组织病理性质及病灶系原发或继发肿瘤。

（2）盆腔肿瘤晚期已失去手术机会，为确诊或为放化疗或免疫靶向药物治疗提供病理依据。

（3）盆腔淋巴结肿大，需鉴别其为原发或继发或感染炎性者。

3. 禁忌证

（1）有出血倾向者。

（2）有心肺血管等重要器官疾病及严重电解质紊乱者。

（3）严重胃肠扩张、肠麻痹，由于肠腔内压力过高，穿刺时容易造成误伤穿孔和肠内容物外溢，污染盆腔者。

（4）盆腔广泛粘连，疑有肠管广泛粘连者。

（5）无安全穿刺路径者。

（6）不能配合操作者。

4. 术前准备　介入超声患者术前常规准备。穿刺抽吸术前常规针具及药品准备。

穿刺前先行彩色多普勒超声检查，记录病灶大小、形态、回声，了解深浅部位、毗邻关系及血供情况，应用彩色多普勒检查以避开大血管及重要脏器，根据病变部位、大小，选取适合的体位、最佳穿刺进针点及合适路径。

5. 操作方法

（1）患者排空膀胱后取平卧位或膀胱位，常规消毒皮肤，铺巾，以利多卡因局部麻醉。

（2）用消毒探头再次核对穿刺进针点，用消毒刀在穿刺点做0.3cm的十字小切口，进针时要使患者屏住呼吸，在超声引导下将切割针插入病灶，放枪切取组织，迅速拔针。

（3）把切割的组织放入滤纸上呈直线状，避免弯曲破裂，把标本连同滤纸一起放入10%的甲醛溶液中固定，按《临床技术操作规范》规范化取材，送病理检查，如切取组织不满意，可行第二次取材，每次取材次数不超过3次。

（4）活检后再检查活检部位、针道及周围有无出血及邻近器官有无损伤等，消毒包扎后用手按压局部15～20min，以防血肿形成。

6. 疗效　超声引导技术具有的直观性和实时性，使得介入操作更精确和更安全，同时彩色多普勒技术的应用，又进一步提高了介入超声的安全性，避免了介入操作中的血管损伤。超声仪能清晰显示病变及穿刺针行径及针道，使得穿刺针准确到达肿瘤并对局部组织选择取样，病理诊断可靠，是一种并发症少、诊断准确率高的有效方法。

7. 注意事项

（1）避开肠管、大血管等重要脏器和穿刺障碍物的前提下，尽量缩短穿刺距离，减少组织损伤，增加安全性，降低并发症。

（2）有效实时监视穿刺针的针尖位置，以防因穿刺针的偏移和潜行，导致引导失败而引起并发症。

（3）肿物较大时，应选择病灶周边部分取材，避免病灶内坏死及液化区域取材，应用彩色多普勒选择肿物内血流信号丰富的区域取材。

二、超声引导下异位妊娠治疗

异位妊娠是妇产科常见的急腹症，传统的治疗方法为输卵管切除术。随着超声技术不断发展，可对异位妊娠进行早期诊断，使得保守治疗成为可能，目前保守治疗方法包括药物治疗、保守性手术治疗及期待疗法。以往的保守药物治疗主要采用MTX（甲氨蝶呤）全身用药，但住院时间长，副作用大，在超声引导下对异位妊娠病灶局部注射MTX，可使局部药物浓度增高，因而疗效确切，成功率高，毒副作用低，避免了盲目的开腹手术，年青未生育患者更易接受。

1.目的　实时超声的动态监测或引导下完成对异位妊娠治疗。

2.适应证

（1）未破裂型输卵管妊娠。

（2）宫角妊娠。

（3）宫颈妊娠。

（4）异位妊娠流产及腹腔妊娠。

（5）陈旧性宫外孕。

3.禁忌证

（1）有出血倾向者。

（2）有心肺血管等重要器官疾病及严重电解质紊乱者。

（3）严重胃肠扩张、肠麻痹，由于肠腔内压力过高，穿刺时容易造成误伤穿孔和肠内容物外溢，污染盆腔者。

（4）盆腔广泛粘连，疑有肠管广泛粘连者。

（5）破裂型输卵管妊娠伴有盆腔积血。

（6）无安全穿刺路径者。

（7）不能配合操作者。

4.术前准备

（1）根据患者停经史和血HCG值，超声明确诊断为异位妊娠。

（2）穿刺治疗用药。常规用药：碘伏、局部麻醉用药等。特殊药物：MTX，稀释方法为MTX 40mg溶于2ml生理盐水中。一般用量为2ml。

（3）确定穿刺途径。

（4）探头准备：阴道探头用消毒避孕套；腹部探头用消毒保鲜袋。

5.操作方法

（1）嘱患者排空膀胱后平卧位或截石卧位。

（2）消毒皮肤，铺巾，经腹壁穿刺消毒下腹部，经阴道穿刺消毒外阴、阴道、大腿内侧，铺巾；以利多卡因局部麻醉。

（3）明确进针角度及深度。

（4）从穿刺导向器进针，针尖达孕囊中心，拔出针芯，注入药物MTX 2ml。

（5）插入针芯后迅速拔针后再次消毒。

6.疗效　超声引导下异位妊娠的介入治疗具有实时、安全、微创、疗效快等特点，是一种并发症少、微创治疗效果高的诊疗方法。

7.注意事项

（1）术前超声检查应排除同时宫内妊娠或双侧宫外孕，常见于人工授精的检查。

（2）如术后血HCG不下降或者下降缓慢，超声检查未见胚胎灭活的指征，应考虑治疗失败。

（3）孕囊内注药的量不宜多，防止治疗后孕囊破裂致急腹症。

（4）宫角妊娠胚囊排出时间可在胚胎死亡后的数月，当超声及实验室检查确认胚胎已死亡，应定期超声随访，观察胚胎是否灭活，孕囊是否吸收变小，以及孕囊是否排出。术后追踪血HCG的测定值，一般血HCG在术后1周左右明显下降，在术后1个月左右降至正常。

三、超声引导下盆腔囊性包块的穿刺硬化治疗

随着介入超声在妇科领域的广泛应用，超声引导下对盆腔囊性包块的穿刺和抽液，在很大程度上简便了传统的手术治疗方法，避免了手术痛苦和相关并发症的发生，是目前比较有效、微创、可靠的治疗方法。

1. 目的　通过超声实时引导下，观察囊肿的大小、位置、毗邻关系，实时引导进针的方向，针尖在囊肿中的位置，能更好地抽吸囊液及注射药物，使治疗更安全、无创、成功率高且不良反应发生率低。

2. 适应证

（1）巧克力囊肿。

（2）卵巢单纯性囊肿。

（3）盆腔术后的包裹性积液。

（4）中肾管及副中肾管囊肿。

（5）盆腔脓肿。

3. 禁忌证

（1）有出血倾向者。

（2）有心肺血管等重要器官疾病及严重电解质紊乱者。

（3）严重胃肠扩张、肠麻痹，由于肠腔内压力过高，穿刺时容易造成误伤穿孔和肠内容物外溢，污染盆腔者。

（4）盆腔广泛粘连，疑有肠管广泛粘连者。

（5）肿瘤标志物、CA125偏高等。

（6）无安全穿刺路径者。

（7）不能配合操作者。

4. 术前准备

（1）术前常规超声检查，明确病变部位、范围、与周围脏器的关系。

（2）必要时查CA125、肿瘤标志物等排除盆腔恶性肿瘤。

（3）确认穿刺途径：选择最短穿刺路径，避开膀胱、子宫颈、子宫体等组织脏器及盆底血管。

（4）常规消毒用品及药物准备（碘伏、局部麻醉用药、无水乙醇、生理盐水、庆大霉素、甲硝唑等）。

（5）阴道探头用消毒避孕套；腹部探头用消毒保鲜袋。经阴道穿刺者需排空膀胱后取膀胱截石位，经腹壁穿刺者取平卧位。

5.操作方法

（1）经阴道穿刺操作步骤如下。

1）嘱患者排空膀胱后平卧位或截石位，消毒皮肤，铺巾。

2）放置窥阴器，检查阴道、子宫颈。观察阴道、宫颈口有无病变。

3）在探头上戴消毒避孕套，用探头反复扫查，明确进针角度及深度。

4）从穿刺导向器进针，针尖达囊肿中心，注意有无偏离引导线，拔出针芯。

5）用10ml注射器抽吸囊液，抽吸干净后反复注入生理盐水冲洗，如囊液过于黏稠抽吸困难，可注入生理盐水稀释后再抽吸，囊液抽尽后，反复注入生理盐水冲洗，冲洗至液体呈粉红色。

6）注入药物无水乙醇，反复抽吸、冲洗，直至抽出液透明澄清为止。

7）插入针芯后迅速拔针后再次消毒，术毕。

（2）经腹壁穿刺操作步骤如下。

1）常规消毒腹壁皮肤、铺巾。

2）选用2%的利多卡因在皮肤穿刺点局部麻醉。

3）在探头上套消毒的保鲜袋，用探头反复扫查，明确进针角度及深度。

4）从穿刺导向器进针，针尖达囊肿中心，注意有无偏离引导线，拔出针芯。

5）抽吸囊液、注药及拔针，具体参照经阴道穿刺。

6.疗效　超声引导下巧克力囊肿穿刺硬化治疗安全、微创、治疗效果好，不良反应发生率较低，易被患者接受。

7.注意事项

（1）术前详细询问病史、超声检查、排除恶性病变必要的化验检查，综合分析病例。

（2）治疗中，始终保持穿刺针尖位于囊肿中央，避免囊液不能完全抽尽或者针尖脱出，导致无法进行无水乙醇硬化治疗。

（3）抽出内容物因做细胞学检查，治疗后应进行随访，一般治疗后3个月复查超声。

四、经阴道四维输卵管超声造影

经阴道四维输卵管超声造影能更加直观地显示子宫腔、双侧输卵管的位置，从而发现子宫腔、输卵管的病变等，评估输卵管通畅性。该方法安全、无创且不良反应发生率较低，避孕时间短，可作为临床不孕症患者输卵管通畅性的一种筛选方法。

1.目的　经阴道四维输卵管超声造影即超声实时监视下，通过向子宫腔内注入超声造影剂，观察造影剂通过子宫腔、输卵管及弥散至盆腔的情况，更加直观地显示子宫腔、双侧输卵管的位置，从而发现子宫腔、输卵管的病变等，评估输卵管通畅性。

2.适应证

（1）确定是否是输卵管因素引起的不孕症。

（2）绝育再通术后、输卵管疏通介入治疗后复查的患者。

（3）腹腔镜发现子宫腔外粘连者。

（4）子宫畸形或子宫腔病变（子宫腔粘连、内膜息肉、子宫黏膜下肌瘤）。

（5）碘过敏患者。

（6）不想接受放射线或着急怀孕的患者。

3. 禁忌证

（1）内外生殖器官急性炎症。

（2）月经期或子宫出血性病变。

（3）盆腔活动性结核。

（4）子宫颈或子宫腔疑有恶性病变者。

（5）曾有造影剂过敏史（注射用六氟化硫微泡发生率1/10 000）。

4. 术前准备

（1）操作间应符合医院感染管理要求。

（2）常规准备上下环包。

（3）子宫输卵管通液管。

（4）药品准备：生理盐水、造影剂，阿托品。

（5）患者准备：①月经干净后3 ~ 7天；②阴道分泌物检查，清洁度1 ~ 2度；③造影前3天未同房；④无全身性或心肺血管等重要器官疾病，需排除高血压、甲状腺功能亢进等。

5. 操作方法

（1）子宫腔置管：①膀胱截石位，常规消毒铺巾，窥阴器暴露子宫颈外口；②检查通液管气囊是否完整及是否通畅；③子宫输卵管通液管置入子宫腔；④注入生理盐水1.5 ~ 3ml，形成一气囊；⑤气囊大小以占子宫腔1/3 ~ 1/2为宜；⑥气囊位置固定于子宫颈内口上方；⑦消毒纱布包裹双腔管口贴于腹侧，患者穿回衣物等候。

（2）造影剂配制：注入5ml生理盐水振荡充分，配制成微泡悬浮液，造影前再次振荡抽取2.5 ~ 5ml微泡混合液与20ml生理盐水混合。

（3）探头、外阴碘伏消毒，如有必要则垫高患者臀部。

（4）肌内注射阿托品解痉。

（5）常规二维超声扫查，观察子宫、双侧卵巢及盆腔情况。

（6）推注生理盐水，感觉子宫腔压力，预估推造影剂的速度，混合液完全注入后松开针筒活塞，观察混合液反流量，预估输卵管通畅程度。

（7）三维模式下预扫查，调整采集的起始切面，确保把双侧卵巢及子宫底都包括在内。

（8）四维输卵管造影条件下开始进行造影，重建框调至最大，探头固定不动，推造影剂，当造影剂从输卵管伞端喷出后，保存图像，停止推药，分析图像，数据处理，评估输卵管通畅情况（图8-24）。

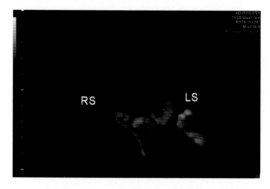

图8-24　输卵管三维重建图

双侧输卵管全程走行自然、柔和，管径粗细均匀、光滑。RS：右侧输卵管；LS：左侧输卵管

（9）进入双幅同屏对比造影模式，观

察双侧卵巢及盆腔周围造影剂弥散情况。

（10）拔管，患者休息半小时，嘱患者造影后2周不能同房，术后服用抗生素。

6.疗效与结果分析

（1）输卵管通畅：注入造影剂时无阻力、无反流，三维重建输卵管全程走行自然、柔和，管径粗细均匀、光滑，卵巢周围环状强回声带，直肠子宫陷凹及肠间隙微气泡弥散均匀。

（2）输卵管阻塞：推注造影剂时阻力较大，注射停止后几乎全部反流，三维重建输卵管不显示或部分显示，卵巢周围无环状强回声带，盆腔内未见微气泡回声。

（3）输卵管通而不畅：注入造影剂时有阻力，少量反流，三维重建输卵管局部纤细或结节，走行明显纤曲、盘旋或成角，卵巢周围见半环状强回声带，直肠子宫陷凹及肠间隙见少量微气泡弥散。

7.注意事项

（1）子宫腔粘连严重，置管困难。

（2）痛阈低、人工流产样反应严重、不能耐受检查者不宜进行此项检查。

（龚巧芹　李琼兰）

第九章

产科疾病超声诊断与介入诊疗

第一节 正常妊娠

妊娠是指由受精卵在母体子宫内着床开始，逐渐发育、生长为胚胎、胎儿，直至胎儿及其附属物完全排出子宫为止的整个过程，正常妊娠全程约280天（妊娠40周）。虽然目前仍没有明确的报道超声检查对胎儿有任何致畸作用或其他不良影响，但产科超声检查特别是早孕期超声检查应严格遵循ALARA（合理获得的同时，尽量降低暴露剂量及暴露时间）原则获得诊断信息。

一、产科超声检查时机

目前超声检查已经成为产科临床检查的重要手段之一，但是在不同的国家和地区，由于医疗水平和人民医疗意识的程度不同，整个妊娠期中超声检查的时间和次数存在一定的差异。产科超声检查在不同的妊娠时期有不同的目的和内容，中国医师协会超声医师分会《产前超声检查指南（2012）》推荐产前超声检查的3个重要时间段为 11 ~ 13^{+6}周、20 ~ 24周、28 ~ 34周。

在缺乏临床需要时，妊娠11周前不需要做超声检查。在临床需要时，妊娠11周前的超声检查目的为确定妊娠是否存在、胚胎是否存活、妊娠位置、胚胎超声孕周与停经时间是否一致、胚胎的数量及绒毛膜性，同时检查孕妇有无合并其他妇科疾病。

妊娠11 ~ 13^{+6}周应常规进行超声检查。此次检查的主要目的为评估胎儿大小、排除胎儿严重结构畸形及染色体畸形。检查内容包括测量胎儿大小，观察胎儿颅骨光环、脑组织、脊柱及肢体等结构，观察脐带、胎盘、羊水等胎儿附属物情况。有条件的情况下进行颈项透明层（nuchal translucency，NT）等染色体异常软指标检查。

妊娠20 ~ 24周进行系统超声筛查，仔细排查胎儿畸形。妊娠28 ~ 34周进行常规超声筛查，评估胎儿生长发育情况，进一步排查迟发的胎儿畸形，如脑积水、肾盂积水、膈疝及消化道闭锁等。必要时在出生前可再进行超声检查，观察胎儿大小、胎方位、羊水及胎盘情况，为生产方式的选择提供参考。

在上述推荐时间段以外的时间，如孕妇出现产科检查指征及各种急诊症状（如阴道出血、腹痛、外伤、胎动异常等）时，孕期内的任何时间均可进行超声检查。

二、产科超声检查途径

产科超声的检查途径可分为经腹部超声检查、经阴道超声检查、经会阴超声检查。

1.经腹部超声检查是产科超声检查的常规手段，几乎适用于所有类型的产科超声检查。早孕期检查需要充盈膀胱；一般妊娠10～12周后即可不需要充盈膀胱，具体时间因孕妇子宫位置、腹部脂肪、肠气干扰等情况有一定差异；中晚期孕妇检查前应排空小便，以避免过度充盈的膀胱对子宫颈及子宫下段的压迫而影响检查结果。

2.经阴道（直肠）超声检查是妇产科特有的检查方式，检查前排空小便，不需充盈膀胱，图像分辨力较腹部超声明显提高，一般用于早孕期检查、晚孕期子宫颈长度测量等。

3.晚孕期因胎头遮挡子宫颈及子宫下段难以显示清晰，同时因孕妇阴道流液、出血，阴道感染，孕妇拒绝等原因，不能行经阴道超声检查时，经会阴超声检查也可显示子宫颈和子宫下段。上述三种检查途径并没有严格的选择依据，在临床工作中可以根据具体需要灵活选择，检查中要注意调节机械指数在胎儿检查的安全范围内。

三、早孕期超声检查要点

早孕期超声检查是指从超声可观察的妊娠开始即确认胎儿存活到妊娠13^{+6}周进行的超声检查。妊娠11周前的超声检查并不是必需的，只有在孕妇出现临床症状或特殊指征条件下，才进行超声检查。

从受精卵至受精56天即妊娠10周内称为"胚胎"，妊娠10周后称为"胎儿"，妊娠10周胎儿的主要解剖结构及各器官已经发育成形，后期进一步的发育主要是胎儿的生长和器官的成熟。中国医师协会超声医师分会《产前超声检查指南（2012）》将早孕期超声检查分为早孕期普通超声检查和妊娠11～13^{+6}周NT、冠臀长（crown-rump length，CRL）及胎儿附属物超声检查。早孕期普通超声检查包括评估早孕期胚胎存活性、孕囊位置、胚胎数目及绒毛膜性、胎龄的评估、早孕期的测量、解剖结构的观察、孕妇子宫、卵巢及盆腔有无病变。妊娠11～13^{+6}周NT超声检查则主要是测量NT及其他染色体异常软指标，估测染色体异常的风险。

（一）早孕期普通超声检查

1.评估早孕期胚胎活性　通过观察卵黄囊和胚芽（胚胎）的存在及大小形态初步判断胚胎存活性，一般来说，在胚芽长度达到2～4mm时超声即可观察到原始心管搏动以判断胚胎存活。妊娠10周后则可根据胎心、胎动直接判断存活性。

2.判断孕囊位置　通过观察孕囊与子宫腔关系排除异位妊娠。如果孕囊内未见卵黄囊和胚胎时，需仔细观察孕囊周围蜕膜反应及孕囊与宫腔线的关系，排除假孕囊。在子宫先天畸形，如双角子宫、纵隔子宫、双子宫、单角合并残角子宫等情况时，应注意孕囊是否在子宫内合适的位置生长。对于有过剖宫产或子宫肌瘤挖除病史的瘢痕子宫，应注意观察孕囊与瘢痕之间的关系。

3.胚胎数目及绒毛膜性　应尽量在妊娠13^{+6}周前通过超声检查来确定多胎妊娠的绒毛膜性，否则在更大的孕周绒毛膜性将难以判断。

4.孕龄的评估　早孕期准确地测定孕龄对于临床处理是至关重要的，可为胎儿后期的生长评估提供有价值的参考信息。在早孕期若干和孕龄相关可以提供测量的数据中，CRL被认为是早孕期孕龄评估最准确的指标之一，但胚胎较小时测量误差较大，妊娠8～13^{+6}周时CRL测量来估算孕周较为准确。对于CRL超过84mm的胎儿，由于胎儿躯体的扭曲运动增加，难以取得测量CRL标准切面，可通过头围的测量评估孕周。

5.其他　了解孕妇子宫、卵巢及盆腔有无病变。

（二）妊娠11～13⁺⁶周NT、CRL及胎儿附属物超声检查

1.检查时机　胎儿CRL对应超声孕周为11～13⁺⁶周，CRL为45～84mm时测量NT。

2.检查内容

（1）胎儿数目及绒毛膜性。

（2）观察胎心搏动，测量胎心率。

（3）胎儿生物学测量：测量CRL评估孕周。

（4）测量NT。

1）标准测量平面：胎儿正中矢状切面，切面特征包括胎儿仰卧位，且胎儿躯干长轴与声束垂直时，清晰显示胎儿面部轮廓，鼻尖、鼻部皮肤和鼻骨显示为短线状高回声；下颌骨可显示为圆点状高回声；另外要求胎儿颅脑结构显示清楚，包括丘脑、中脑、脑干、第四脑室及颅后窝池均可显示。在此切面中胎儿颈背部皮下清楚显示的长条形带状无回声即为NT。

2）测量方法：应尽可能放大图像至胎儿头颈部及上胸部占满屏幕，使得测量游标的最小移动只能改变测量结果0.1mm。显示清晰NT前后平行的两条高回声带，测量时应在NT最宽处，且垂直于NT无回声带，测量游标的内缘应置于无回声的NT外缘测量（图9-1）。测量次数不少于三次，记录测量所得的最大数值。有脐带绕颈时，应分别测量脐带绕颈处上下的NT厚度，并取其平均值（图9-2）。注意区分皮肤和羊膜，避免将羊膜误认为皮肤而误测NT。

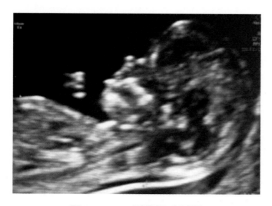

图9-1　NT测量标准切面

胎儿正中矢状切面，胎儿颈背部皮下清楚显示的长条形带状无回声即为NT

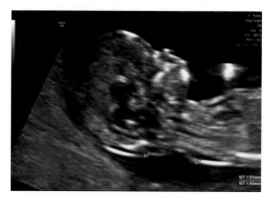

图9-2　脐带绕颈时NT测量

分别测量脐带绕颈处上下的NT厚度，并取其平均值

3）NT正常值范围：随孕周增大NT有一定的增厚，但不超过3.0mm。NT增厚胎儿染色体异常的风险增大，应进一步进行更详细的胎儿染色体检查。

（5）胎儿附属物：①胎盘，观察胎盘位置、厚度、范围；②羊水量，测量羊水最大深度。

（6）孕妇子宫和附件：要注意观察子宫颈内口，检查子宫及附件有无合并疾病。

（7）在设备和人力资源允许的情况下，妊娠11～13[+6]周时还可以做其他染色体异常软指标的检查，如胎儿鼻骨、三尖瓣反流、静脉导管反流等。

（三）早孕期的常用超声测量

1.孕囊的测量　在胚胎尚未形成时可以通过测量平均妊娠囊直径（MSD）估算孕周，即妊娠囊内充满液体的空间三个正交测量的平均值。由于孕囊大小受多重因素影响，MSD对于孕周的参考差异性较大。

2.CRL的测量　取胎儿的正中矢状面，并使头臀连线与声速尽量处于垂直的方向，在胎儿自然屈曲的状态下，放大图像至充满屏幕的大部分宽度，仔细辨别头、臀的边界，测量CRL（图9-3）。

3.双顶径的测量　妊娠10周时还看不清丘脑，通过双侧脉络丛、大脑中线、第三脑室来判断标准切面，妊娠13周后可观察到丘脑。测量时使声束与大脑中线垂直（图9-4）。

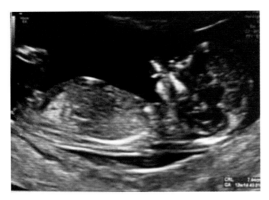

图9-3　冠臀长（CRL）测量切面

胎儿自然屈曲的状态下，在胎儿的正中矢状面测量CRL

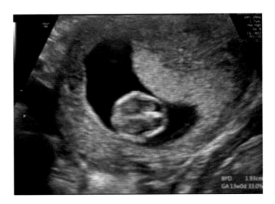

图9-4　双顶径的测量切面

测量双顶径时注意声束与大脑中线垂直

四、中晚期妊娠超声检查规范

中国医师协会超声医师分会《产前超声检查指南（2012）》将中晚孕期超声检查分为①一般产前超声检查（Ⅰ级产前超声检查）；②常规产前超声检查（Ⅱ级产前超声检查）；③系统产前超声检查（Ⅲ级产前超声检查）；④针对性产前超声检查（Ⅳ级产前超声检查）。

（一）Ⅰ级产前超声检查

其主要对胎儿及附属物各项生长参数进行评估测量，此级别产前超声检查不进行胎儿结构畸形的筛查，在检查过程中发现胎儿有畸形时应转诊Ⅲ级产前超声检查。

1.检查对象　适应于所需要估测孕周及胎儿体重、检查胎方位、评估胎盘成熟度、判断胎盘位置、测量羊水量的孕妇。适应证包括胎动异常、怀疑羊水量异常、胎位不正、胎膜早破、胎盘位置及胎盘成熟度。

2.检查内容

（1）胎儿数目。

（2）胎方位。

（3）观察胎心律是否整齐及测量胎心率。

（4）胎儿生物学测量：包括双顶径、头围、股骨长度、腹围。

（5）胎儿附属物检查：观察胎盘位置、测量厚度、评估胎盘成熟度，测量羊水量。

3.标准切面　丘脑水平横切面（双顶径、头围测量切面）、上腹部横切面（腹围测量切面）、股骨长轴切面（股骨长度测量切面）、胎心率测量图。

（二）Ⅱ级产前超声检查

其主要是估测胎儿及附属物各项生长指标，同时筛查国家卫生和计划生育委员会规定的六大类严重结构畸形，包括无脑儿、严重脑膨出、严重开放性脊柱裂、严重胸腹壁缺损内脏外翻、单腔心、致死性软骨发育不良。

1.检查对象　适应于所需要初步筛查胎儿畸形、估测孕周及胎儿体重、检查胎方位、评估胎盘成熟度、判断胎盘位置、测量羊水量的孕妇。适应证包括阴道出血、腹痛、胎动异常、怀疑羊水量异常、胎位不正、胎膜早破、胎盘位置及胎盘成熟度的检查。

2.检查内容

（1）胎儿数目。

（2）胎方位。

（3）观察胎心律、测量胎心率。

（4）胎儿生物学测量：双顶径、头围、股骨长度、腹围。

（5）初步检查胎儿解剖结构。

1）胎儿头颅：观察颅骨光环完整；检查颅内重要解剖结构，包括大脑半球对称性、脑中线居中完整、侧脑室及颅后窝池。

2）胎儿心脏：显示并观察四腔心切面，在怀疑可能胎儿心脏畸形时不做诊断，应转诊Ⅲ级产前超声检查或胎儿超声心动图检查（Ⅳ级）。

3）胎儿脊柱：脊柱矢状切面、冠状切面及横切面，观察脊柱的完整性及椎体排列情况。

4）胎儿腹部：观察腹壁完整性，腹壁脐带插入点，观察重要内脏器官，如肝、胃、双肾、膀胱。

5）胎儿四肢：显示一侧股骨，测量股骨长度。

（6）胎儿附属物

1）胎盘：检查胎盘位置、胎盘厚度及评估胎盘成熟度。

2）测量羊水量。

（7）孕妇子宫：主要观察子宫颈内口；如孕妇有子宫肌瘤史，在条件许可的情况下，评估子宫肌瘤的位置及大小。

3.标准切面　丘脑水平横切面、小脑水平横切面、四腔心切面、上腹部横切面（腹围测量切面）、脐带腹壁入口腹部横切面、膀胱水平横切面、双肾横切面、脊柱矢状切面、股骨长轴切面、孕妇宫颈管矢状切面、测量胎心率图。

（三）Ⅲ级产前超声检查

其适合所有孕妇，尤其适合以下适应证的孕妇：一般产前超声检查（Ⅰ级）或常规产前超声检查（Ⅱ级）或疑诊胎儿畸形、有胎儿畸形高危因素者。

1.检查内容

（1）胎儿数目。

（2）胎方位。

（3）观察并测量胎心率。

（4）胎儿生物学测量：包括双顶径、头围、小脑横径、股骨长度及腹围。

（5）胎儿解剖结构检查

1）胎儿头颅：观察颅骨光环完整；检查颅内重要解剖结构，包括大脑半球对称性、脑中线居中完整、侧脑室、颅后窝池、丘脑、小脑半球、小脑蚓部。

2）胎儿颜面部：观察上唇皮肤的连续性。

3）胎儿颈部：观察胎儿颈部有无包块、皮肤水肿。

4）胎儿胸部：观察胎儿双肺、心脏位置。

5）胎儿心脏：观察胎儿心脏四腔心切面，左、右心室流出道切面；怀疑胎儿心脏大血管畸形可能时转诊胎儿超声心动图检查（Ⅳ级）。

6）胎儿腹部：观察腹壁完整性，腹壁脐带插入点，观察重要内脏器官，如肝、胃、双肾、膀胱。

7）胎儿脊柱：脊柱矢状切面、冠状切面及横切面，观察脊柱的完整性及锥体排列情况。

8）胎儿四肢：双侧肱骨，双侧尺骨、桡骨，双侧股骨，双侧胫骨、腓骨。

（6）胎儿附属物

1）胎盘：胎盘位置、胎盘厚度及评估胎盘成熟度。

2）脐带：脐带血管的数目，脐带结构有无异常。

3）测量羊水量：用羊水最大深度或羊水指数评估羊水量。

（7）孕妇子宫及附件：观察子宫颈内口、子宫及附件有无占位性病变等。

2.标准切面 丘脑水平横切面，侧脑室水平横切面，小脑水平横切面，鼻唇冠状切面，四腔心切面，左心室流出道切面，右心室流出道切面，上腹部横切面（腹围测量切面），脐带腹壁入口腹部横切面，脐动脉水平膀胱横切面，双肾横切面，脊柱矢状切面，肱骨长轴切面（左、右），尺骨、桡骨长轴切面（左、右），股骨长轴切面（左、右），胫骨、腓骨长轴切面（左、右），孕妇宫颈管矢状切面，测量胎心率图。

（四）Ⅳ级产前超声检查

这是针对胎儿及附属物或孕妇有特殊问题而进行针对性检查，如胎儿超声心动图检查、胎儿神经系统检查、胎儿肢体检查、胎儿颜面部检查等。检查对象：①产前超声筛查发现或疑似的胎儿畸形；②具有胎儿畸形高危因素的孕妇。

（五）有限产前超声检查

其主要用于急诊超声或床旁超声，仅对临床医师要求了解的某一具体问题进行检查，如只了解胎儿数目、胎心率，或孕妇子宫颈长度、羊水量或胎位、盆腹腔积液或生物物理评分等。

（六）中晚孕期常用超声测量

1.双顶径测量　测量切面为标准丘脑水平横切面，测量时声束方向与脑中线垂直，如胎儿头型过扁或过圆，双顶径估测孕周误差较大，头围估测孕周误差相对较小。双顶径测量时游标置于颅骨外缘至颅骨内缘，头围测量时游标置于颅骨强回声环外缘。

2.股骨长的测量　显示股骨长轴切面，声束尽量垂直于股骨长轴（夹角＜60°），使股骨两端显示清晰，游标置于股骨两端的中点，测量不包括骨骺。

3.腹围测量　测量切面为标准上腹部横切面，测量游标置于腹部皮肤外缘。

4.小脑横径测量　测量切面为小脑水平横切面，测量游标置于小脑左右两端最宽处，正常胎儿小脑半球左右对称，透明隔腔及颅后窝池存在且宽度正常（＜10mm）。

5.小脑延髓池的测量　测量切面为小脑水平横切面，测量游标置于小脑蚓部下缘到颅骨的内侧缘。

6.侧脑室三角区内径的测量　测量切面为侧脑室水平横切面，使声场远场一侧侧脑室后角清晰显示，测量游标位于侧脑室壁内侧缘。

中晚孕期超声检查标准切面见图9-5 ～图9-11。

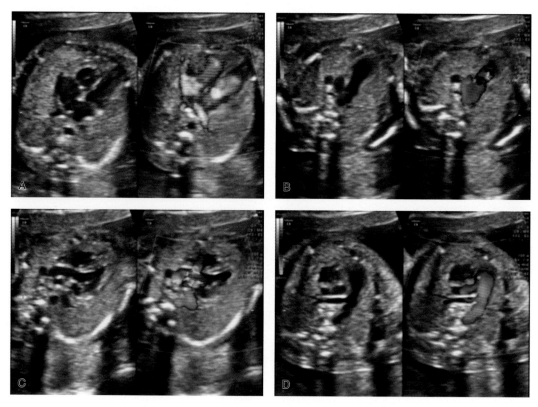

图9-5　中晚孕期超声检查标准切面（胎儿心脏）1
A.四腔心切面；B.三血管切面；C.左心室流出道切面；D.右心室流出道切面

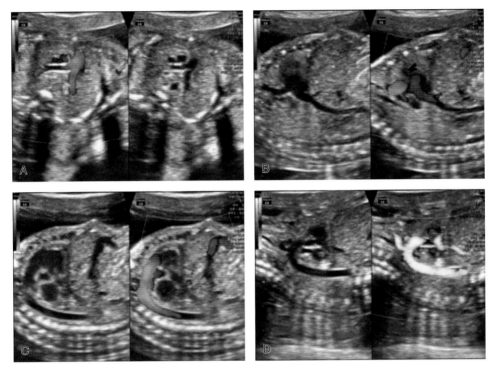

图9-6 中晚孕期超声检查标准切面（胎儿心脏）2

A.肺动脉分叉切面；B.上、下腔静脉长轴切面；C.动脉导管弓切面；D.主动脉弓切面

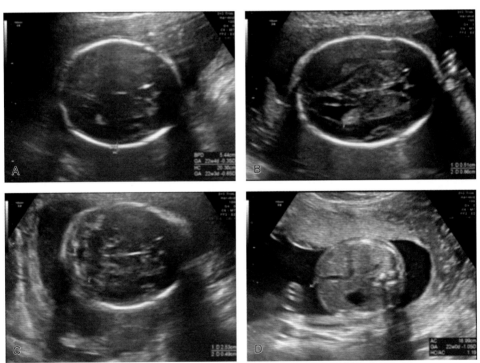

图9-7 中晚孕期超声检查标准切面3

A.丘脑水平横切面（双顶径和头围测量切面）；B.侧脑室水平横切面；C.小脑水平横切面；D.上腹部横切面（腹围测量切面）

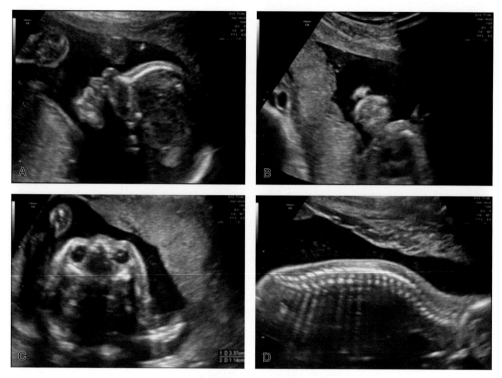

图9-8　中晚孕期超声检查标准切面4

A.鼻骨正中矢状切面；B.鼻唇冠状切面；C.眼距测量切面；D.脊柱矢状切面

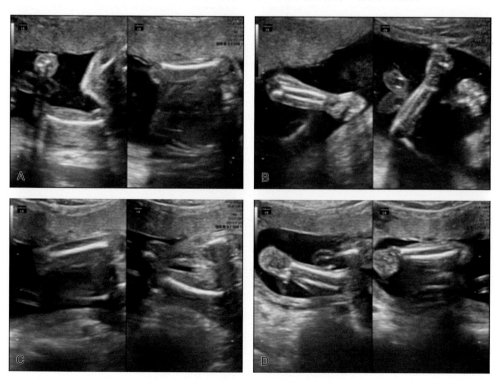

图9-9　中晚孕期超声检查标准切面5

A.双侧肱骨长轴切面；B.双侧尺骨、桡骨长轴切面；C.双侧股骨长轴切面；D.双侧胫骨、腓骨长轴切面

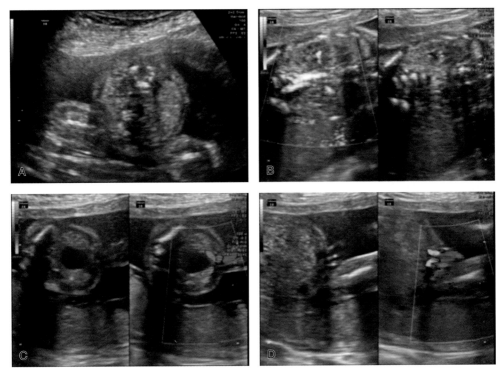

图9-10　中晚孕期超声检查标准切面6

A.双肾水平横切面；B.双肾冠状切面；C.脐带水平横切面；D.脐带腹壁插入横切面

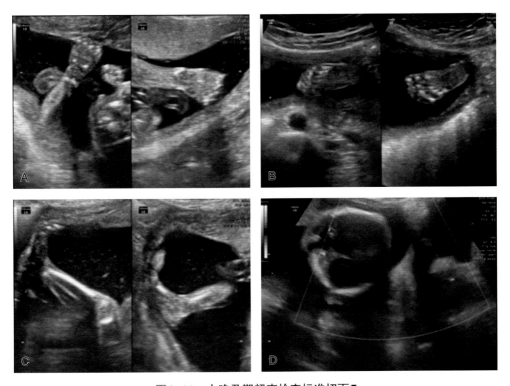

图9-11　中晚孕期超声检查标准切面7

A.双侧手掌切面；B.双侧足底切面；C.双侧踝关节"7字征"切面；D.宫颈管矢状切面

第二节 异常妊娠

一、流产

妊娠终止于28周内、胎儿体重不足1000g时称为流产。妊娠12周内发生流产称为早期流产，妊娠12～28周称为晚期流产。

（一）病因与病理

流产的原因有很多种，最常见的为遗传因素，其次还包括环境因素（如长期接受有害物质）、母体因素（如母体感染因素、内分泌疾病、子宫腔环境等）。

（二）临床表现

流产的临床表现为腹痛和停经后阴道出血。

（三）超声诊断

流产不同阶段的超声表现不同，流产按照阶段可以分为先兆流产、难免流产、不全流产、完全流产、稽留流产。

1.先兆流产 是指孕妇出现腹痛、阴道出血等临床症状，但胚胎仍然存活，宫颈管未扩张。超声表现为宫内可见孕囊，囊内可见胚胎或胎儿，有胎心搏动，孕囊与子宫壁之间可见无回声暗区（图9-12，图9-13），常呈新月形、三角形或环形液性暗区。

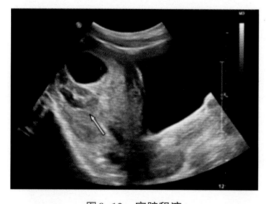

图9-12 宫腔积液

妊娠10⁺¹周宫腔可见范围约2.5cm×2.8cm液性暗区（箭头）

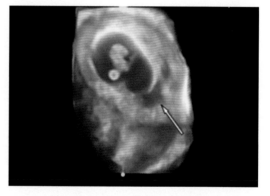

图9-13 宫腔积液三维图

妊娠10⁺¹周，孕囊下方可见液性暗区（箭头）

2.难免流产 是指妊娠物未排出子宫，但流产难以避免，孕妇阴道出血增多，子宫颈扩张，羊膜囊已破或未破。超声表现为宫内孕囊变形，位置下移（图9-14），囊内胚胎常死亡。

3.不全流产 是指部分妊娠物已排出体外，但仍有部分留在子宫腔内。超声表现为子宫小于相应孕周，宫内未见正常孕囊，常为回声杂乱不均的团块，为残留物质及血块（图9-15）。

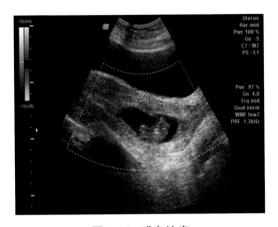

图9-14 难免流产

妊娠8^{+5}周，孕囊位置下移，囊内可见胚胎，无胎心搏动

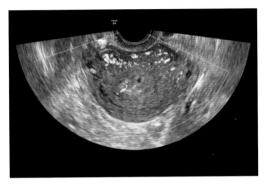

图9-15 不全流产

宫腔内可见回声杂乱不均的团块（残留物），彩色多普勒显示团块内可见血流信号

4.**完全流产** 是指妊娠物完全排出体外，阴道出血减少，子宫恢复正常大小。超声表现为子宫大小正常，宫内未见孕囊，内膜线清晰，部分可见宫腔积液（图9-16）。

5.**稽留流产** 是指胚胎停止发育后，胚胎未排出体外。超声表现子宫小于相应孕周，宫内可见形态不规则的孕囊，囊内无胚胎或残存的胚胎但无胎心搏动，部分可合并宫腔积液（图9-17）。

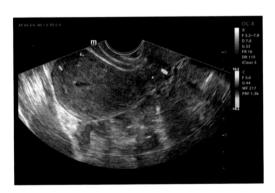

图9-16 完全流产

宫腔无残留物，可见少量积液

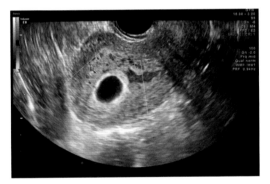

图9-17 稽留流产

宫内可见孕囊，囊内未见胚芽及胎心搏动，孕囊下方可见不规则液性暗区（宫腔积液）

（四）鉴别诊断

1.**异位妊娠** 流产与异位妊娠的鉴别非常重要。异位妊娠时宫内会出现假孕囊，易误诊为宫内妊娠流产。鉴别要点：真孕囊位于子宫内膜内，壁厚，呈"双环"征；假孕囊位于子宫腔中央，与孕龄不相符，壁薄，呈"单环"征。异位妊娠有时可见附件包块，另外血β-HCG也具有一定的参考价值。

2.**葡萄胎** 完全性葡萄胎一般超声图像较典型，部分性葡萄胎与稽留流产通过超声图像难以鉴别，需通过病理检查鉴别。

（五）临床价值

超声诊断流产，需观察孕囊、胚胎、卵黄囊、子宫腔有无积液及胎盘情况，不同的超声表现可提示不同妊娠结局的可能。以下超声表现提示可能会出现不良妊娠结局。

1.孕囊　正常情况下孕囊位于子宫腔中上部，形态为圆形或椭圆形，周边为回声增强带，随孕周增大而增大。超声发现孕囊无增长或孕囊直径＞25mm仍不能观察到胚胎及胎心搏动，可考虑胚胎停育，如合并阴道出血增加、宫颈口扩张、腹痛等临床症状，应考虑难免流产。

2.卵黄囊　是孕囊中最早被超声检测到的解剖结构。正常卵黄囊呈圆形，囊壁纤细，囊内透声性好。卵黄囊直径＜3mm，或孕囊直径＞20mm时卵黄囊持续不出现，以及卵黄囊直径＞10mm，均提示预后不良。

3.胚芽　长达5mm，无胎心搏动时可考虑胚胎停育。

4.绒毛下血肿　超声表现为孕囊与子宫壁之间的不规则液性暗区。绒毛下血肿范围越大，妊娠结局的预后越差。

5.胚胎心率　减慢提示妊娠预后不良，若胚胎心率低于85次/分（低于2个标准差），提示胚胎接近死亡。

6.卵泡排卵时大小　一般卵泡增长至13mm以上称优势卵泡，18～25mm称为成熟卵泡。若卵泡＜18mm排卵，称为小卵泡排卵，小卵泡排卵后妊娠率较低，且容易妊娠预后不良。

二、异位妊娠

正常妊娠时，受精卵着床于子宫腔内。受精卵在子宫腔外着床，称为异位妊娠（ectopic pregnancy），根据受精卵着床部位，可以分为输卵管妊娠、卵巢妊娠、剖宫产术后子宫瘢痕妊娠（cesarean scar pregnancy，CSP）、宫颈妊娠、腹腔妊娠、残角子宫妊娠等。

（一）病因与病理

由于输卵管或盆腔炎症、输卵管发育异常、输卵管手术等原因引起的输卵管功能性或器质性病变，阻碍受精卵正常通过输卵管，未能按时送至子宫腔；或一侧卵巢排卵后向对侧输卵管移行，移行时间的延长使得受精卵未能按时送至子宫腔，而就地着床，引起输卵管妊娠、对侧卵巢妊娠及腹腔妊娠。腹腔妊娠可由孕囊直接着床于腹腔，也可来源于输卵管妊娠破裂或孕囊从伞端排出进入腹腔。

输卵管妊娠是异位妊娠中最常见的一种，95%异位妊娠发生于输卵管，以壶腹部（50%～70%）及峡部（22%）最为常见，伞部（5%）及间质部（3%）较为少见。

受精卵着床于输卵管后，由于输卵管的解剖结构和功能上不能支持胚胎的生长发育，因此发展到一定程度即可发生输卵管妊娠流产或破裂。输卵管妊娠流产是指孕囊突破输卵管黏膜并落入管腔内，随输卵管逆蠕动排入腹腔。如排入腹腔的孕囊仍然存活，绒毛组织附着于腹腔内其他脏器获取营养，胚胎可继续存活，发展为腹腔妊娠。输卵管妊娠破裂是指孕囊突破输卵管管壁肌层及浆膜层，引起大量出血，形成盆腔血肿，可导致患者失血性休克。

剖宫产术后子宫瘢痕妊娠是指孕囊、绒毛或胎盘着床于子宫切口处，是一种少见的异位妊娠，是剖宫产手术的远期并发症之一。病因尚不明确，可能与剖宫产术后子宫内膜与肌层被破坏，局部瘢痕纤维化、局部血供差等因素有关。剖宫产术后子宫瘢痕妊娠有两种发展形式，一种是绒毛与瘢痕处肌层发生粘连、植入，甚至穿透子宫，导致子宫破裂、危及生命；另一种是绒毛种植在原瘢痕部位，如孕囊向子宫腔内生长，发展为低置胎盘或前置胎盘，妊娠可继续发展，甚至胎儿生长至活产，但极易发生胎盘粘连及植入甚至穿透，引起中、晚孕大出血，子宫破裂。

（二）临床表现

异位妊娠的临床表现为腹痛和停经后阴道出血。早期可无典型症状，多于妊娠6～8周发生阴道出血。输卵管妊娠流产和破裂时可发生腹痛，可伴有恶心呕吐。输卵管妊娠破裂导致腹腔内大量出血时，可引起休克和晕厥。CSP的临床表现一般为有剖宫产史的患者出现停经后阴道出血，可伴有腹痛；部分可无明显症状，仅表现为吸刮宫手术中大出血、人工流产或药物流产术后发生异常出血，或人工终止妊娠后血β-HCG未正常下降。

（三）超声诊断

1.输卵管妊娠　输卵管妊娠的超声表现为宫内未见孕囊，附件区可见混合性包块，一般与卵巢有分界，推动包块时与卵巢可见相对运动；输卵管妊娠未破裂且孕囊继续生长时，如超声在混合性包块内检出卵黄囊、胚芽及心管搏动的完整孕囊，此时可直接诊断异位妊娠（图9-18）；输卵管妊娠破裂时附件区可见为不规则血肿，可合并腹腔积液（积血），液性暗区透声性较差，可见光点漂浮（图9-19）；输卵管妊娠包块周围血供常为高流速低阻力频谱。

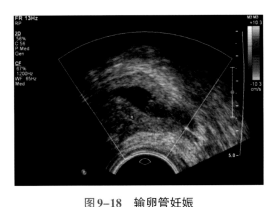
图9-18　输卵管妊娠
附件区可见混合性包块，其内可见胚芽及心管搏动

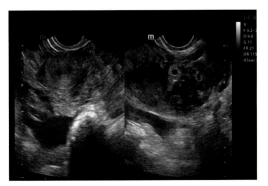
图9-19　输卵管妊娠破裂
盆腔内可见不规则血肿及大量积液

输卵管间质部妊娠的超声表现为孕囊或妊娠包块位于子宫角外侧，与子宫体紧邻，但与内膜不通，包块外侧几乎没有肌层，彩色多普勒显示包块周边血流信号丰富（图9-20）。

2.卵巢妊娠　卵巢妊娠的超声表现为宫内未见孕囊，妊娠包块位于卵巢内，与卵巢分界不清，推动包块与卵巢无相对运动。

3.剖宫产术后子宫瘢痕妊娠　根据超声表现可分为三种类型：单纯孕囊型、不均质包块型、胚胎型。

（1）单纯孕囊型：超声表现为宫内未见孕囊，孕囊位于剖宫产子宫瘢痕处。孕囊形态完整，与切口关系密切、固定，孕囊周边可见丰富血流信号，频谱呈低速低阻。胚胎存活时可观察到胎心搏动。子宫颈内口呈闭合状态（图9-21）。

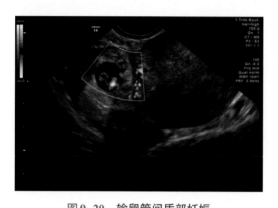

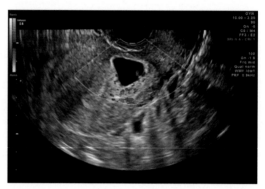

图9-20　输卵管间质部妊娠

子宫角处可见孕囊，囊内可见卵黄囊、胚胎及胎心搏动，孕囊与内膜不相通，周围血流信号丰富

图9-21　剖宫产术后子宫瘢痕妊娠（单纯孕囊型）

孕囊位于剖宫产子宫瘢痕处，与切口关系密切，彩色多普勒显示周边有丰富血流信号

（2）不均质包块型：超声表现为子宫前壁下段膨隆、增大，可见不均质包块，呈实质性或囊实混合性，包块与子宫前壁肌层分界不清，周边可见丰富血流信号（图9-22，图9-23）。

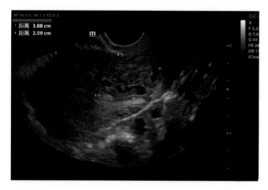

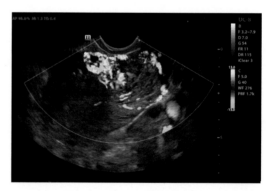

图9-22　剖宫产术后子宫瘢痕妊娠（不均质包块型）1

子宫前壁下段膨隆、增大，可见不均质包块，包块与子宫前壁肌层分界不清

图9-23　剖宫产术后子宫瘢痕妊娠（不均质包块型）2

子宫前壁下段不均质包块（图9-22）彩色多普勒显示内部及周边有丰富血流信号

（3）胚胎型：超声表现为孕囊与瘢痕联系紧密、位置相对固定，向子宫腔内生长；有时孕囊大部分位于子宫腔内，仅小部分绒毛位于瘢痕处，孕囊可见来自瘢痕处的血流信号。此型孕囊有时生长时间较长甚至活产，易发生前置胎盘及胎盘植入（图9-24，图9-25）。

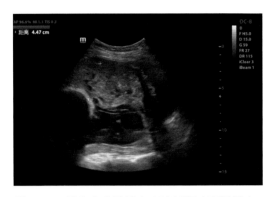

图9-24　剖宫产术后子宫瘢痕妊娠（胚胎型）1

妊娠32^{+5}周，宫颈管矢状切面可见边缘性前置胎盘，胎盘与原剖宫产瘢痕处肌层分界不清

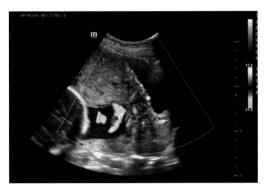

图9-25　剖宫产术后子宫瘢痕妊娠（胚胎型）2

彩色多普勒显示原剖宫产瘢痕处胎盘内有丰富血流信号（术后证实为胎盘植入、胎盘穿透，手术切除子宫及部分膀胱）

4.**宫颈妊娠**　超声表现为子宫颈膨大呈球形，子宫体正常或增大；孕囊或妊娠包块位于宫颈管内，部分囊内可见卵黄囊及胚胎；子宫颈内口呈闭合状态。

5.**腹腔妊娠**　早孕及孕中晚期，发现存活的胎儿位于子宫外，即应该高度怀疑腹腔妊娠。

6.**复合妊娠**　复合妊娠的超声表现宫内孕囊和异位妊娠孕囊或妊娠包块的同时检出。如宫内和异位妊娠的孕囊均可见卵黄囊或胚胎时，可直接诊断为复合妊娠。

（四）鉴别诊断

1.**异位妊娠**　因子宫腔分泌物聚集可出现假孕囊，应注意孕囊的位置形态，有无双环征，与真孕囊鉴别。

2.**输卵管妊娠**　需要与附件区包块鉴别，一般可通过血β-HCG测定鉴别。而输卵管间质部妊娠与宫角妊娠的鉴别点为前者孕囊与子宫内膜之间有肌层相隔，后者孕囊位于子宫角部，位置与子宫腔相连续。

3.**卵巢黄体**　为卵巢内环状稍强回声，周边有典型的环状血流，频谱呈低阻力型。

4.**CSP**　有剖宫产史，多采用经阴道超声检查，了解孕囊与子宫下段瘢痕的位置关系、血供情况、瘢痕处肌层厚度等。

5.**腹腔妊娠**　早孕期的超声检查需注意孕囊位置，与子宫颈的关系。腹腔妊娠有时可继续发展为较大胎儿，此时易误诊为宫内妊娠。

（五）临床价值

超声在异位妊娠的诊断中，具有无创、安全、准确性高的优势，是首选检查手段之一。超声检查通过对异位妊娠包块部位、体积、形态的观察，判断疾病的类别和程度。在超声图像不典型时，应详细追问病史，临床症状，结合其他实验室检查以减少误诊、漏诊，必要时需要定期复查超声。

三、葡萄胎妊娠

葡萄胎又称为水泡状胎块，是妊娠滋养细胞疾病的一种，由于绒毛细胞的非正常增生所导致，为一种异常妊娠。

（一）病因与病理

葡萄胎的病因尚不明确，可能与染色体和营养因素有关系。叶酸及胡萝卜素的缺乏可增加葡萄胎的风险。90%部分性葡萄胎为三倍体（69XXX或69XYY）。葡萄胎时绒毛细胞异常增生，发生间质水肿，形成许多互相连接的小水泡，像葡萄一样。葡萄胎分为完全性葡萄胎和部分性葡萄胎两种。完全性葡萄胎表现为整个子宫腔内充满水泡状组织，无胎儿及其附属物。部分性葡萄胎表现为胎盘绒毛部分发生水肿变性，但受累的绒毛形态正常，可有死亡或存活的胚胎。

（二）临床表现

葡萄胎的主要临床表现为停经后阴道出血。多数患者在停经后2～4个月出现阴道不规则出血，有时可排出水泡样组织。葡萄胎时由于子宫增长过快，有可能出现出血、腹痛的症状。由于葡萄胎时血β-HCG比正常妊娠高许多，因此妊娠呕吐和妊娠高血压的发生率和严重程度较正常妊娠更高。

（三）超声诊断

1.完全性葡萄胎　因其表现具有特征性，一般能较明确的诊断。超声表现为子宫体积较停经月份稍大或相符，宫内无胎体及附属物回声，代之以充满大片密集细小光点及蜂窝状无回声区，合并出血坏死时可见不规则无回声区，蜂窝状无回声区内几乎无血流信号，偶可见细小网状血流信号；子宫肌壁变薄，回声减低，肌壁内血流异常丰富，呈低阻血流频谱。20%葡萄胎合并黄素囊肿，清宫后囊肿逐渐消失。

2.部分性葡萄胎　在早孕期仅凭超声图像难以诊断，较难与部分流产、稽留流产合并胎盘变性鉴别，需结合病理检查，如部分性葡萄胎持续存活至中孕期，超声可发现宫内发育迟缓症状，可合并胎盘体积增大，或胎盘内多发囊性无回声区。

（四）鉴别诊断

1.稽留流产　此时由于胎盘吸收、溶解，超声表现为子宫小于相应孕周，子宫腔回声杂乱，孕囊形态不完整，绒毛水肿呈"蜂窝"状，易误诊为葡萄胎，主要通过血β-HCG及病理结果鉴别。

2.子宫其他疾病　如子宫内膜癌，超声表现为子宫内膜不规则增厚，伴宫腔积液、阴道出血；子宫内膜腺瘤型增生过长，超声表现为子宫内膜异常增厚，其内多个大小不等的囊性小无回声区；子宫肌瘤囊性变时，超声表现为多个大小不等的囊性无回声区。这几种疾病不伴血β-HCG增高。

3.胎盘残留　引产或分娩后的胎盘残留，超声表现为子宫腔内的不规则组织团块，回声杂乱不均，血供丰富，需结合病史及血β-HCG值变化鉴别。

（五）临床价值

超声检查能够诊断大部分葡萄胎，尤其是典型的葡萄胎超声能明确诊断，但是不典型的葡萄胎容易误诊，需结合血β-HCG及病理检查，以提高诊断的准确性。

（王　阳　刘　蓉）

第三节　常见胎儿畸形

一、常见颜面畸形

唇腭裂是一种常见的先天性颜面部缺陷，发生率约为1∶1000。目前认为遗传因素和环境因素是导致唇腭裂的主要原因。

（一）唇裂

1.**病因与病理**　正常胚胎发育中，两侧上颌突与中鼻突融合形成上唇。若融合障碍则形成唇裂。

唇裂按照部位可分为单侧唇裂、双侧唇裂和正中唇裂。按照裂隙程度可分型如下。

（1）Ⅰ度：唇裂只限于唇红。

（2）Ⅱ度：唇裂超过唇红，但是并未裂至鼻底。

（3）Ⅲ度：上唇至鼻底完全裂开。

唇裂可单独发生，也可向内延伸至牙槽甚至腭，形成牙槽弓裂和腭裂。

2.**超声诊断及鉴别诊断**　中孕期胎儿超声检查可检出唇裂，表现为胎儿上唇连续中断，可为单侧或双侧（图9-26）。如为双侧唇裂，人中部位可见组织凸起，具有特征性。三维超声有助于显示唇裂的部位和程度。需要注意的是，正常胎儿上唇中部的人中部位稍凹陷，容易被误诊为正中唇裂。

3.**临床价值**　产前超声发现胎儿唇裂应注意发现其他胎儿畸形，排除家族病史，并进行遗传咨询。正中唇裂常合并严重的全前脑无裂畸形。单纯唇裂可以出生后手术治疗。

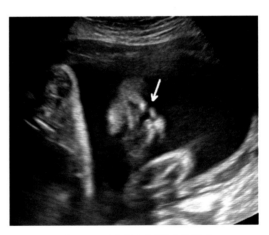

图9-26　胎儿上唇裂（箭头）

（二）腭裂

1.**病因与病理**　腭由两个前腭突和两个侧腭突发育而来，约在胚胎第3个月，腭发育完成并将口腔与鼻腔完全隔开。上述胚胎发育异常导致腭裂发生。

腭裂可为单侧、双侧或正中。腭裂可单独发生，也可合并唇裂。

2.**超声诊断**　产前超声诊断单纯腭裂很困难。胎儿面部朝上时，较大的唇腭裂可以由外到内依次显示中断的上唇、牙槽和腭。腭裂可引起羊水过多，是需要引起关注的间接征象。

3.**临床价值**　腭裂可引起吮吸、进食及语言等生理功能障碍，严重的腭裂还可导致面部畸形。腭裂可能合并染色体异常或遗传综合征，应进行遗传咨询。腭裂患儿需要接受较复杂的修复手术。

二、常见中枢神经系统畸形

（一）无脑儿

1.**病因与病理** 妊娠11周左右，胎儿颅骨骨化完成。如果该过程发生障碍，则形成无脑儿，通常认为无脑儿由露脑畸形逐渐演变而来。无脑儿大脑、头皮及颅盖骨完全缺失。可合并开放性脊柱裂。

2.**超声诊断及鉴别诊断** 早孕期胎儿颅骨尚未骨化，未显示颅骨光环，可见正常脑组织，此时不能诊断无脑儿，需要动态观察。中孕期开始可诊断无脑儿，表现为胎儿颅骨光环缺失，未见正常脑组织，双侧眼眶呈"青蛙眼"样（图9-27，图9-28）。常合并脊柱裂及羊水过多。无脑儿与露脑畸形的鉴别要点在于是否存在脑组织。

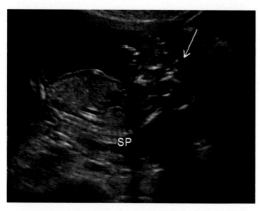

图9-27 无脑儿1

胎儿矢状面显示颅骨光环缺失（箭头）。SP：脊柱

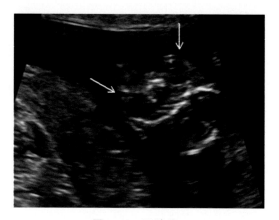

图9-28 无脑儿2

横切面未见正常颅骨光环，呈"青蛙眼"样（箭头）

3.**临床价值** 出生后，无脑儿不能存活。产前超声可早期发现无脑儿，应及时终止妊娠。发现无脑儿应推荐优生遗传咨询。

（二）露脑畸形

1.**病因与病理** 露脑畸形指颅盖骨大部分缺失，脑组织外露，随时间进展可出现脑组织碎裂脱落成为无脑儿。

2.**超声诊断及鉴别诊断** 产前超声表现为颅骨光环缺失，可见不规则形的脑组织（图9-29）。露脑畸形应与无脑儿及脑膨出相鉴别，无脑儿不能显示脑组织，而脑膨出时颅骨光环大部分可显示。

3.**临床价值** 与无脑儿一样，露脑畸形患儿出生后无法存活，发现后应终止妊娠。

（三）脑积水

脑积水指各种原因引起的脑室扩张，其中约80%合并脊柱裂。

1.**病因与病理** 引起脑积水的主要原因包括宫内感染、血管发育异常、大脑发育异常及颅内肿瘤压迫等，表现为双侧侧脑室扩张，甚至合并第三脑室扩张。严重的脑积水会压迫脑实质，预后较差。

2.**超声诊断及鉴别诊断** 判断脑室扩大的标准如下。

（1）侧脑室三角区内径小于1cm——正常。

（2）侧脑室三角区内径 1 ~ 1.5cm——脑室扩大。

（3）侧脑室三角区内径大于 1.5cm——脑积水（图9-30）。

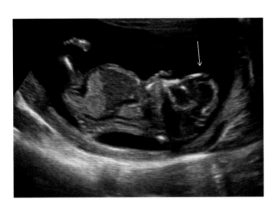

图9-29　露脑畸形

未见正常颅骨光环，可见脑组织漂浮（箭头）

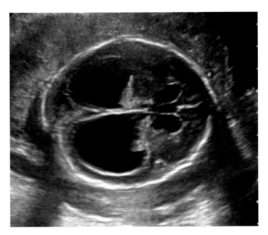

图9-30　胎儿脑积水

双侧侧脑室显著扩大

严重的脑积水可引起双顶径及头围明显增大。部分脑积水合并脊柱裂、脊髓脊膜膨出、小脑延髓池消失、小脑"香蕉"征等，被称为 Chiari Ⅱ 畸形。

鉴别诊断包括胼胝体缺失、全前脑无裂畸形、孔洞脑、水脑畸形等，MRI 有助于准确诊断。

3.临床价值　轻度脑室扩大可进行优生遗传咨询后动态观察，部分病例预后较好。脑积水患儿可在出生后行脑室分流术治疗，但是严重的脑积水预后很差。

（四）脊柱裂

脊柱裂指脊柱后方骨性成分融合障碍导致椎管闭合不全，根据皮肤连续性是否中断分为开放性脊柱裂和隐性脊柱裂。脊柱裂好发于腰骶段。目前认为孕期补充叶酸可降低发生率。

1.病因与病理　正常胚胎发育约12周，中胚叶形成的脊柱成分呈环形包绕神经管而形成椎管。如果神经管不闭合，则椎弓根无法闭合保持开放状态，并可发展成脊髓脊膜膨出。

开放性脊柱裂相对多见，常合并脑积水等其他中枢神经系统畸形。隐性脊柱裂相对少见，常无明显阳性症状。

2.超声诊断及鉴别诊断

（1）直接征象：横断面或矢状面显示脊柱连续性中断，椎体排列不整齐，横切面呈"倒八字"形，合并脊髓脊膜膨出时可见患处囊性肿块向外凸起（图9-31，图9-32）。

（2）间接征象：合并 Chiari Ⅱ 畸形时可见"柠檬头"、小脑延髓池消失、小脑呈"香蕉"征、脑积水等多种表现。部分病例可见马蹄内翻足。

（3）鉴别诊断：骶尾部脊柱裂需要与骶尾部囊性畸胎瘤相鉴别，后者脊柱排列整齐，横切面无"倒八字"形表现，MRI 有助于二者的鉴别。

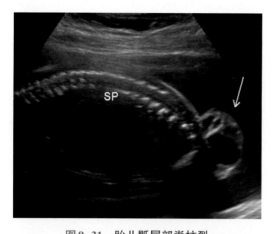

图9-31 胎儿骶尾部脊柱裂

矢状面显示脊髓脊膜膨出所致的囊性肿块（箭头所示）。SP：脊柱

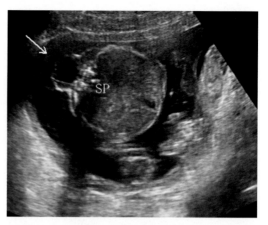

图9-32 胎儿脊柱裂

横切面显示椎体排列呈"倒八字"形，以及脊髓脊膜膨出所致的囊性肿块（箭头）。SP：脊柱

3.临床价值 开放性脊柱裂严重影响患儿下肢运动及排便排尿功能，一旦发现应尽早终止妊娠并接受优生遗传咨询。

三、常见胸腔发育异常

（一）先天性肺囊腺瘤样畸形

1.病因与病理 先天性肺囊腺瘤样畸形是一种先天性局部肺发育不良，终末细支气管过度生长形成多囊样包块，绝大多数为单侧发生。

2.超声诊断及鉴别诊断 依据囊泡大小可分为三型。

（1）Ⅰ型：较大囊肿，大小为2～10cm。

（2）Ⅱ型：较小囊肿，大小为0.5～2cm。

（3）Ⅲ型：微囊型，大小＜0.5cm，呈实质性高回声肿块（图9-33）。

较大的肿块可推挤心脏移位，肿块内可显示正常肺动脉及肺静脉的血流信号。

先天性肺囊腺瘤样畸形要与隔离肺相鉴别。二者均可表现为强回声实质性肿块或混合性肿块，但是彩色多普勒可显示降主动脉发出分支进入后者肿块内部，而前者不会显示这一征象。

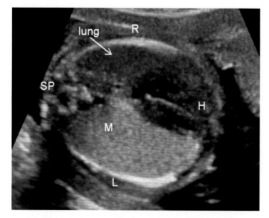

图9-33 胎儿左侧肺囊腺瘤样畸形（Ⅲ型）

横切面显示左侧胸腔强回声肿块，心脏被推挤向右侧移位。H：心脏；L：左侧；lung：肺；M：肿块；R：右侧；SP：脊柱

3.临床价值 先天性肺囊腺瘤样畸形很少合并染色体异常及遗传综合征。部分病例在随访过程中肿块逐渐缩小甚至消失，预后很好。但是也有一部分病例肿块持续增大，压迫心脏及对侧正常肺组织，引起胎儿水肿甚至宫内死亡。

（二）隔离肺

1.病因与病理　隔离肺指与支气管树不相通的肺组织，通常由体循环供血。隔离肺可分为叶内型和叶外型。叶内型与正常肺组织包裹在同一胸膜下，产前超声难以发现；叶外型包裹在自身的异常胸膜下，与正常肺组织相对独立，产前超声可以发现。叶外型还可进一步分为膈上型和膈下型，后者较少见。

2.超声诊断及鉴别诊断　隔离肺常单侧发生，左侧多见。产前超声显示胸腔内呈三角形的高回声肿块，边界清晰，有时肿块内可见囊性成分。彩色多普勒显示由胸主动脉发出的动脉血流信号进入肿块内（图9-34，图9-35）。较大的肿块可推挤心脏移位，甚至引起胎儿水肿。

隔离肺需要与先天性肺囊腺瘤样畸形相鉴别，彩色多普勒显示降主动脉发出分支进入前者肿块内部。

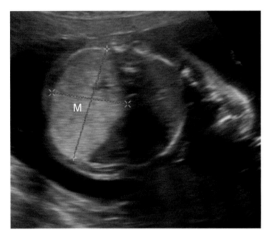

图9-34　胎儿隔离肺（胸腔横切面）
显示强回声肿块。M：肿块

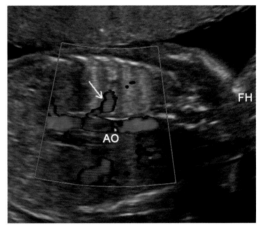

图9-35　胎儿隔离肺（纵切面）
显示主动脉发出分支进入胸腔肿块内（箭头）。
AO：主动脉；FH：胎头

3.临床价值　隔离肺极少合并染色体异常及遗传综合征。隔离肺有自愈倾向，肿块较小时可动态观察；如肿块持续增大，则可压迫心脏，引起胎儿水肿甚至宫内死亡。

（三）膈疝

1.病因与病理　膈疝指由于膈肌发育障碍，腹腔脏器经膈肌缺损疝入胸腔。左侧膈疝较多见，其次为右侧膈疝，双侧膈疝较少见。

2.超声诊断及鉴别诊断　膈疝的间接征象较明显，包括胃泡或肠管移位至胸腔、心脏及纵隔被推挤移位等（图9-36，图9-37）。直接征象是膈肌连续性中断。左侧膈疝疝入物为胃泡肠管等，容易识别；右侧膈疝时，因为肝脏回声与肺相似，所以容易漏诊。另外，孕早期膈疝并不明显，部分病例至晚孕期才能准确诊断。

膈疝需要与其他原因导致的心脏移位相鉴别。MRI有助于诊断胎儿膈疝。

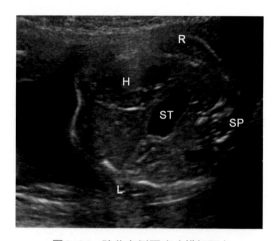

图9-36　胎儿左侧膈疝（横切面）

显示胃泡位于左侧胸腔，将心脏推挤向右侧移位。
H：心脏；L：左侧；R：右侧；SP：脊柱；ST：胃泡

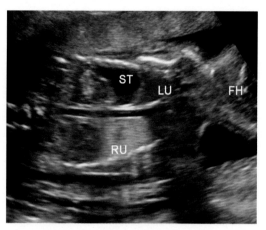

图9-37　胎儿左侧膈疝（冠状面）

显示胃泡位于左侧胸腔内。FH：胎头；LU：左肺；
RU：右肺；ST：胃泡

3.临床价值　健侧肺体积是判断膈疝预后的重要指标。目前多采用肺头比（lung-to-head ratio，LHR）来衡量正常肺体积，如LHR低于0.6，胎儿出生后不能存活。

膈疝的并发症包括先天性心脏病、染色体异常及遗传综合征。单纯膈疝可出生后手术治疗。发现膈疝应注意排除其他畸形，除确认疝入物外，还应计算LHR，建议咨询遗传专科及小儿外科。

四、常见消化系统畸形

（一）消化道闭锁

1.食管闭锁

（1）病因与病理：食管闭锁指食管近端与远端之间的连续性中断，可以单独发生，也可以合并食管气管瘘。

（2）超声诊断及鉴别诊断：由于食管闭锁，胎儿吞咽的羊水不能到达胃，因此最典型的产前超声表现是动态观察始终不显示胃泡，部分病例还可显示颈部囊袋样结构（图9-38）。但是，发生食管气管瘘时，羊水可经气管到达胃泡，胃泡可显示，此时诊断食管闭锁极其困难。食管闭锁容易合并羊水过多。

食管闭锁需要与其他原因导致的胃泡不能显示（如颈部或口腔巨大肿块）及其他原因导致的羊水过多相鉴别。

（3）临床价值：食管闭锁常常合并其他结构畸形及染色体异常，或者作为遗传综合征的一部分出现。该畸形可以出生后手术治疗，但是治疗效果取决于是否合并其他畸形。

2.十二指肠闭锁

（1）病因与病理：十二指肠闭锁指十二指肠近端与远端之间的连续性中断，多为膜状闭锁，其中80%位于十二指肠上段。

（2）超声诊断：产前超声的典型特征为胎儿上腹部"双泡"征，其中左侧囊性结构为胃泡，右侧囊性结构为扩张的十二指肠上段，动态观察可见二者互相连通（图

9-39）。需要注意的是，有时"双泡"征至晚孕期才逐渐出现，因此应注意动态连续观察。十二指肠闭锁容易合并羊水过多。

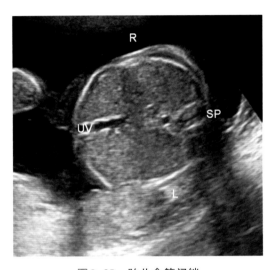

图9-38 胎儿食管闭锁

动态观察，横切面一直不能显示胃泡。L：左侧；R：右侧；SP：脊柱；UV：脐静脉

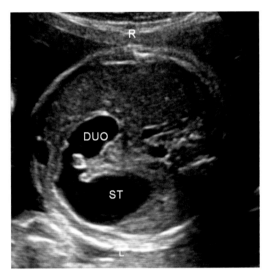

图9-39 十二指肠闭锁

胎儿上腹部"双泡"征，胃泡与十二指肠上段互相连通。DUO：十二指肠；L：左侧；R：右侧；ST：胃泡

（3）临床价值：十二指肠闭锁合并染色体异常的概率较高，需要优生遗传咨询。单纯十二指肠闭锁可以出生后手术治疗。

（二）脐膨出

1.**病因与病理** 脐膨出指腹腔脏器经脐部腹壁缺损处膨出腹外，肝脏膨出多见，膨出物有包膜（腹膜及羊膜）。

2.**超声诊断及鉴别诊断** 脐膨出的二维超声如下。

（1）腹壁正中脐部肿物膨出，有包膜。

（2）膨出物可见肝脏或肠管。

（3）脐带插入处位于该膨出物顶部（图9-40）。

由于早孕期存在"生理性脐疝"的现象，所以妊娠12周以前发现脐部肿块膨出时应注意复查，如果肿块还能纳入腹腔则不是脐膨出。

脐膨出需要与其他类型的腹部缺损如腹裂、体蒂异常相鉴别。腹裂多位于腹壁一侧，膨出物多为肠管，没有包膜。体蒂异常膨出物较多，而且常合并泄殖腔畸形、脊柱侧弯、脐带过短等。

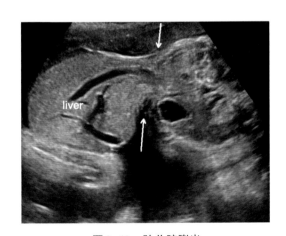

图9-40 胎儿脐膨出

胎儿肝脏（liver）自脐部向外膨出，有包膜，箭头所示为胎儿脐部

3.临床价值　脐膨出常合并染色体异常如18-三体综合征及13-三体综合征等，也容易合并各种类型的遗传综合征，患儿需要接受染色体检查及遗传咨询。单纯脐膨出可以出生后手术治疗，如合并其他畸形则预后很差。

（三）腹裂

1.病因与病理　腹裂指腹腔脏器经左侧或右侧腹壁缺损处膨出体外，膨出物多为肠管，漂浮在羊水中，没有包膜。

2.超声诊断及鉴别诊断　腹壁缺损可位于左侧或右侧，缺损多＜2cm，可见肠管膨出自由漂浮于羊水中，因为没有包膜所以膨出物形态不规则，有时可见肠管扩张（图9-41）。脐带胎儿插入处位于正常脐部。

腹裂需要与其他类型的腹部缺损如脐膨出、体蒂异常相鉴别。

3.临床价值　腹裂很少合并染色体异常和遗传综合征。单纯腹裂可以出生后手术治疗，预后较好。

五、常见泌尿系统畸形

（一）肾积水

1.病因与病理　胎儿肾积水指胎儿肾脏集合系统扩张，通常是由于输尿管狭窄等梗阻性因素造成的。最常见的原因是肾盂输尿管连接部狭窄。

2.超声诊断及鉴别诊断　通常以肾脏集合系统扩张前后径＞1cm作为胎儿肾积水的诊断标准（图9-42）。同时，产前超声还应观察肾脏实质回声及厚度、对侧肾脏有无积水、输尿管有无扩张、膀胱是否充盈等，羊水量是否正常可用于间接评估肾脏功能。部分正常胎儿可以出现暂时性双肾肾盂轻度扩张，但是动态观察可恢复正常。

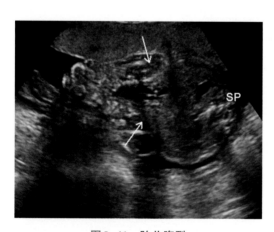

图9-41　胎儿腹裂

横切面显示胎儿腹壁缺损，膨出物为肠管（箭头），未见包膜。SP：脊柱

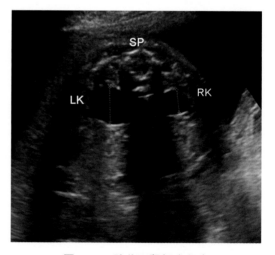

图9-42　胎儿双肾轻度积水

横切面显示双肾集合系统扩张。LK：左肾；RK：右肾；SP：脊柱

3.临床价值　肾积水的预后取决于出现时间及梗阻的严重程度。轻微的肾积水预后较好，可随访观察至出生后2岁；单侧重度肾积水，如对侧肾脏及输尿管膀胱正常，也

可考虑继续妊娠；如双侧重度肾积水，肾实质变薄而且回声增强，膀胱充盈受限，羊水减少，则预后很差。

（二）多囊肾

1.病因与病理　胎儿多囊肾可分为四型。

（1）Potter Ⅰ型：常染色体隐性遗传型多囊肾（婴儿型）。

（2）Potter Ⅱ型：多囊性发育不良肾。

（3）Potter Ⅲ型：常染色体显性遗传型多囊肾（成人型）。

（4）Potter Ⅳ型：梗阻性囊性肾发育不良。

其中Potter Ⅰ型多囊肾产前超声表现典型，而且是一种致死性畸形。Potter Ⅰ型多囊肾的病理改变为双肾集合管呈纺锤形囊性扩张，双肾呈海绵样，肾皮质与髓质分界不清。

2.超声诊断及鉴别诊断　Potter Ⅰ型多囊肾的产前超声表现为双肾明显增大，回声增强（微囊增加了界面，导致肾脏呈强回声），膀胱不显示，羊水极少或无羊水，胎儿解剖结构显示困难（图9-43，图9-44）。需要注意的是，因为孕早期羊水并非全部来源于胎儿泌尿，所以Ⅰ型多囊肾在早孕期时羊水量可正常。

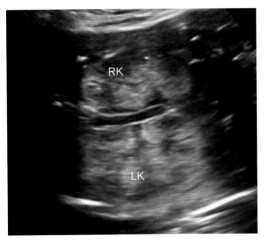

图9-43　胎儿Ⅰ型多囊肾（冠状面）

显示双肾增大，回声增强。LK：左肾；RK：右肾

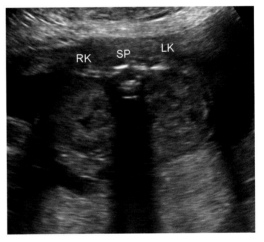

图9-44　胎儿Ⅰ型多囊肾（腹部横切面）

显示双肾增大，回声增强。LK：左肾；RK：右肾；SP：脊柱

少数正常胎儿的双肾回声增强，但是双肾不大、膀胱可显示、羊水量正常。这种情况可以随访动态观察。

3.临床价值　Potter Ⅰ型多囊肾很少合并染色体异常，但是可以合并梅克尔-格鲁贝尔（Meckel - Gruber）综合征等遗传综合征。由于双肾无正常功能，胎儿出生后不能存活。发现Potter Ⅰ型多囊肾应进行优生遗传咨询。

（三）双肾缺如

1.病因与病理　双肾缺如是由于胚胎期双侧生肾组织和输尿管芽生长紊乱，未能正常发育造成的。

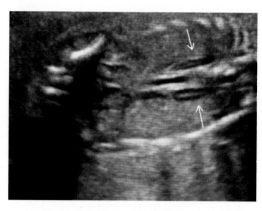

图9-45 胎儿双肾缺如

双肾区未显示肾脏，双侧肾上腺平卧于脊柱两侧（箭头）。该胎儿同时合并无羊水

2.超声诊断

（1）双肾区未见正常肾脏，彩色多普勒未见正常双侧肾动脉。

（2）双侧肾上腺平卧于脊柱两侧。

（3）膀胱未显示。

（4）无羊水（图9-45）。

需要注意的是，由于孕早期羊水并非全部由胎儿泌尿产生，因此双肾缺如胎儿在妊娠16周以前羊水量可正常。此外，由于无羊水，胎儿解剖结构显示困难，难以检出其他合并畸形。

3.临床价值 双肾缺如很少合并染色体异常，但是可以合并尾部退化综合征、并腿畸形等。双肾缺如引起羊水过少，导致双肺发育不良，属于致死性畸形。

六、常见骨骼系统畸形

（一）成骨发育不全

1.病因与病理 成骨发育不全又称脆骨病，包括一大类导致胎儿骨骼脆弱的疾病，常合并蓝色巩膜及牙齿异常。

2.超声诊断及鉴别诊断

（1）四肢长骨明显缩短，呈"电话听筒"样。

（2）长骨弯曲成角，可见骨折。

（3）颅骨骨化差，透声好，近场脑组织清晰显示，加压可见颅骨光环变形。

（4）胸廓小，双肺发育不良（图9-46，图9-47）。

引起胎儿四肢长骨缩短的原因还包括其他类型的骨骼发育异常、胎儿宫内发育迟缓（IUGR）等，但是一般不会出现"电话听筒"样长骨和骨折等表现。

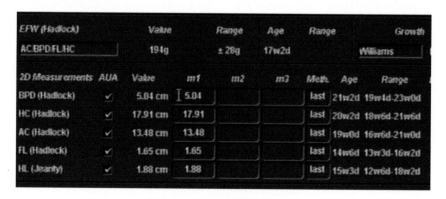

图9-46 胎儿成骨发育不全

四肢长骨明显缩短，生长参数显示双顶径（BPD）、头围（HC）、腹围（AC）相当于孕20周左右，但是股骨长（FL）、肱骨长（HL）均相当于孕15周左右

3.临床价值　预后差，建议优生遗传咨询，需要评价下一胎罹患该病的风险。

（二）软骨发育不全

1.病因与病理　软骨发育不全包括纯合子型与杂合子型，后者常见。由于常合并双肺发育不良，通常为致死性畸形。

2.超声诊断　胎儿四肢长骨明显缩短，但是形态正常。胎头增大，双顶径及头围明显超过正常，胎儿鼻梁很低，有时手指呈特殊形态。由于患儿常常至中孕晚期才会出现明显的短肢畸形，所以中孕期筛查时容易漏诊。

3.临床价值　如胸廓狭小导致肺发育不良，则预后很差。发现软骨发育不良应进行优生遗传咨询，接受必要的染色体及基因检查。

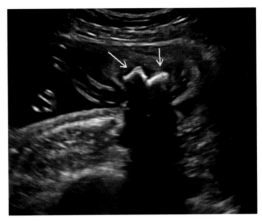

图9-47　胎儿成骨发育不全超声图像
显示胎儿长骨明显缩短、成角（箭头）

（三）马蹄内翻足

1.病因与病理　马蹄内翻足是常见的先天性足畸形，主要表现是足下垂、内翻、内收。男孩多见，可单侧或双侧发病。马蹄内翻足可孤立出现，也可继发于脊柱裂、神经肌肉异常、胎膜早破等。

2.超声诊断及鉴别诊断　胎儿小腿（胫腓骨）矢状切面同时显示足底（图9-48）。正常时二者不在同一切面显示。发现马蹄内翻足时需要动态观察，如多次观察姿势不变才能诊断。另外，部分病例至孕晚期才出现明显的马蹄内翻足。

3.临床价值　单纯马蹄内翻足可以出生后骨科保守或手术治疗，治疗效果较好。如合并其他畸形，预后取决于其他畸形的严重程度。

七、常见心血管系统畸形

（一）室间隔缺损

1.病因与病理　室间隔缺损是较常见的胎儿先天性心脏病，可单独存在也可合并其他心脏畸形，中孕期较大的室间隔缺损比较容易诊断。

2.超声诊断

（1）室间隔回声连续性中断，可在四腔心、左心室流出道或双心室短轴等切面显示（图9-49）。

（2）室间隔与声束平行时，容易出现膜周部室间隔缺损的伪像。

（3）彩色多普勒显示过隔血流信号。

（4）肌部小室间隔缺损、心尖部室间隔缺损容易漏诊。

3.临床价值　单纯室间隔缺损可能合并染色体异常，需要优生遗传咨询。如果不合并其他异常，单纯较小的室间隔缺损可以出生后外科治疗，手术效果好。肌部室间隔缺损有可能自愈。

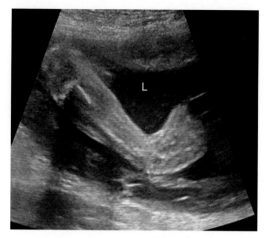

图9-48　胎儿左侧马蹄内翻足

显示小腿（胫腓骨）长轴与足底处于同一平面。L：左侧

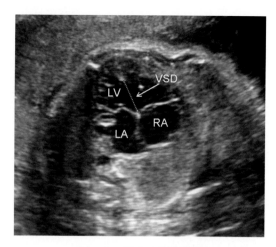

图9-49　胎儿室间隔缺损

四腔心切面显示室间隔上部连续性中断（箭头）。LA：左心房；LV：左心室；RA：右心房；VSD：室间隔缺损

（二）心内膜垫缺损

1.病因与病理　心内膜垫缺损也称为房室间隔缺损，分为部分型、过渡型和完全型。部分型表现为原发孔房间隔缺损和二、三尖瓣裂，完全型表现为原发孔房间隔缺损、室间隔流入道缺损和共同房室瓣，过渡型介于部分型和完全型之间。

2.完全型心内膜垫缺损的超声诊断

（1）未见正常胎儿心脏十字交叉结构，可见原发孔房间隔缺损及室间隔上部缺损。

（2）仅见一组房室瓣，未见正常二尖瓣及三尖瓣，有时可见共同房室瓣反流（图9-50，图9-51）。

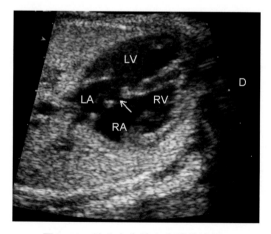

图9-50　胎儿完全性心内膜垫缺损1

舒张期房间隔下部及室间隔上部回声连续性中断（箭头）。D：舒张期；LA：左心房；LV：左心室；RA：右心房；RV：右心室

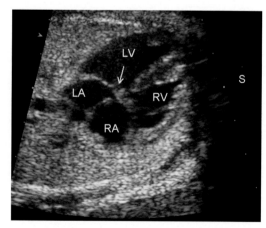

图9-51　胎儿完全性心内膜垫缺损2

收缩期为共同房室瓣，位于同一水平（箭头）。S：收缩期；LA：左心房；LV：左心室；RA：右心房；RV：右心室

（3）均衡型可见大小一致的左右心室，非均衡型可见一侧明显缩小的心室，甚至呈单心房单心室。

3.临床价值　胎儿心内膜垫缺损常合并染色体异常（如21-三体综合征）及多种遗传综合征，需要优生遗传咨询。心内膜垫缺损也可合并多种心脏畸形和心外畸形，预后取决于病变的严重程度及合并的其他畸形。

（三）法洛四联症

1.病因与病理　法洛四联症是最常见的一种圆锥动脉干畸形，为发绀型先天性心脏病，包括室间隔缺损、主动脉骑跨、肺动脉狭窄、右心室肥厚四大征象。

2.超声诊断

（1）四腔心可正常。

（2）室间隔缺损。

（3）主动脉骑跨（图9-52，图9-53）。

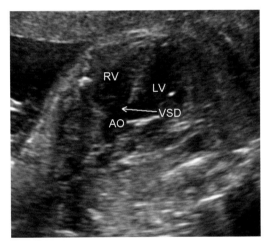

图9-52　胎儿法洛四联症（四腔心切面）

显示室间隔缺损（箭头）、主动脉骑跨。AO：主动脉；LV：左心室；RV：右心室；VSD：室间隔缺损

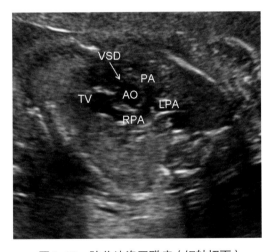

图9-53　胎儿法洛四联症（短轴切面）

显示室间隔缺损（箭头），肺动脉较主动脉明显变窄。AO：主动脉；LPA：左肺动脉；PA：肺动脉；RPA：右肺动脉；TV：三尖瓣；VSD：室间隔缺损

（4）胎儿期肺动脉狭窄的诊断标准为肺动脉内径小于或接近于主动脉。

（5）胎儿期右心室肥厚不明显。

（6）应注意观察排除右位主动脉弓、胸腺缺如。

3.临床价值　胎儿法洛四联症的四腔心可完全正常，因此只有同时观察流出道切面才能发现异常。如合并右位主动脉弓、胸腺缺如，则罹患DiGeorge综合征（22q11缺失引起）概率明显增高。法洛四联症的其他变异型包括肺动脉闭锁、肺动脉瓣缺如综合征等。单纯轻型法洛四联症，出生后手术治疗效果较好。

（四）完全性大血管转位

1.病因与病理　完全性大血管转位指肺动脉与左心室相连、主动脉与右心室相连的复杂心脏畸形，出生后会引起非常严重的发绀，危及患儿生命。

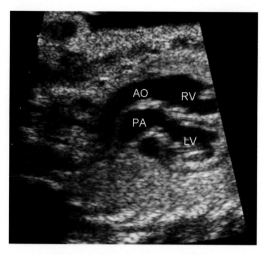

图 9-54 胎儿完全性大血管转位

左心室与肺动脉相连，右心室与主动脉相连，肺动脉与主动脉呈平行关系。AO：主动脉；LV：左心室；PA：肺动脉；RV：右心室

2.超声诊断

（1）四腔心可正常。

（2）主动脉与肺动脉呈平行关系。

（3）主动脉与右心室相连。

（4）肺动脉与左心室相连（图9-54）。

（5）可伴主动脉狭窄或肺动脉狭窄。

（6）伴或不伴室间隔缺损。

3.临床价值 完全性大血管转位几乎不合并染色体异常或其他遗传综合征。如不合并室间隔缺损，患儿出生后发绀严重，危及生命，需要紧急手术治疗。

（五）左位上腔静脉

1.病因与病理 左位上腔静脉由胚胎期应关闭的血管未闭合形成，通常回流到冠状静脉窦。

2.超声诊断

（1）通常首先在四腔心切面发现扩大的冠状静脉窦，位于左侧房室交界处。

（2）三血管切面显示位于肺动脉左侧，与正常右侧上腔静脉呈对称位置的左位上腔静脉，即三血管切面显示四根血管（图9-55，图9-56）。

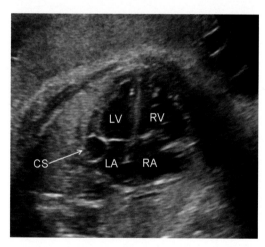

图 9-55 胎儿左位上腔静脉（四腔心切面）

显示扩大的冠状静脉窦（箭头）。CS：冠状静脉窦；LA：左心房；LV：左心室；RA：右心房；RV：右心室

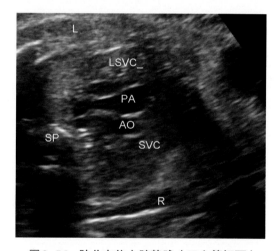

图 9-56 胎儿左位上腔静脉（三血管切面）

显示位于肺动脉左侧的左位上腔静脉。AO：主动脉；L：左侧；LSVC：左位上腔静脉；PA：肺动脉；R：右侧；SP：脊柱；SVC：上腔静脉

（3）如右侧正常上腔静脉同时存在也可称为双上腔静脉，有时无右侧上腔静脉、仅存在左侧上腔静脉。

（4）可合并或不合并其他心脏畸形。

3.临床价值　单纯左位上腔静脉不影响血流动力学，属正常变异。如合并其他先天性心脏病，则需要优生遗传及心脏外科咨询。

第四节　多胎妊娠

一、双胎妊娠

（一）双胎的胚胎发育

1.双胎妊娠的类型　双胎可分为单卵双胎和双卵双胎，在自然受孕的双胎中，二者比例恒定，大约2/3为双卵双胎，其余1/3为单卵双胎。

2.双胎的羊膜及绒毛膜类型　双卵双胎一定发育为双绒毛膜囊双羊膜囊（DCDA），两个胎儿处于相对独立的环境中。但是单卵双胎则不同，根据细胞分裂时间的不同，单卵双胎可以发育为双绒毛膜囊双羊膜囊、单绒毛膜囊双羊膜囊（MCDA）、单绒毛膜囊单羊膜囊（MCMA）或联体双胎。

3.双胎病理妊娠　由于双胎妊娠胚胎发育的特殊性，双胎特有的病理类型包括双胎输血综合征、选择性双胎之一宫内生长迟缓、双胎反向灌注序列征、单绒毛膜囊单羊膜囊双胎脐带缠绕、联体双胎、寄生胎等。

（二）单绒毛膜囊双胎的胎盘血管吻合

无论正常或异常单绒毛膜囊双胎，由于双胎共用一个胎盘，因此在胎盘表面或深部均存在多种类型的血管吻合，使两个胎儿的血液循环之间存在沟通。血管吻合的类型包括动脉-动脉吻合、动脉-静脉吻合、静脉-静脉吻合。尽管存在上述血管吻合，但是正常单绒毛膜囊双胎的血液沟通处于动态平衡状态，不会影响各自的生长发育。

（三）产前超声评价双胎妊娠的绒毛膜性

由于单绒毛膜囊双胎发生病理妊娠的风险明显高于其他双胎，因此孕早期确定双胎的绒毛膜性至关重要。判断方法如下。

1.早孕期孕囊数目　妊娠6～7周发现单个孕囊两个胚胎为单绒毛膜囊双胎，两个孕囊两个胚胎为双绒毛膜囊双胎。

2.双胎峰　妊娠10～14周观察双胎隔膜，如基底部增厚呈"λ"形称为双胎峰，是双绒毛膜囊双胎的特征；如基底部不增厚呈"T"形称为"T"峰，是单绒毛膜囊双胎的特征。

3.双胎隔膜厚度、隔膜层数、胎儿性别等　与孕囊数目及双胎峰相比较，这些方法准确性较差。

二、双胎输血综合征

双胎输血综合征（twin-twin transfusion syndrome，TTTS）是发生在双胎中的一种特殊类型的病理妊娠，两个胎儿分别呈现出不同的临床特征，病情异常危重，常导致一胎或双胎的宫内死亡。

（一）双胎输血综合征的病因

双胎输血综合征主要发生于单绒毛膜囊双羊膜囊双胎。由于两个胎儿循环之间通过胎盘血管吻合发生单向的灌注，导致两个胎儿分别呈现出"受血儿"和"供血儿"的特点，并引起一系列的病理生理改变。多数研究认为，位于双胎共用胎盘深部的单向的动脉–静脉吻合增多，位于胎盘表面"保护性"的双向的动脉–动脉吻合减少，是引起TTTS的主要原因。胎盘血管吻合的内径、数目，双胎占有胎盘面积的不均衡，脐带边缘性附着或帆状胎盘等，也被认为是引起TTTS的重要因素。

（二）双胎输血综合征的临床表现

在上述病理基础下，供血儿表现为体重减少、血容量减少、肾血供减少（泌尿减少，膀胱缩小）、羊水减少；而受血儿则表现为体重增加、血容量增加、肾血供增加（泌尿增加，膀胱增大）、羊水增多。据报道，发生在妊娠28周以前未经治疗的TTTS，围生期死亡率高达90%～100%。27%的存活儿有不同程度的神经系统后遗症。

（三）超声诊断双胎输血综合征

1999年Quintero等提出TTTS的分级标准，沿用至今，成为目前产前诊断TTTS的标准。

Ⅰ级：一胎羊水多（羊水平段大于8cm）、一胎羊水少（羊水平段小于2cm）。

Ⅱ级：Ⅰ级的基础上一胎膀胱增大、一胎膀胱显示不清。

Ⅲ级：任一胎儿静脉导管、脐静脉或脐动脉的血流频谱异常。

Ⅳ级：任一胎儿出现水肿，表现为两个以上的体腔出现积液如胸腔、腹腔、心包腔，或皮下组织水肿。

Ⅴ级：任一胎儿宫内死亡。

随着TTTS研究的深入，胎儿心功能的改变引起了广泛的关注。受血儿前负荷和后负荷均增加，引起心脏扩大、心肌肥厚、心脏收缩及舒张功能异常。心脏舒张功能减退被认为是较早出现的心功能异常，脐静脉搏动征、静脉导管A波反向、三尖瓣反流等均可用于早期评价受血儿的心脏舒张功能。

（四）临床价值

双胎输血综合征应早期发现，并接受优生遗传咨询。因为病情凶险，可考虑羊水减量、胎儿镜下胎盘血管激光凝固术等方法治疗。

（赵　胜）

第五节　胎盘及附属物异常

胎盘是维系胎儿生长发育的重要器官，胎盘及附属物结构和功能的异常可直接影响胎儿的正常生长发育。

一、胎盘的正常声像图

正常胎盘超声表现为均质低回声。最早于妊娠8周后超声可以辨认胎盘。妊娠10～12周胎盘边缘清晰可见，随孕周增长胎盘体积增加。胎盘分为三部分。

（1）羊膜：即胎盘的胎儿面，介于羊水与胎盘实质之间。

（2）底蜕膜：即胎盘的母体面，介于胎盘实质与子宫肌层之间。

（3）叶状绒毛膜：胎盘组织，介于胎盘绒毛膜板与基底膜之间。

胎盘成熟度分四级。

0级：绒毛板平直光滑，胎盘实质回声均匀，基底层无回声（图9-57A）。

Ⅰ级：绒毛板呈微小的波浪状起伏，胎盘实质呈散在分布的不均匀致密点状回声，基底层无回声（图9-57B）。

Ⅱ级：绒毛板呈明显锯齿状，可伸入胎盘实质，但未达基底层；胎盘实质呈粗点状致密回声，基底层回声呈线状排列（图9-57C）。

Ⅲ级：绒毛板明显呈锯齿状，伸入胎盘实质并达基底层；胎盘小叶形成，胎盘实质内可出现透声暗区，周围光环，并可见钙化斑及声影；基底层大而融合，回声增强，可有声影（图9-57D）。

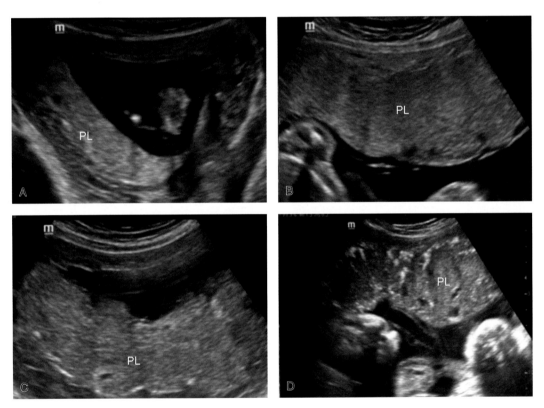

图9-57 胎盘成熟度分度图像

A.妊娠12⁺¹周后壁胎盘0级；B.妊娠22⁺³周前壁胎盘Ⅰ级；C.妊娠33⁺⁵周后壁胎盘Ⅱ级；D.妊娠37⁺²周前壁胎盘Ⅲ级。PL：胎盘

二、胎盘早剥

妊娠20周后或分娩期，正常位置的胎盘在胎儿娩出前部分或全部从子宫壁剥脱称为胎盘早剥。

（一）病因与病理

重度妊娠高血压综合征、慢性高血压合并妊娠时，常引发全身血管病变。底蜕膜螺旋小动脉痉挛，使得远端毛细血管缺血坏死致破裂出血，在底蜕膜层形成血肿，进而导致胎盘从子宫壁剥脱。此外，胎盘早剥与孕妇腹部外伤、外倒转术纠正胎位、脐带过短或脐带绕颈、宫腔内压力骤减、孕妇长时间仰卧位等因素有关。

胎盘早剥主要病理变化是底蜕膜层出血，形成血肿，胎盘与子宫壁剥离。当剥离面较小时，血液很快凝固，可能不再继续出血。当剥离面较大、出血不止时，血肿不断增大，使得胎盘剥离面持续增加。血液可突破胎盘边缘，沿着胎盘与子宫壁间隙流向子宫颈内口，临床可表现为阴道出血，分为显性、隐性、混合性三类。显性出血指剥离面出血大部分经子宫颈流出，胎盘后方血肿较小；隐性出血指血液积聚在胎盘与子宫壁之间，无明显阴道出血；混合性出血指既有阴道出血，又有胎盘后较大血肿。

（二）临床表现

临床分为轻重两型：轻型胎盘早剥时，剥离面不超过胎盘面积的1/3，以阴道出血为主要临床表现，可伴轻微腹痛或无明显腹痛，体征不明显。重型胎盘早剥以隐性出血为主，剥离面超过胎盘面积的1/3，有较大的胎盘后血肿。临床表现为突发持续性腹痛，严重时出现恶心、呕吐、出冷汗、面色苍白、脉搏微弱和血压下降。患者不伴或仅有少量阴道出血。

（三）超声诊断

受胎盘剥离部位、剥离面大小等因素影响，超声表现不同。

胎盘剥离：剥离早期胎盘后方无积血，仅表现为"胎盘"异常增厚（＞5cm）。有积血时，胎盘与子宫壁间看见边缘粗糙、形态不规则的液性暗区，可见散在点状及条带样强回声，不均质低回声或杂乱回声。若出血不多可自行停止，数天后血肿液化，表现为胎盘后方无回声区，此时超声较易识别胎盘与血肿的分界线。若出血不止，血肿增大又不能排出子宫腔，则会继续向胎盘后方延伸，造成大面积胎盘剥离。剥离后期，胎盘后血肿逐渐机化，则表现为胎盘后方不均质高回声。

（四）鉴别诊断

1.胎盘内血窦或血池　胎盘实质内呈不规则液性暗区，内有云雾状回声呈沸水状。

2.子宫肌瘤　位于子宫肌层，边界清楚，形态规则，可向子宫腔内或子宫外突出，彩色多普勒显示内部或周边可见彩流信号。

3.胎盘血管瘤　位于胎盘内圆形或椭圆形实质性肿块，表面规则，边界较清。彩色多普勒显示肿块内有血流信号，可测到低阻力血流频谱。彩色多普勒可确定肿瘤内血流与胎儿循环是连续的，有利于排除子宫肌瘤及不完全性葡萄胎等疾病。

4.胎盘囊肿　位于胎盘的羊膜面或母体面，边缘清楚，圆形无回声。

5.子宫局部收缩　若发生在胎盘附着处，可见向胎盘突出的半圆形弱回声区，子宫舒张后图像恢复正常。

（五）临床价值

超声检查对诊断胎盘早剥有意义，尤其是对胎盘剥离严重的病例诊断意义更大，可作为诊断胎盘早剥的首选方法。

三、前置胎盘

妊娠28周后，若胎盘附着于子宫下段、下缘达到或覆盖子宫颈内口，位置低于胎先露部，称为前置胎盘。

（一）病因与病理

（1）子宫内膜不健全，多产、上环、多次刮宫等手术可引发子宫内膜炎、子宫腔感染，子宫内膜缺损，妊娠后子宫蜕膜血管发育不全，受精卵植入后胎盘延伸到子宫下段。

（2）孕卵发育迟缓，在到达子宫腔时滋养层尚未发育到能着床阶段，继续下移植入子宫下段。

（3）胎盘面积过大，如多胎妊娠时胎盘常伸展到子宫下段，形成前置胎盘。

病理上，前置胎盘分为完全性前置胎盘、部分性前置胎盘、边缘性前置胎盘和低置胎盘四种。①完全性前置胎盘（complete placenta praevia）：胎盘下缘完全覆盖子宫颈内口。②部分性前置胎盘（partial placenta praevia）：胎盘下缘覆盖部分子宫颈内口。③边缘性前置胎盘（marginal placenta praevia）：指胎盘下缘达到子宫颈内口边缘，未覆盖子宫颈内口。④低置胎盘（low-lying placenta）：胎盘种植于子宫下段，其下缘接近子宫颈内口，距子宫颈内口≤2cm。

需要特别注意的是凶险型前置胎盘，即患者既往有剖宫产史，此次妊娠为前置胎盘，且胎盘附着于原子宫瘢痕处，常伴有胎盘植入的发生。随着近年来剖宫产率的升高，剖宫产后凶险型前置胎盘的发生率也在上升。凶险型前置胎盘易合并多种不良并发症，如胎盘植入和由其导致的产后大出血、周围脏器损伤，严重者子宫切除，甚至威胁母婴生命等。

（二）临床表现

妊娠晚期或近足月时，发生无痛性反复阴道出血是前置胎盘的主要症状，偶可发生在妊娠20周。出血是由于妊娠晚期或临产后子宫下段逐渐伸展，子宫颈管消失，子宫颈内口扩张，而附着于子宫下段或子宫颈内口的胎盘不能相应地伸展，以致前置部分的胎盘剥离，使血窦破裂而引起出血。阴道出血发生时间的早晚、反复发作的次数、出血量的多少与前置胎盘的类型有很大关系。完全性前置胎盘往往初次出血的时间早，在妊娠28周左右，反复出血次数频繁、量较多，有时一次大量出血即可使患者陷入休克状态；边缘性前置胎盘初次出血发生较晚，多在妊娠37～40周或临产后，量也较少；部分性前置胎盘初次出血时间和出血量介于两者之间。临产后每次宫缩时，子宫下段向上牵引，出血往往随之增加。部分性和边缘性前置胎盘患者，破膜后胎先露如能迅速下降，直接压迫胎盘，流血可以停止。破膜有利于胎先露对胎盘的压迫。由于反复多次或大量阴道出血，产妇可以出现贫血，出血严重者即陷入休克，胎儿发生缺氧、窘迫，以致死亡。

（三）超声诊断

超声诊断前置胎盘时，须显示子宫颈内口，观察胎盘下缘与子宫颈内口的关系（图9-58），其诊断标准与临床一致。

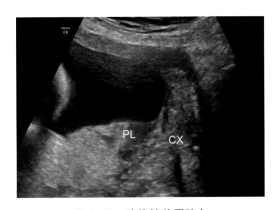

图9-58　边缘性前置胎盘

妊娠32^{+4}周，胎盘（PL）下缘达子宫颈内口（CX）

可采用经腹、经会阴和经阴道超声来诊断。经腹扫查时需适度充盈膀胱，以更好地显示子宫颈内口。膀胱过度充盈时子宫下段受压，易将正常位置的胎盘误诊为前置胎盘。后壁胎盘、当胎头较低遮挡子宫颈内口时，经腹扫查无法诊断前置胎盘时可经会阴或经阴道检查。超声提示前置胎盘时须注意妊娠周数，妊娠中期超声检查发现胎盘低置时，不要过早做前置胎盘的诊断，须结合临床考虑，如无出血，妊娠28周前不做此诊断。在妊娠中期超声检查约有30%胎盘位置低，超过内口，随着妊娠进展，胎盘可逐渐上移。

（四）鉴别诊断

1. 胎盘早剥　超声常表现为胎盘异常增厚；或是胎盘后方与子宫壁之间可见杂乱回声，而内部无彩色血流显示。

2. 血管前置　胎儿血管位于胎儿先露部分与子宫颈之间，超声表现为无回声管状结构覆盖子宫颈，而彩色及频谱多普勒有助于血流显示，帮助识别。

（五）临床价值

前置胎盘在妊娠晚期易发生出血，如处理不当，可危及母婴生命。前置胎盘易发生胎盘植入，产后出血及感染。目前对于前置胎盘的诊断，超声是首选，可为临床提供明确诊断，指导孕期保健，计划分娩方式，确保母婴平安。

四、胎盘植入

胎盘植入是指胎盘与子宫异常粘连，以致胎儿娩出后胎盘不能与子宫分离。

（一）病因与病理

种植部位的子宫内膜缺损或发育不良，导致绒毛侵蚀植入到子宫肌层；多次刮宫、剖宫产、前置胎盘是胎盘植入的高危因素。

最常见植入部位为子宫下段、原剖宫产切口瘢痕处肌层。胎盘植入的分级主要依据侵犯深度。胎盘粘连异常，即绒毛穿透蜕膜，但未达肌层（胎盘粘连）；绒毛穿入侵犯肌层，但未达浆膜层（胎盘植入）；绒毛穿过肌层，可能穿透浆膜层，有时累及邻近器官（胎盘穿透）（图9-59）。

（二）临床表现

胎儿娩出后，胎盘娩出不全或完全不能娩出，伴有或不伴有阴道出血。进行人工剥离胎盘时，发现剥离困难，出血不止。

（三）超声诊断

胎盘后方子宫肌层菲薄（≤2mm）或消失；子宫壁与胎盘间的强回声蜕膜面消失；子宫与膀胱壁间的强回声分界线中断或消失（图9-60A）。彩色多普勒显示胎盘漩涡近子宫肌层处血流丰富，漩涡中部因血流缓慢无明显血流信号，宫旁血管扩张（图9-60B）。

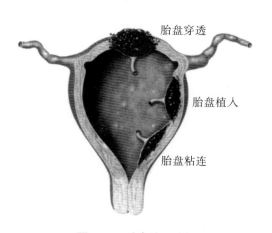

胎盘穿透

胎盘植入

胎盘粘连

图9-59　胎盘植入分级

（引自Callen PW，2010.妇产科超声学.第5版.常才，戴晴，谢晓燕，译.北京：人民卫生出版社）

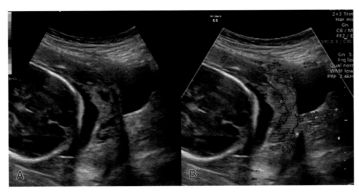

图9-60　胎盘植入

A.子宫与膀胱壁间的强回声分界线中断或消失；B.彩色多普勒显示胎盘
植入子宫肌层处血流丰富

（四）鉴别诊断

胎盘植入需与前置胎盘鉴别，前置胎盘超声表现为胎盘与子宫肌层分界清晰。

（五）临床价值

产前超声检查有利于胎盘植入的早期诊断，结合超声声像图特征，对胎盘植入的产前诊断具有重要意义。对于有剖宫产史的孕妇，再次妊娠要提高警惕，超声检查应认真细致，防止漏诊前置胎盘和胎盘植入。对于完全性前置胎盘的患者，胎盘植入的发生率高，应充分评估术中出血风险及子宫切除的可能性，充分做好术前准备，采取多科协作处理，以降低患者病死率。

五、脐带的正常声像图

脐带连接于胎儿腹部表面和胎盘的胎儿面，是母体与胎儿血流交换的纽带。

正常脐带结构包括一条较粗的脐静脉和两条较细的脐动脉。

二维超声显示脐带漂浮于羊水中，长轴切面显示呈螺旋状，脐动脉内径小于脐静脉；横切面显示三根血管切面，呈"品"字形（图9-61）；彩色多普勒可清晰显示脐动脉与脐静脉结构，由于两者血流方向相反，故呈现不同颜色。

六、单脐动脉

正常脐带内含一条脐静脉和两条脐动脉，当脐动脉只有一条时称为单脐动脉。

（一）病因与病理

单脐动脉是脐带异常中最常见的一种，发生率约为1%，左侧缺如约占70%，右侧缺如约占30%。单脐动脉发生的原因可能是发育不良或者继发于栓塞的动脉

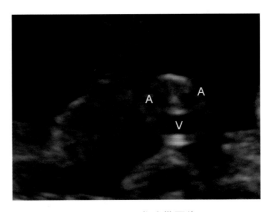

图9-61　正常脐带图像

脐带横切面显示三根血管，呈"品"字形。A：脐动脉；V：脐静脉

萎缩。

（二）超声诊断

超声表现为脐带横切面显示脐结构异常，仅见一根脐动脉和一根脐静脉，呈"吕"字形，彩色多普勒显示为一红一蓝两根血流（图9-62）。而在膀胱两侧壁观察仅见一侧有血流信号（图9-63）。

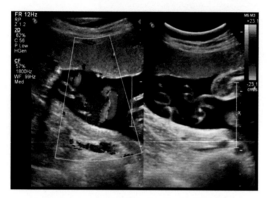

图9-62　单脐动脉短轴切面声图像

脐带横切面显示脐结构异常，仅见一根脐动脉和一根脐静脉，呈"吕"字形；彩色多普勒显示为一红一蓝两根血流

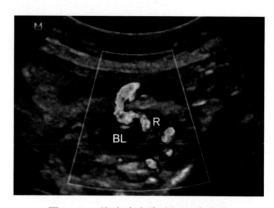

图9-63　单脐动脉膀胱切面声像图

膀胱右侧显示血流信号，左侧未见血流信号（左侧脐动脉缺如）。BL：膀胱；R：右侧

单脐动脉可以是单发的，也可合并其他结构畸形。单脐动脉伴有其他结构异常时应进行染色体核型分析。单脐动脉不伴有其他结构异常的胎儿应进行严密的产科评价和随访观察。

（三）鉴别诊断

双脐动脉之一细小：脐动脉横切面可见三个圆形无回声区，其中一根血管相对细小；膀胱两侧壁似可见一根脐动脉，但将探头向头侧或足侧偏斜，仍可见另一根细小的脐动脉。

（四）临床价值

超声发现单脐动脉后，仍需进一步检查有无伴发其他结构异常。如果无其他结构异常，胎儿染色体异常的发生率较低，预后良好，但需要随访胎儿生长发育情况。如合并其他结构异常，应建议抽羊水排除染色体异常。另外，如果超声发现其他系统异常时，也应仔细扫查脐动脉。

第六节　产科疾病的介入诊疗

一、超声引导下绒毛膜绒毛活检

绒毛细胞是由受精卵发育分化的滋养层细胞和绒毛间质中的胚外中胚层细胞组成，绒毛细胞与胎儿组织同源，具有同样的遗传性，通过产前对绒毛的检测，可准确地反映胎儿的情况。

超声引导下绒毛膜绒毛活检（chorionic villus biopsy），是指在超声引导下行穿刺术，取出胎盘内的绒毛组织进行细胞培养、分子遗传学或生化遗传学检查，进行染色体诊断或基因诊断。绒毛活检术是一种成熟的产前诊断方法，适宜在妊娠11～13^{+6}周进行，分为经宫颈绒毛活检及经腹绒毛活检。

（一）目的

胎盘绒毛活检可在妊娠早期检测胎儿染色体异常及遗传性疾病。

（二）适应证

1.孕妇年龄≥35岁。

2.家族遗传病史或近亲结婚家族史。

3.父母有一方染色体异常。

4.单基因遗传病或代谢性疾病儿生育史，如高酪氨酸血症、丙酸血症、地中海贫血等。

5.内分泌障碍，如孕妇甲状腺功能减退等。

6.不良孕产史，如不明原因的死胎、多次流产史等。

7.早孕期间受到电离辐射、服用致畸药物、接触有毒有害气体等。

8.孕早期血清学筛查异常，早孕超声筛查发现胎儿结构异常者。

（三）禁忌证

1.Rh阴性孕妇已被Rh阳性胎血致敏。

2.人类免疫缺陷病毒（HIV）阳性。

3.宫颈病变或阴道炎症经宫颈绒毛活检。

4.有出血倾向。

5.先兆流产及其他不适宜介入检查的疾病。

6.完全性后壁胎盘无穿刺窗。

7.无医学指征的胎儿性别鉴定。

（四）术前准备

1.**孕妇准备**　穿刺前检查血常规、HIV抗体、乙肝表面抗原（HBsAg）、抗病毒抗体、ABO血型和Rh因子，如Rh（-），查间接Coombs试验，告知胎母输血的风险，建议准备抗D球蛋白。

2.**术前超声评估**　了解胎盘位置、厚度，明确胎儿孕龄、个数、活动度，观察有无影响绒毛活检进针位置的因素如子宫肌瘤等、胎盘与子宫颈的距离等情况，明确绒毛活检方式，确定穿刺点及穿刺路径，做好体表标记。

3.**穿刺前医患沟通**

（1）术前与孕妇及家属充分沟通，告知穿刺的目的、穿刺的利弊、穿刺过程中及穿刺后可能出现的异常情况和并发症，并做出必要的解释。

（2）征得孕妇及家属的同意，并签署穿刺知情同意书。

4.**仪器设备及穿刺器械准备**　彩色多普勒超声诊断仪、腹部凸阵探头和阴道探头（配相应的穿刺架及导引器）、穿刺针、注射器、试管、医用消毒用具、1%利多卡因、抢救设备及药品等。

（五）操作方法

1.经腹取样　超声引导下徒手或利用穿刺引导架采用双针套管技术完成。

（1）孕妇仰卧位，在超声引导下将引导套针沿胎盘的长轴进针。

（2）引导套针经腹壁及子宫壁穿刺入胎盘，尽量延长活检针在胎盘内的走行距离，退出针芯。

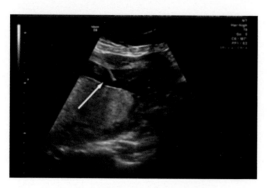

图9-64　超声引导下绒毛活检

胎盘内可见活检针尖（箭头）

（图片由北京大学第一医院妇产科提供）

（3）将活检针经引导套针送至胎盘绒毛组织内，去除针芯，连接含1ml肝素生理盐水的20ml注射器，抽拉注射器栓至10ml，在保持负压的状态下，小幅度上下提插活检针抽取绒毛组织（图9-64）。

（4）将混有绒毛的肝素盐水送检。

（5）一般抽取绒毛组织8～10mg送检，如1次活检的绒毛组织量不够，可再次将活检针插入引导套针内抽吸。

（6）术毕立即观察胎盘出血情况、胎囊大小及胎心搏动，孕妇卧床休息1h。

2.经子宫颈取样

（1）孕妇取膀胱截石位，再次经阴道超声检查子宫位置、胚胎或胎儿情况、绒毛位置等。

（2）在超声引导下，将长25cm、直径1.5mm的聚乙烯套管（内置硬导丝）经子宫颈插入子宫腔，套管顶端到达叶状绒毛膜所在位置，退出导丝。理想位置是沿胎盘长轴进入，远离胎囊及子宫肌层。

（3）20ml注射器抽吸1ml肝素生理盐水，连接套管，抽拉注射器栓至10ml产生负压，当看到有少许血液进入导管时说明取样可能成功。并在保持负压的状态下缓慢退管。

（4）将混有绒毛的肝素盐水送检。

（5）一般抽取绒毛组织8～10mg送检，如1次活检的绒毛组织量不够，可按上述方法再操作1次。

（6）术毕立即观察胎盘出血情况、胎囊大小及胎心搏动，孕妇卧床休息1h。3次取样均未抽取到绒毛组织为活检失败。

（六）疗效

绒毛活检能更早获得诊断结果，有利于采取更简单、安全的方法终止异常胎儿妊娠，是有效降低先天出生缺陷患儿的有力手段。

（七）注意事项

1.操作前需严格掌握适应证及禁忌证。

2.选择最佳手术时机，妊娠10周前行绒毛活检可引起胎儿肢体畸形，妊娠10周后进行绒毛活检是一项安全的产前诊断技术。

3.经腹绒毛活检时，胎盘位置位于子宫前壁，通常很容易取得绒毛。但胎盘位于后壁、宫底，或子宫过度倾屈时，经腹行绒毛活检抽取绒毛组织则有一定的难度，可以通过腹部稍加压，适当充盈膀胱，必要时由助手行双合诊、三合诊协助适度调整子宫倾屈的位置，调整探头角度和穿刺方向，从侧面进入胎盘位置。

4.经腹绒毛活检时，对后壁胎盘穿刺针应尽量避免穿破羊膜结构。

5.经宫颈绒毛活检，需行阴道检查以排除阴道及宫颈炎症。如为炎症的急性期，应在炎症治愈后再行活检。

二、超声引导下羊膜腔穿刺

羊膜腔穿刺（amniocentesis）又称羊水穿刺，是胎儿染色体检查最常用的途径，占全部介入性诊断的90%。羊膜腔穿刺是将抽出的羊水做离心处理，获取胎儿皮肤及羊膜脱落细胞，然后进行细胞培养做染色体检查。

（一）目的
超声引导下羊膜腔穿刺用于羊水分析、产前诊断及宫内治疗。

（二）适应证
1.中期妊娠

（1）孕妇年龄≥35岁。

（2）胎儿染色体核型检查。

（3）胎儿发育异常，代谢性疾病的羊水生化指标测定。

（4）疑有胎儿贫血，胎儿Rh血型或血红蛋白链的DNA分析。

（5）内分泌障碍，如孕妇甲状腺功能减退。

（6）羊水过多时羊水减量，或过少时羊膜腔灌注。

（7）羊膜腔内注药终止妊娠。

2.晚期妊娠

（1）胎儿成熟度评估。

（2）母子血型不合的诊断。

（3）促胎儿成熟治疗。

（4）胎儿宫内发育迟缓或羊膜炎患者羊膜腔内注药治疗。

（三）禁忌证
1.羊水过少或极少。

2.先兆流产。

3.术前两次测量体温（腋温）＞37.2℃。

4.有出血倾向（血小板≤70×10^9/L，凝血功能检查有异常）。

5.有盆腔或子宫腔感染征象。

6.无医疗指征的胎儿性别鉴定。

（四）术前准备
1.孕妇准备 穿刺前检查血常规、HIV抗体、HBsAg、抗病毒抗体、ABO血型和Rh因子，如Rh（－），查间接Coombs试验，告知胎母输血的风险，建议准备抗D球蛋白。

2.术前超声评估 主要了解胎盘的位置、胎儿体位、羊水量、胎儿活动、胎心等情况，确定穿刺点及穿刺路径，做好体表标记。

3.穿刺前医患沟通

（1）术前与孕妇及家属充分沟通，告知穿刺的目的、穿刺的利弊、穿刺过程中及穿刺后可能出现的异常情况和并发症，并做出必要的解释。

（2）征得孕妇及家属的同意，并签署穿刺知情同意书。

（3）仪器设备及穿刺器械准备：彩色多普勒超声诊断仪、腹部凸阵探头（配相应的穿刺架及导引器）、穿刺针、注射器、试管、医用消毒用具、1%利多卡因、抢救设备及药品等。

（五）操作方法

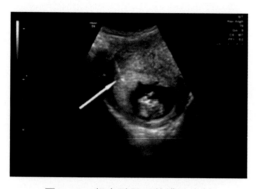

图9-65　超声引导下羊膜腔穿刺
穿刺针尖在羊水中（箭头）
（图片由北京大学第一医院妇产科提供）

1.孕妇取平卧位，先做超声检查，寻找无胎盘、无胎儿、羊水最多的区域，避开孕妇膀胱及肠管。如果为前壁胎盘，可经胎盘边缘最薄处进针，但尽量不要经胎盘穿刺。

2.常规消毒铺巾，超声引导下穿刺针快速垂直刺入羊膜腔内，拔出针芯，先抽取少许羊水废弃以避免混入母体细胞影响结果，再抽吸10～30ml羊水送检（图9-65）。

3.如进行宫内治疗者可注入相应的药物。

4.术毕立即观察穿刺点有无羊水及血液渗出、胎囊大小、胎心及胎动情况，并检测孕妇生命体征，孕妇卧床休息1h。

（六）疗效

羊水检查是经羊膜腔穿刺抽取羊水成分并进行分析的一种出生前诊断方法，超声引导下的羊膜腔穿刺术较为安全，并发症少，能有效预防和减少出生缺陷，对优生优育工作具有重要意义。同时，经超声引导下羊膜腔内给药避开了胎盘屏障，减少了药物对母体的影响，显著提高了利用率。

（七）注意事项

1.操作前需严格掌握适应证及禁忌证。

2.选择最佳手术时机，在妊娠15周前行羊水穿刺胎儿丢失率和并发症发生率（胎儿马蹄内翻足、胎儿髋关节脱位等）均较高，故应尽量避免。

3.穿刺过程中如出现子宫收缩或胎动频繁，应停止操作。

4.一次穿刺失败只允许重复1～2次，且不能在同一部位重复进针。

5.如果穿刺失败，再穿刺应在2周后进行。

6.双胎妊娠时，在超声引导下先穿刺一个妊娠囊，抽吸羊水后，拔出穿刺针再穿刺另一个妊娠囊。

三、超声引导下脐血管穿刺

胎儿脐血管穿刺（fetal blood sampling，FBS），又称脐带穿刺，是指在超声引导下穿刺抽取胎儿脐带血（或胎儿肝内脐静脉血），然后进行染色体检查，以了解胎儿有无先天性缺陷、评估宫内胎儿状况及评估宫内治疗的疗效，是妊娠中晚期常用的介入性产前诊断技术，适宜在妊娠18周后取样。

（一）目的

超声引导下经皮脐带血取样用于采集胎儿脐血来进行产前诊断及宫内治疗的疗效评估。

（二）适应证

1.胎儿脐血细胞染色体核型分析和单基因病诊断。

2.胎儿脐血血气分析。

3.胎儿宫内感染的诊断。

4.血液系统疾病、遗传代谢性疾病、免疫缺陷综合征的诊断。

5.评估胎儿宫内治疗的效果。

（三）禁忌证

1.先兆流产。

2.术前两次测量体温（腋温）＞37.2℃。

3.有出血倾向（血小板≤$70×10^9$/L，凝血功能检查有异常）。

4.有盆腔或子宫腔感染征象。

5.无医疗指征的胎儿性别鉴定。

（四）术前准备

1.孕妇准备　穿刺前检查血、尿常规，肝肾功能，凝血功能，HIV抗体，HBsAg，抗病毒抗体，ABO血型和Rh因子如Rh（－），查间接Coombs试验，告知胎母输血的风险，建议准备抗D球蛋白。并嘱咐孕妇进食。

2.术前超声评估　超声检查了解胎儿情况、羊水、胎盘位置、脐带位置与走行，定位胎盘与脐带入胎盘处，测量脐带直径，确定穿刺点及穿刺路径，做好体表标记。

3.穿刺前医患沟通

（1）术前与孕妇及家属充分沟通，告知穿刺的目的、穿刺的利弊、穿刺过程中及穿刺后可能出现的异常情况和并发症，并做出必要的解释。

（2）征得孕妇及家属的同意，并签署穿刺知情同意书。

4.仪器设备及穿刺器械准备　彩色多普勒超声诊断仪、腹部凸阵探头和阴道探头（配有相应的穿刺架及导引器）、穿刺针、注射器、试管、医用消毒用具、1%利多卡因、抢救设备及药品等。

（五）操作方法

1.孕妇排空膀胱，取仰卧位。

2.常规消毒铺巾，用套有无菌套头罩的超声探头引导选择好穿刺点，穿刺点的首选部位是脐带插入胎盘处，也可以在脐带游离段、脐带进入胎儿脐部段及胎儿肝内脐静脉，按羊膜腔穿刺方法，穿刺针首先进入羊膜腔内，达穿刺段脐带（尽量选取与腹壁平行的脐带部分）表面（图9-66）。

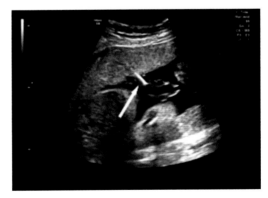

图9-66　超声引导下脐血管穿刺

穿刺针在脐静脉内（箭头）

（图片由北京大学第一医院妇产科提供）

3.超声引导下快速垂直进针（即二次进针法），荧光屏上显示脐静脉管腔内如见一针尖强回声，表明针尖进入脐静脉中，抽出针芯，连接注射器先抽取少量脐静脉血试验鉴定是否为胎儿血（碱变性试验），然后继续抽吸脐血 1.5 ~ 3ml。

4.拔针后立即按压穿刺部位 2 ~ 5min，观察脐带穿刺部位有无渗血或血凝块、胎心、胎动、羊水及孕妇体温情况。

（六）疗效

超声引导下脐静脉穿刺术的应用由于图像直观、操作方便能区别脐动脉、脐静脉而较易获取脐血，操作中还能实时观测胎心的变化，节省时间，降低风险。

（七）注意事项

1.若羊水过少，可以在羊膜腔灌注 100 ~ 300ml 温生理盐水，以帮助显示合适的穿刺部位；若羊水过多，可以先进行羊膜腔穿刺抽液治疗，以减小腹壁与脐带插入胎盘处之间的距离。

2.若确认穿刺针在脐静脉内，但抽不出脐血，应注意观察胎心，大多数情况是因为胎儿心动过缓为 50 ~ 60 次 / 分，此时应立即停止手术，嘱孕妇侧卧位，给予吸氧、肌内注射阿托品，待胎儿胎心恢复正常后再操作。

3.穿刺过程中整个针体应始终保持在屏幕上，尤其是穿刺针的前端，在看不清穿刺针的状态下穿刺是不能成功的，而且也是很危险的。

4.不可盲目追求穿刺成功率，操作过程中要随时用超声观测胎心、胎动，如发现有胎心减慢或增快时，应立即停止操作，让孕妇侧卧并吸氧。

5.不宜在孕妇空腹时进行穿刺。因胎儿在低血糖的情况下，脐带血管易发生痉挛或出现胎心过缓。

6.有时可见退针后有细点状回声从脐带穿刺点涌入羊水，此为脐血外流所致，一般不超过 30s。

7.应尽量避免刺中脐动脉，否则易发生脐动脉痉挛致胎儿心动过缓。一旦发生脐动脉痉挛应暂缓抽血。

8.穿刺点仍应尽量避开胎盘，减少胎盘渗血或胎盘血肿并发症的发生。

四、超声引导下减胎

减胎术分为多胎妊娠减胎术和选择性减胎术。选择性减胎术是指通过产前诊断发现多胎妊娠（多用于双胎妊娠）中的异常胎儿，用一定的介入手段使之死亡并改善正常胎儿预后的手术，目前此项技术已安全应用于妊娠各期。多胎妊娠减胎术是用人为的方法减灭一个或几个胚胎，使保留的胚胎能顺利分娩，一般应用于 3 胎及 3 胎以上的多胎妊娠。

（一）目的

在超声引导下对多胎妊娠者进行减胎以消除多胎妊娠风险。

（二）适应证

1.多胎妊娠。

2.有减胎要求的双胎妊娠。

（三）禁忌证

单羊膜或单绒毛膜双胎妊娠禁忌减胎术。因为这种情况几乎都发生于单卵双胎，单羊膜腔妊娠注药后直接损害存留胎儿。而单绒毛膜，两个胎儿的血供在胎盘可有相通，一个胎儿注药后可通过胎盘影响另一胎儿。

（四）术前准备

1.孕妇准备　穿刺前检查血常规、凝血功能、血清八项、血生化等，如经阴道减胎者，术前1天还需常规做阴道灭菌准备，并给予抗生素预防感染。术前0.5h肌内注射地西泮10mg。

2.术前超声评估　了解子宫位置及有无占位性病变、孕囊位置、孕囊个数及大小、胎儿心管搏动情况，胎儿有无异常及胎盘位置等确定拟减灭的胎儿。多胎妊娠中一胎结构异常者，减胎前要认真辨认异常胎儿的形态，明确胎儿异常形态与异常胎儿心脏的关系，为减胎的穿刺路线提供指导。

3.穿刺前医患沟通

（1）术前与孕妇及家属充分沟通，告知减胎术的利弊，术后可能出现的异常情况和并发症，并做出必要的解释。

（2）征得孕妇及家属的同意，并签署穿刺知情同意书。

4.仪器设备及穿刺器械准备　彩色多普勒超声诊断仪、腹部凸阵探头和阴道探头（配相应的穿刺架及导引器）、穿刺针、注射器、医用消毒用具、1%利多卡因、10%氯化钾、胎心监护仪、氧气装置等。

（五）操作方法

1.经腹壁穿刺减胎术　孕妇仰卧位，常规消毒铺巾，在超声引导下，22G细针穿过腹壁、子宫前壁进入胎囊，吸出羊水后，穿刺胎体或胎心（回抽到血），注入10%氯化钾1～2ml。连续监视胎心搏动，一般在注药后5～10min胎心搏动消失，需要时穿刺另一胎囊注射药物。

2.经阴道穿刺减胎术　孕妇取膀胱截石位，常规消毒铺巾，使用附有穿刺导引器的阴道探头选择孕囊穿刺，穿刺成功后按前述方法注药。

3.其他　术后卧床休息，注意孕妇腹痛，阴道流水、出血情况。除连续使用抗生素预防感染外，尚需给予黄体酮减轻宫缩，预防流产，并定期检查凝血功能。术后2天超声检查，观察胎儿存活情况及宫内变化，以后根据需要进行超声监测，了解存活胎儿生长状态。

（六）疗效

超声引导下多胎妊娠减胎术是一种安全、行之有效的微创技术，是多胎妊娠有效的补救措施，可以改善多胎的妊娠结局。

（七）注意事项

1.手术时机及手术式的选择：对于妊娠7周前的多胎妊娠可用单纯胚胎组织抽吸法，妊娠7～9周者可采用抽吸联合药物注射，妊娠9周以上者可采用药物注射法，妊娠12周以上可用经腹注射法。对妊娠中期发现多胎妊娠中的一胎异常，妊娠28周后行选择性减胎术，妊娠结局可能更好。

2.拟减灭胎儿的选择：减胎术一般选距腹壁最近或子宫底部的胎儿，避免减灭靠近子宫颈内口位置的胎儿，以减少感染的风险；胎儿大小差别较大时选择胎儿较小者；胎儿异常可能性大或羊水减少的妊娠囊应作为减灭目标。

3.对多胎妊娠中有胎儿形态异常者，目标胎儿容易确定，应仔细区别异常胎儿与正常胎儿后定位取最佳位置；但若怀疑胎儿染色体异常，且通过胎儿性别及形态无法标记胎儿，可在抽羊水时根据胎盘在子宫腔中的位置进行标记。

4.穿刺术要求稳、准、快，选择好进针通路，在尽可能远离被保留妊娠囊前提下，一次准确刺入穿刺靶标，如一次未成功可不改变方向再穿，切忌反复多次、多部位、多方向穿刺，以免损伤被保留的孕囊及胎儿，引起子宫过度收缩导致流产。

5.经腹壁穿刺时，由于子宫活动度大，准确性差，特别是肥胖孕妇，容易失败。经阴道穿刺，进针距离短，子宫活动度小，正确性高。穿刺失败后可在3 ~ 7天后再对同一胎儿穿刺减胎。

6.选择性减胎术后流产的发生率较高，术后必须采取保胎措施。在13孕周前进行减胎术，流产率较低。

7.减胎术后常发生少量阴道出血，可能持续数周。超声监测留存胎儿存活，可不必处理。若出血量多，则有可能流产。

8.穿刺或阴道出血均可合并感染，是导致流产的因素之一。有感染迹象时，应积极控制感染。

（刘亚娟　刘　蓉）

第十章

外周血管疾病超声诊断与介入诊疗

第一节　外周血管的正常声像图

（一）四肢大血管解剖

1.上肢动脉解剖　上肢动脉主要由锁骨下动脉、腋动脉、肱动脉、桡动脉及尺动脉组成。左侧锁骨下动脉起自主动脉弓，右侧锁骨下动脉起于头臂干，在第一肋外缘移行为腋动脉，腋动脉向下移行为肱动脉，肱动脉沿肱二头肌内侧沟下行至肘窝深部，分为桡动脉和尺动脉。桡动脉末端与尺动脉掌深支吻合形成掌深弓。尺动脉末端与桡动脉的掌浅支吻合成掌浅弓（图10-1A）。

2.上肢静脉解剖

（1）上肢浅静脉主要由头静脉和贵要静脉组成。头静脉起于手背的桡侧，走行于

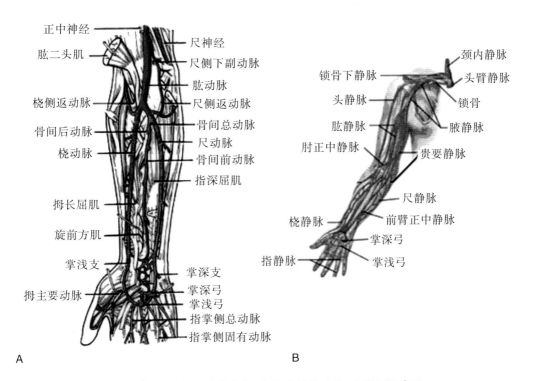

正中神经
肱二头肌
桡侧返动脉
骨间后动脉
桡动脉
拇长屈肌
旋前方肌
掌浅支
拇主要动脉

尺神经
尺侧下副动脉
肱动脉
尺侧返动脉
骨间总动脉
尺动脉
骨间前动脉
指深屈肌
掌深支
掌深弓
掌浅弓
指掌侧总动脉
指掌侧固有动脉

锁骨下静脉
头静脉
肱静脉
肘正中静脉
桡静脉
指静脉

颈内静脉
头臂静脉
锁骨
腋静脉
贵要静脉
尺静脉
前臂正中静脉
掌深弓
掌浅弓

A
B

图10-1　正常上肢动脉（A）及上肢静脉（B）解剖示意图

前臂的外侧，经肘部沿肱二头肌外侧沟上行汇入腋静脉。贵要静脉起于手背的尺侧，走行于上臂的内侧，经肘窝沿肱二头肌内侧沟上行至臂部中点，汇入肱静脉或伴行肱静脉向上汇入腋静脉。

（2）上肢深静脉与同名动脉伴行，多为2条，成对的桡、尺静脉接受手部深、浅静脉弓的回流，并在前臂近端汇入肱静脉，肱静脉可成对上行，在上臂肱二头肌的下缘移行为腋静脉。腋静脉在第一肋外缘处向内移行为锁骨下静脉，锁骨下静脉向内行至胸锁关节后方与颈内静脉汇合成头臂静脉，头臂静脉汇流入上腔静脉（图10-1B）。

3. 上肢主要血管体表投影

（1）腋动脉及肱动脉体表投影：上肢外展90°，由锁骨中点至肘窝中点稍远方的连线，为腋动脉及肱动脉的体表投影。

（2）桡动脉体表投影：自肘窝中点稍下至桡骨茎突的连线为其投影。

（3）尺动脉体表投影：自肘窝中点稍下至豌豆骨桡侧缘的连线为其投影。

（4）头静脉：起自手背静脉网的桡侧，沿前臂桡侧前面上行至肘窝，在肘窝位于肘正中静脉桡侧，再沿肱二头肌外侧沟上行，经三角胸大肌间沟，穿深筋膜注入腋静脉或锁骨下静脉。

（5）贵要静脉：起于手背静脉网的尺侧，上行逐渐转至前臂的掌侧面，在肘窝处接受肘正中静脉与头静脉相交通，贵要静脉本干则沿肱二头肌内侧缘继续上行，最后注入腋静脉。在前臂尺侧、尺骨头背侧缘处用手指仔细触摸有弹性感或沟痕感处，即可找到贵要静脉。

4. 下肢动脉解剖　下肢动脉主要由股动脉、腘动脉、胫前动脉、胫后动脉及足背动脉组成。股动脉是下肢动脉的主干，由髂外动脉延伸而来，经腹股沟中点的深面，通过股三角进入内收肌管。股动脉在肢体分出股深动脉和股浅动脉。股深动脉是股动脉最大的分支，分为旋股外侧动脉和旋股内侧动脉。股浅动脉是下肢最主要的供血动脉。腘动脉是股浅动脉在腘窝的直接延续，位置较深。腘动脉是大腿和小腿血管连接的枢纽，在此部位侧支循环很少，心脏附壁血栓脱落后常阻塞该动脉，造成急性动脉栓塞。腘动脉通过腘窝后在小腿分出三根主要血管：胫前动脉、胫后动脉和腓动脉。在腘窝下角，腘动脉通常分成两终末支，胫前动脉和胫后动脉。胫后动脉主干经内踝后方进入足底，起始处发出腓动脉。胫前动脉移行为足背动脉，行于足背内侧姆长伸肌腱和趾长伸肌腱之间，经第1、2跖骨间隙至足底。在踝关节前方，内外踝连线中点，姆长伸肌腱的外侧可触及搏动。在临床上，足背动脉、胫后动脉搏动的强弱常用来检查下肢动脉重建术后肢端血供的情况。

5. 下肢静脉解剖　下肢静脉内有丰富的向心单向开放的瓣膜，阻止静脉血逆流，保证下肢静脉血由下向上、由浅入深地单向回流。下肢静脉分为浅、深两组，浅静脉和深静脉有许多交通支相连，最终汇入深静脉。

（1）下肢浅静脉：主要有大隐静脉和小隐静脉。大隐静脉起自足背静脉弓内侧端，经内踝前方沿小腿内侧和大腿前内侧面上行，至耻骨结节外下方入深面，注入股静脉。大隐静脉在内踝前方位置表浅，易发生静脉曲张。临床上也常用来做静脉穿刺或切开输液。它在血管外科常用来作为血管拱桥或血管补片的材料。小隐静脉起自足背静脉弓外侧端，在外踝后方上行至腘窝，穿深筋膜注入腘静脉。

（2）下肢深静脉：足和小腿的深静脉与同名动脉伴行，均为两条。胫前、胫后静脉汇合成腘静脉。在膝下每条动脉有两条静脉伴行，上行到腘窝合成一条腘静脉。穿收肌腱裂孔移行为股静脉，伴随股动脉上行，先在其外侧，后转至内侧，至腹股沟韧带深面移行为髂外静脉（图10-2）。

6. 下肢主要血管的体表投影

（1）股动脉的体表投影：在大腿稍屈和外展外旋位置时，由腹股沟中点

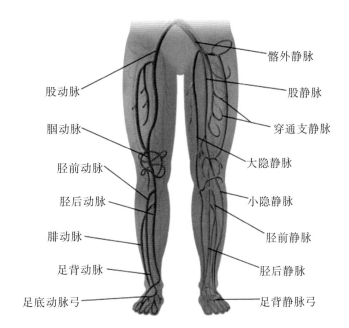

图10-2　正常下肢动、静脉解剖示意图

到内收肌结节绘一直线，该线的上2/3是股动脉的表面投影。

（2）腘动脉体表投影：腘窝中点正上、下方7～8cm。

（3）胫前动脉体表投影：自胫骨粗隆与腓骨头中点至两踝中点的连线。

（4）胫后动脉体表投影：自腘窝稍下方至内踝和跟结节中点的连线。

（5）大隐静脉上段体表投影：于耻骨结节外侧2横指处作一垂线，于腹股沟下方2横指处作一与沟平行的线，从两线的交点作直线到收肌结节，此线为大隐静脉上段体表投影。

（6）小隐静脉体表投影：经足外侧缘绕外踝后方、小腿后区中线下行至腘窝下角。

（二）四肢血管的检查方法

1. 检查体位　受检者无需特殊准备，适当休息，避免肢体肌肉紧张。上肢检查常采用平卧位，肢体外展、外旋，掌心向上，必要时可采用坐位、侧卧位检查。下肢检查时常采用平卧位，肢体轻度外展、外旋，也可采用俯卧位，足背可垫高20°～30°。下肢静脉检查，评价瓣膜功能时可采取站立位或坐位。

2. 仪器条件　一般使用频率5～10MHz线阵探头，对肥胖及肢体明显肿胀患者，可用3.5MHz线阵探头补充检查。使用彩色多普勒观察浅静脉时，可适当提高脉冲重复频率。使用脉冲多普勒观察时，声束与血管夹角＜60°，取样容积1～2mm。

3. 观测方法　熟悉上、下肢动（静）脉血管走行及体表投影。

上肢血管检查：探头置于腋窝前方，观察腋动（静）脉，向下沿血管走行可探及肱动（静）脉。探头置于尺、桡侧观察尺、桡动（静）脉。

下肢血管检查：探头置于腹股沟韧带中心下方，观察股动（静）脉。沿动（静）脉走行向下移动探头2～5cm，观察股深动（静）脉及股浅动（静）脉近端。探头置于腘窝观察腘动（静）脉，小腿后方观察胫后动（静）脉，小腿前外侧观察胫前动

（静）脉。

（三）注意事项

1.患者肢体摆放舒适。

2.检查时动作轻柔，必要时加压动作观察血管内径变化。

3.双侧对照观察。

4.重点检查：患肢疼痛处，患肢肿胀水平面上方应为观察重点。在发现病变血管时，应沿病变处血管上下延伸，避免遗漏。

5.在检查静脉时，应提高脉冲重复频率，以低速显示模式为主。必要时，可采用Valsalva试验或挤压肢体，观察有无血流变化。

（四）四肢动脉正常声像图

1.二维超声　四肢动脉可见规律的搏动，管腔不能被压瘪，动脉内径由近到远逐渐变细。较大的动脉可清晰显示动脉壁三层结构，呈等、弱、等三层线状回声。正常动脉内膜光滑、连续，管腔内呈均匀的无回声。

2.彩色多普勒超声　正常四肢动脉管腔内充满血流信号，朝向探头的血流为红色，背离探头的血流为蓝色，在一个心动周期中快速呈现为红—蓝—红或红—蓝的变化。血流中央颜色较周边明亮。部分正常人动脉远端在整个心动周期中血流呈单纯的红色，这与该动脉远段阻力减低有关。

3.频谱多普勒超声　正常四肢动脉多普勒频谱为典型三相波型。第一相为收缩早期快速上升，然后迅速下降的正向血流频谱；第二相为舒张早期低速的反向血流；第三相为舒张晚期低速的正向波群。第一相波峰下存在频窗。三相波群的产生与心动周期及动脉本身的收缩有关，心脏收缩产生动脉频谱的第一相波群，而动脉远端循环阻力的大小决定第二相波群的存在与否，当远端动脉循环阻力高时便形成第二相波群，如循环阻力较低如肢体温度升高、运动后远端血管扩张时，正常远端动脉频谱中的第二相反向波消失而呈单向波群。在末梢动脉，因为远离心脏，血流对其冲击力和扩张程度较小，使末梢动脉回缩力较小，以至于不能产生第三相波群。

（五）四肢静脉正常声像图

1.二维超声　静脉壁非常薄，在二维图像上都难以显示。声像图上管腔内的血流呈无回声。一般静脉内径大于伴行动脉的内径，且随呼吸运动而变化。在深吸气或Valsalva动作时，静脉内径增宽。下肢静脉瓣膜的数量从近端至远端逐渐增多，部分能在股总静脉及大隐静脉内发现静脉瓣。正常瓣膜纤细，绝大多数呈双瓣型。瓣膜基底附着于静脉管部位，都有瓣膜凹存在，即瓣膜窦。当血液向心回流时，两瓣膜平整地贴伏于静脉壁的内膜。站立时，两瓣张开，游离缘相遇于管腔中线。

2.彩色多普勒超声　正常肢体静脉内显示单一方向的回心血流信号，呈持续性且充盈于整个管腔。挤压远端肢体静脉时，管腔内血流信号增强，而当挤压远端肢体放松后或Valsalva试验时则血流信号暂时中断或出现短暂的反流。有一些正常小静脉内可无自发性血流，但人工挤压远端肢体时，管腔内可呈现血流信号。由于静脉壁很薄，仅凭腔内血液的压力会使静脉处于开放状态，当使用一定的外在压力后静脉腔消失，且管腔内不能显示血流信号。

3.频谱多普勒超声　正常肢体静脉的血流速度随呼吸运动而变化。吸气时，膈肌下降，腹内压增高，下腔静脉受压，造成下肢血液回流减少，因而下肢静脉血流速度减慢；呼气时则相反，表现为下肢静脉血流速度加快。上肢静脉血流随呼吸周期性地变化正好与下肢静脉相反。多普勒频谱较彩色血流显像更能直观地观察肢体静脉血流的周期性变化。Valsalva动作可见正常肢体大静脉或中等大小的静脉内血流信号短暂中断或出现短暂的反流。

第二节　动脉硬化性闭塞症

动脉硬化性闭塞症是全身性动脉粥样硬化在肢体的局部表现，全身性动脉内膜及其中层呈退行性、增生性改变，使血管壁变硬缩小、失去弹性，从而继发血栓形成致使远端血流量进行性减少或中断。它可发生于全身各主要动脉，多见于腹主动脉下端和下肢的大中动脉，多发生于50岁以上人群，男女之比为（6∶1）~（9∶1），发病率约0.74%。

（一）病因与病理

动脉硬化的病因不明，目前认为高胆固醇血症、高血压、吸烟、糖尿病及肥胖等通过引起血液中低密度脂蛋白水平增高，损伤内膜，将胆固醇带入动脉壁的平滑肌细胞内，使细胞增殖，形成泡沫细胞和斑块。同时，高血压使内膜对低密度脂蛋白的通透性增加，吸烟主要使血流中一氧化碳增加，血小板聚集损伤动脉壁的细胞使动脉壁中脂质增加，糖尿病引起高脂血症并伴有不明刺激使动脉中膜细胞增殖。早期病变表现为内膜增厚，可见黄色条块样隆起的脂纹形成，继而融合、增大，并有胆固醇、成纤维细胞、炎性细胞及组织碎片等变性物质形成粥瘤，随病变的发展，粥瘤破溃、血栓形成和钙盐沉积而逐渐增大成为引起管腔狭窄的斑块。如果斑块破溃的微小栓子脱落可阻塞远端动脉造成动脉栓塞。

（二）临床表现

动脉硬化闭塞症常发生于50 ~ 60岁的老年男性，多伴有糖尿病、高脂血症、高血压等全身性疾病。一般病程较长，症状较轻，可持续数年。临床表现为肢体发冷、麻木、疼痛、间歇性跛行，以及趾或足发生溃疡或坏疽。

（三）超声诊断

1.**二维超声**　动脉血管走行纡曲，管腔不规则狭窄和局部扩张。动脉内膜增厚、毛糙，回声增强，连续性消失。动脉内壁可见大小不等、形态各异的强回声斑块，有的后方伴声影，或内壁附着低回声血栓或斑块。管腔呈节段性不规则狭窄和局部扩张（图10-3）。

2.**彩色多普勒超声**　彩色多普勒显示管腔内血流束变细，狭窄处和靠近其下游为五彩镶嵌血流信号。如果血管闭塞，则管腔内无血流信号（图10-4）。闭塞的动脉周围可见侧支动脉血管。病变好发于动脉分叉处，常呈节段性分布，表现为一段和多段动脉受损、狭窄和闭塞。

3.**频谱多普勒超声**　狭窄处血流速度加快，频带增宽，舒张期反向波峰降低或消失。闭塞段动脉管腔内不能测出多普勒频谱。闭塞远端可为低阻力血流，表现为收缩期加速时间延长，加速度减小。

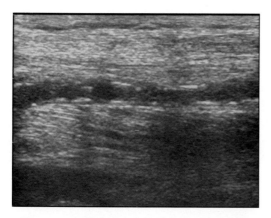

图10-3 胫前动脉硬化性闭塞症二维声像图

二维超声显示动脉内膜增厚、毛糙，回声增强，连续性消失。动脉壁可见大小不等、形态各异的强回声斑块

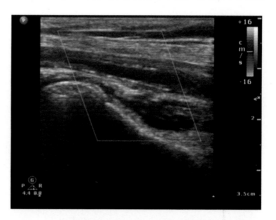

图10-4 胫前动脉硬化性闭塞症彩色多普勒声像图

彩色多普勒显示管腔内无血流信号

（四）鉴别诊断

动脉硬化性闭塞症主要与多发性大动脉炎鉴别。多发性大动脉炎以青年女性多见，主要侵犯主动脉及其分支的起始部，很少累及髂、股动脉。早期是动脉周围炎及动脉外膜炎，以后向血管中层及内膜发展。因而疾病的后期表现为整个管壁弥漫性增厚，但很少出现钙化斑块。血栓闭塞性脉管炎是一种进行缓慢的动脉和静脉节段性炎症病变，其与四肢动脉硬化性闭塞症的鉴别（见本章第三节）。在本病诊断时，还须特别注意以下几个问题。

1.间歇性跛行需与非血管性下肢疼痛造成的跛行（如神经源性跛行）区分开来。

2.对于突发下肢发凉、麻木、静息痛等急性下肢缺血患者，跛行病史是动脉血栓形成和动脉栓塞鉴别的主要依据。

3.年龄和发病部位是本病与大动脉炎和血栓闭塞性脉管炎的鉴别要点，大动脉炎好发于年轻女性，主要侵犯主动脉及其主要分支；血栓闭塞性脉管炎多见于吸烟的青壮年男性，主要累及肢体的中、小动脉及静脉。常并发血栓性静脉炎，病程进展慢，无动脉壁钙化，无糖尿病、高血压、高血脂等。

4.雷诺病（征）：好发于青年女性，常因寒冷或情绪变化激发手指皮肤色泽的典型改变，多为双侧对称性。少数患者可发生于下肢或四肢。非发作期，患指（趾）颜色正常。

（五）临床价值

超声可显示血管内膜是否光滑、有无增厚，血管腔内有无斑块、有无血栓形成，明确病变部位、范围及狭窄程度，可评价闭塞性病变手术的效果。过度肥胖及广泛病变患者，需结合血管造影。

第三节 血栓闭塞性脉管炎

血栓闭塞性脉管炎是青壮年的动脉和静脉周期性、节段性炎症病变。病变多数发生在四肢血管，尤其是下肢为常见。

（一）病因与病理

病理改变首先是血管内膜增厚，随后有血栓形成，以致最后血管完全阻塞。通常病变首先出现于肢体动脉远端，如胫后动脉、胫前动脉、尺动脉、桡动脉、足弓动脉、掌弓动脉、趾动脉、指动脉等，病变进一步发展才累及股动脉和肱动脉等。病变节段和正常部分之间的界线非常分明，伴行静脉常同时受累，一般都较轻。晚期，血管周围有纤维组织增生、硬化。

（二）临床表现

患者几乎都为男性，年龄在25～45岁，病程缓慢。典型症状有间歇性跛行，伴患肢怕冷、麻木、刺痛。足趾有持续性疼痛，尤其在夜间卧床时加剧（静止痛）。后期出现肢体溃疡坏死等缺血和营养障碍症状，伴有游走性血栓性浅静脉炎。

（三）超声诊断

1.二维超声　血栓闭塞性脉管炎主要累及中、小动脉，病变动脉节段性外径变细，内膜不光滑，管壁增厚，病变和正常部分界线较清。动脉壁的搏动减弱或消失，腔内可见不规则、回声不等的血栓充填，管壁增厚，管腔内血栓形成，致动脉管腔变窄甚至完全闭塞。

2.彩色多普勒超声　彩色多普勒显示管腔正常部分与阻塞部分交界较清，血流亮、暗变化明显。在病变处动脉腔内彩色血流边缘不规整，血流间断性变细，稀疏样显示或消失，如完全阻塞时，无彩色血流显示。病程长者，可见侧支循环建立（图10-5）。

3.频谱多普勒超声　病变早期频谱形态可以为正常的三相波，或仅有收缩期峰速较正常肢体有所减低，如病变的动脉腔内发生阻塞，彩色血流变细时，动脉频谱形态异常，呈单相，频窗充填，频宽增加，收缩期峰速减低。当动脉完全阻塞时，测不到血流频谱，但可以测到侧支循环的动脉频谱（图10-6）。

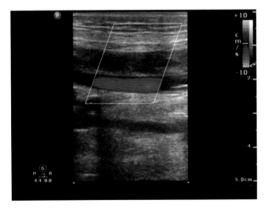

图10-5　股动脉血栓闭塞性脉管炎（彩色多普勒）
管腔内无彩色血流显示

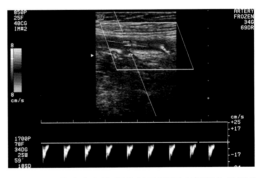

图10-6　肱动脉血栓闭塞性脉管炎（频谱多普勒）
显示动脉频谱形态呈单相，频窗充填，频宽增加

（四）鉴别诊断

需与四肢动脉硬化性闭塞症鉴别（表10-1）。有人认为在血栓闭塞性脉管炎时，侧支循环血管虽多，但较细小，其有效程度不如闭塞性动脉硬化症。

表10-1　四肢动脉硬化性闭塞症与血栓闭塞性脉管炎的鉴别诊断

	四肢动脉硬化性闭塞症	血栓闭塞性脉管炎
发病年龄	老年人多见	青壮年多见
血栓性浅静脉炎	无	发病早期或发病过程中常存在
冠心病	常伴有	无
血脂	常升高	大都不高
受累血管	大、中型动脉	中、小型动静脉
伴有其他部位动脉	常有	无
硬化斑块	病变后期常有	无
管壁	内－中膜增厚	全层增厚、外膜模糊
管腔	广泛不规则狭窄和节段性闭塞，硬化动脉常扩张、扭曲	节段性狭窄或闭塞，病变上、下段血管平整

（五）临床价值

超声可显示血管内膜是否光滑，观察管腔血栓的部位及大小，评估治疗效果及血流再通情况。由于血栓闭塞性脉管炎多发生在远端小动脉处，超声检查须根据血管动脉走行的体表投影仔细观察，必要时结合动脉造影帮助诊断。

第四节　动　脉　瘤

动脉瘤是由于动脉壁的病变或损伤，形成动脉壁局限性或弥漫性扩张或膨出的表现，以膨胀性、搏动性肿块为主要表现，可以发生在动脉系统的任何部位，而以肢体主干动脉、主动脉和颈动脉较为常见。

（一）病因与病理

动脉瘤常见病因包括动脉粥样硬化、损伤性及先天性、感染性。少见病因有结节性动脉周围炎、坏死性动脉炎及大动脉炎等，由于动脉壁结构改变、局部变薄或破裂形成动脉瘤。根据病理形态分为囊状动脉瘤、梭状动脉瘤、圆柱状动脉瘤、舟状动脉瘤，根据动脉瘤形成方式分为真性动脉瘤、假性动脉瘤、夹层动脉瘤。

（二）临床表现

动脉瘤主要表现为体表搏动性肿块、动脉瘤压迫周围神经或破裂时出现剧烈疼痛、瘤腔内血栓或斑块脱落致远端动脉栓塞产生肢体、器官缺血或坏死等。

（三）超声诊断

1.真性动脉瘤

（1）二维超声：病变的动脉局限性的囊状或梭状扩张，扩张处动脉内径大于与病变紧邻的近端或远端正常动脉内径的1.5倍。其多为单发，少数为多个瘤体连续发生在动脉的某一节段内，亦可分散在动脉的不同部位独立存在。瘤壁为完整的三层结构，搏动增强；瘤体内膜不光滑，瘤壁回声增强或不均，有时可见形状大小各异的动脉粥样硬化的斑块等原发病的征象。瘤腔内无血栓形成时常为无回声，血流缓慢时可见瘤体内云雾回声，瘤腔内血栓形成时可见强弱不等回声。病变近端动脉可见原发病的超声改变，病变远端动脉可见栓塞的表现。

（2）彩色多普勒超声：瘤体内可见红蓝相间彩色血流方向紊乱，呈涡流状态。当瘤体内有斑块或血栓形成时，可见彩色血流部分充盈缺损，彩色血流变细和走行不规则。瘤体内血栓形成阻塞血流通过或远端动脉栓塞时，远端动脉腔内彩色血流变细或无血流信号。

（3）频谱多普勒超声：瘤体内血流频谱为动脉样。频谱形态与瘤体的大小有关，小的动脉瘤频谱形态正常，大动脉瘤的频谱形态异常，边缘不光滑，呈双向，频宽增加，波峰切迹不清，呈涡流样改变。远端动脉血流速度可有不同程度减低。

2.假性动脉瘤

（1）二维超声：在动脉旁有囊状的、搏动性的肿块，边界清晰，无明确的正常动脉三层结构，与周围组织关系密切。瘤腔内呈无回声，或为移动的细沙样弱回声、等回声。瘤体内有血栓形成时，可呈形态不规则、强弱不等的回声区域。典型病例可见瘤颈或破口与病变动脉相通。

（2）彩色多普勒超声：瘤体内彩色血流充盈的情况受瘤体与病变动脉间压差大小的影响。收缩期时，瘤体与病变动脉间压差增大，动脉内的血流经破口快速射入瘤体内，此时瘤体内血流为红蓝镶嵌的涡流（图10-7）。舒张期时，两者间压差减小，进入瘤体内血流量小，血流充盈欠佳。瘤体内血栓形成时，可见彩色血流充盈缺损，血流走行纤细、不规则，可见在瘤体的周边或血栓再通的位置有血流信号显示。

（3）频谱多普勒超声：瘤体内频谱呈涡流样改变，为双向，频谱边缘不规整，频宽增加，血流速度高低不等。典型病例收缩期可在瘤颈内测得由病变动脉进入瘤体内的高速湍流样频谱，舒张期由瘤体回流入病变动脉内的反向低速血流频谱（图10-8）。

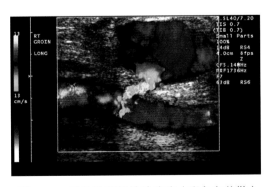

图10-7　股动脉旁假性动脉瘤（彩色多普勒）

显示股动脉内的血流经破口快速射入瘤体内，瘤体内血流为红蓝镶嵌的涡流

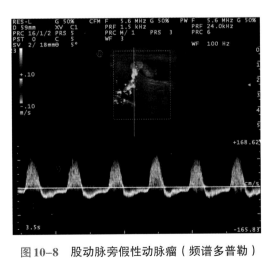

图10-8　股动脉旁假性动脉瘤（频谱多普勒）

显示收缩期可在瘤颈内测得由病变动脉进入瘤体内的高速湍流样频谱，舒张期由瘤体回流入病变动脉内的反向低速血流频谱

3.夹层动脉瘤

（1）二维超声：病变处动脉内径增宽，可见撕裂的动脉内膜呈线状弱回声，与动脉壁分离，形成内膜与动脉壁间的假腔。典型病例可见内膜破口。撕裂的动脉内膜断端常摆动不定，收缩期摆向假腔方向，舒张期向真腔方向。假腔内可有不同回声的血栓影像。

（2）彩色多普勒超声：典型病例收缩期可以看到真腔内的血流经内膜破口进入假腔，内膜破口处血流颜色明亮，呈五彩镶嵌样，腔内动脉血流颜色较亮，充盈完全；舒张期可见血流由假腔经原破口或其他破口流回真腔内，假腔内的彩色血流颜色较暗，充盈欠佳，如有附壁血栓形成时，可见彩色血流充盈缺损。

（3）频谱多普勒超声：真腔内的血流频谱呈动脉样；假腔内的血流频谱仍随心动周期搏动，但频谱形态不规则，频谱方向不一致，波峰高低不等，收缩期和舒张期的撕裂口处的血流频谱方向相反，边缘不规则。收缩期：有真腔进入假腔的高速、频谱增宽、频窗充填的湍流样血流频谱；舒张期：血流颜色与收缩期相反，速度变慢，颜色较暗甚至无信号。当假腔内有血栓时，测不到血流频谱。

（四）鉴别诊断

1.真性动脉瘤与假性动脉瘤的鉴别见表10-2。

表10-2　真性动脉瘤与假性动脉瘤的鉴别诊断

项目	真性动脉瘤	假性动脉瘤
病因	动脉硬化、感染	多为外伤
肿块部位	沿动脉纵向分布	位于动脉壁的一侧或前后
瘤壁结构	可分辨动脉壁三层结构	无动脉壁三层结构
钙化斑块	常有	无
瘤壁破裂口	无	有
进、出口	进、出口分开	同一通道
双期双向频谱	无	有

2.动脉瘤还应与位于动脉上的肿瘤或紧贴动脉壁的脓肿、血肿及肿瘤相鉴别。前者为囊性或囊实性肿物，腔内可见涡流、漩流，并与动脉相通；而后者为实性或囊实性肿物，内部无血流信号或具有肿瘤的血供。

（五）临床价值

超声能够发现动脉瘤腔内附壁血栓，评价动脉瘤累及的分支及远端动脉栓塞的情况。如超声不能诊断或不能明确动脉瘤与其他重要动脉关系时，应做数字减影血管造影（DSA）检查。

第五节　深静脉血栓形成

深静脉血栓是指血液非正常地在深静脉内凝结，属于下肢静脉回流障碍性疾病。血栓形成大都发生于制动状态（尤其是骨科大手术）。血栓形成后，除少数能自行消融或局限于发生部位外，大部分会扩散至整个肢体的深静脉主干，若不能及时诊断和处理，多数会演变为血栓形成后遗症，长时间影响患者的生活质量；还有一些患者可能并发肺栓塞，造成极为严重的后果。

（一）病因与病理

静脉血栓形成主要有三个发病机制：静脉血流缓慢、静脉壁损伤、血液呈高凝状态，尽管这些已为静脉血栓公认的发病机制，但对于一个静脉血栓形成的患者，很难确切地指出其病因，也有静脉血栓可在正常静脉内产生。

（二）临床表现

1.上肢静脉血栓　自发性上肢静脉血栓多有上肢肌肉的反复活动史或异常活动史，表现为突发的上肢不适、抽筋、沉重感和牵拉痛或整个上肢肿胀，通常活动后肿胀，疼痛加重。静脉插管后血栓形成的血栓肢体肿胀轻微。

2.下肢静脉血栓　临床表现根据血栓发生的部位和静脉管腔阻塞程度的不同有较大的差异，可从无症状至整个下肢急性肿胀并有发绀。

（三）超声诊断

1.二维超声　血栓远端静脉增宽，病变处血管壁增厚，内膜不光滑，静脉内出现血栓回声。急性期呈低回声，还可呈无回声，有的可见血栓在管腔内游离，随血流漂动，对这种血栓进行检查时，禁止对肢体进行回压试验。慢性期呈不均匀强回声。管腔内完全充填血栓回声，管腔闭塞。加压探头血栓处静脉管腔内不能压瘪，常伴有浅静脉（如大、小隐静脉）和肌间静脉明显扩张，血栓累及静脉瓣，表现为静脉瓣回声明显增强。随着病期的延长，血栓溶解和机化，静脉管径逐渐恢复，管壁可有不规则增厚的改变，未溶解的血栓回声逐渐增强，典型的呈层状回声，有时还可见回声增强增厚的静脉瓣。在血栓后遗症的患者中，甚至一些静脉的结构显示不清（图10-9）。

2.彩色多普勒超声

（1）不全栓塞：栓塞处血流变细，包绕血栓回声绕行，勾画出血栓的大小、形态。栓塞严重时，见狭窄处血流加速，呈五彩镶嵌血流信号（挤压远端肢体时更易发现）。

（2）完全栓塞：栓塞处无血流信号，栓塞远端浅静脉增宽，血流色彩变亮，容易显示，交通静脉支可出现反向血流信号（图10-10）。

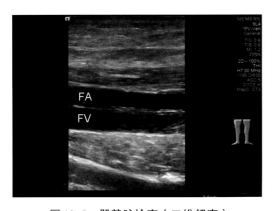

图10-9　股静脉栓塞（二维超声）

显示股静脉内见低回声充填。FA：股动脉；FV：股静脉

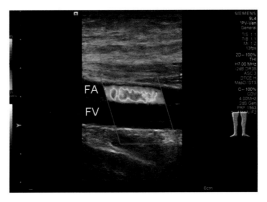

图10-10　股静脉栓塞（彩色多普勒超声）

显示股静脉内未见血流信号充盈。FA：股动脉；FV：股静脉

彩色多普勒血流能够判定血栓，可对血栓形成后演变过程进行观察，准确评价阻塞后的再通程度，还可对血栓后综合征的反流做出迅速的定性诊断，还可观察侧支静脉的形成情况。

3.频谱多普勒超声

（1）不全栓塞：栓塞狭窄处血流加速增快，挤压时可发现血流增快。

（2）完全栓塞：栓塞处无血流频谱显示。栓塞远端浅静脉可见血流增快，交通支静脉可见反向血流频谱。

在血栓后期，部分管腔再通，静脉内随呼吸时相变化的血流信号可重新出现。由于静脉瓣继发性损害，多普勒可发现静脉瓣功能不全。

（四）鉴别诊断

1.与静脉瘤栓相鉴别　静脉瘤栓附近有肿瘤病变。静脉内瘤栓处血管壁连续性中断，回声增强不均，静脉瘤栓内可发现点条状血流信号，频谱多普勒显示为动脉样血流信号。

2.与深静脉瓣功能不全相鉴别　深静脉瓣功能不全静脉瓣回声增强增厚，瓣膜关闭不良。Valsalva试验或挤压肢体时，可见扩张静脉内细密光点漂浮流动，静脉管腔变窄。

3.与静脉周围的肌肉、浅表软组织、淋巴结、囊肿等相鉴别　应多切面观察并沿长轴方向连续探查。当这些结构压迫静脉，二维超声上不易识别时，需应用彩色多普勒血流图像加以鉴别，探头轻放不施压，辅以增加静脉回流的试验可以找到正常的静脉。

（五）临床价值

超声检查可明确血栓的部位，发现血栓大小、机化程度，判断血栓脱落的风险，观察血栓栓塞程度，评估病情及血栓治疗后溶栓治疗效果、血管再通情况，并了解浅静脉及交通支侧支循环状态。

第六节　深静脉瓣功能不全

深静脉瓣功能不全指深静脉瓣膜不能紧密关闭，引起血液逆流，但无先天性或继发性原因，不同于深静脉血栓形成后瓣膜功能不全及原发性下肢静脉曲张。

（一）病因和病理

深静脉瓣功能不全分为原发性与继发性，前者病因至今尚未完全清楚，可能与胚胎发育缺陷及瓣膜结构变性等因素有关，后者是血栓形成后的后遗症，又称深静脉血栓形成后综合征，其中原发性病例占多数。

（二）临床表现

其为反流性静脉高压和淤血所引起的一系列症状，当反流仅限于大腿平面时，通过代偿机制，可无明显症状，随着反流平面下移，可出现下肢胀痛、肿胀、浅静脉曲张及足靴区皮肤出现营养性变化，如脱屑、变薄、变硬、粗糙并有色素沉着、湿疹和溃疡等。

（三）超声诊断

1.二维超声

（1）原发性深静脉瓣膜功能不全：静脉管腔增宽，静脉内膜光滑，探头加压后管腔压闭，瓣膜纤细、伸长，常不易显示，有时可见瓣膜增厚，回声增强，活动受限，瓣膜对合不良。

（2）继发性深静脉瓣膜功能不全：主要为下肢静脉血栓形成后综合征的表现。血栓机化导致血栓与静脉壁混成一体，静脉内壁毛糙或部分增厚或弥漫性静脉壁增厚、不光滑，静脉内径比正常小，静脉腔内的血栓回声演变为中强回声甚至为强回声，边界不规则，静脉瓣固定于血栓之中。

2. 彩色多普勒超声　原发性下肢深静脉瓣膜功能不全静脉内回心血流显示正常。深吸气、屈指试验、远端加压后放松或Valsalva动作后颜色变亮，反流束增宽延长，持续时间延长，血流边界整齐。下肢深静脉血栓形成后综合征根据静脉血栓再通程度不同，其内彩色血流信号表现的程度也不一。部分再通者静脉腔内可见部分血流信号，血流变细、不规则；完全再通者，静脉腔内基本上充满血流信号，但边界往往不整。

3. 频谱多普勒超声　静脉内血液反流，挤压远端肢体放松后或做Valsalva动作时反流加重（图10-11）。

（四）鉴别诊断

挤压远端肢体放松后或做Valsalva动作时反流持续时间可用于鉴别有无下肢深静脉瓣膜功能不全，小于0.5s正常，介于0.5 ~ 1s可疑，大于1s可诊断。

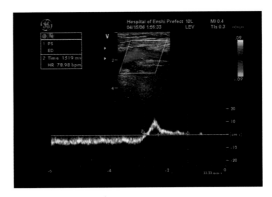

图10-11　股静脉瓣功能不全
频谱多普勒超声显示股静脉反流持续时间大于1s

（五）临床价值

超声检查不仅能敏感发现有无静脉瓣反流，还能评估反流程度。通过超声检查能较准确判断反流的原因及静脉内继发病变的情况。

第七节　动静脉瘘

动脉和静脉之间存在异常通道，称为动静脉瘘。由于动脉的血液正常孔道流入伴行的静脉，可造成瘘的局部血管病变和瘘局部、周围循环和全身系统的血流动力学变化，可先天存在或后天因外伤所致。

（一）病因和病理

动静脉瘘可由先天性或后天性原因所引起。先天性动静脉瘘的病因是血管胚胎发育异常引起的肢体或身体其他部位的动脉和静脉之间发生异常相通，可发生在身体的任何部位，但以四肢多见，病变主要发生在肢体的体表皮肤和软组织内，常伴有多种先天性血管畸形、骨骼及肌肉的改变。后天性动静脉瘘的病因是外伤，最常见的是血管穿透性损伤如刺伤、枪伤及刀伤，也有少数病例是由于钝挫伤引起骨折后，骨折的断端刺伤周围动脉和静脉，使动静脉间发生异常沟通，多发生在四肢，下肢较多见。动、静脉间有一个或多个瘘口相通，通常以单发瘘口多见。从动静脉间的沟通情况分为直接瘘和间接瘘。

（二）临床表现

动静脉相通后动脉血经瘘管进入与其相通的静脉内，患肢静脉血增加出现淤血的表现，同时动脉血减少而出现相应组织缺血改变。两者均可增加心脏负荷引起心力衰减。由于心脏血流量增加及血流的冲击，造成心内膜损伤而继发心内膜炎。瘘口可触及震颤。

（三）超声诊断

1.二维超声 因动脉血进入静脉血，因此受累静脉内径明显增宽，并且管壁随心动周期有节律地搏动，受累动脉内径变化不明显。形成假性动脉瘤时可见动脉局部呈瘤样扩张。有时可以显示动静脉间不规则的无回声管道沟通。部分病例血管较小无法显示瘘口位置和大小，通过彩色多普勒血流图像可确定。

2.彩色多普勒超声 可确定瘘口的位置、大小及瘘管的形态、受累动静脉血流情况。瘘口近端静脉腔内血流紊乱、颜色较亮，并与动脉颜色一致、随心动周期明暗变化的血流信号（图10-12）。瘘口大、分流速度快、分流量多时瘘口处至肢体的末端全程静脉内的血流均有改变，反之仅局限于瘘口近端静脉血流的改变。

3.频谱多普勒超声 在瘘口处可测到高速、紊乱的动脉样血流频谱，频窗完全充填，血流峰速明显增快，舒张期有正向血流存在（图10-13）。瘘口处静脉呈快速、动脉样节律、低阻力的血流频谱，瘘口远端静脉内可测到低速、低阻力的动脉样频谱。瘘口小则远端静脉频谱无明显改变。瘘口近端的动脉呈单相的、收缩期峰速增高、舒张期有正向血流的低阻力样动脉频谱，瘘口远端动脉的频谱形态可以正常，但收缩期峰速有所减低。

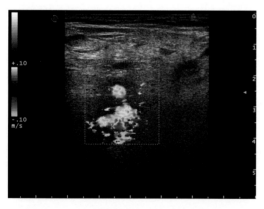

图10-12 股动静脉瘘（彩色多普勒超声）

显示股动、静脉瘘口近端股静脉腔内血流紊乱、颜色较亮，并与股动脉颜色一致

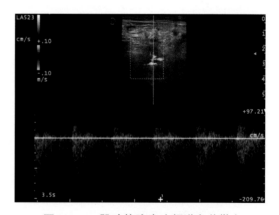

图10-13 股动静脉瘘（频谱多普勒）

显示股动静脉瘘口处高速、紊乱的动脉样血流频谱，频窗完全充填，血流峰速明显增快

（四）鉴别诊断

动静脉瘘需与假性动脉瘤相鉴别。前者为动脉和静脉之间存在异常通道，后者在动脉旁有囊状的、搏动性的肿块。

（五）临床价值

超声检查可明确瘘口位置、大小，受累静脉状态，有无栓子形成。

第八节 外周血管疾病的介入诊疗

一、超声引导下股静脉穿刺

股静脉穿刺术适用于外周浅静脉穿刺困难，但需采血标本或需静脉输液用药的患者；髂静脉、肾静脉、腰静脉、肝静脉、腔静脉、肺动脉、右心腔、头臂静脉、甲状腺静脉等部位或脏器的造影及介入治疗；心导管检查术，临床上最常用于婴幼儿静脉采血。

1. 目的　传统的盲穿法，并发症多，一次成功率较低。而高频彩色多普勒超声引导下穿刺有益于临床明显减少穿刺风险，提高穿刺速度和成功率，降低医疗风险。

2. 适应证

（1）外周静脉穿刺困难，但需采集血标本或急救时静脉内注药者。

（2）用股静脉穿刺法行右心导管检查术。

（3）中心静脉压检测或做下腔静脉造影者。

（4）介入性治疗。

3. 禁忌证

（1）穿刺部位皮肤或静脉有炎症或有血栓形成。

（2）有出血倾向者尽量不用。

（3）有股癣者。

4. 术前准备

（1）穿刺部位备皮。

（2）遵照医嘱，穿刺前进行患者教育。患者或家属签署置管同意书。

（3）无菌贴膜、缝合包或中心静脉穿刺包、10ml注射器、肝素盐水、生理盐水、输液器。常规消毒用品、肝素帽或可来福接头、止血带、无菌手套。

5. 操作方法　患者仰卧，术侧大腿外展外旋，膝关节弯曲。沿腹股沟自上往下探查观察股静脉走行及其血流情况，操作中要力求使探头声束轴线通过股静脉的轴心，显示股静脉并确定了皮肤进针点之后，将探头在该点做小幅度的侧动。探头先向上倾斜，直至股静脉不显示，再向下倾斜，至股静脉不显示为止，反复3～4次，避免把垂直于画面方向上接近于股静脉的针尖呈现为在股静脉内的假象，做若干次微调后，将探头固定引导穿刺，该过程应在10余秒之内熟练地完成。因针尖斜面的非对称性，会在穿刺过程中产生向背侧偏移的分力而使穿刺针偏离，故采用边旋转边进针的方法可以减小这种影响，当高频多普勒超声显示穿刺针刺入股静脉后置管，术后观察血管穿刺处是否渗出（图10-14）。

6. 疗效　超声可探及股静脉位置、走

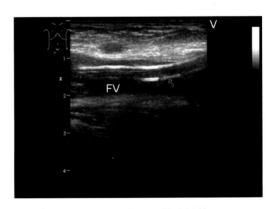

图10-14　右侧股静脉插管

箭头示股静脉内的管状回声。FV：股静脉

行及其内血流情况，高频彩色多普勒超声引导定位准确，一次成功率高，有效避免重复穿刺造成出血、血肿及误伤股动脉，增加术者自信心，减少患者痛苦。

7.注意事项

（1）严格无菌操作，由于彩色多普勒超声取样点邻近穿刺点，操作必须注意消毒及无菌，避免发生感染。

（2）熟悉解剖走行，避免误入股动脉。股静脉与股动脉伴行，上行到股三角尖部时，由股动脉后外侧转向后侧，至腹股沟韧带下后方转向股动脉内侧，再移行于髂外静脉。股静脉在股三角部较浅。

（3）如一侧穿刺不成功，可改为对侧穿刺，防止在原穿刺点反复穿刺，以免误伤动脉及发生血肿、出血。

（4）穿刺置管入股静脉后，必须关闭调节夹，防止空气进入形成气栓。

（5）血栓形成是静脉穿刺的严重并发症，可造成严重的后果。应注意穿刺操作要轻柔，时间尽量缩短，减少形成血栓的可能。同时，术后可给予必要的抗凝血药物治疗。凝血功能障碍患者，置管前可酌情使用促凝血药改善凝血功能，提高穿刺安全性。

二、超声引导下PICC

经外周静脉置入中心静脉导管（PICC），是利用导管从外周手臂的静脉进行穿刺，导管直达靠近心脏的大静脉，避免化疗药物与手臂静脉的直接接触，加上大静脉的血流速度很快，可以迅速冲稀化疗药物，防止药物对血管的刺激，因此能够有效保护上肢静脉，减少静脉炎的发生，减轻患者的疼痛，提高患者的生命质量。

1.目的　超声引导下PICC可以直观地显示血管的解剖结构，具有实时引导、全程可见、缩短穿刺时间、减少并发症等优势，不仅能减轻穿刺患者的痛苦，同时为护理人员提供了一种安全有效的输液途径。

2.适应证

（1）需要长期静脉输液，但外周浅静脉条件差、不易穿刺成功者。

（2）需反复输入刺激性药物，如化疗药物。

（3）长期输入高渗透性或黏稠度较高的药物，如高糖、脂肪乳、氨基酸等。

（4）需要使用压力或加压泵快速输液者，如输液泵。

（5）需要反复输入血液制品，如全血、血浆、血小板等。

（6）需要每日多次静脉抽血检查者。

3.禁忌证

（1）患者身体条件不能承受插管操作，如凝血机制障碍，免疫抑制者慎用。

（2）已知或怀疑患者对导管所含成分过敏者。

（3）既往在预定插管部位有放射治疗史。

（4）既往在预定插管部位有静脉炎和静脉血栓形成史、外伤史、血管外科手术史。

（5）局部组织因素，影响导管稳定性或通畅者。

4.术前准备

（1）核对医嘱，签署知情同意书。

（2）向患者解释操作过程，以取得患者合作。

（3）确定静脉和插管穿刺点，测量患者插管部位到上腔静脉的长度，患者臂与穿刺点成90°角，测量至穿刺点至胸锁关节以后向下至第3肋间。

（4）皮肤消毒，戴无菌手套，患者臂下铺无菌治疗巾，以穿刺点为中心，碘伏棉球螺旋式消毒上下各10cm，左右到臂缘，消毒三次。

（5）更换无菌手套，并冲洗干净手套上的滑石粉，铺无菌治疗巾，用生理盐水预冲导管、连接器、肝素帽及穿刺针，导管浸入生理盐水中。

（6）铺孔巾，暴露预定穿刺部位，彩超显示穿刺静脉，首选贵要静脉。

5.**操作方法**　患者取仰卧位，用皮尺测量患者从穿刺部位至上腔静脉的长度，一般为45～48cm，选择好穿刺部位后，扎止血带，常规消毒，按说明进行PICC静脉穿刺，根据患者的情况保留导管长度，穿刺完毕后进行X线摄片，确定在上腔静脉后即可使用（图10-15）。

6.**疗效**　超声引导下的PICC穿刺术主要具有以下优势。

（1）穿刺部位的改变。由肘窝上移到上臂，这样一个小小的部位改变，减少了肢体活动对导管的摩擦和牵拉，减少了导管受牵拉在血管内移动对血管壁的刺激，

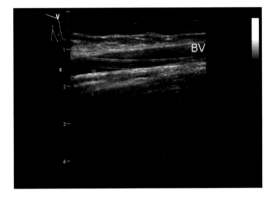

图10-15　左上肢PICC
肱静脉内见管状回声。BV：肱静脉

从而减少了机械性静脉炎的发生，减少了血管相关性感染和血栓并发症的发生。同时也减轻了过去在肘部弯曲部位置管时患者的不适感，对长期的导管固定非常有利。

（2）解决了血管条件差患者的难题，扩大了PICC适用范围，使肥胖、水肿、反复治疗、血管条件很差、血管过细的患者也有机会选择PICC。

（3）使用血管超声技术能使操作者很清楚地观察到血管的状态，减少组织损伤，提高一针穿刺成功率。

（4）置管后用血管超声能及时检查颈内、颈外静脉看有无导管，如果发现导管移位到颈静脉，可在X线下及时调整成功。

7.**注意事项**　确定选择穿刺点要避开静脉瓣，避开分支静脉，从汇总的较粗静脉穿刺，避开血管内的不良因素。大部分超声引导下PICC都是在肘窝以上上臂的贵要静脉处进行穿刺，上臂的贵要静脉更容易定位，而且走行比较好，它避开了中间分支静脉和贵要静脉的连接点，这个区域的血管比肘窝处的血管粗，需要置入的导管长度会短一些。另外，这个位置血流量更大，不容易造成血管壁的损伤。同时，这个位置肢体活动对导管的摩擦和牵拉比较少，减少了导管在血管内移动对血管壁的刺激，从而降低了血管相关性感染等并发症的发生率，减轻了过去在肘部弯曲部位置管时患者的不适感，同时对长期的导管固定非常有利。

（杨　兵　胡亚飞）

第十一章

腹壁、腹腔、腹膜后
及腹腔大血管疾病超声诊断与介入诊疗

第一节　腹壁脂肪瘤

（一）病因与病理

很多软组织肿瘤可发生于腹壁，多数为良性，脂肪瘤最多见。脂肪瘤外观呈球形、结节状或分叶状，质地软，表面有菲薄的包膜，切面为黄色或淡灰色，常被纤细的纤维组织分隔为大小不一的小叶。镜下可见脂肪瘤由成熟的脂肪细胞构成，尽管脂肪瘤富含血管，但由于血管被扩大的脂肪细胞所挤压，难以显示。脂肪瘤是最常见的间胚叶肿瘤，可发生于任何年龄及任何有脂肪存在的部位。病理上分为纤维脂肪瘤、黏液脂肪瘤、血管脂肪瘤和肌脂肪瘤。

（二）临床表现

典型的脂肪瘤表现为缓慢生长的无痛性肿块，位于体表的脂肪瘤质地软、可推动、边界清楚、无压痛。

（三）超声诊断

肿瘤多呈圆形、椭圆形或梭形，一般有包膜，大小不等，长轴与皮肤平行，长径大于厚度。多数内回声可比脂肪回声强，少数回声低（图11-1），彩色多普勒显示肿瘤内多无血流信号（图11-2）。肌间脂肪瘤位置深，回声同前，若超声难以明确诊断时，尤其彩色血流成像显示病灶内有血流时则需借助磁共振成像。

（四）鉴别诊断

脂肪瘤与软组织陈旧血肿机化、皮脂腺囊肿、神经纤维瘤鉴别。软组织陈旧血肿机化有外伤史，声像图上可有液性暗区，后方回声增强比软组织脂肪瘤明显；皮脂腺囊肿体积较小，多数形如豆粒，形圆质软，外有包囊，破口后则流出污秽豆渣样物质，且有臭气；神经纤维瘤源于身体各处的神经干或神经末梢，位于皮下，多发是其特点。

（五）临床价值

高频超声可显示腹壁各层结构，能检出0.5cm以上实性肿块。超声诊断腹壁脂肪瘤，较之X线、CT及磁共振成像廉价、快速、简便，应作为此病诊断的首选方法。

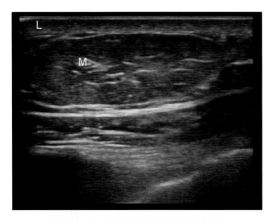

图11-1　腹壁脂肪瘤二维超声图

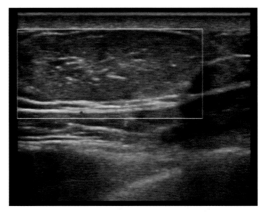

图11-2　腹壁脂肪瘤彩色多普勒声像图

彩色多普勒显示肿瘤内无血流信号

第二节　腹　　水

（一）病因与病理

腹水成分较复杂，血液、脓液、胃肠道溢出液、淋巴液、毛细血管漏出液、囊肿和肿瘤破裂的混合液、黏液、浆液等。总体讲分为漏出液和渗出液两种。原因有门静脉压力增高、内脏动脉扩张、血浆胶体渗透压降低及其他因素。

（二）临床表现

腹水患者可出现腹部呼吸运动减弱或消失，伴随出现其他腹水的症状，如充血性心力衰竭者，可伴有心慌、气急、咳嗽、咯血、全身性水肿等；结核性腹膜炎患者可有发热、乏力、食欲减退、全腹不适或疼痛等症状，且多好发于儿童和青年人；肝硬化腹水者，起病隐匿，病程缓慢，早期会有肝大，或仅有食欲不佳、恶心呕吐、肝区胀痛不适等症状，晚期时可出现腹壁静脉曲张、脾大、脾功能亢进，有的患者还会出现面色灰暗、消瘦、贫血、蜘蛛痣（由扩张的小动脉及其细小分支构成的鲜红色的痣，状似蜘蛛，常见于面部、颈、上胸、肩及上肢）、手掌发红、男性女型乳房等，还可并发上消化道大出血、感染和肝性脑病等，此病好发于中年人，腹水量大，脾中度增大，触摸肝脏发现质地变硬。或产生蛋白尿，出现尿量减少的现象。

（三）超声诊断

1.漏出液的浆液成分多而细胞、蛋白成分少，是由于肝功能不全、低蛋白血症和门静脉高压引起血液的胶体渗透压降低，浆液外溢出毛细血管而潴留在腹腔。声像图表现腹水透声好，无纤维带、无粘连，腹膜不增厚，肠管漂浮在腹水中（图11-3）。同时可见到原发病，如肝硬化、门静脉高压和脾增大等。

2.渗出液液体有形成分多、浓稠，多为炎性物质，常伴纤维化粘连。常见原因是腹膜炎，腹腔肿瘤，胃肠道穿孔，肝脾破裂，肝、胆道的化脓性感染，坏死性胰腺炎等。声像图表现积液量较漏出液少，局限于病灶附近（图11-4）；液体混浊、浓稠，内散布细点状回声；见纤维带，肠管聚集粘连成团；腹膜增厚、大网膜增厚与腹膜和肠管粘连。

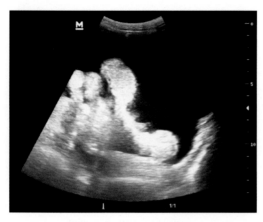

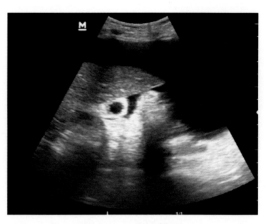

图11-3　腹水中漂浮肠管　　　　　　　　图11-4　肝前区腹水

3.包裹性积液：腹腔包裹性积液多位于病灶局部、低垂的间隙内，如膈下、肠间隙，结肠旁沟盆腔内。周围纤维组织增生，包裹粘连，其内通常是积血、积脓和腹腔感染物质。声像图见厚壁、分隔的混浊液性暗区。

4.积液量：腹水大体分少量、中量、大量。少量腹水位于腹腔的低垂部位如各个间隙（肠间隙、肝肾和脾肾间隙等）内，深度＜5cm；中量腹水位于腹腔内，淹没肠管，但还没有跨过腹中线，深度＜7cm；大量腹水淹没腹腔器官，腹壁膨隆，液体跨过中线，肠管漂浮在液体中，深度＞10cm。

（四）鉴别诊断

大量腹水注意与腹腔巨大囊肿鉴别：后者多来自卵巢，有明显的包膜，无回声区内清晰，肠管回声位于该无回声区周围。另外腹水除鉴别漏出液和渗出液之外，还要鉴别心源性、肝性腹水和其他原因（如结核性、肿瘤、肾功能不全等）的腹水。①胆囊壁：胆囊壁增厚是肝性腹水最有利的证据，简单、准确、可靠。胆囊静脉是门静脉的分支，汇入门静脉右支，门静脉高压致胆囊静脉回流障碍，胆囊壁水肿增厚，严重者呈"双环"征。正常胆囊壁厚3mm左右，＞4mm为增厚，肝硬化时胆囊壁可厚达1cm以上。②肝静脉：正常时肝静脉显示，肝中静脉近下腔静脉处内径约1cm，体瘦和肝脏正常者肝静脉易于显示。目前大多数偏胖，肝脏增大肝静脉不易显示或显示不全。而腹水患者肝静脉内径增宽，肝静脉的分支都显示清楚，明确提示肝静脉回流障碍，有可能是心源性或者下腔静脉肝后上段阻塞。

（五）临床意义

超声对腹水的诊断是极其简便、迅速、准确的。能测量腹水量的大小，判断积液性质，并对腹水的穿刺起到定位作用。尤其对腹水的病因起到初步诊断的作用，为临床医师的诊治提供帮助。目前对于创伤急诊病种，严重创伤早期及时准确评估伤情对提高创伤救治的成功率至关重要，胸腹部创伤超声重点评估（focused assessment sonography for trauma，FAST）检查是指利用床边超声帮助临床医师筛查创伤患者有无胸腔或腹腔游离积液。当临床上出现严重创伤时可在相应部位出现游离积液，这也是应用FAST检查的前提。FAST检查的优点：准确、快速、无创、可重复和便于携带，而且不会使用具有肾毒性的造影剂，也无放射性，相对其他检查具有很大优势。

第三节　腹腔肿瘤

腹腔为介于壁腹膜（衬于腹壁）和脏腹膜（覆盖于脏器的表面）之间的间隙。腔内有少量浆液。腹膜腔在男性是密闭的，在女性则可经输卵管、子宫、阴道与外界相通。腹膜壁层移行至脏器处或腹膜由某一处脏器移行到另一脏器处形成韧带、网膜和系膜等结构。腹腔是肿瘤的好发部位。本节重点叙述除腹腔实质脏器肿块以外的病变。本节主要介绍腹膜、网膜、肠系膜肿块。

（一）病因与病理

腹腔肿瘤有原发性和继发性。原发性腹腔肿瘤主要是发生于腹膜、网膜和肠系膜部位的肿瘤；继发性腹腔肿瘤主要是指转移到腹膜的肿瘤。腹膜实性肿瘤中，良性和原发性恶性均较少见，而以继发性恶性多见。腹腔囊性肿瘤以肠系膜囊肿、淋巴瘤为多见。良性肿瘤常见的如神经纤维瘤、纤维瘤、脂肪瘤等，病变多位于为回肠系膜、空肠系膜、横结肠系膜、乙状结肠系膜。原发性恶性腹腔肿瘤主要为间皮瘤、恶性淋巴瘤、纤维肉瘤、神经纤维肉瘤、平滑肌肉瘤等，仍然多位于回肠系膜、空肠系膜、小肠根部等。继发性恶性腹腔肿瘤大多为腹腔脏器的肿瘤侵及腹膜或脱落的肿瘤细胞种植于腹膜所致。

（二）超声诊断

腹腔是肿瘤的好发部位，本节主要叙述除腹腔脏器肿块以外的肿瘤病变。

1.腹腔囊性肿瘤

（1）以肠系膜囊肿、淋巴管瘤（lymphangioma，又称囊性水瘤）为多见。肠系膜囊肿（mesenteric cyst）多见于儿童，并以小肠系膜居多，大小不一，数目不等，小至1～2cm，大至20cm以上。淋巴管瘤是来源于胚胎时期异常淋巴组织的先天性良性肿瘤，主要发生于面部和颈部。腹腔脏器发生淋巴管瘤极为少见，病理上可分为三型：毛细淋巴管瘤、海绵状淋巴管瘤、囊状淋巴管瘤。一般由多数扩张的淋巴管组成，大的囊肿可达20cm左右，囊内为无色透明液体或乳糜样液体。

（2）超声表现：肠系膜囊肿一般为单房性囊肿，呈圆形或椭圆形，边界清楚，可见囊壁回声，后方回声增强，囊肿活动性较大，随探头加压可见无回声暗区移动征象。淋巴管囊肿一般为多囊性，彼此分离，亦可为多房性，相互连通，由于囊壁甚薄，囊腔小，故可呈广泛的"网络"状无回声区。腹膜巨大性囊性肿瘤，应与大量腹水鉴别：前者囊肿内无肠祥回声，其肠祥系膜被挤向两侧或被压至囊肿后方；后者为腹水中可见肠祥和肠系膜回声。同时应注意与巨大卵巢囊肿鉴别，后者肿块以盆腔为主向上延伸，囊壁与间隔可有点状高回声。

2.腹膜间皮瘤

（1）间皮瘤（mesothelioma）是腹膜或腹腔表面的间皮来源的一种肿瘤，可为良性或恶性。间皮瘤的发生与长期暴露在石棉环境有关。腹膜间皮瘤有两种类型：弥漫型和局限型。一般弥漫型大多为恶性，而局限型大多为良性。局限型间皮瘤位于腹膜壁层或脏层，呈结节状或斑块状，界线清楚，很少有出血和坏死。弥漫型间皮瘤可见多个小结节覆盖于腹膜的壁层或脏层。随着肿瘤的发展，瘤组织呈片块状增厚，广泛覆盖于腹膜壁层或脏器的表面，可伴大小不等的肿块或结节。肿瘤质地坚韧，亦可呈胶冻状，内部可出血和坏死。

（2）超声表现：腹腔内可见较大的、形态不规则的、以低回声为主、分布不均匀的肿块（图11-5），实性部分及囊性分隔有血流信号显示（图11-6）。肿块与腹膜相连，但与脏器无关；有的病例其大网膜、前腹膜呈结节状增厚，伴腹水；肿瘤可推压肠曲，使肠曲分布异常。如肿瘤压迫严重，使肠腔狭窄，可造成不完全性肠梗阻。腹腔内可见无回声腹水。

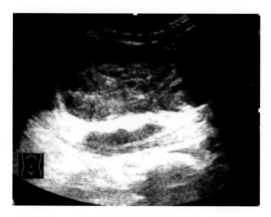

图11-5　腹腔恶性肿瘤（腺癌）二维图

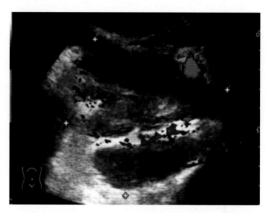

图11-6　腹腔恶性肿瘤（腺癌）彩色多普勒图

彩色多普勒显示腹腔恶性肿瘤内可见血流信号

3.恶性肿瘤腹膜转移

（1）腹膜的转移性肿瘤大多为腹腔和盆腔内脏器的恶性肿瘤种植于腹膜所致，主要的病理变化是转移性肿瘤结节和癌性腹水。由于腹腔内脏器的恶性肿瘤侵犯浆膜、浆膜下淋巴管、毛细血管被癌栓阻塞或浆膜受癌变的刺激，使其内毛细血管通透性增加而致使渗出增多，并由于血管被癌细胞破坏引起出血而致腹水。腹膜广泛性癌转移常导致大量腹水和腹腔内脏器相互粘连，形成癌性腹膜炎。

（2）超声表现：多数病例只见肠间和脏器周围腹水的无回声暗区，有时可见粘连肠祥形成的形态不规则含气体的非均质性肿块，而腹膜转移的癌结节多数较小，声像图上不能显示；晚期病例由于肿瘤在腹膜弥漫性转移，可见腹水无回声暗区内增厚和僵硬的大网膜。

（三）鉴别诊断

腹腔单纯性囊肿多为良性病变，实性肿瘤以恶性居多。超声对腹腔内淋巴瘤及囊性淋巴管瘤的诊断准确率较高。对其他实性肿块的良、恶性鉴别尚有困难，必要时可行超声引导下穿刺活检。

（四）临床意义

超声对腹腔液性和实性肿块诊断的准确率较高，但腹腔内有些病变其范围广泛，如结核性淋巴结肿大、转移性淋巴结肿大，病变周围的脏器常被挤压移位和粘连，给鉴别诊断带来一定的困难。此时可在超声引导下做穿刺细胞学或组织学检查，抑或借助其他检查方法如CT、MRI或腹腔镜等以协助诊断。

第四节 腹膜后血肿

（一）病因与病理

腹膜后血肿大多是由于骨盆及脊柱骨折引起，约占发病率的2/3；其次是由腹膜后脏器（如肾、膀胱、十二指肠和胰腺等）及软组织损伤等引起，大血管本身的病变，如腹主动脉瘤破裂出血引起者少。

（二）临床表现

腹膜后间隙血肿因出血程度、范围及引起血肿的损伤脏器部位不同，很多临床表现并不恒定，并常因合并脏器损伤而被掩盖。一般来说，除部分伤者可有腰胁部瘀斑外，突出的表现是内出血征象，还可出现腰背痛、腹肌紧张、压痛、反跳痛和肠鸣音减弱或消失等肠麻痹症状，另外，当血液在腹膜后间隙广泛扩散而形成巨大血肿时，可引起失血性休克；伴尿路损伤者则常有血尿，血肿进入盆腔者可有里急后重感，并且直肠指检触及骶前区有伴波动感的隆起。

（三）超声诊断

1.急性期血肿呈无回声或低回声包块，后壁及后方回声可增强，血肿壁可厚而不规则，其前后径较小，边界欠清晰，可沿腹膜后间隙延伸；出血时间长，当血肿内有血凝块形成时，内部可出现较多的低回声，动态观察，包块逐渐变小吸收（图11-7）。

2.血肿周围可合并一些脏器损伤的声像图表现，如肾旁间隙的血肿，可因周围肠道损伤而合并出现肠道外气体声像，由脊柱骨折引起的血肿，可发现脊柱骨折的声像等。

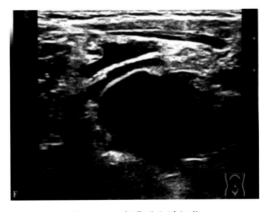

图11-7 腹膜后血肿机化

3.血肿周围还可出现一些脏器受压的声像图改变，如脊柱骨折引起的肾旁后间隙较大血肿，可使肾自腹后壁向前移位。

（四）鉴别诊断

1.腹膜后间隙血肿与腹膜后囊性淋巴管瘤、皮样囊肿的鉴别　腹膜后囊性淋巴管瘤、皮样囊肿在临床上多表现为病变对周围脏器的压迫症状；而腹膜后间隙血肿的患者多有外伤史，常合并骨盆和腰椎骨折，患者有相应的临床症状，当出血较多时可出现休克症状，盆腔腹膜后间隙血肿可引起直肠刺激症状，如里急后重、大便次数增多等。

2.腹膜后间隙血肿与腹膜后寒性脓肿的鉴别　腹膜后寒性脓肿病灶多位于腰大肌内、椎旁，病变多来源于脊柱结核，临床上患者多有低热、盗汗、乏力等结核的症状。腹膜后间隙血肿多由于高处坠落、挤压、车祸等所致腹膜后脏器损伤、骨盆或下段脊柱骨折和腹膜后血管损伤引起，多无结核病史及临床症状。

3.陈旧性腹膜后间隙血肿与腹膜后间隙肿瘤的鉴别　除了通过临床病史不同鉴别

外，超声造影也是对两者进行鉴别的有效方式，腹膜后间隙肿瘤内可见造影剂的充盈，而陈旧性血肿内部完全不充盈，包膜完整。

（五）临床价值

超声显像对腹膜后间隙血肿诊断准确率较高，它不仅可以对腹膜后间隙血肿准确定位，还可对血肿大致定量，由于这种优势的存在，它逐渐替代了以往具有损伤性的血管造影术对腹膜后间隙血肿的诊断。有外伤史的患者，在体检的基础上，利用超声扫查并结合多次血、尿常规检验，血细胞比容测定和血、尿及腹腔穿刺液生化检查，还可以正确诊断并存的胰腺和空腔脏器的损伤。

对腹膜后间隙血肿的诊断，超声、CT、X线和MR检查均有一定的价值。临床工作中可以根据具体情况综合加以运用。另外，值得指出的是腹部大血管（腹主动脉及下腔静脉）损伤引起的腹膜后间隙血肿，90%以上由穿透伤所致。由于迅速大量出血，多数患者死于现场，送抵医院经抢救后死亡率亦达70%，此种情况下应积极抗休克的同时，立即剖腹控制出血，不应因为过于依赖影像诊断而耽误抢救时机。

第五节　腹膜后肿瘤

腹膜后间隙位于腹后壁腹膜层后方与腹内筋膜之间，上以膈肌为界，下达骶部和盆膈，两侧以腰方肌外缘为界。腹膜后间隙的内容物包块位于中间的腹主动脉、下腔静脉、腹腔神经丛，位于两侧的肾上腺、肾、输尿管、腰交感干及包绕这些脏器的大量疏松结缔组织、脂肪、肌肉、筋膜、胚胎残留组织、淋巴网状组织（包括淋巴结和淋巴管）、原始泌尿生殖嵴残留部分等。这些组织均可成为肿瘤的起源，且腹膜后间隙疏松、宽阔，故肿瘤可长得很大。

一、腹膜后囊性肿瘤

（一）病因与病理

腹膜后囊性肿瘤较少见，但其种类颇多，常见为囊性淋巴管瘤和囊性畸胎瘤等。

（二）临床表现

腹膜后囊性肿瘤增大后，周围脏器受肿物挤压，周围脏器常可发生形态、位置和病理生理学的改变，如压迫输尿管可引起输尿管及肾积水，如压迫肠管可引起肠管梗阻等，由于腹膜后囊性肿瘤发生部位的不同，其引起的临床症状也不同。

（三）超声诊断

1.二维超声

（1）肿物为椭圆形、分叶状或不规则管状，壁薄，表面光滑，边界清楚。

（2）肿物内部一般为无回声区，可有分隔，呈多房样，囊性畸胎瘤等无回声区中可探及密集细小光点回声；改变体位时可显示暗区内光点漂浮移动征象，有时尚可见毛发样细条状强回声移动。

（3）由于腹膜后肿瘤位置深，随呼吸和体位的变换，肿瘤活动幅度一般比腹腔内脏器和腹腔内脏器肿瘤小。

2.多普勒超声　肿瘤内一般无明显血流信号。当囊性伴有分隔时需注意分隔中有无血流信号。

（四）鉴别诊断

1.腹膜后囊性肿瘤与输尿管囊肿的鉴别 前者发生于腹膜后间隙，后者常发生于输尿管末端，突入膀胱；输尿管囊肿随输尿管的喷尿活动形态可有变化，输尿管囊肿可有增大或缩小的改变；合并有结石时，输尿管内可见结石样强回声等；由于输尿管囊肿的存在，同侧或双侧的输尿管可有全程积水声像和肾积水声像，而腹膜后囊性肿瘤引起的输尿管和肾积水常可观察到肿瘤压迫处以上部位的输尿管和肾积水的声像。

2.腹膜后囊性肿瘤与腹膜后间隙脓肿的鉴别 腹膜后囊性肿瘤多表现为病变对周围脏器的压迫症状，而腹膜后脓肿，多源于腹膜后脏器的炎性病变播散，患者常有寒战、发热、白细胞增多、腰痛等临床症状；腹膜后间隙脓肿患者在超声检查中还可发现相应原发脏器病变的声像图改变。

3.腹膜后囊性肿瘤与腰大肌寒性脓肿的鉴别 腰大肌寒性脓肿表现为病侧腰大肌肿胀，病变的肌纤维内可显示坏死的无回声区，该病常伴有腰椎结核的临床症状及超声表现，主要表现在受侵椎体骨质破坏，脊柱椎体前缘强回声线中断，椎体变小，回声减弱不完整，局部骨质及其周围出现不规则低回声区。

4.腹膜后囊性肿瘤与腰大肌血肿的鉴别 腰大肌血肿患者，常有明显的外伤史，受伤的腰大肌纤维部分中断，局部结构不清，因出血可发现局部无回声区，因血液向周围渗透，可使局部肌纤维之间间距加大。腹膜后囊性肿瘤多无明显的外伤史，超声表现一般为壁薄、表面光滑、边界清楚的囊性包块。

5.腹膜后囊性肿瘤与创伤性及炎症后腹膜后囊肿的鉴别 创伤性及炎症后腹膜后囊肿常有典型的临床病史及症状体征等。超声检查可发现相应组织脏器的创伤或炎症病变的存在。

6.此外腹膜后囊性肿瘤还需与以下疾病鉴别 如肾上腺囊肿、卵巢囊肿、阑尾黏液囊肿等。与肾上腺囊肿、卵巢囊肿、阑尾黏液囊肿的鉴别主要在于病变的发生部位不同。

（五）临床价值

超声诊断腹膜后囊性肿瘤的敏感性较高。它可以明确病变的大小、数目、形态、位置，但是对腹膜后较小的囊性肿瘤，受肥胖、胃肠道气体等影响，容易漏诊。超声在判断腹膜后囊性病变的来源时常有困难，此种情况下，我们能否借助超声造影来进一步判断病变的来源有待进一步研究。

二、腹膜后实性肿瘤

（一）原发性腹膜后实性肿瘤

1.病因与病理 原发性腹膜后实性肿瘤是指发生在腹膜后各间隙的肿瘤，临床少见，主要来自脂肪组织、肌肉组织，纤维组织、筋膜和血管、神经、淋巴造血组织及胚胎残留组织等，还包括一些来源不明的肿瘤，如未分化癌、未分化肉瘤及成肌细胞瘤等，但不包括发生于胰腺、肾上腺、肾和大血管等腹膜后器官的肿瘤。原发性腹膜后实性肿瘤的病理类型较多。原发性腹膜后实性肿瘤，以恶性者居多，其中又以脂肪肉瘤最多。良性肿瘤则以神经纤维瘤、神经鞘瘤等神经源性肿瘤常见。除恶性淋巴瘤外，原发性实性腹膜后肿瘤通常不发生远方淋巴结转移，仅在局部浸润。

2.临床表现　由于腹膜后间隙较大，肿瘤位置较深，临床症状较多出现较晚，发现时常较大，肿瘤内部可能已发生坏死、出血、囊性变、纤维化或钙化。除少数有功能性化学感受器瘤患者早期可出现高血压或糖尿病等症状外，大部分患者在肿瘤生长至相当大体积后才引起注意，可表现为腰背部隐痛或胀痛，当肿瘤增大压迫胃肠道、胆道，刺激直肠等，可出现食欲缺乏、恶心、呕吐、黄疸、里急后重和排便次数增多等症状；压迫下腔静脉、髂静脉、淋巴管可出现下肢、阴囊水肿，累及输尿管、膀胱可出现肾积水和尿急、尿频、排尿困难；压迫腹主动脉和腰丛、骶丛神经根可引起腰背痛、下肢痛或下肢酸胀无力等。有些病例，如恶性淋巴瘤等还可引起发热、消瘦、乏力等全身症状。

3.超声诊断

（1）肿瘤形态多样，可圆或扁，可呈哑铃状、长条状、结节状、分叶状或大块状；生长速度慢、体积小的良性肿瘤多包膜完整、轮廓清晰、边界清楚，体积较大的呈膨胀性生长的良性肿瘤，还可见到侧方声影；体积较大的呈浸润性生长的恶性肿瘤多无完整包膜或包膜厚薄不均，轮廓或边界不清，呈浸润性生长的体积较大的恶性肿瘤对邻近器官有挤压、浸润时，肿瘤与邻近器官的界面常难以分辨。

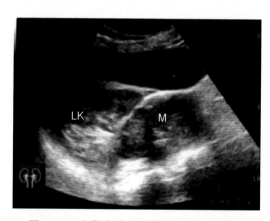

图11-8　左肾内前实质性肿瘤伴部分囊变
LK：左肾；M：肿瘤

（2）肿瘤内部多呈均匀或不均匀的低回声区或中等强度回声，肿瘤发生坏死、出血、囊性变、纤维化或钙化时，可相应地出现不规则低回声、无回声或强回声区（图11-8）。畸胎瘤内还可出现牙齿和骨骼的强回声。

（3）有的肿瘤包绕、挤压腹膜后的大血管，声像图上显示血管在肿瘤中穿行或大血管受压及向前和向对侧移位。

（4）富含血管或淋巴管的肿瘤、脂肪瘤或脂肪肉瘤等质地柔软，加压肿瘤时，可有一定的变形或移动。

（5）不同的肿瘤其好发部位不同，脂肪肉瘤好发于肾周围脂肪组织，很少发生于盆腔，神经源性肿瘤及异位的嗜铬细胞瘤多见于脊柱两侧。位于盆腔骶骨前的肿块以畸胎瘤、骶椎脊索瘤及神经纤维瘤为常见。

（6）腹膜后良性肿瘤内血流信号常稀疏，恶性者血流丰富，内部更易找出血流信号。但是，有些病变二维彩超不能显示肿瘤血流，必须叠加立体的三维血流成像才能显示，此时需借助三维血流或者灰阶血流显示病变的血供。

（7）超声造影：腹膜后恶性肿瘤病灶内的血流灌注量大，流速快，恶性肿瘤内超声造影剂充盈表现为充盈快，衰减时间较长，肿瘤的最大强化程度远大于良性肿瘤；恶性腹膜后肿瘤其造影剂进入方式以从内部开始向周边扩展的中央型居多，良性腹膜后肿瘤其造影剂以从病灶周边开始向内部扩展的周边型较多；恶性腹膜后肿瘤的造影灌注缺损发生率较良性腹膜后肿瘤高。

4.鉴别诊断

（1）原发性腹膜后肿瘤与腹腔内脏器肿瘤的鉴别：原发性腹膜后肿瘤表现为腹膜后固定的占位性异常回声，与腹内脏器有分界，深呼吸运动或改变体位观察可见二者之间的相对位置有变化，如脏器肿大、轮廓变形、内部结构紊乱等；超声显示腹主动脉及其分支的走行、分布和形态改变及肿瘤的血供来源，也可用于鉴别腹腔内或腹膜后肿瘤。

（2）腹膜后良、恶性实性肿瘤鉴别如下表11-1所示。

表11-1　腹膜后良、恶性肿瘤鉴别

	良性	恶性
形态	规则扁平	肿块呈分叶状
边界	界线清晰	与周围组织界线不清
回声	多为均质，出血少见	多样、不均质，常有出血坏死
侵袭性	无	挤压器官或大血管，淋巴结肿大，可见腹水
彩色多普勒	血流较少，分布较稀，RI较高，囊性肿瘤内部则无血流分布	恶性肿瘤血流丰富，分布较密，动脉血流RI较低

（3）原发性腹膜后肿瘤与腹膜后脏器内的肿瘤的鉴别：对此必须熟悉腹膜后间隙的解剖层次，了解胰腺、十二指肠、肾及肾上腺等腹膜后脏器的形态和邻接关系及声像图特征，从多方位扫查，观察肿块与这些脏器的关系。

（4）腹膜后恶性淋巴瘤与肿瘤转移性淋巴结肿大相鉴别：单凭声像图所见有时很难对二者进行鉴别，除结合病史资料分析外，恶性淋巴瘤可合并表浅淋巴结肿大，而发生肠粘连或腹水者甚少；肿瘤转移性淋巴结肿大，如合并腹膜转移往往伴发肠粘连和腹水。必要时可行超声引导下的穿刺活检鉴别。

（5）原发性腹膜后肿瘤与腹膜后纤维化的鉴别：腹膜后纤维化病变可表现为一个回声较均匀、形态尚规则、范围较广泛的包块或肿块，而腹膜后肿瘤常呈结节状或分叶状包块。腹膜后纤维化时腹主动脉、下腔静脉等血管常无明显移位，病变内不会有明显血流信号；而腹膜后肿瘤对腹主动脉、下腔静脉和输尿管主要是压迫、推移，常使腹主动脉抬高并使之远离椎体，病变内有丰富的血流信号，并可侵蚀破坏周围骨质结构，甚至可在血管内形成癌栓。

5.临床价值　腹膜后原发肿瘤种类繁多、形态多样、复杂，单凭腹膜后原发肿瘤的声像图特征很难做出肿瘤病理细胞学的诊断。超声引导下穿刺活组织做病理检查，可以确定肿瘤的组织学来源，但其存在一定的假阴性率，这是因为恶性肿瘤细胞的生长速度超过了血管的生长速度，所以在距离血管远的肿瘤实质容易发生坏死，但是从坏死发生到完全液化需要相当长的时间，在常规超声下，肿块内部回声不易出现明显的无回声区域，在此已坏死还无液化的部位穿刺活检，常取到坏死的组织。

超声造影剂是血池造影剂，不会出现在血管以外的区域。超声造影时坏死区域出

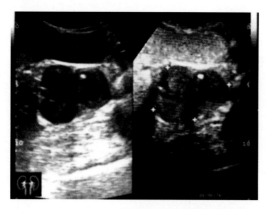

图11-9　腹膜后肿瘤超声造影显像

现充盈缺损（图11-9），近血管周围的肿瘤细胞生长活跃，表现为超声造影增强，为了提高穿刺的阳性率，可借助超声造影检查清晰显示病变后对超声造影增强区域进行活检，可避开坏死及液化区，使定位取材比常规超声更准确，可以大大提高腹膜后原发肿瘤经皮穿刺活检的成功率，有助于恶性病变的确诊。

常规超声诊断虽然不能完全确定腹膜后原发性肿瘤的组织学来源，但是可以明确肿瘤的解剖部位，了解肿瘤的大小、数量、物理性质，肿瘤是否浸润，对邻近的实质性脏器和血管的破坏程度，有助于临床手术前估计肿瘤是否能切除及手术后的疗效观察，判断预后。

（二）继发性腹膜后实性肿瘤

1.病因与病理　人体内其他部分的肿瘤可以通过直接蔓延、淋巴转移等方式侵犯腹膜后间隙，该种类型的肿瘤大部分以肿大淋巴结的方式存在。

2.临床表现　肿瘤合并腹膜后转移时，患者除有原发肿瘤症状及肠梗阻、肾积水、胆道梗阻等肿瘤周围脏器受侵、受压后的症状外，患者还可有消瘦、恶病质、腹水等晚期肿瘤患者的临床表现。

3.超声诊断

（1）转移到腹膜后的肿瘤主要侵犯目标是淋巴结，其声像图主要表现为低回声型肿块，较小的肿块内部一般回声均匀，无明显衰减。较大的肿块内部可发生坏死、纤维化等改变，表现为肿大淋巴结随之消失或变形，内部回声不均匀，见片状稍高回声区或低回声中见点状稍强回声。

（2）孤立性转移的淋巴结呈散在的圆形或卵圆形结节，边界清楚，多个肿大的淋巴结丛集时，可见蜂窝状或分叶状低回声肿块，与周围组织分界不清。

（3）肿瘤对腹部大血管及其分支造成挤压推移或浸润时，可出现血管受压抬高及血管被包绕的征象。

（4）腹内脏器肿瘤直接侵犯腹膜后间隙时可出现相应的超声改变。

（5）通过直接蔓延的方式侵犯腹膜后间隙的癌肿多与原发肿瘤连为一体，其后缘贴近脊柱或腰大肌，移动性甚小。

（6）肿瘤较小者不易探及血流信号，较大者可探及点状、杂乱不规则条状血流信号。

4.鉴别诊断　与腹膜后原发性肿瘤的鉴别。腹膜后转移癌的患者多有原发性肿瘤的病史或有肿瘤切除病史。超声检查除发现腹膜后淋巴结肿大外，未手术切除的病例有时能发现腹内原发病变的超声特征。超声扫查发现腹膜转移引起的肠粘连和腹水时有助于腹膜后继发性肿瘤的判断。对原发病灶不明的，必要时可在超声引导下穿刺活组织做病理检查，以确定肿瘤的组织学来源。

5.临床价值　腹膜后继发性肿瘤的检查在临床上具有重大的指导意义。

（1）临床已明确原发灶，在手术前检查腹膜后有无肿大淋巴结及浸润征象，是明确能否根治和估计预后的重要因素之一，为手术方式和治疗方法的选择提供参考；对需要进行化疗或放疗的，在化疗或放疗前，先行腹膜后检查确定有无转移及转移的病灶数量、大小、位置等，以便对疾病分期和制订治疗方案，化疗或放疗期间或行化疗或放疗后，定期检查腹膜后转移灶的大小、形态、数目变化，为临床判断病情及疗效提供重要依据。

（2）不同发生部位的原发肿瘤，其淋巴结转移分布有一定的特点，如消化系统腹腔脏器恶性肿瘤淋巴结转移以第一肝门区、胰腺周围、肠系膜上动脉分叉处多见；盆腔脏器恶性肿瘤淋巴结转移以双侧髂血管旁、腹主动脉旁多见；膈以上脏器恶性肿瘤以胰腺周围、腹主动脉前方多见。对于原发灶未明确的病例，可根据腹膜后转移性肿大淋巴结声像图特征及分布部位，初步判断原发病灶的来源。

值得提出的是超声检查腹膜后也具有一定的局限性。当病灶位置深，胃肠道大量气体干扰或晚期患者出现大量腹水、肠粘连，超声不易检查出转移性病灶时，需要结合CT、MRI等其他检查对疾病做出正确诊断。

第六节　腹主动脉瘤

（一）病因与病理

腹主动脉瘤（abdominal aortic aneurysm）是指腹主动脉壁局部节段性永久性扩张，可由多种病因引起，如动脉粥样硬化、外伤、感染、囊性中层坏死、梅毒、马方综合征、先天性异常等。其中动脉粥样硬化最常见，约占95%。

基本病理改变是动脉壁中层弹力纤维损坏、变性、断裂，动脉壁失去弹性，在血流的冲击下形成动脉瘤。

1.根据动脉瘤的结构，腹主动脉瘤可分为三类。

（1）腹主动脉瘤真性动脉瘤（true aneurysm）：动脉瘤的壁与腹主动脉壁连续。多数动脉瘤属于此类，多发生于肾动脉水平以下、髂动脉分叉上方部分。

（2）腹主动脉瘤假性动脉瘤（false aneurysm）：多由外伤、感染引起，使血液从破裂的动脉壁外流，在动脉周围形成血肿，以后血肿的内表面被内皮覆盖，形成瘤壁，瘤壁由纤维组织、血块机化物、动脉壁等共同构成，内腔仍与血管相通。

（3）腹主动脉瘤夹层动脉瘤（dissecting aneurysm）：由于中膜坏死，血液从撕裂的内膜口向疏松的中层流入，使中层撕开，形成一个假腔，假腔的另一处可见再破入血管腔内，形成一个血液通道，多数为胸主动脉向下延伸。

2.按其发生的部位，腹主动脉瘤也可分为两类。

（1）肾动脉水平以上的高位腹主动脉瘤：可累及肾动脉。

（2）肾动脉水平以下的腹主动脉瘤：多见于髂总动脉水平以上。

（二）临床表现

大多数腹主动脉瘤患者没有明显的症状，多数是在体检或瘤体破裂时才被发现。腹主动脉瘤可有上腹部饱满感或下腹部、下腰背疼痛，多数呈持续性或进行性加重，偶呈搏动性，常不受体位、运动等影响。瘤体扩张较快时，疼痛可十分明显，甚至类似于主动脉夹层。

（三）超声诊断

腹主动脉瘤的超声表现依其病理类型而异。

1.腹主动脉瘤真性动脉瘤

（1）二维超声：腹主动脉失去正常形态，管腔内径大小不一，常向一侧突出。局部血管呈梭形或囊状扩张（前后径＞4cm）（图11-10）。病变段腹主动脉可见与心率同步搏动。局部扩张的无回声区前后壁与其两侧的腹主动脉前后壁相连续，无回声区亦与腹主动脉无回声区相连续。腹主动脉瘤内常有血栓形成。

（2）彩色多普勒：腹主动脉瘤内收缩期呈现与腹主动脉相连续的彩色血流，形态因管腔的大小和有无血栓而异，大的腹主动脉瘤多为五彩镶嵌甚至为漩流表现（图11-11）。若较大的血栓使管腔狭窄时，CDFI则显示明亮的高速细流束，并呈五彩镶嵌。当腹主动脉瘤累及分支时，CDFI显示分支血管的出口处血流束变细，甚至看不到血流束。

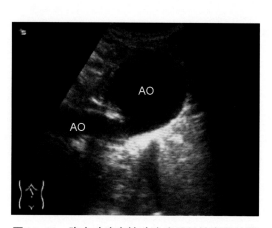

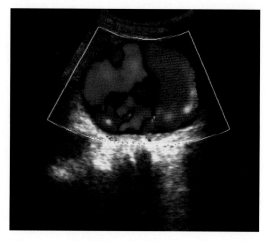

图11-10 腹主动脉真性动脉瘤局限性囊状扩张　　图11-11 腹主动脉真性动脉瘤的彩色多普勒图
　　　　　　　AO：腹主动脉

（3）频谱多普勒：动脉瘤内呈低速充填型湍流频谱，其分支开口处也可呈高速湍流频谱，发生闭塞时则无血流信号。

2.腹主动脉瘤假性动脉瘤

（1）二维超声：腹主动脉旁显示厚壁无回声区，壁回声不均匀，边界欠清，与主动脉壁不连续，搏动不明显。主动脉壁和管腔回声通常无异常。

（2）彩色多普勒：收缩期高速彩色血流经破裂口进入瘤体，舒张期转换色彩从破口流向腹主动脉，瘤内可形成红蓝相间的涡流。

（3）频谱多普勒：将取样容积置于腹主动脉破口处，可获得收缩期高速血流和舒张期反向中速血流频谱。瘤腔内则为低速湍流充填型频谱。

3.夹层动脉瘤

（1）二维超声：腹主动脉增宽，内膜分离，可见细线样回声，形成真假两个腔。若动脉中层环形剥离，横断面呈双环状，内环为细而弱的内膜回声，随血管搏动颤动，有时可见中断处，为破口所在。外环为外膜高回声，中间为剥离形成的腔，纵断面显示双层管壁，两层间的剥离腔不均匀。若动脉壁为部分剥离，则在横断面和纵断面均显示一侧动脉壁分离呈双层。

（2）彩色多普勒：真腔内彩色血流束可变窄，可见彩色血流从真腔经破裂口进入假腔。收缩期真腔内色彩明亮，而假腔内为色彩暗淡的血流，无血流信号。

（3）频谱多普勒：破口如能测到，一般为高速湍流频谱。真腔内仍有腹主动脉频谱，但峰值减低。当再有破口时，剥离腔内可有收缩期低速血流频谱。

（四）临床意义

超声检查对腹主动脉瘤具有极高的诊断价值，可以为临床医师提供动脉瘤的详尽形态和血流动力学资料，特别是可以对血管瘤波及的范围和瘤内有无血栓及血栓的部位大小、范围进行准确诊断，以及对腹主动脉瘤周围和动脉壁夹层之间的渗漏情况进行动态监测。

第七节 下腔静脉阻塞综合征

（一）病因与病理

下腔静脉的任何部位受压迫或阻塞，引起静脉回流障碍，导致阻塞远端淤血、水肿和侧支循环形成病征，称为下腔静脉阻塞综合征。如合并肝静脉阻塞则称为Budd-Chiari综合征。病因不明，有人认为血栓形成为主要原因。原发性血栓形成，常由于原因不明的髂静脉血栓形成、静脉炎或Behcet综合征所致；膜性狭窄和闭塞一般考虑为先天性发育缺陷所致；继发性者主要为腹腔内感染的波及、下腔静脉手术、外伤和特发性腹膜纤维化所致，其次为肾脏恶性肿瘤、肝癌或腹水压迫等。少见的病因有高凝状态、发绀型先天性心脏病、静脉壁肿瘤、结缔组织病等。

（二）临床表现

上段（肝静脉段）阻塞表现为肝大、腹水和肝功能不全。中段（肾静脉开口部）阻塞表现为全身水肿、蛋白尿、低蛋白血症、高胆固醇血症，常伴有肾衰竭或出血性肾梗死。患者可出现剧烈腰痛、肾肿大、血尿等。下段静脉阻塞时，表现为两下肢水肿、表浅静脉（下腹和侧腹壁）扩张且血流走行向上，少数可合并肺梗死。

（三）超声诊断

1.依据肝段下腔静脉梗阻的病因和病理类型及相应异常超声表现，可将其分为五型，以下为各型二维超声。

（1）膜型：肝段下腔静脉内显示向上突起或斜行的膜状分离，有膜孔者偶尔可显示膜孔形成的回声中断。

（2）狭窄、闭锁型：下腔静脉局部关闭增厚，回声增强，管腔内显示实质性团块状回声。CDFI显示血流自团块与血管壁之间绕行进入右心房。

（3）外压型：下腔静脉局部有压迹，管腔狭窄或闭塞，压迹处可见异常团块或条索状回声。

（4）肝静脉梗阻型：肝静脉近端狭窄、闭锁，有隔膜和栓子填塞的征象（图11-12）。

（5）混合型：兼有上述两型或两型以上特征。

2.彩色及频谱多普勒超声：下腔静脉完全闭塞，阻塞段无血流信号显示，其远端静脉扩张；下腔静脉右房入口处狭窄，可见狭窄局部呈喷射状彩色血流（图11-13）。多普勒显示狭窄部正常血流的三相波消失，代之为连续的湍流频谱，远端流速减慢；完全狭窄者，则其远端无血流信号或出现反流。

此外，尚可有肝尾叶肿大，肝静脉可显示扩张、弯曲、变细、闭塞，肝静脉之间可显示有交通支，并可有门静脉高压的征象。

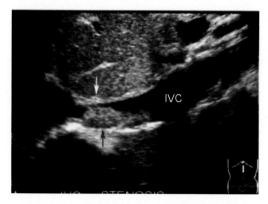

图11-12　下腔静脉（IVC）内可见血栓形成

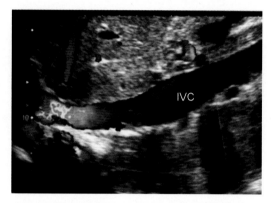

图11-13　下腔静脉（IVC）病变处血流充盈缺损呈五彩镶嵌状

（四）鉴别诊断

1.肝硬化　肝脏大小多正常或缩小；肝静脉无扩张及交通支；下腔静脉管腔正常。

2.右心疾病　心扩大或三尖瓣大量反流致下腔静脉和肝静脉扩张；下腔静脉及肝静脉无梗阻或狭窄。

（五）临床意义

超声声像图可显示Budd-Chiari综合征的病理解剖学特点，不仅可以确定病变的部位、形态、类型、范围、程度和病因，而且可以了解肝脏内部的结构异常。彩色和频谱多普勒可获取血流动力学资料，不仅能明确诊断肝内和下腔静脉的血流状态，而且可以观察侧支循环的形成。超声检查对本病的全面评价和分型，能为选择合理的手术方式提供可靠资料，同时可以评价手术效果。

第八节　腹部疾病的介入诊疗

一、超声引导下腹部良恶性肿瘤穿刺活检

（一）目的

腹部肿物的超声声像表现是多样的、复杂的，明确肿物性质最直接的方法是抽取组织的活体标本，进行细胞学、组织学、生物化学等检查，获得直接的病理学证据，从而对疾病的研究、诊断、治疗产生决定性的意义，以往只能通过创伤性手术或尸检才能达到目的。

（二）适应证

1.腹部肿瘤，需明确病灶组织病理性质及病灶系原发或继发肿瘤。

2.腹部肿瘤晚期已失去手术机会，为确证或为放化疗、免疫靶向药物治疗提供病理依据。

3.腹腔淋巴结肿大，需鉴别其为原发、继发或感染炎性者。

（三）禁忌证

1.有出血倾向者。

2.有肝性脑病先兆、棘球蚴病（包虫病）及巨大卵巢囊肿者。

3.有严重电解质紊乱者，禁忌大量放腹水者。

4.严重胃肠扩张、肠麻痹，由于肠腔内压力过高，穿刺时容易造成误伤穿孔和肠内容物外溢，污染腹腔者。

5.腹腔广泛粘连，疑有肠管广泛粘连者。如果穿刺，容易刺入肠腔，抽吸物检验易有假阳性或有其他误释。

6.无安全穿刺路径者。

7.不能配合操作者。

（四）术前准备

介入超声患者术前常规准备。穿刺抽吸术前常规针具及药品准备。

穿刺前先行彩色多普勒超声检查，记录病灶大小、形态、回声，了解深浅部位及毗邻关系及血供情况，应用彩色多普勒检查以避开大血管及重要脏器，根据病变部位，选取适合的体位，超声引导选择最佳穿刺进针点，根据病变大小调整合适射程。

（五）操作方法

常规消毒皮肤，局部以利多卡因麻醉，用消毒探头再次核对穿刺进针点，用消毒刀在穿刺点做0.3cm的十字小切口，进针时要使患者屏住呼吸，在超声引导下将切割针插入病灶，放枪切取组织，迅速拔针，把切割的组织放入滤纸上呈直线状，避免弯曲破裂，把标本连同滤纸一起放入10%的甲醛溶液中固定，按《临床技术操作规范》规范化取材，送病理检查，如切取组织不满意，可行第二次取材，每次取材次数不超过3次。活检后再检查活检部位、针道及周围有无出血及邻近器官有无损伤等，消毒包扎后用手按压局部15～20min，以防血肿形成。

（六）疗效

超声引导技术具有的直观性和实时性，使得介入操作更精确和更安全，同时彩色多普勒技术的应用，又进一步提高了介入超声的安全性，避免了介入操作中的血管损伤。彩色多普勒超声引导下经皮腹部肿物穿刺活检较CT引导价廉，较选择性手术活检成本更低，设备相对简单，操作容易，同时目前彩色超声诊断仪普及程度已非常高，超声仪能清晰显示病变及穿刺针路径及针道，使得穿刺针准确到达肿瘤并对局部组织选择取样，病理诊断可靠，是一种并发症少、诊断准确率高的有效方法。

（七）注意事项

1.穿刺路径的正确选择：避开肠管、大血管等重要脏器和穿刺障碍物的前提下，尽量缩短穿刺距离，这样的好处为能减少组织损伤，增加安全性，降低并发症。

2.有效实时监视穿刺针的针尖位置，防止穿刺针的偏移和潜行，导致引导失败而引起并发症。

3.肿物较大时，应选择病灶周边部分取材，避免病灶内坏死及液化区域取材，应用彩色多普勒选择肿物内血流信号丰富的区域取材。超声实时引导下腹部穿刺可能误伤肠管、膀胱。只要在超声下仔细分辨组织结构，选择适合的穿刺点及进针路径，通常能够避免。

二、超声引导下腹水穿刺抽吸及置管引流

（一）目的

腹水临床常见，多见于肝硬化，也可见于肿瘤、结核、Budd-Chiari综合征、心力衰竭等疾病。对于腹水的处理除对症支持治疗外，主要是给予利尿药、腹腔穿刺抽液及经颈静脉肝内门体分流术（TIPS）等。目前认为，对于肝硬化患者的大量或难治性腹水，腹腔穿刺抽液可作为对症处理手段，术后配合使用人造血浆扩容剂，可以迅速安全缓解患者症状并可减少穿刺抽液所致并发症。此外，穿刺抽取腹水做病因诊断对临床制订治疗方案有重要意义。超声引导下穿刺操作安全准确，是进行腹水穿刺或置管引流的首选手段。

（二）适应证

1.可疑腹腔内出血、感染或原因不明的积液需要做诊断性穿刺抽液，肠管间隙积聚液体深度达2～3cm者。

2.少量腹腔游离或包裹性积液，需要做诊断性穿刺抽液，盲穿困难或失败者。

3.大量腹水引起严重腹胀、呼吸困难，需要引流以缓解症状患者。

4.需要进行腹腔内药物注射治疗者。

（三）禁忌证

1.有出血倾向者。

2.有肝性脑病先兆、棘球蚴病（包虫病）及巨大卵巢囊肿者。

3.有严重电解质紊乱者，禁忌大量放腹水者。

4.严重胃肠扩张、肠麻痹，由于肠腔内压力过高，穿刺时容易造成误伤穿孔和肠内容物外溢，污染腹腔。

5.腹腔广泛粘连，疑有肠管广泛粘连者。如果穿刺，容易刺入肠腔，抽吸物检验易有假阳性或有其他误释。

6.无安全穿刺路径者。

7.不能配合操作者。

（四）术前准备

1.介入超声患者术前常规准备。

2.置管引流术或穿刺抽吸术前常规针具及药品准备。

3.超声引导下选择穿刺部位：常用的穿刺部位有以下几种，可以根据患者的实际情况选择穿刺部位并做好标记。

（1）脐与耻骨联合上缘连线的中点上方1cm，偏左或右1～2cm处。

（2）左下腹部穿刺点：脐与左髂前上棘连线的中外1/3交界处，引流腹水常用此穿刺点，较为安全。

（3）侧卧位穿刺点：脐平面与腋前线或腋中线交点处，此处穿刺多适于腹腔内少量积液的诊断性穿刺。

4.进行穿刺路径模拟设计。

（五）操作方法

1.患者取半卧位，稍向一侧倾斜。如果积液量少，可采用左侧卧位（如怀疑脾破裂）或右侧卧位（如怀疑胃肠或阑尾炎穿孔）。

2.常规消毒铺巾，局部麻醉，无菌穿刺探头准备。

3.穿刺抽液：超声引导下将18～21G PTC针沿穿刺引导架针槽刺入积液积聚区，拔出针芯，接注射器抽吸，抽吸过程中应随积液范围缩小不断调整针尖位置，使针尖始终位于积液内，避免针尖伤及肠管或脏器。抽吸完毕后拔针，穿刺部位覆盖纱布，胶布固定，手指压迫5min。

根据病情，必要时可考虑注入适当药物。

4.置管引流：如果病情需要反复引流或冲洗治疗，可选择一步法或二步法穿刺置管引流。

（1）二步法置管引流：让患者保持平静呼吸，根据术前超声设计的穿刺点及穿刺路径，用18～21G PTC针穿刺至积液内，可见液体滴出或注射器抽吸出液体证实穿刺针进入腹腔，拔出针芯，沿PTC针置入导丝，当导丝通过穿刺针尖进入腹腔足够深度后（无阻力情况下推进，遇到阻力时适当转动导丝改变方向，勿盲目推进），固定导丝，拔出PTC针，刀尖于皮肤进针处切2mm小口，扩张管扩张腹壁通道后，去扩张管，经导丝置入中心静脉导管或猪尾导管（已拔出针芯），当确认所有测孔都在腹水中后，退出导丝（猪尾导管则同时拔出支撑管）并保留引流导管位于腹腔内。术毕，皮肤缝线将引流管固定于皮肤，局部纱布覆盖，接无菌引流袋。

（2）一步法置管引流：根据术前超声设计的穿刺路径，刀尖于皮肤进针处切2mm小口，钝头钳扩张皮下组织、肌肉层，在超声引导下将猪尾导管（已插入支撑管及针芯）沿引导架针槽穿刺直至腹水内，拔出针芯，可见液体流出证实导管进入积液内后，前推猪尾导管直至前端带孔段全部进入腹腔，退出金属支撑管，注射器抽吸液体流出后，皮肤缝线将引流管固定于皮肤并覆盖纱布固定，接无菌引流袋。

5.将首次抽出液送病原学及生化检查。

（六）术后处理

1.术后注意观察患者的呼吸、脉搏和血压。

2.肝硬化腹水不宜放液过多、过快，以免加重电解质紊乱和血浆蛋白丢失，甚至诱发肝性脑病。首次放液量一般不超过3000ml，术后用腹带包扎腹部。在维持大量静脉输入白蛋白基础上，可适量放液。

3.如为血性腹水，仅留取送件标本，不宜放液。

4.术后患者平卧，使针孔位于上方，以免腹水漏出。

（七）临床疗效评价

超声对积液的显示敏感度高，超声实时引导下穿刺抽液或置管引流在近乎直视下操作，成功率近100%，并可以为肿瘤治疗辅助用药提供途径。超声引导腹水穿刺抽吸和置管引流技术以其安全、快速、有效的优势，成为腹水诊断及介入治疗的可靠手段。

（八）注意事项

超声实时引导下腹水穿刺可能误伤肠管、膀胱。只要在超声下仔细分辨组织结构，选择适合的穿刺点及进针路径，通常能够避免。并发症：出血、疼痛及感染均罕见，重视精准穿刺是预防并发症的关键。

三、超声引导下下腔静脉滤器置入

（一）目的

深静脉血栓形成（DVT）是临床常见的周围血管疾病，PE是其最严重的并发症，死亡率高达20%～30%。急性下肢深静脉血栓是临床常见的周围血管疾病之一，近年发病率呈上升趋势。下肢DVT最严重的并发症是肺动脉栓塞，可造成致命性伤害。血栓对下肢静脉瓣膜会造成损害，形成深静脉血栓后综合征，对患者的日常工作造成严重影响。在下腔静脉置入滤器于右肾静脉开口以下1～2cm处是防止PE的有效方法，下腔静脉滤器（VCF）可以有效地预防肺栓塞的发生。

（二）适应证

在彩色超声引导下行VCF置入术尤其适用于不便被搬动的重症患者，如重症监护室中的患者，或伴有严重脊柱骨折、脱位或骨盆骨折等严重创伤的患者。另外，需要行深静脉切开取栓术的DVT患者，手术前在床旁或术中经彩色多普勒超声定位施行VCF置入术是安全和方便的。

（三）禁忌证

对于腹部有开放性创伤的患者，以及因为过度肥胖和严重的肠胀气，而导致彩色多普勒超声探查下腔静脉不满意的患者不适于在彩色多普勒超声引导下行VCF置入术。

（四）术前准备

术前经多普勒超声检查下腔静脉、双髂静脉、双下肢静脉及肾静脉，注意血栓影响的部位，明确下腔静脉和放置永久性VCF的静脉通路无血栓，测量下腔静脉中下段横径和前后径（＜30mm），以供选择合适型号的滤器，同时注意排除血管变异。入选患者术前1天再次复查彩色多普勒超声，对肾静脉汇入口处做体表标记、平卧位和侧卧位对比标记。

（五）操作方法

1.滤器置入　手术当日空腹8～12h取平卧位再次核对所做标记，术中经健侧股静脉穿刺，置入引导丝，超声实时监测导丝反射，确定导丝位于下腔静脉内无误，然后经导丝置入相应型号鞘管，使其头端超过肾静脉入口位置。超声显示下腔静脉内鞘管双平行的强回声，显示滤器头端在肾静脉汇入口处下方0.5～1.0cm时，释放永久性TrapEase滤器，撤回鞘管，滤器张开。当导丝紧贴下腔静脉管壁而显示不清时，需将导丝上下左右移动，使其显示清晰，方可继续操作。超声即刻观察滤器放置位置是否正确，是否居中且张开良好；滤器下缘要在髂静脉汇入上方1.0cm以上。

2.确定导管顶端位置　确定导管顶端位置是滤器置放的关键步骤。导管送入下腔静脉后，在下腔静脉显示最清晰处显示导管顶端位置，然后测定导管顶端距右肾静脉开口的距离，再将导管顶端推送至右肾静脉开口以下0.5～1.0cm处，若导管顶端显示不清或不能确认（为防止出现"假管尖"）时，可行超声造影。需将Unifuse导管头端定位于血栓近心端：在超声监视下将导管插到血栓近心端（不能超过血栓）。

3.超声造影方法　抽取2～3ml造影剂再稀释成8～10ml，向导管内缓慢注入，导管呈现强回声，造影剂强回声冒出的部位即为导管顶端所在部位。

（1）目的：协助确定导管顶端的位置；观察药物在血栓内的分布情况。

（2）方法：抽取5ml造影剂稀释成20ml，由导管注入造影剂后若在下腔静脉立即或3s内有造影剂回声，说明导管顶端超过血栓，导管应回撤；超过3s说明导管顶端位于血栓内。

先予肝素抗凝，再改用华法林（常规抗凝6～12个月），对于怀疑有"易栓症"的患者建议终生抗凝，国际标准化比值（INR）控制于2.0～3.0，对应用抗凝药有禁忌或出现并发症的患者，给予间歇气囊压迫、七叶皂苷素抗渗透、改善静脉的血流动力学和改善静脉功能及保护血管和提高静脉张力治疗。

（六）临床疗效

1.无X线照射。

2.设备要求低，在基层易推广。

3.可床边进行。

4.可方便探查静脉栓塞范围。

5.可发现腔外病变。

6.复查方便，价格低。

7.超声造影剂无肾毒性。

（七）注意事项

由于彩色多普勒超声检查的技术特点，胃肠准备是十分必要的，术前6～8h禁食及导泻和灌肠都是减少肠胀气的有效方法。彩色多普勒超声引导下腔静脉滤器置入除了依靠超声医师的临床经验，更需术前进行仔细的彩色多普勒超声检查。要确定下腔静脉和施放VCF的静脉通路无血栓形成，以避免术中造成血栓脱落而导致PE。其次，要准确地测量下腔静脉直径，来选择适当的VCF，避免将直径较小的VCF放置过宽大的下腔静脉，而导致VCF的脱落和移位；也避免将直径较大的VCF放置于较窄的下腔静脉，而容易造成下腔静脉血栓形成。查下腔静脉直径，若大于40mm则不宜置入滤器，以免发生移位。另外，要明确肾静脉于下腔静脉开口的位置，以确定VCF放置部位。

（谢　斌　黄　浩）

第十二章

浅表器官疾病超声诊断与介入诊疗

第一节　甲状腺、乳腺的正常声像图

（一）甲状腺正常声像图

1.解剖概要　甲状腺位于颈前部，分左、右两侧叶，形状呈蝶形或哑铃形，上至甲状软骨，下至第六气管环。甲状腺浅面由浅入深依次为皮肤、浅筋膜、颈筋膜浅层、舌骨下肌群、胸锁乳突肌和气管前筋膜等，再往深层为甲状腺（图12-1）。

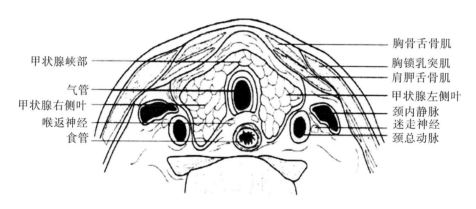

图12-1　甲状腺及其毗邻结构（横断面）

（引自郭万学，2013.超声医学.第6版.北京：人民军医出版社）

甲状腺的动脉有甲状腺上动脉和甲状腺下动脉，甲状腺上动脉为颈外动脉第一分支，向内下方走行到达甲状腺上极后分为前、后、内三支；甲状腺下动脉起自锁骨下动脉分支甲状颈干，到达甲状腺下极背侧分为上、下两支。正常成人甲状腺上、下动脉的内径约为2mm。

2.二维超声　横切扫查，由浅至深层，观察到颈前皮肤呈一弧形强回声带，再往深部可见一盾形或蝶形的甲状腺，分左、右两侧叶，中间由峡部相连；两侧叶纵切呈锥体状，上极尖小，下极较平整，边界光滑、完整，有一层强回声包膜，其内为低回声区，由滤泡组织组成。峡部采取横切及纵切法测量大小、结构，回声与甲状腺两侧叶相同（图12-2，图12-3）。

正常甲状腺的上下径＜5cm，左右径＜2cm，前后径＜2cm。正常甲状腺大小变异较大，高瘦者侧叶长径可达7～8cm，而矮胖者长径可＜5cm。甲状腺侧叶前后径差异相对较小，当侧叶前后径＞2cm，可诊断甲状腺肿大。

3.彩色多普勒超声　彩色多普勒对甲状腺上动脉容易显示，位置表浅，走行较直，频谱显示为单向搏动性，收缩期急速上升，舒张期缓慢下降（图12-4）。收缩期峰值流速（V_{max}）＜30cm/s，平均流速＜20cm/s，阻力指数（RI）为0.55～0.66。甲状腺静脉有三对，彩色暗淡，且不具搏动性，高频彩色多普勒显示甲状腺内血流分布稀疏呈点状、条状血流信号（图12-5）。

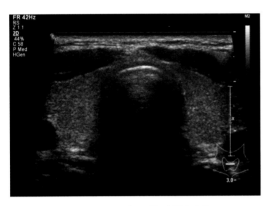

图12-2　正常甲状腺横切面

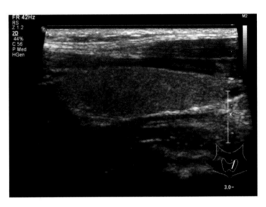

图12-3　正常甲状腺纵切面

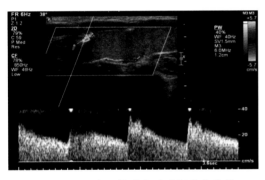

图12-4　正常甲状腺上动脉频谱多普勒

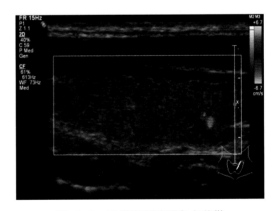

图12-5　正常甲状腺彩色多普勒

（二）乳腺正常声像图

1.解剖概要　正常成年女性乳房呈半球形，位于前胸壁两侧，位于第2～6肋之间。胸大肌的浅面，内至胸骨内缘，外起自腋前线或腋中线，内侧2/3位于胸大肌之前，外侧1/3位于前锯肌表面。乳头位于乳腺的中心，呈杵状突起，乳头双侧对称，通常青年女性乳头一般正对第4肋间或第5肋骨水平，略指向外下。正常乳腺组织由15～20腺叶构成，每个腺叶又可分为若干小叶，每个腺叶发出一输乳管，末端开口于乳头。乳腺叶与输乳管都以乳头为中心，呈放射状排列，脂肪与结缔组织充填于乳腺叶、输乳管之间。腺叶间的纤维束连接腺体和皮肤，使其得到支撑称乳房悬韧带（Cooper韧带）（图12-6）。

成年乳房包括皮肤、皮下组织与乳腺组织三种结构，乳腺组织位于皮下浅筋膜的

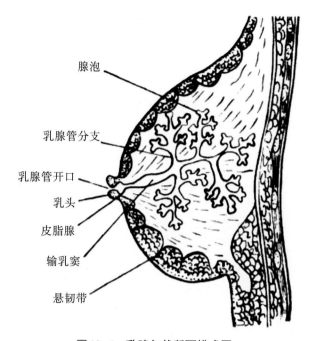

图12-6 乳腺矢状断面模式图
（引自郭万学，2013.超声医学.第6版.北京：人民军医出版社）

图中标注：腺泡、乳腺管分支、乳腺管开口、乳头、皮脂腺、输乳窦、悬韧带

深、浅两层之间，由实质和间质组成。由乳腺浅层至深层，依次为皮肤、浅筋膜浅层、皮下脂肪、乳腺腺体、浅筋膜深层、胸大肌及肋骨等。

乳房供血动脉来自三处，主要为胸外侧动脉及胸廓内动脉，来自肋间动脉的多少不定，这些动脉血管分布有个体差异，在同一个体也非双侧对称。

乳腺的静脉分深、浅两组，浅组皮下静脉位于浅筋膜浅层，由淋巴管伴行；深静脉与动脉伴行。横向的静脉向胸骨旁回流，在中线两侧有吻合；纵向的静脉向上走行，注入颈根部浅静脉，再注入颈前静脉。深静脉分别回流至胸廓内静脉、腋静脉、奇静脉或半奇静脉，再流入脊柱静脉丛。

乳腺的淋巴回流绝大多数汇入腋淋巴结，少部分汇入锁骨上淋巴结及胸骨旁淋巴结。

2.二维超声 正常乳腺声像图由皮肤、皮下脂肪层、腺体层、乳腺后间隙和胸壁组成（图12-7）。

（1）皮肤：表现为一条平直带状稍强回声，厚度约2mm，光滑、整齐。在创伤、炎症、肿瘤等乳腺疾病时，皮肤厚度、形态会发生改变。

（2）皮下脂肪层：位于皮肤与腺体层之间，与乳腺腺体回声相比，脂肪小叶为低回声。Cooper韧带在皮下脂肪层表现为线状或隔膜状回声，Cooper韧带进入腺体后不易分辨。

（3）乳腺腺体层：位于皮下脂肪层下方，回声比皮下脂肪层强，声像图因腺体内纤维腺体组织和脂肪组织比例不同而变化。随年龄增长，腺体回声逐渐增强变薄，老年性乳腺腺体层萎缩变薄呈强回声。正常情况下，乳腺导管在非哺乳期呈闭合状态，绝大多数女性乳腺不显示导管的管壁和管腔无回声区。

（4）乳腺后间隙：声像图表现为线状或条状低回声，大多数女性乳腺后间隙菲薄。

（5）胸壁：胸壁肌层表现为纤维纹理排列整齐的低回声，肌筋膜为线状较强回声，连续光滑；肋骨为薄片状强回声，后方回声衰减；肋软骨为低回声，短轴呈球形或椭圆形，边界清晰，形态规则，后方回声衰减，当钙化时表现为低回声中心出现斑片状强回声。

3.彩色多普勒超声 正常情况下，乳腺腺体内血流信号稀少，可见稀疏点状或节段性细条状红蓝血流信号（图12-8）。因乳腺血管是从乳腺的深面向皮下组织走行，且多数与Cooper韧带的走行方向平行，因此条状血流信号多见于Cooper韧带周围，并且在乳头附近的血流最丰富。血流频谱多为低速、低阻。

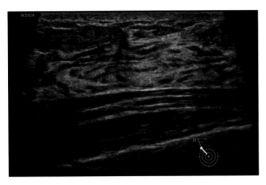

图12-7　正常乳腺二维声像图

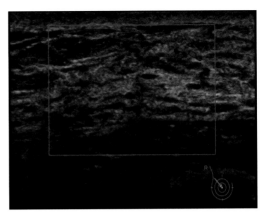

图12-8　正常乳腺彩色多普勒

第二节　甲状腺疾病

一、结节性甲状腺肿

（一）病因与病理

结节性甲状腺肿（nodular goiter）是促甲状腺激素（TSH）的长期刺激使甲状腺组织反复增生，从而单纯性甲状腺肿发展到后期就形成单个或多个结节。本病亦由于缺碘，但病程长，由于反复缺碘及复旧，多次交替进行，而形成了多个增生结节，结节间有条状纤维间隔，致甲状腺不规则、不对称性增大。结节周围或结节间表现可各不相同，结节内部可发生出血、囊性变、纤维组织增生、钙化、坏死等。

（二）临床表现

本病女性多见，多为散发性，年龄较大。在多发结节中，某个结节可以有恶变。临床表现主要是甲状腺两侧叶不对称增大，一般为多结节，大小不等，质地不均，结节太大可引起压迫症状。

（三）超声诊断

1.二维超声

（1）甲状腺两侧叶增大、不对称，表面不光滑，腺体内回声增粗、不均匀，内可见一个或多个结节，结节以外甲状腺组织回声可均匀（图12-9，图12-10）。

（2）结节边界可清晰，形态规则或不规则，内部回声多种多样，可呈稍高回声、等回声、低回声，结节内发生囊性变及钙化时，可见无回声区及强回声光团（图12-11，图12-12）。

（3）结节之间有散在点状或条状回声，为纤维组织增生表现（图12-13）。当后期结节布满甲状腺时，正常甲状腺结构将不能正常显示。

2.彩色多普勒超声　结节周围可显示环绕血流信号（图12-14），以增生为主的结节内部可见稀疏或较丰富的血流信号，但结节周边血流多见；以退化为主的结节，二维超声显示为囊性或囊实性，结节内多无血流信号或少许血流信号。少数患者结节周边的血流速度可稍加快，阻力指数增高，这可能与肿大的滤泡、增生纤维组织等压迫细小血管有关。

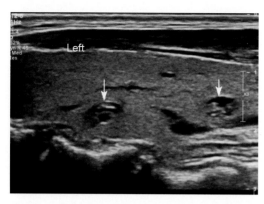

图12-9　结节性甲状腺肿：多发低-弱回声结节（箭头）

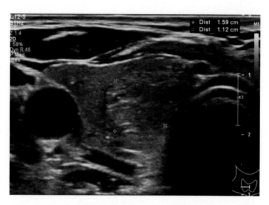

图12-10　结节性甲状腺肿：高回声结节，内回声不均

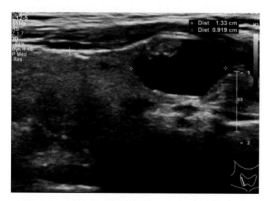

图12-11　结节性甲状腺肿：结节囊性变，并可见乳头状结构

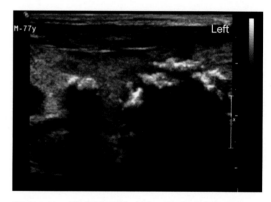

图12-12　结节性甲状腺肿：结节内部可见多发弧形钙化，后伴声影

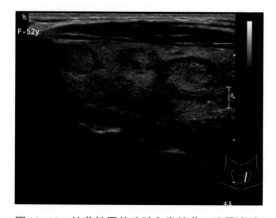

图12-13　结节性甲状腺肿多发结节，边界尚清

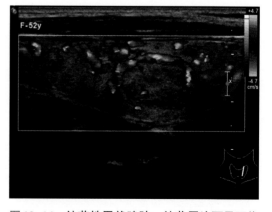

图12-14　结节性甲状腺肿：结节周边可见环绕血流信号

（四）鉴别诊断

结节性甲状腺肿应与甲状腺腺瘤、甲状腺癌进行鉴别（表12-1）。

表12-1 结节性甲状腺肿与甲状腺腺瘤及甲状腺癌鉴别

鉴别点	结节性甲状腺肿	甲状腺腺瘤	甲状腺癌
数量	一般多发	常单发	多为单发
形态	规则或不规则	圆形或类圆形	多规则
边界	多清晰	光滑、有包膜	模糊、不光滑
内部回声	可多样	多为高回声	低回声
囊性变	常见	常见	一般无
晕环	有或无	常见	多无
环绕血管	有或无	常见	无
内部血流	周边多于内部	外周多于内部	内部多于周边
周边血流阻力指数	多低阻	多低阻	常高阻
钙化	常见、粗大、弧形	少见、粗大	多为微小钙化
后方回声	无变化或增强	可增强或无变化	多衰减
颈部淋巴结转移	无	无	可伴有

应注意的是结节性甲状腺肿部分结节发生钙化时应与甲状腺癌的钙化相鉴别。结节性甲状腺肿的钙化一般呈弧形、环状、斑块状、粗大点状，而甲状腺癌的钙化多为微小钙化。

（五）临床价值

结节性甲状腺肿属增生性甲状腺肿的一种，由于各种原因引起的甲状腺滤泡上皮细胞增生而形成的一种疾病。本病发病率高，随着年龄的增长，发病率也处于上升趋势。超声检查可明确甲状腺内有无结节，可显示结节的部位、大小、数目、形态、边界及有无钙化、囊性变，并可提示结节的良恶性。

二、甲状腺腺瘤

（一）病因与病理

甲状腺腺瘤（thyroid adenoma）起源于甲状腺滤泡上皮组织，是甲状腺常见的良性肿瘤，占甲状腺肿瘤的70%～80%，常见于女性，病因不明。甲状腺腺瘤主要分三种类型：乳头状、滤泡状和Hurthle细胞性腺瘤。乳头状瘤较为少见，多呈囊性，又称乳头状囊腺瘤；滤泡状腺瘤最常见，组织分化接近正常组织；Hurthle细胞性腺瘤（HCT）是指肿瘤的大部分（＞75%）或全部由嗜酸性细胞构成，该肿瘤好发于女性，发病率低。甲状腺腺瘤一般有完整包膜，多为单发，大小1～3cm，圆形或类圆形，表面光滑，质地较软，边界清晰。约有10%的腺瘤可以发生癌变，20%的腺瘤属高功能腺瘤。腺瘤较大时可发生坏死、囊变。

（二）临床表现

甲状腺腺瘤以女性多见，可发生于任何年龄，以中青年为多发。肿瘤生长缓慢，一般无自觉症状，多偶然发现，部分患者在体检时发现，部分以颈部无痛性肿块就诊。肿瘤可突然出血，引起肿物迅速增大。

（三）超声诊断

1.二维超声

（1）甲状腺内可见一个（极少多发）圆形或类圆形肿块，边界清晰，有完整光滑包膜（图12-15）。

（2）滤泡状腺瘤内部呈均匀低回声，但多为等回声或高回声。肿瘤周围可见正常的甲状腺组织，在腺瘤与正常甲状腺的界面，可出现"晕环"征（halo sign），可见侧边声影（图12-16）。

（3）出现囊性变时可呈囊实回声或囊性回声（图12-17），实质部分可呈乳头状突起，可表现为低回声、等回声、高回声、不均匀回声，但肿瘤边界仍光滑、完整。

（4）肿瘤后方可出现回声增强或无变化，出现粗大钙化时后方伴声影（图12-18）。

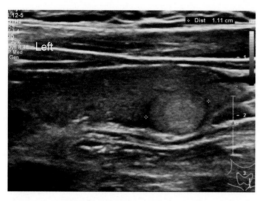

图12-15 甲状腺腺瘤：单发、圆形、有完整包膜

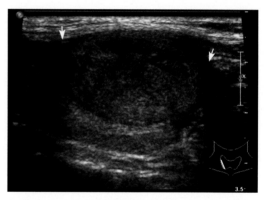

图12-16 甲状腺腺瘤：结节后方回声增强
箭头示侧边声影

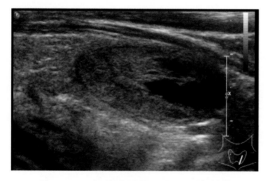

图12-17 甲状腺腺瘤：结节内囊性变

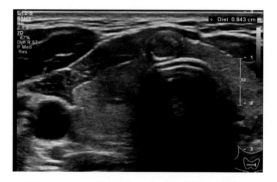

图12-18 甲状腺腺瘤：腺瘤周边弧形钙化

2.彩色多普勒超声

（1）彩色多普勒显示肿瘤周边环绕血流信号，一般大于1/2圈，外周血流较内部丰富（图12-19）。

（2）脉冲多普勒显示肿瘤外周血流速度大于内部血流，二者血流一般呈低阻力频谱，平均RI为0.56 ~ 0.66，且患侧甲状腺上动脉血流峰值流速高于健侧。CDFI显示腺瘤周边血流环绕，内部血流丰富。

（四）鉴别诊断

甲状腺腺瘤应与结节性甲状腺肿、甲状腺癌相鉴别（表12-1）。

（五）临床价值

甲状腺腺瘤虽属良性肿瘤，但有学者报告，肿瘤癌变率最高达20%，因此对腺瘤的出现应高度重视。高频超声可发现甲

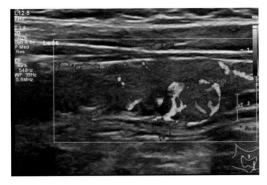

图12-19　甲状腺腺瘤彩色多普勒

状腺内2 ~ 3mm的微小肿块，敏感性高于CT、MRI，对于甲状腺内肿物，超声为首选检查方法。当肿瘤声像图表现难以与其他肿瘤相鉴别、良恶性难以判别时，可在超声引导下行细胞学穿刺活检，获取病理学诊断。

三、甲状腺癌

（一）病因与病理

甲状腺癌（thyroid cancer）是人体内分泌系统最常见的恶性肿瘤，在甲状腺疾病中占的比例最小，但危害较大，当癌瘤较小时，与良性肿瘤鉴别困难。本病女性好发，可发生在任何年龄，以中老年多见，近年来20岁以下患本病者并不少见。1988年WTO将直径1.0cm或以下的乳头状癌称为乳头状微小癌。

甲状腺癌按其病理类型分为以下几种。

1.乳头状甲状腺癌（papillary thyroid cancer）　是甲状腺癌中最常见的类型，约占60%，青少年、女性多见，为低度恶性肿瘤，生长缓慢，预后较好。本病局部淋巴结转移较早，部分患者以颈部淋巴结肿大为首诊。

2.滤泡状甲状腺癌（follicular thyroid cancer）　发病率在甲状腺癌中居第二位，占9.9% ~ 16.9%，多见于40岁以上女性，多见于远处转移，颈部淋巴结转移少见。

3.甲状腺髓样癌（medullary thyroid cancer）　起源于甲状腺组织内C细胞，40 ~ 60岁为高发期，占甲状腺癌的5% ~ 10%，90%的肿瘤分泌降钙素，患者出现严重腹泻和低钙血症，有时还分泌其他多种激素和物质。

4.未分化甲状腺癌（undifferentiated thyroid cancer）　此型较为少见，占甲状腺癌的1.6%，恶性程度高，生长快，早期浸润和转移，预后差。

（二）临床表现

甲状腺癌因其病理类型不同，临床表现各异。乳头状甲状腺癌因其恶性度较低，生长缓慢可多年无症状，临床上首先表现为甲状腺结节，常在体检或由他人发现。恶性度较高的甲状腺髓样癌和未分化甲状腺癌，肿瘤生长迅速，易出现周围压迫症状。

（三）超声诊断

1.二维超声

（1）肿瘤为低回声不均质肿块（图12-20），甲状腺微小癌为极低回声，肿瘤越大回声不均越显著。肿块内可见针尖样钙化，多为1 ~ 2mm的点状强回声（图12-21），

后方无声影，可集聚或散在分布（图12-22）。

（2）肿瘤边界多模糊，边缘不规则，纵横比可大于或等于1。部分甲状腺癌可显示不规则、不完整、较厚声晕。

（3）肿瘤较大时，可出现坏死或囊性变，局部呈无回声区，不全液化时，可呈囊实性改变。

（4）肿瘤后方回声多衰减。

（5）肿瘤侵犯周围血管时，可见血管内癌栓；侵犯颈部淋巴结时，可发现淋巴结肿大，淋巴结内可出现微小钙化，肿大淋巴结呈圆球形，皮质呈向心性增厚，髓质回声变形、变窄、偏心甚至消失，较大淋巴结可出现囊性变；侵犯喉返神经，可出现声音嘶哑及声带麻痹。

2.彩色多普勒超声

（1）彩色多普勒显示肿瘤内有新生血管出现（图12-23），血流丰富，明显多于周边，肿瘤越大内部血流越丰富，血管紊乱、不规则，有动静脉瘘现象。

（2）脉冲多普勒显示血流阻力指数增高，呈高阻力血流频谱，肿瘤较大出现动静脉瘘时，可探及高速低阻血流频谱。

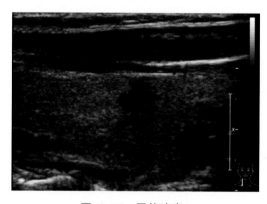

图12-20 甲状腺癌1

甲状腺内低回声结节，形态不规则，边界不清，纵横比大于1

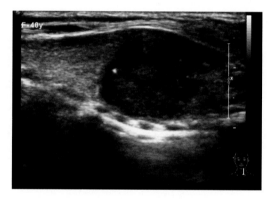

图12-21 甲状腺癌2

低回声结节内微钙化

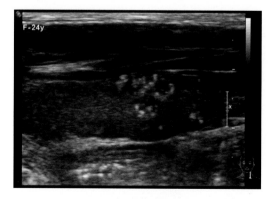

图12-22 甲状腺癌3

"沙粒"样钙化，呈簇状

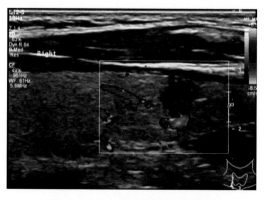

图12-23 甲状腺癌彩色多普勒

结节内可见较丰富血流信号

（四）鉴别诊断

1.与结节性甲状腺肿相鉴别　有4%～7%的结节性甲状腺肿病例合并甲状腺癌，当二者并存时，应仔细鉴别。增生结节有不完整包膜，钙化较粗大，血流外周多于内部，内部血流频谱常为低阻。

2.与甲状腺腺瘤相鉴别　见表12-1。

3.与桥本甲状腺炎相鉴别　桥本甲状腺炎可出现低回声结节，亦可合并甲状腺癌，超声扫查应注意结节有无包膜、内有无微小钙化、血流分布情况及频谱特点。

（五）临床价值

随着超声仪器分辨力的提高及超声医师认知水平的加深，甲状腺癌能被早期诊断；超声不仅能分辨临床未能触诊到的结节，而且可以通过结节的声像图特征进行鉴别诊断。当肿瘤较小难以区分良恶性时，超声引导下细针穿刺活检是明确诊断最有效的方法。

四、亚急性甲状腺炎

（一）病因与病理

亚急性甲状腺炎（subacute thyroiditis），又称De Quervain甲状腺炎、肉芽肿性甲状腺炎、巨细胞性甲状腺炎。本病病因尚未明确，一般认为与病毒感染有关，患者多为20～60岁女性。病理切片可见透明胶质，镜下见腺泡为肉芽组织代替，有较多炎性细胞、组织细胞和多形巨细胞。

实验室检查：早期血沉明显加快，血中T_3、T_4、TSH有不同程度升高，甲状腺摄^{131}I率明显减低，发病7天内达峰，随后出现TSH减低。

（二）临床表现

临床表现为甲状腺局部肿痛、压痛明显，开始局限某一部位，随后可累及一侧或对侧，同时可伴有上呼吸道感染、低热、咽痛等症状。患者早期可有"甲状腺功能亢进"症状，中后期可伴有"甲状腺功能减退"或恢复期症状。病情一般持续2～3个月，可自行缓解消失。

（三）超声诊断

1.二维超声

（1）患侧甲状腺肿大，甲状腺与颈前肌之间的间隙模糊或消失。

（2）甲状腺内片状低回声区，形态不规则，呈地图样或泼墨样，边界不清，占位效应不明显，探头挤压有压痛（图12-24，图12-25）。

（3）低回声区可多发、相互融合，低回声区被称为"冲洗"征（washout sign）（图12-26），可蔓延至对侧。

2.彩色多普勒超声

（1）彩色多普勒可探及病灶周边丰富血流信号，病灶区域内常呈低血供或无血供表现，此种表现与本病滤泡细胞破坏过多相关（图12-27）。

（2）脉冲多普勒显示患侧甲状腺上动脉流速与正常相近。

（四）鉴别诊断

1.与甲状腺癌鉴别（见甲状腺癌章节）　结合声像图病灶形态、边界、内部回声及血流分布特点、频谱特征，同时结合临床病史及实验室检查以资鉴别。

2.与结节性甲状腺肿鉴别　见结节性甲状腺肿章节。

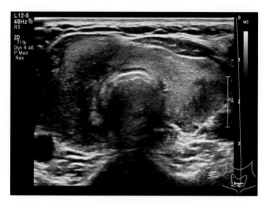

图 12-24　亚急性甲状腺炎 1
横切面甲状腺右侧叶片状低回声区

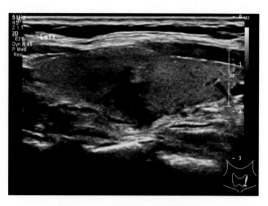

图 12-25　亚急性甲状腺炎 2
纵切面病灶边界不清，形态不规则

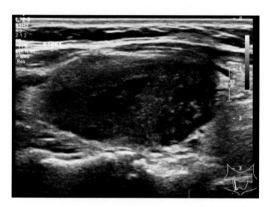

图 12-26　亚急性甲状腺炎 3
纵切面甲状腺片状低回声，呈"冲洗"征

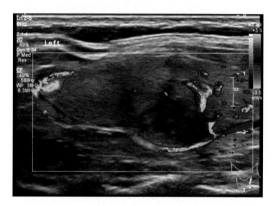

图 12-27　亚急性甲状腺炎彩色多普勒
CDFI 显示病灶内血流无明显改变

（五）临床价值

超声检查在亚急性甲状腺炎的各个时期都有较明确的具有特征性的声像图改变，有助于对临床疑诊病变做出快速诊断。

五、桥本甲状腺炎

（一）病因与病理

桥本甲状腺炎（Hashimoto thyroiditis）又称为淋巴瘤样甲状腺肿（struma lymphomatosa）、慢性淋巴细胞性甲状腺炎（chronic lymphocytic thyroiditis），1912年由日本桥本（Hashimoto）首次报道，本病是以自身甲状腺组织为抗原的自身免疫性疾病，好发于中青年女性，男女比例为（1：20）～（1：8）不等。桥本甲状腺炎常是遗传因素与环境因素共同作用的结果。

桥本甲状腺炎患者血清抗甲状腺过氧化物酶自身抗体（TPOAb）、抗甲状腺球蛋白抗体（TGAb）和促甲状腺激素受体抗体（TRAb）增多，这些抗体对甲状腺组织有直接毒害作用，导致甲状腺激素合成受阻，碘化物有机结合出现缺陷。镜下检查：早期甲状腺间质内有大量淋巴细胞浸润，晚期纤维组织增生，甲状腺滤泡萎缩。

（二）临床表现

本病初期大多无自觉症状，有时仅在体检时发现，甲状腺肿大时可出现颈部压迫症状，部分患者可出现甲状腺功能亢进症状，但程度一般较轻。

（三）超声诊断

1.二维超声

（1）甲状腺两侧叶弥漫性增大，以前后径增大明显，峡部常明显增厚，少数患者可不增大。

（2）桥本甲状腺炎内部回声特征可分为三型：弥漫型、局限型和结节形成型。

1）弥漫型：是桥本甲状腺炎最常见的类型，甲状腺呈低回声为主，其内夹杂点状、线状高回声，呈网格样改变（图12-28）。

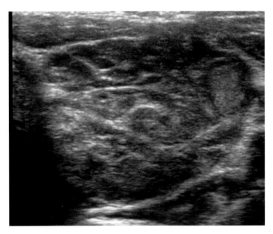
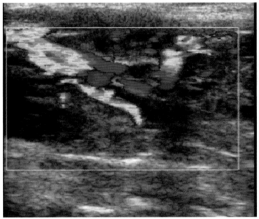

图12-28 桥本甲状腺炎1

甲状腺肿大、内见条索样高回声，呈网格样，CDFI显示病灶内血流较丰富

2）局限型：甲状腺局限性不均匀低回声区，呈"地图样"改变。

3）结节形成型：甲状腺内显示多个结节，结节回声可高可低，结节可实性、囊性变及钙化（图12-29）。

2.彩色多普勒超声

（1）桥本甲状腺炎腺体内血流信号表现各异、多呈轻度或中度增加（图12-30），部分患者血流可丰富（图12-31），但也可无明显增加。

（2）频谱多普勒显示甲状腺上动脉流速增快，但明显低于甲状腺功能亢进患者，但仍高于正常人（图12-32）。

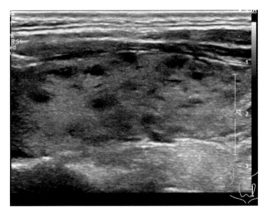

图12-29 桥本甲状腺炎2

甲状腺内多发低回声结节

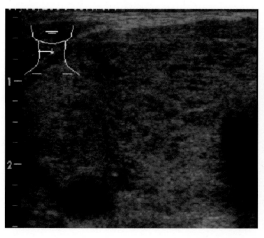
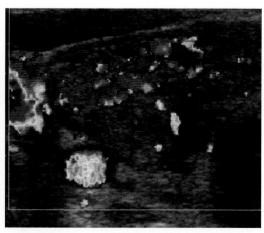

图12-30　桥本甲状腺炎3

甲状腺弥漫性肿大，小的低回声呈弥漫分布，CDFI显示血流信号增多

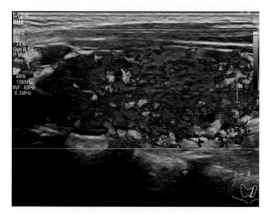

图12-31　桥本甲状腺炎4

早期甲状腺内部血流弥漫性增多

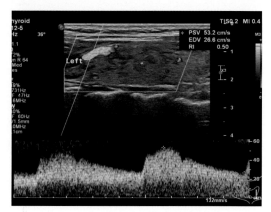

图12-32　桥本甲状腺炎频谱多普勒

甲状腺上动脉流速增快，但不如甲状腺功能亢进增快明显

（四）鉴别诊断

（1）与亚急性甲状腺炎鉴别（见亚急性甲状腺炎章节）。

（2）与甲状腺癌鉴别：桥本甲状腺炎结节形成型在二维声像图上与甲状腺癌不同之处在于，低回声内无微小钙化，一般血流不丰富，阻力较低。

（3）由于本病与免疫机制有关，必要时可结合实验室检查与其他疾病相互鉴别。

（五）临床价值

对临床可疑甲状腺炎者，超声可明确甲状腺的大小、内部回声、有无结节及血供等方面，结合临床病史及实验室检查加以分析，多可做出准确的诊断，为临床提供诊断价值。

六、毒性弥漫性甲状腺肿

（一）病因与病理

毒性弥漫性甲状腺肿（toxic diffuse goiter）即突眼性甲状腺肿（exophthalmic goiter,

EG），又称Graves病（Graves disease，GD）或Basedow病，是一种伴甲状腺激素分泌增多的原发性免疫性疾病。病理表现为甲状腺体积增大，甲状腺滤泡增生，数量增多，滤泡间质血管丰富、充血和弥漫性淋巴细胞浸润，且伴有淋巴滤泡形成、血管扩张。

（二）临床表现

本病女性多见，各年龄组均可发病，以30～40岁多见。临床上表现为神经过敏，情绪易于激动，心悸、多汗，食欲亢进，消瘦、体重减轻，可伴有突眼，血T_3、T_4升高。

（三）超声诊断

1.二维超声

（1）甲状腺呈对称性、均匀或不均匀肿大，可压迫周围组织；甲状腺边缘相对不规则，包膜欠光滑，边界欠清晰（图12-33）。

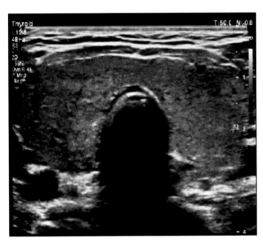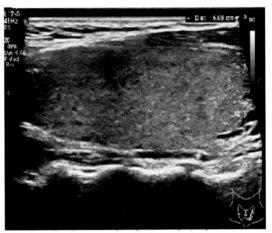

图12-33 毒性弥漫性甲状腺肿二维超声图

横切面及纵切面显示甲状腺左右叶明显肿大，回声增强，分布不均

（2）内部回声正常或稍低，经治疗反复发作者，回声不均匀、增强，可出现点状或线状中强回声，或出现散在网格样、蜂窝样回声，有时与桥本甲状腺炎回声类似。

2.彩色多普勒超声

（1）甲状腺内血管增多、血流丰富，呈"火海"征（inferno sign），甲状腺周围出现彩色血流包绕（图12-34）。

（2）频谱多普勒显示甲状腺上、下动脉流速明显加快、阻力减低，甲状腺内血流呈低阻力血流频谱（图12-35，图12-36）。

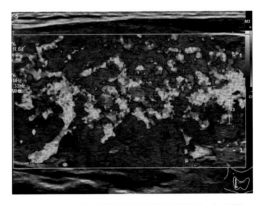

图12-34 毒性弥漫性甲状腺肿彩色多普勒

CDFI显示甲状腺内血流丰富，呈"火海"征

甲状腺下动脉频谱准确性较甲状腺上动脉高，甲状腺下动脉峰值流速是预测甲状腺功能亢进复发的最佳指标，其流速＞40cm/s往往预示复发。

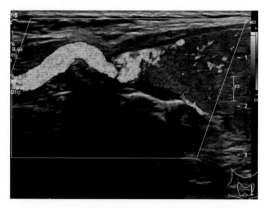

图12-35　毒性弥漫性甲状腺肿频谱多普勒1

甲状腺上动脉内径增宽

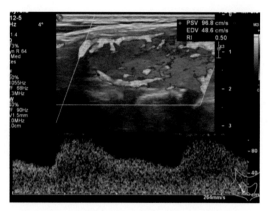

图12-36　毒性弥漫性甲状腺肿频谱多普勒2

频谱多普勒显示甲状腺上动脉流速增快

（四）鉴别诊断

（1）与结节性甲状腺肿鉴别：后者甲状腺内显示多个大小不等结节，彩色多普勒显示甲状腺内血流正常或稍丰富，结节周围及内部有稀疏血流。

（2）与甲状腺腺瘤鉴别：后者常为局部单发结节，有包膜，部分高功能腺瘤出现继发性甲状腺功能亢进时，肿瘤切除后，甲状腺功能可恢复。

（3）本病合并突眼时，应与眼内或眶内肿瘤相互鉴别。

（五）临床价值

甲状腺功能亢进有较明确的声像图特征，超声对其诊断及鉴别诊断有重要价值，结合临床特征及生化指标，可帮助临床明确诊断，同时为疗效评估和选择治疗方式提供帮助。

第三节　乳腺疾病

一、乳腺增生

（一）病因与病理

乳腺属性激素靶器官，与子宫内膜一样受卵巢内分泌周期性调节变化，当卵巢内分泌紊乱，雌激素分泌过多而黄体酮相对减少时，包括乳腺小叶、小叶间质脂肪及结缔组织均受分泌影响，导致分泌物增加、潴留，引起导管扩张和囊肿形成，同时导致间质结缔组织过度增生与胶原化及淋巴细胞浸润。根据病变形态和组织学特征乳腺增生可分为乳腺小叶增生、乳腺囊性增生和乳腺腺病三类。

（二）临床表现

本病好发年龄为35～50岁。本病主要表现为双侧乳房胀痛和乳房肿块。疼痛为周期性，即疼痛始于月经前期，经期及经后期明显减轻，疼痛可向腋窝及上肢放射。两侧乳腺可发生多个大小不等结节，触诊呈片状或结节状，大小不一，质地不硬，可推动。肿块随月经周期变化，经期增大、变硬，经后期缩小、变软。该病可不治自愈。

（三）超声诊断

1. 单纯性乳腺小叶增生　乳腺组织增粗，小叶见纤维组织结构紊乱，回声分布异常，典型表现为"豹纹"征或"斑马"征，末梢导管可轻度增宽（图12-37）。

2. 乳腺囊性增生　腺体内可见大小不一、圆形或类圆形无回声区（图12-38），单纯囊肿囊壁光滑，透声好，若囊壁光滑并且与导管相通，形成导管囊性扩张（图12-39）。

3. 乳腺腺病　腺体层增厚或不增厚、结构紊乱、回声分布不均、导管可轻度扩张，腺体内可见一个或数个回声强度不一的结节，呈肿瘤状（图12-40），形态常不规则，边界清晰或不清晰，血流常不丰富，多为低速低阻频谱，阻力指数小于0.70。

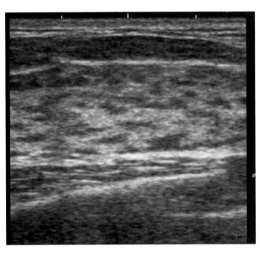

图12-37　单纯性乳腺小叶增生
腺体表现为"豹纹"征

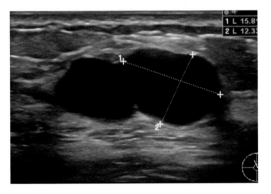

图12-38　乳腺囊性增生1
腺体内囊肿形成，囊壁光滑，透声好

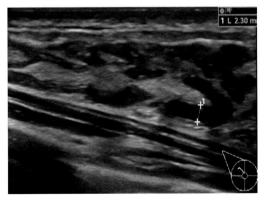

图12-39　乳腺囊性增生2
腺体内乳腺导管扩张

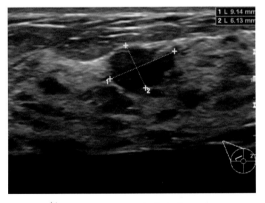

图12-40　乳腺腺病
增生呈肿瘤样

（四）鉴别诊断

1. 与乳腺癌相鉴别　乳腺癌常为低回声肿块，位置相对固定，肿块边界不清，形态不规则，后方回声可衰减，有时可见微小钙化，内部可探及动脉频谱，呈高阻力型。

2. 与乳腺囊肿相鉴别　乳腺囊肿超声表现为腺体内局限性无回声区，界清、光滑，后方回声增强，一般无临床症状，与月经周期无关。

（五）临床价值

乳腺增生是乳腺疾病最常见的类型，超声普查可及早发现；对于患者乳房疼痛或乳房内结节感，结合病史特点及声像图特征可帮助临床做出准确诊断。

二、乳腺炎

（一）病因与病理

本病最常发生于产褥期，多见于初产妇，亦可见于妊娠期。90%为哺乳期妇女，产后2～4周由革兰阳性球菌引起，其中，金黄色葡萄球菌及链球菌常见。乳头及周围的破损，使细菌沿淋巴管侵入蔓延至乳管，乳汁淤积有利于入侵细菌进一步生长繁殖。随着病程加重，炎症可沿腺叶间组织从一叶蔓延至另叶，形成数个脓肿。较深的脓肿向浅层发展可形成乳房前脓肿，向深处延伸，可在乳腺和胸大肌间松弛蜂窝组织形成乳房后脓肿。

（二）临床表现

乳腺炎早期乳房胀痛，乳房肿大，压痛明显，皮肤发红、发热，有波动性疼痛，可有寒战、高热及同侧淋巴结肿大。压痛性肿块软化形成脓肿。

（三）超声诊断

1. 二维超声

（1）急性期病变区皮肤增厚、水肿，腺体呈不规则低回声结节状，边界不清（图12-41）。

（2）脓肿形成早期，肿块呈囊实性，壁厚、不规则，内回声不均，见密集点状或云雾状弱回声（图12-42），探头加压可见流动，肿块内部可呈多房性改变（图12-43）。脓肿完全液化时，内部为无回声区，界清。

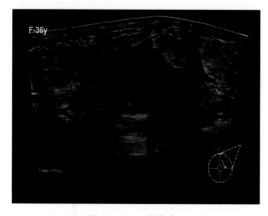

图12-41　乳腺炎1

腺体内弱-无回声区，边界不清，形态不规则

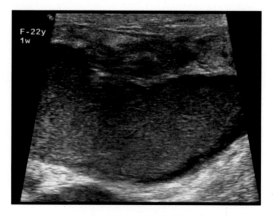

图12-42　乳腺炎2

乳腺内脓肿形成，脓液黏稠，呈云雾状

（3）慢性乳腺炎时，病灶可大小不一，多数边界不清，慢性脓肿壁厚、不光滑，内有脓液，后方回声增强；当脓液吸收不全时，病灶表现为不均匀低回声；病灶完全吸收后被瘢痕代替，后方回声衰减。

2. 彩色多普勒超声　炎症早期血流不丰富，血流阻力较高在0.70左右，脓肿形成后其周边可见较丰富血流信号，血流速度加快，阻力降低至0.57～0.68。

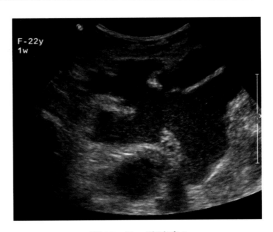

图12-43　乳腺炎3
乳腺脓肿，呈多房性改变

（四）鉴别诊断

1. 与炎性乳癌相鉴别　二者在临床上均可表现为红、肿、热、痛等症状，且二者声像图非常相似，结合患者病史及治疗后随访有助于鉴别。

2. 与乳腺癌相鉴别　后者声像图显示为低回声衰减肿块，边界不整，形态不规则，且常见的乳腺癌一般无乳腺炎的炎性症状。

3. 脓肿应与乳腺囊肿相鉴别　前者内部呈不均匀无回声区，壁厚、不规则，后者囊壁光滑，透声好，可见与导管相通，且无炎性症状。

（五）临床价值

超声可明确脓肿的大小、是否液化完全，可动态观察治疗后变化，同时可行超声引导下脓肿穿刺治疗，对临床诊治有较高的价值。

三、乳腺纤维腺瘤

（一）病因与病理

纤维腺瘤由上皮和纤维组织两种成分增生而形成。本病一般认为与以下因素有关：①性激素水平失衡，雌激素升高导致乳腺导管上皮和间质成分异常增生，形成肿瘤；②乳腺组织对雌激素过度敏感；③高脂、高糖等不良饮食习惯；④遗传因素。大体病理多有完整、薄层纤维包膜，表面光滑或呈结节性分叶。腺管成分较多者，质软，呈浅粉色；纤维成分较多者，质硬，呈灰白色。病程较长，肿瘤内部纤维成分可有玻璃样变、钙化等。纤维腺瘤组织学分型有管内型、管周围型和混合型。

（二）临床表现

乳腺纤维腺瘤是乳腺良性肿瘤最常见的类型，约占乳腺肿瘤的10%。本病可发生于各年龄组妇女，好发于18～25岁，月经初潮前及绝经后妇女少见。本病患者多无症状，多为无意中或超声普查时发现，多为无痛性肿块，单发或多发，常为单发。肿瘤边界光滑，呈圆形或类圆形，活动度大，触诊有滑动感。肿瘤一般生长缓慢，妊娠期及哺乳期生长较快。

（三）超声诊断

1. 二维超声

（1）圆形或类圆形低回声结节，边界光滑、完整，有时边缘为很薄的较强回声包膜，探头压迫时，部分纤维腺瘤可发生变形（图12-44）。

（2）纤维腺瘤长轴与乳腺腺体平行，纵横比小于1。

（3）内部回声均匀，后方回声增强（图12-45），少许腺瘤可见无回声区、粗颗粒状或棒状钙化等。

（4）多数腺瘤包膜光滑，可见侧边声影（图12-46）。

2. 彩色多普勒超声

（1）较小的腺瘤内部多无血流或少许血流（图12-47），为点状或棒状（图12-48）；较大的纤维腺瘤内血流信号可较丰富（图12-49）。

（2）腺瘤内部血流频谱多为低速低阻型，多数腺瘤阻力指数小于0.70（图12-50，图12-51）。

（四）鉴别诊断

1. 与乳腺癌相鉴别　后者形态不规则，边界不清，边缘不光滑，后方回声多衰减，内部可见点状钙化，可有腋窝淋巴结肿大。

2. 与乳腺增生结节相鉴别　后者边界不清，无包膜，疼痛与月经周期有关。

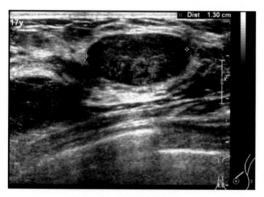

图12-44　乳腺纤维腺瘤1

椭圆形，有包膜，纵横比小于1

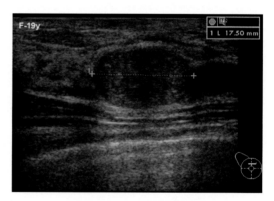

图12-45　乳腺纤维腺瘤2

内部呈均匀等回声，后方回声增强

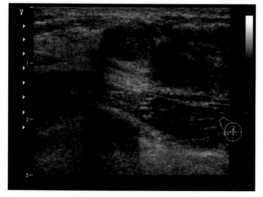

图12-46　乳腺纤维腺瘤3

边界清晰，可见侧边声影

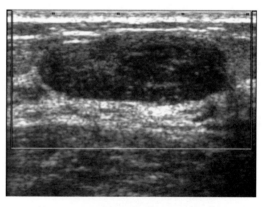

图12-47　乳腺纤维腺瘤（无血供型）

CDFI显示腺瘤内未见血流信号

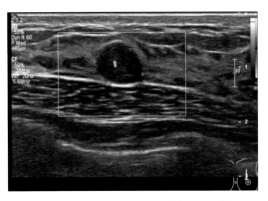

图12-48 乳腺纤维腺瘤（少血供型）
CDFI显示腺瘤内点状血流信号

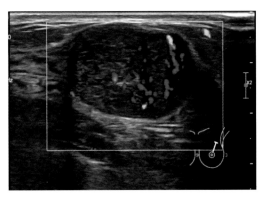

图12-49 乳腺纤维腺瘤（中等血供型）
CDFI显示腺瘤内条状血流信号

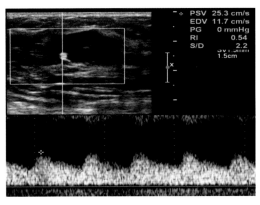

图12-50 乳腺纤维腺瘤瘤体内部血流频谱多普勒声像图

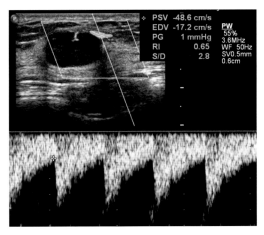

图12-51 乳腺纤维腺瘤瘤体周边血流频谱多普勒声像图

（五）临床价值

纤维腺瘤多无症状，超声可在普查时发现，同时可根据声像图改变及临床症状加以鉴别，对临床诊断和治疗有重要价值。

四、导管内乳头状瘤

（一）病因与病理

乳腺导管内乳头状瘤因分泌的影响，导管上皮增生突入导管内呈乳头状症状，导管内乳头状瘤又称大导管内乳头状瘤、囊内乳头状瘤等，为良性肿瘤，多发生在乳晕下大导管，其发病率乳腺良性肿瘤居第三位。

大体形态为乳腺下大导管扩张，腔内淡黄色或混浊的血性液体，导管壁有乳头状新生物突入腔内，形态不一、大小不等。镜下可见似腺样结构，导管上皮细胞高度增生，乳头相互融合呈实性细胞团，间质少。乳头粗短间质纤维多，久之可发生玻璃样变。

（二）临床表现

本病多见于40～45岁经产妇，早期症状不明显，可有自发性乳头溢液、溢血。挤压乳腺肿块常见乳头有浆液性或血性分泌物溢出。

（三）超声诊断

1.二维超声

（1）本病早期超声难以发现，或仅可见乳晕区导管扩张。病程较长者，导管扩张更明显，可发现导管内壁有实性乳头状物向腔内突起。

（2）扩张的导管内可见中等或稍强回声的乳头、结节或实性团块，回声不均，强弱不等，形态尚规则，边界较清晰。囊状扩张的导管内壁连续性好，无中断或被侵蚀征象（图12-52）。

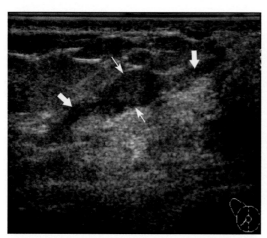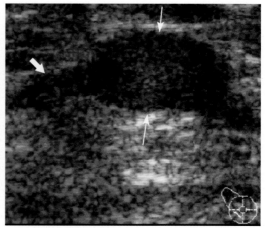

图12-52　导管内乳头状瘤（二维及局部放大图）

导管增宽，透声欠佳，可见中等回声团向腔内突起。粗箭头示导管扩张；细箭头示突起的肿物

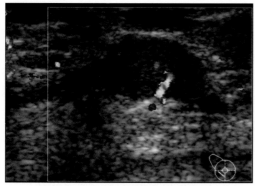

图12-53　导管内乳头状瘤

CDFI显示条索状血流进入导管内乳头状瘤内

（3）乳头状瘤大小不一，大于0.5～1.0cm的病变，实质性，边界清晰；小于2～3mm的病变，仅可见强回声点。

2.彩色多普勒超声

（1）瘤体较小时内部一般无血流信号，较大者可见点状或条索状血流信号进入瘤体（图12-53），有时可见较丰富血流信号。

（2）瘤体内血流常为低速低阻型频谱。

（四）鉴别诊断

1.与乳腺囊肿相鉴别　后者内部为均质无回声区，包膜薄，无囊实性改变。

2.与乳腺癌相鉴别　二者可均有乳头溢液、扩张导管内实性团块。后者一般体积较前者大，形态不规则，边界不清，内部回声不均匀，后方可见衰减，肿块内可见微小钙化，肿块附着处导管壁较前者增厚、不规则，回声减低，可有中断及侵蚀现象。乳腺癌多有明确的动脉血流信号，常为高阻型频谱。

（五）临床价值

本病常位于乳腺导管内，无症状乳腺导管内乳头状瘤常可在超声普查中发现。对于中年女性有自发性乳头溢液、溢血或触及肿块者，超声检查可发现肿块的大小、边界、形态，是否有囊内瘤征象，同时可探测肿块内部血流情况。有时导管内乳头状瘤难以与乳腺癌鉴别时，可以行超声引导下穿刺活检，明确病理性质。

五、乳腺癌

（一）病因与病理

乳腺癌是乳腺终末导管小叶上皮的恶性肿瘤，发病率有逐年上升的趋势，已成为我国女性恶性肿瘤的第一位。男性乳腺癌罕见，占全部乳腺癌的1%左右。乳腺癌半数以上发生于乳腺外上象限，其次为乳腺中央区和其他象限。

乳腺癌的发病机制尚未完全阐明，雌激素的长期作用、家族遗传倾向、环境因素和长时间大剂量接触放射性物质和乳腺癌发病有关，还与饮食与肥胖等存在一定的相关性。5%～10%的乳腺癌患者有家族遗传倾向，研究发现20%的遗传性乳腺癌患者可查出点突变或缺失的抑癌基因*BRCA1*。

乳腺癌的生物学特性、组织发生、病理形态均与临床诊断、治疗和预后有关。WHO将乳腺癌分为三大类：非浸润性乳腺癌、浸润性乳腺癌和特殊类型乳腺癌。临床超声诊断中常见的乳腺癌主要为浸润性乳腺癌（硬癌）、乳腺髓样癌、乳腺导管内癌。

（二）临床表现

乳腺癌常发生于40～60岁妇女，现已有年轻化趋势。本病早期无任何症状，常在更衣或洗澡时偶然发现，最初表现为一侧乳房无痛性肿块，质硬，边界不清，多为单发，可被推动。肿块逐渐长大时，可浸润筋膜或Cooper韧带，肿块处皮肤出现凹陷，继之皮肤呈橘皮样改变及乳头凹陷。早期乳腺癌亦可侵犯同侧腋窝淋巴结及锁骨下淋巴结，通过血行转移至肝、肺及骨骼。

（三）超声诊断

1.二维超声

（1）肿块较小时，形态可规则或不规则，体积较大时，形态多不规则，呈小分叶状。

（2）肿块边界不整，无包膜，边缘呈毛刺状、锯齿状或"蟹足"状（图12-54），界线往往不清，有时呈强回声晕，称为"恶性晕"。

（3）肿块内多呈实性低回声，分布不均，后方回声多衰减，中心可有液化坏死，微小点状、沙粒样或簇状分布的强回声钙化是其特征性表现（图12-55）。

（4）肿块纵横比大于1。

（5）肿块压迫或浸润Cooper韧带造成移位或中断，向周围组织或皮肤呈"蟹足"样浸润。

（6）乳腺癌转移时，腋窝或锁骨上淋巴结肿大。

2.彩色多普勒超声

（1）多数肿块血流信号增多，呈条状或紊乱血流信号（图12-56），多有穿入型或中心型血流，肿块内有新生血管及动静脉瘘，呈"马赛克"现象。较小结节血流丰富对诊断恶性肿瘤意义大。

（2）脉冲多普勒显示血流流速较高，呈高速高阻型（图12-57），峰值流速大于20cm/s，阻力指数高达0.70甚至更高。

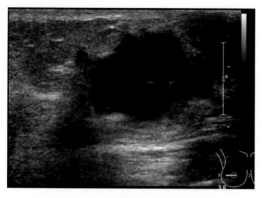

图12-54　乳腺癌二维超声图1

肿块呈低回声，形态不规则，呈"蟹足"样，无包膜

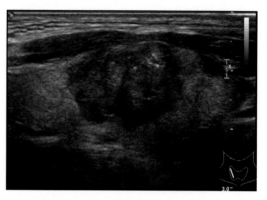

图12-55　乳腺癌二维超声图2

肿块内散在微钙化

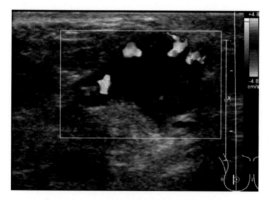

图12-56　乳腺癌彩色多普勒声像图

肿块内部血流丰富

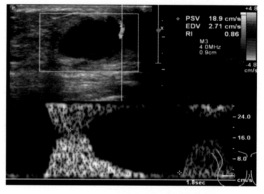

图12-57　乳腺癌频谱多普勒声像图

肿块内血流频谱呈高阻力状态

（四）鉴别诊断

乳腺良、恶性肿瘤超声鉴别诊断如表12-2所示。

（五）临床价值

超声检查对乳腺疾病的诊断和钼钯、MRI检查的补充有重要价值。典型乳腺良、恶性肿块能够从超声图像得以鉴别，而且超声普查对发现无症状隐性乳腺癌有一定价值。对于不典型的乳腺癌，超声可给予临床相关提示，同时可行超声引导下穿刺活检，进一步明确诊断。

表12-2　乳腺良、恶性肿瘤超声鉴别诊断

鉴别点	良性	恶性
形　态	多规则，圆形或类圆形	不规则，呈锯齿状、"蟹足"状，可分叶
边　界	多清晰、有包膜	模糊、不光滑，无包膜
内部回声	均质、低回声或无回声	低回声、分布不均
后壁回声	整齐、清晰	不整、不清晰、减弱或消失
后方回声	增强或正常	多衰减
纵横比	小于1	大于1
皮肤、组织浸润	无	有
内部血流	常不丰富	多较丰富
周边血流阻力指数	多低阻	常高阻
钙　化	常无	多有微钙化
淋巴结转移	无	淋巴转移、血行转移

第四节　浅表器官疾病的介入诊疗

一、超声引导下甲状腺良恶性肿瘤穿刺活检

甲状腺结节常规超声检查难以鉴别其良恶性时可采取超声引导下穿刺细胞学、组织病理学检查。超声引导下细针抽吸活检及组织切割活检是微创、安全的检查方法，对鉴别甲状腺良恶性病变具有较高的敏感性和特异性，同时可明确甲状腺结节的病理诊断，目前已广泛应用于临床。

（一）超声引导下细针抽吸活检

1.目的　明确甲状腺良、恶性肿瘤的病理诊断及组织分型，为临床进一步诊治提供帮助。

2.适应证　甲状腺内发现单发结节、低回声实性结节或多发结节中可疑恶性者。

3.禁忌证

（1）凝血功能障碍的患者，严重心、肺功能不全患者，不能配合的患者，穿刺不能避开重要血管、脏器者。

（2）甲状腺自身条件差，如甲状腺体积过小、严重钙化或质地软，可给固定和选择穿刺点带来困难。

（3）当甲状腺功能亢进时，甲状腺血供丰富，穿刺后容易引起出血，应慎重。

（4）尽量避免在月经期内穿刺活检。

4.术前准备

（1）对患者做好详细解释工作，征求患者同意并签署介入超声穿刺知情同意书。

（2）指导患者反复练习呼吸后屏气动作，以配合穿刺。

（3）穿刺用品的准备，包括穿刺包、无菌手套、2%利多卡因、标本固定液、穿刺针等。

（4）穿刺细胞学通常选用20 ~ 22G（国产型7 ~ 9号）活检针。可选用不同长度，一般为4 ~ 10cm。选用10 ~ 20ml注射器。

5. 操作方法

（1）选择好穿刺靶目标，确定进针部位及进针路径。

（2）常规消毒、铺巾，超声清晰显示病灶时，嘱患者屏气，在超声引导下进针，穿刺针进入靶目标后回拉针栓形成负压，一般需来回穿刺 3 ~ 4 次，每次旋转穿刺针，同时略微变化进针角度，然后释放负压后，穿刺针同针管一起拔出。

（3）立即将吸出物置于载玻片上，均匀涂片并放入 95% 乙醇固定液中。若抽吸出囊性液体，直接将囊液送病理科，离心后再进行涂片检查。

（4）局部压迫止血，观察患者一般情况，并密切随访。

患者取仰卧位，垫肩，头后仰，充分显露颈部，先进行常规甲状腺超声检查，选择最佳穿刺点，测量进针深度并完成体表定位。颈部常规消毒铺巾，以 2% 利多卡因局部麻醉后，粗针尖刺破穿刺点皮肤，术者将针从穿刺点刺入，按超声提示避开大血管、神经及气管进针到达肿块边缘。迅速按压活检枪扳机，随即退针完成活检，检查标本量是否足够并迅速用福尔马林液固定送病检。穿刺部位予无菌纱布覆盖并以适当力量压迫穿刺点 20 min，观察 30 min 无不良反应后方可离开；若有患者出现晕针现象，可停止操作卧床休息至好转。

6. 注意事项

（1）穿刺路径选择要避开大的血管、神经及重要器官，如气管、食管及颈部血管等。

（2）嘱患者平静呼吸，如吞咽或咳嗽应立即拔出穿刺针。

（3）选择最可疑病变，必要时多部位、多次取材。

（4）对于大结节穿刺后不易压迫止血，容易出现血肿，术前要给予充分考虑及准备，避免穿入坏死、钙化或液化成分较多的部位。

（5）拔针后要充分压迫止血，防止皮下出血。

（二）超声引导下穿刺组织切割活检

1. 目的　明确甲状腺良恶性肿瘤的病理诊断及组织分型，为临床进一步诊治提供帮助。

2. 适应证

（1）超声对甲状腺结节难以鉴别良恶性时。

（2）抽吸细胞学未能得到确诊时。

3. 禁忌证

（1）凝血功能障碍的患者，严重心、肺功能不全患者，不能配合的患者，穿刺不能避开重要血管、脏器者。

（2）甲状腺自身条件差，如甲状腺体积过小、严重钙化或质地软，可给固定和选择穿刺点带来困难。

（3）当甲状腺功能亢进时，甲状腺血供丰富，穿刺后容易引起出血，应慎重。

（4）尽量避免在月经期内穿刺活检。

4. 术前准备

（1）对患者做好详细解释工作，征求患者同意并签署介入超声穿刺知情同意书。

（2）指导患者反复练习呼吸后屏气动作，以配合穿刺。

（3）穿刺用品的准备，包括穿刺包、无菌手套、2%利多卡因、标本固定液、穿刺针等。

（4）尽量使用细针及自动活检枪。细针组织活检主要使用Sure-cut针，粗针组织活检主要使用Tru-cut针。

5.操作方法

（1）患者取仰卧位，垫肩，头后仰，充分显露颈部，先进行常规甲状腺超声检查，选择最佳穿刺点，测量进针深度并完成体表定位选择好穿刺靶目标，确定进针部位及进针路径。

（2）常规消毒、铺巾，以2%利多卡因局部麻醉后，粗针穿刺时，可用尖头手术刀在皮肤上做2mm左右小切口，针尖进入皮下后，嘱患者屏气，在超声引导下进针，穿刺针到达靶目标时迅速击发活检枪，完成后在患者屏气状态下拔出穿刺针，随后检查标本量是否足够并迅速用10%的甲醛溶液固定送病检。

（3）穿刺部位予无菌纱布覆盖并以适当力量压迫穿刺点20min，并观察30min无不良反应，超声复查无血肿后方可离开；若有患者出现晕针现象，可停止操作卧床休息至好转。

6.注意事项

（1）选择正确的穿刺路径，进针时避开大的血管和邻近组织。

（2）穿刺时避免患者咳嗽，头部不能动。

（3）选择最可疑病变，必要时多部位、多次取材；对于直径大于4cm的结节应在靠近周边的部位取材，因中心部位常有机化、坏死等。

（4）根据结节的长径选择合适射程的活检枪。

（5）尽量选用横断面定位，避免纵断面定位出现的容积效应。

（6）拔针后压迫止血要充分，防止出血、血肿形成。

二、超声引导下乳腺良恶性肿瘤穿刺活检

超声引导下穿刺活检是一种准确有效鉴别乳腺肿瘤良恶性及获取病理诊断的微创方法，特别是对于临床上无法触及、依靠超声发现的乳腺小肿块，应用超声引导下穿刺活检安全有效、简便快捷。

（一）超声引导下乳腺粗针穿刺活检

1.目的

（1）超声引导下乳腺实质性病变经皮穿刺抽吸细胞学和组织学检查。

（2）明确乳腺良恶性肿瘤的病理性质，为临床进一步诊治提供帮助。

2.适应证

（1）乳房较大实质性肿块，临床怀疑恶性者。

（2）不宜行X线检查者。

（3）乳腺癌拟行保乳术或新辅助化学药物治疗者。

（4）临床确诊晚期乳腺癌已不适合手术治疗，须明确病理诊断和激素受体检查结果，以便行新辅助治疗者。

3.禁忌证

（1）绝对禁忌证：出凝血功能障碍的患者，严重心、肺功能不全患者，严重恶病质患者，不能配合的患者。

（2）相对禁忌证：房内假体者，女性月经期间，女性妊娠期间，可疑炎性乳腺癌者，局部皮肤感染者。

4.术前准备

（1）向患者说明穿刺的目的，详细解释操作过程中可能出现的不适，以及可能发生的危险、并发症及意外，并签署介入超声穿刺知情同意书。

（2）检查凝血功能，包括血常规、出凝血时间和凝血酶原时间。

（3）穿刺用品的准备，包括穿刺包、无菌手套、2%利多卡因、标本固定液、穿刺针等。

5.操作方法

（1）首先超声检查确定病灶部位，选定穿刺体位和穿刺路径，标记穿刺点。

（2）患者取仰卧位或健侧卧位，以患者相对舒适及肿块位置相对较为固定为宜，充分暴露双乳。

（3）常规消毒后将穿刺引导线移至穿刺路径。穿刺点皮肤以2%利多卡因局部麻醉后，用小刀片在皮肤上戳一小口，在超声引导下进针至病变表面或浅处，击发活检枪后迅速拔针，完成活检过程。建议每例不少于4次，所取组织即刻置于无菌滤纸上，放入盛有10%甲醛溶液的小瓶内固定，送病理组织学检查。

（4）穿刺完成后，穿刺点消毒，用无菌纱布按压5～10min防止出血，观察患者有无不适。

6.注意事项

（1）术中注意事项

1）严格无菌操作。

2）穿刺时活检针应尽量呈倾斜状态，应保持穿刺针与胸壁处于尽量平行的位置。

3）如为多个肿块应先穿刺良性可能性大者，避免种植转移。

4）如考虑病灶有恶性可能，穿刺针道的选择应设在乳腺癌拟行术式的切除范围。

（2）术后注意事项

1）压迫止血，并注意观察伤口有无血性渗出。

2）预防感染，嘱咐患者当天忌洗澡。

3）术后应观察患者生命体征30min，如无异常，可密切随访。

（二）超声引导下乳腺细针穿刺活检

1.目的

（1）主要用于乳腺肿块细胞病理学检查。

（2）明确乳腺良恶性肿瘤的病理性质，为临床进一步诊治提供帮助。

2.适应证

（1）乳房较小实质性肿块，不易触及，可疑恶性者。

（2）位置较为表浅的肿块。

3.禁忌证

（1）绝对禁忌证：出凝血功能障碍的患者，严重心、肺功能不全患者，严重恶病质患者，患者不能配合者，疑为血管瘤患者。

（2）相对禁忌证：房内假体者，女性月经期间，女性妊娠期间，可疑炎性乳腺癌者，局部皮肤感染者。

4.术前准备

（1）向患者说明穿刺的目的，详细解释操作过程中可能出现的不适，以及可能发生的危险、并发症及意外，并签署介入超声穿刺知情同意书。

（2）检查凝血功能，包括血常规、出凝血时间和凝血酶原时间，还应做乙肝表面抗原及艾滋病相关检查。

（3）穿刺用品的准备，包括穿刺包、无菌手套、2%利多卡因、标本固定液、穿刺针等。有条件可用专门带负压抽吸针，也可用10ml注射器代替。

5.操作方法

（1）首先超声检查确定病灶部位，选定穿刺体位和穿刺路径。

（2）患者取仰卧位或健侧卧位，以患者相对舒适及肿块位置相对较为固定为宜，充分暴露双乳。

（3）常规消毒、铺巾，探头处涂抹耦合剂后用医用手术薄膜套包好探头，在实时超声引导下，穿刺针顺着探头方向斜向刺入病灶内，回抽针栓使其呈负压，在负压状态下，反复提插，并前后左右更换针尖方向。

（4）解除负压后迅速拔针，穿刺针斜面向下将针芯内吸取物置于载玻片，用95%乙醇溶液固定后送病理检查。

（5）穿刺完成后，穿刺点消毒，用无菌纱布按压5 ~ 10min防止出血，观察患者有无不适。

6.注意事项

（1）穿刺细胞学检查或组织学检查一般不要在新近穿刺部位进行，否则因炎症反应误导而出现诊断错误。

（2）穿刺针必须刺入肿块内部，确定针尖位于肿块内以后，可以在进针或退针途中应用旋转法进行组织取样，以便获取足够量的标本，但针的移动范围不能超出肿块的范围。

（3）针头退出皮肤时必须解除负压吸引，否则易使穿刺物进入针筒内或吸入血液，而不易注射到玻片上。

（4）病理学诊断与其他影像学诊断不相符时，应重复穿刺或改空芯针穿刺活检和Mammotome微创活检。

三、超声引导下淋巴结穿刺活检

淋巴结肿大病因较多，常见的有淋巴结核、淋巴结炎、淋巴瘤及转移癌等，临床须明确病理诊断以指导下一步治疗，尤其是良恶性的诊断尤为重要，淋巴结穿刺活检术是在超声成像的基础上发展起来的一门新技术，具有敏感度高、引导准确、无放射线损伤等特点，并可获取其病理诊断，为临床治疗提供帮助。

1. 目的

（1）判断淋巴结有无病变。

（2）明确肿大淋巴结的性质及来源。

2. 适应证

（1）不明原因的无痛性肿大淋巴结者。

（2）痛性淋巴结经抗炎、抗感染治疗2周后无效者。

（3）原发病灶不便取活检时的肿大淋巴结者。

（4）恶性肿瘤患者，需明确淋巴结是否为转移者。

3. 禁忌证

（1）凝血功能障碍的患者，严重心、肺功能不全患者。

（2）不能配合的患者，穿刺不能避开重要血管、脏器者。

（3）淋巴结局部有明显炎症反应或即将破溃者。

4. 术前准备

（1）向患者说明穿刺的目的，详细解释操作过程中可能出现的不适，以及可能发生的危险、并发症及意外，并签署介入超声穿刺知情同意书。

（2）检查凝血功能，包括血常规、出凝血时间和凝血酶原时间。

（3）穿刺用品的准备，包括穿刺包、无菌手套、2%利多卡因、标本固定液、穿刺针等。

（4）常规超声下观察肿大淋巴结及其与周围组织结构的毗邻关系，测量其大小，彩色多普勒超声下观察肿大淋巴结的血流及其周围血流情况。避开血管、神经等重要结构，选择最佳穿刺点、穿刺方向及路径，尽量选择肿大淋巴结的长轴作为穿刺路径。

5. 操作方法

（1）据穿刺部位，摆好体位，充分暴露穿刺部位。

（2）常规消毒、铺巾，以2%利多卡因局部麻醉，探头处涂抹耦合剂后用医用手术薄膜套包好探头，将穿刺引导线移至穿刺路径。

（3）嘱患者屏住呼吸，彩色多普勒超声再次观察血流情况，迅速进针至靶目标预定部位，激发活检枪，迅速取出穿刺针。

（4）将所取组织条置于消毒滤纸上，10%甲醛溶液固定，送组织病理学检查。

（5）穿刺结束后，适当局部压迫，患者留院观察并密切随访。

6. 注意事项

（1）应该选择较大或最大、形态不规则、皮质厚而回声低、内部有钙化或液化、淋巴结门结构不清、内部血流丰富或紊乱的淋巴结。

（2）穿刺点应避开淋巴结坏死液化区或髓质结构，尽量在边缘或血供丰富区取材。尽量多角度、多部位取材。

（3）对于声像图类似的淋巴结，选择具有代表性、风险性较小的淋巴结穿刺；不同类型声像图可分别穿刺。对于小于1cm的淋巴结，穿刺时应固定好目标，把握进针深度，避开血管及周围脏器。

（4）应该根据患者年龄、身体状况，淋巴结大小、部位、内部及周边血流情况、周围毗邻脏器关系而选择不同型号活检针。

四、超声引导下甲状腺囊性肿块穿刺硬化治疗

甲状腺囊肿是临床较常见的良性囊性病变，多为假性囊肿，只有少数为真性囊肿。小的无症状囊肿不需治疗，大囊肿和（或）有症状时需要治疗，临床药物治疗效果差，既往常采用外科手术治疗，费用高风险大，且并发症多，超声导引下经皮穿刺无水乙醇注射治疗疗效好、创伤小、费用低，并具有很高的临床应用价值。

1. 目的　在超声引导下，抽出甲状腺囊性结节内囊液，再注入无水乙醇对囊壁进行硬化，通过脱水、蛋白质变性、凝固性坏死等，使结节缩小甚或消失。

2. 适应证

（1）甲状腺囊性结节，包括结节囊性变，甲状腺脓肿，甲状腺先天性囊肿，甲状腺腺瘤出血、囊性变。

（2）甲状腺囊肿直径大于1cm且分隔较小伴临床症状和体征者。

（3）不能耐受、恐惧手术的患者。

（4）出于美观，不愿留瘢痕患者。

3. 禁忌证

（1）有出凝血功能障碍的患者，严重心、肺功能不全患者，严重恶病质患者，不能配合的患者。

（2）甲状腺囊肿小于1cm，分隔较多者。

（3）乙醇过敏者禁用，应选用其他硬化剂。

（4）怀疑甲状腺癌者。

4. 术前准备

（1）向患者说明穿刺的目的，询问患者有无酒精过敏史，详细解释操作过程中可能出现的不适，以及可能发生的危险、并发症及意外，并签署介入超声穿刺知情同意书。

（2）检查凝血功能，包括血常规、出凝血时间、凝血酶原时间及甲状腺功能。

（3）穿刺用品的准备，包括穿刺包、无菌手套、2%利多卡因、无水乙醇、穿刺针、注射器等。

（4）超声对囊肿的物理性质进行检查，测量结节的大小，根据结节的三个径线大小，利用椭圆公式（$V=$ 上下径 × 前后径 × 左右径 ×0.52）计算出结节体积。注射无水乙醇量一般为结节体积的20% ~ 50%。

（5）超声探查确定穿刺点及穿刺路径，做好体表标记。

（6）指导患者反复练习呼吸后屏气动作，以配合治疗。

5. 操作方法

（1）患者平卧，充分暴露颈前部，常规消毒、铺巾。

（2）超声引导下将穿刺针穿入囊肿中后1/3部位，拔出针芯，见有囊液沿针管流出后，连接注射器。抽尽囊液，送细胞学检查。

（3）根据计算好的无水乙醇量，缓慢注入，在注入无水乙醇的同时，声像图动态观察无水乙醇在囊腔内的弥散情况，保留无水乙醇在囊腔内2 ~ 5min后，再将注入的无水乙醇从囊腔中立即抽出，重复2 ~ 3次，再留置0.5 ~ 1ml无水乙醇于囊内。

（4）术后，插入穿刺针芯，拔出穿刺针，局部压迫止血10～20min后，覆盖无菌敷贴，观察穿刺点有无渗液、血肿。

6.疗效　超声引导下甲状腺囊性肿块硬化治疗方法简便、微创，患者创伤痛苦小、安全、高效，患者易接受，疗效肯定。疗效评估主要参照以下标准。

（1）治愈：囊肿消失或直径小于0.5cm且1年内未见复发。

（2）有效：囊肿体积缩小程度≥50%。

（3）无效：囊肿体积缩小程度＜50%。

7.注意事项

（1）选择穿刺点及穿刺路径时，应避开周围大血管等重要的组织结构。

（2）操作者应固定好针具，避免针尖滑脱。

（3）穿刺抽吸时手法要轻、准、快，要尽量将囊腔内的囊液抽尽，如果囊肿内有分隔需要改变进针的方向，应刺破分隔和抽尽囊液，否则会影响无水乙醇在囊腔内的弥散，影响疗效，达不到预期目的。

（4）注入乙醇时速度尽量要慢，量少硬化效果不佳，量大容易使囊腔内压力升高，引起胀痛感，从而致使乙醇沿针道渗出，造成局部疼痛明显，另外渗出的乙醇可能会对周围正常组织造成损伤。

（5）当乙醇灌注弥散显示不清时应停止注射。

（6）退针时可注入2%利多卡因2ml以免乙醇通过针道溢入正常组织或周围组织引起疼痛或损伤。

五、超声引导下乳腺囊性肿块穿刺硬化治疗

乳腺囊肿是一种常见乳腺疾病，较小的囊肿不易引起人们的注意，较大的囊肿可出现乳腺肿块、疼痛甚至合并感染。由于囊肿常呈多发性，部分囊肿位置较深，临床不能触及，手术有难以定位、创伤大等缺点。超声引导下乳腺囊性病灶定位抽吸、药物注射简单方便、疗效肯定，可避免不必要的手术。

1.目的　在超声引导下，抽出乳腺囊性结节内囊液，再注入无水乙醇对囊壁进行硬化，通过脱水、蛋白质变性、凝固性坏死等，使结节缩小甚或消失。

2.适应证

（1）较大的脓肿、乳腺术后皮下积液或切口下积液者。

（2）积乳囊肿或单纯性囊肿直径大于1cm，囊壁光滑，囊内未发现赘生物，无感染征象者。

（3）不能耐受手术、恐惧手术的患者。

3.禁忌证

（1）有出凝血功能障碍的患者，严重心、肺功能不全患者，严重恶病质患者，不能配合的患者。

（2）乙醇过敏者禁用，应选用其他硬化剂。

（3）怀疑乳腺癌者。

4.术前准备

（1）向患者说明穿刺的目的，询问患者有无酒精过敏史，详细解释操作过程中可

能出现的不适，以及可能发生的危险、并发症及意外，并签署介入超声穿刺知情同意书。

（2）检查凝血功能，包括血常规、出凝血时间、凝血酶原时间。

（3）器械针具和药品准备。

（4）超声探查确定穿刺点及穿刺路径，做好体表标记。

5.操作方法

（1）患者取仰卧位或侧卧位，常规消毒、铺巾。

（2）以2%利多卡因局部浸润麻醉，超声引导下将穿刺针穿入囊腔，穿刺过程保持针尖显示清晰，将针尖停留在囊腔中、下1/3处，拔出穿刺针芯，抽出囊液，用生理盐水冲洗至液清，再用无水乙醇冲洗2～3次，之后注入囊液量约1/4的无水乙醇保留于囊腔内并停留约5min后抽出。对于脓肿可加用抗生素冲洗，对较大脓肿必要时可置管引流。

（3）术后，插入穿刺针芯，拔出穿刺针，局部压迫止血5～10min后，覆盖无菌敷贴，观察穿刺点有无渗液、血肿。

6.疗效　超声引导下乳腺囊性肿块硬化治疗方法简便、微创，疗效肯定，可避免不必要的手术。疗效评估主要参照以下标准。

（1）治愈：囊肿完全消失。

（2）显效：囊肿缩小1/2以上。

（3）有效：囊肿直径缩小不到1/2。

（4）无效：囊肿大小变化不大或复发。

7.注意事项

（1）选择穿刺点及穿刺路径时，应避开周围大血管等重要的组织结构。

（2）由于乳腺囊肿多数系单纯性，囊液清，穿刺针一般选用19～20G；对于囊内液体较混浊，特别是含有块状漂浮物时可选用18G穿刺针，以确保囊内物全部被抽出。操作者应固定好针具，避免针尖滑脱。

（3）整个操作过程应扶稳穿刺针，以防止抽液后囊肿缩小、闭合时针尖脱离囊腔。

（4）抽尽囊液，以免注入的无水乙醇被稀释，影响疗效。

（5）注入乙醇时速度尽量要慢，量少硬化效果不佳，量大容易使囊腔内压力升高，引起胀痛感，从而致使乙醇沿针道渗出，造成局部疼痛明显，另外渗出的乙醇可能会对周围正常组织造成损伤。

（6）穿刺过程保持针管内被液体充满，避免空气进入囊腔，影响硬化效果。

（张文君）

第十三章

肌肉骨骼系统病变超声诊断与介入诊疗

肌肉骨骼系统的组织位置表浅，适合超声检查。实时超声成像具有无辐射、便捷、可反复使用等优点而广泛用于临床。对于肌肉骨骼系统而言，超声成像涵盖肌肉、肌腱、韧带、神经、骨及关节，以及深、浅筋膜等多种结构。这些结构的超声检查，能够随时双侧对比，并可在相应部位动态活动状态下实时观察，使之较其他影像学方法具有不可比拟的优势。

根据患者的体型及具体检查部位选择相应的探头非常重要。一般而言，适用于浅表器官的 5 ~ 12MHz 宽频线阵探头可满足人体大部分部位肌肉骨骼系统的超声检查；手腕、足趾等小关节，可选用 15MHz 甚至更高频率的靴形探头；脊柱、髋关节则可选择 7MHz 线阵探头或 3.5 ~ 5MHz 的凸阵探头。检查时可将探头直接置于患处扫查，也可在扫查表浅或表面凹凸不平的部位时，在探头与患处之间垫覆导声垫或涂覆较厚的耦合剂。

肌肉骨骼系统的超声检查重在熟悉正常解剖结构，声像图中的结构识别常以骨的隆起为声像图标志。扫查过程中，重视短轴切面的观察，强调连续、往返扫查，以便更全面地判断。

第一节 肌肉骨骼系统正常声像图

运动系统包括骨、关节和肌肉，全身的骨借关节相连，构成骨骼。肌肉一般跨过一个或数个关节，两端分别附着于一块或几块骨。然而，肌肉骨骼系统的超声临床检查实践中并非局限于骨骼及肌肉，运动系统的相关结构，如神经、韧带等也是超声检查的项目。

（一）正常骨及关节声像图

正常骨皮质表面完整光滑，呈均一、平滑的线状强回声伴后方声影，有时可见多重反射伪像。骨骺端膨大，弧度走行自然。骺端骨质由于常有肌腱和韧带附着，有时可局部隆起形成解剖学描述的结节、粗隆。无明显隆起的骨骺表面，骨质也经常并不平滑，而呈不规则形，不要误判为骨侵蚀改变。骨端透明软骨、软骨性骨骺及骺板显示为低回声，骨骺骨化中心呈斑块样强回声结构。关节面骨端间隙一般难以显示，适当伸展、屈曲动作下，可见到部分骨端软骨，覆盖于骨表面（图13-1）。

正常关节间隙的少量积液，一般不被显示。有时，在关节囊附着形成的隐窝处可以见到少量关节液无回声，液体深度一般小于2mm。不同关节隐窝的位置并不相同，需根据解剖描述关节囊的附着处进行寻找。关节隐窝也是判断关节积液、滑膜增生的窗口。正常的关节滑膜在液体形成的界面下，显示为菲薄的细线状结构，无法真正辨识。各种原因导致的炎症增厚时，可被显示。

（二）肌肉、肌腱、韧带、神经正常声像图

肌肉由肌细胞即肌纤维组成，肌细胞呈长柱状结构，其外面包绕的结缔组织膜称为肌内膜。若干肌纤维聚集成群，形成肌束，被纤维脂肪隔（肌束膜）包裹分离。肌束进一步汇聚成群，形成整块肌肉，由致密结缔组织包裹形成肌外膜。肌纤维、肌外膜、肌束膜可以汇聚延续成强韧的腱膜组织或直接与肌腱相连。肌肉可能由单一肌腹构成，也可能有多个起点并最终汇聚成一个止点，如肱三头肌。

肌肉整体呈现为中低水平回声，内部可见多发强回声分隔，低回声部分对应于肌束，而强回声分隔为纤维脂肪构成的肌束膜。肌外膜包绕在整块肌肉周边，与肌肉内的腱膜和肌腱一样，均为强回声结构，肌肉肌腱连接处的形态及长短，不同的肌肉有所变化。短轴切面，肌肉外形依据不同的部位呈圆形、椭圆形、凸透镜状或不规则形，低回声的肌束间隔短棒样强回声，排列有序。长轴切面，低回声肌束与强回声纤维脂肪隔依次略呈平行状排列，逐渐融合或汇聚至腱膜、肌腱处（图13-2）。

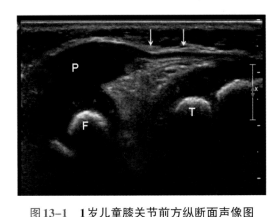

图13-1　1岁儿童膝关节前方纵断面声像图

髌骨、股骨远端及胫骨近端为骨骺软骨，其中髌骨（P）为完全软骨结构，呈均匀低回声，股骨（F）远端及胫骨（T）近端骨骺内可见骨化中心，周围包绕低回声骺软骨。箭头示髌腱

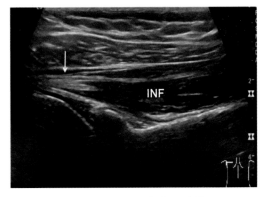

图13-2　冈下肌长轴切面声像图

左侧冈下肌（INF）肌腹呈中等回声，内部散在线状强回声代表纤维脂肪隔，肌束向外侧逐渐汇聚、移行为肌腱（箭头）

四肢肌肉的体积、回声与运动状态、年龄都有关。运动员相应肌肉体积增大，肌束增粗，肌肉整体回声偏低。老年人肌肉体积缩小，肌肉内脂肪组织的沉积和含水量的增加，使得肌肉回声有所增强。

肌腱将肌肉连接于骨，把肌肉收缩的力量传至骨，引起关节的运动。肌腱由平行排列的纵行胶原纤维和斜行交叉走行的致密结缔组织构成，非常坚韧。其基本构成单位类似肌肉，即胶原纤维排列成束，各束聚集形成肌腱，被外膜包绕。手腕、足踝区肌腱相对较长，呈绳索样结构，纵断面声像图呈层状排列的高回声，边缘清晰。横断面则呈圆形、类圆形的强回声结构，内部呈点状分布。此区的肌腱在跨越关节处多有

腱鞘，腱鞘由脏、壁两层延续环绕肌腱形成，中央形成潜在的腔隙，含有少量滑液，保证肌腱的运动顺畅。手腕部腱鞘内的正常滑液几乎不易被超声显示（图13-3），足踝区的正常腱鞘液体厚度一般在1～2mm。

人体其他关节附件的肌腱，多与肌肉纤维移行分布，可呈条片状、鸟嘴状，肌腱独立部分长短不一。这些肌腱纵断面多呈弧形的三角形结构，尖端区域附着于骨表面，横断面呈带状、不规则形等多种表现。

没有腱鞘包绕的肌腱，在肌腱跨越关节邻近骨骼的区域，存在滑囊或腱旁体结构，其功能类似腱鞘。滑囊为封闭的小囊状结构，正常情况下其内的少量滑液不被显示，超声无法评估其形态（图13-4）。腱旁体为肌腱周围的特化脂肪组织。

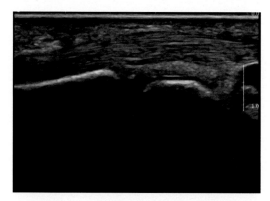

图13-3　手指屈肌腱长轴切面声像图
肌腱呈层状强回声结构，周围腱鞘不能分辨

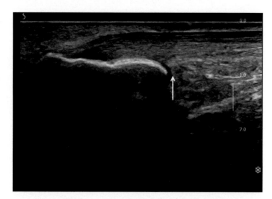

图13-4　跟腱长轴切面声像图
跟腱无腱鞘包绕，在跟骨附着处近端存在滑囊（箭头），正常时常不显示

韧带为关节的辅助结构，是连于相邻两骨之间的致密纤维结缔组织，分布在关节周围，起止点均在骨表面。根据位置分为关节囊外韧带，有些韧带就是关节囊外层局部增厚形成，与关节囊相贴；有些与关节囊分离存在；有的则为关节周围肌腱的直接延续。位于关节囊内的韧带称为囊内韧带，如膝关节的交叉韧带。韧带的组织构成与肌腱基本一致，声像图特点二者也基本相同（图13-5）。

周围神经由神经纤维构成，每条神经纤维包被神经内膜，多条神经纤维交织聚集形成神经束，包被神经束膜，神经束继续聚集由神经外膜包裹后形成神经干，形成周围神经，分布走行于身体各处。

周围神经的高频超声图像与组织学结构一一对应，纵断面扫查神经表现为带状结构，内部可见相互平行的低回声束，间隔线状强回声，其中低回声束对应于神经束，线状强回声为神经束膜及束间结缔组织；横断面扫查，神经呈筛孔状或网格样。这种典型的神经声像图表现与神经大小、局部结构及探头频率有关。神经细小、探头频率较低时，神经的细微结构可能显示并不清晰，仅呈低回声表现（图13-6）。

（三）各向异性伪像

各向异性伪像在肌肉骨骼系统超声检查中非常常见，也很重要。容易产生各向异性伪像的组织包括肌腱、肌肉、韧带和周围神经，其中肌腱、韧带的各向异性伪像最为明显。上述结构产生各向异性伪像的一个共同原因是在组织结构排列上具有方向性。以肌腱为例，肌腱内各胶原纤维束彼此平行，沿肌腱长轴方向紧密排列。当超声波垂直入射时，胶原纤维形成的界面达到最佳反射，肌腱的声像图显示为强回声结构。一旦探头声束偏转，入射角度改变，研究表明2°的偏转，就能引起肌腱声反射完全失落，肌腱回声明显减低，类似肌肉的回声。偏转角度为7°时，肌腱回声可以完全缺失，呈无回声，这种因声波入射角度引起的回声减低现象，即为各向异性伪像。同时，上述结构在骨、关节表面走行、跨越、附着时，依骨、关节形态而非平直走行，因此高频线阵探头平置于皮肤表面扫查时，同一结构由于不同部分与声束间的入射角度不同，造成回声强弱的差异（图13-7）。

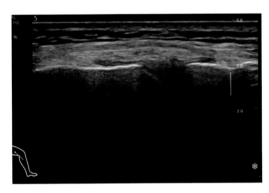

图13-5　膝关节内侧副韧带纵断面声像图

显示韧带为附着于股骨和胫骨内侧的条带样强回声结构，内部回声类似肌腱

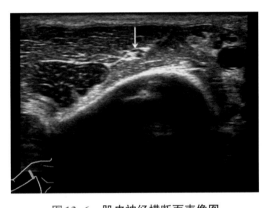

图13-6　肌皮神经横断面声像图

探头置于上臂根部内侧区域，横断面扫查显示肌皮神经（箭头）行经喙肱肌内

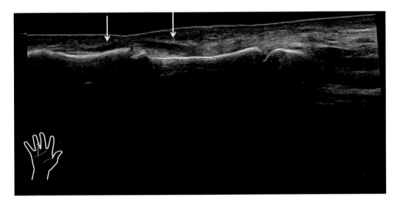

图13-7　手指屈肌腱全景声像图

可见肌腱回声差异较大，箭头所指区域由于各向异性伪像而回声减低

各向异性伪像常用的鉴别和消除方法如下。

1.探头适当偏转加压，使得声束与局部结构垂直入射。

2.调整肢体位置，改变结构走行方向。

3.启动声束偏转功能，使超声束与局部结构垂直入射。

某些情况下，应充分利用各向异性伪像帮助识别结构，如在内踝区扫查时，肌腱与周围脂肪组织同样为强回声结构，初学者不易区分。此时，仅需稍倾斜探头，由于各向异性伪像，肌腱回声明显减低，而周围脂肪组织回声无明显变化。

第二节　肌肉骨骼系统常见损伤

随着全民健身运动的广泛开展，肌肉骨骼系统运动损伤在普通人群中发病率增加，一些既往见于专业运动员的运动损伤也时常就诊于骨科、运动医学门诊。根据损伤累及的组织不同，可以分为肌肉、肌腱及韧带损伤，包括急性损伤和慢性损伤两大类，临床最为常见；关节软骨损伤，以软骨退行性变为病理特征，多数为累积劳损所致；骨组织的损伤，最常见的是骨折和疲劳性骨膜炎及疲劳性骨折。青少年人群还存在骨软骨炎，属于骨化中心的慢性损害；关节不稳，损伤涉及骨骼、韧带和关节周围肌肉；神经损伤，可有急性的牵拉伤和慢性微细积累损伤。本文将按损伤发生的机制介绍常见骨骼系统损伤。

1.直接伤　肢体直接碰撞、对抗形成的损伤。容易累及的运动系统软组织包括肌肉、皮下脂肪。如果是运动中的激烈对抗，由于运动时肌肉毛细血管扩张，血流量可达静息状态下的8倍之多，毛细血管破裂，非常容易发生肌肉内血肿，出血主要聚集在肌肉纤维之间。肌纤维的断裂反而并不严重，碰撞引起反射性肌痉挛，患者可有明显疼痛。出血沿肌间隙蔓延至皮下，形成瘀斑，在重力的作用下更常见于肢体远端（图13-8）。

如果撞击发生在关节位置，则关节的直接撞击伤可引起关节周围韧带撕裂、关节内出血。

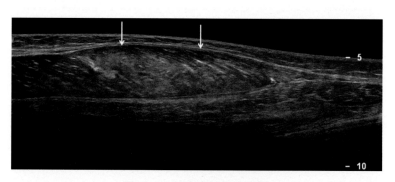

图13-8　肌肉直接伤声像图

25岁男性，右小腿被踢伤3天，局部疼痛、肿胀。全景声像图显示腓肠肌内侧头局部形态饱满（箭头），回声增强，纤维纹理不清晰，符合肌肉直接伤伴纤维间隔内出血

2.间接伤　骨骼肌肉系统运动过程中，力量分布不均一、不平衡带来的软组织间接损伤。肌肉牵拉伤最为常见，跨越两个关节分布的肌肉容易发生牵拉伤，如大腿后方的腘绳肌、小腿后方的腓肠肌内外侧头，均分别跨越髋关节-膝关节和膝关节-踝关节。这些肌肉在组织构成上含有很大比例的Ⅱ型纤维（白肌纤维），即快缩肌纤维，体

积较大，运动时收缩迅速，以无氧酵解为主。跨越关节分布，肌肉在迅速收缩时，容易发生神经肌肉运动不协调，并且肌肉收缩以偏心性分布为主，这些特点均是牵拉伤的发生基础。

　　肌肉牵拉伤可发生于肌肉的任何部位，但是以肌肉–腱膜、肌肉–肌腱这种结构连接处常见。牵拉伤多发生在运动初始期，此时肌肉未充分舒展和预热。因此，适当的肌肉拉伸和热身运动可以预防肌肉牵拉伤。当运动晚期，肌肉过于劳累时，其适应性下降，也可发生。

　　肌肉牵拉伤的声像图表现与损伤程度直接相关，轻者仅表现局部肌肉–腱膜连接处肿胀，部分肌束与腱膜回声连续性中断。此时，应仔细扫查患者自述最疼痛区域并进行双侧对比，否则极易漏诊（图13-9）。重者，局部肌束与腱膜结构缺失，撕裂区域可见血肿形成，并蔓延至邻近组织间隙（图13-10）。

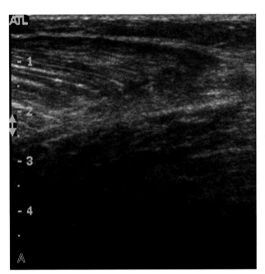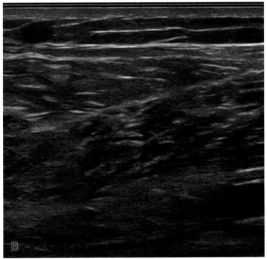

图13-9　腓肠肌内侧头远端撕裂声像图1

　　双侧对比扫查，左侧（A）腓肠肌内侧头远端较对侧（B）肿胀，局部结构不清晰，肌束与肌腱膜连续性差，呈低回声

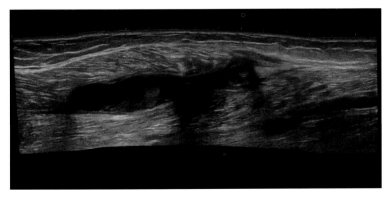

图13-10　腓肠肌内侧头远端撕裂声像图2

局部腓肠肌内侧头肌束与肌腱膜连续性中断，肌间隙可见大量血肿无回声填充

　　肌腱的间接损伤也表现为牵拉伤，其损伤机制类似肌肉。瞬间爆发的肌肉收缩运动，力量超过肌腱纤维负荷，引起肌腱的部分或完全断裂。常见于下肢的跟腱、髌腱、股四头肌腱，而非肌肉、肌腱连接部位。肌腱撕裂好发于肌腱薄弱区域，以跟腱为例，距离跟腱跟骨附着处2～6cm区域是发生肌腱撕裂的典型位置，撕裂口以斜行或横行多见。肌腱完全性撕裂的超声表现为肌腱连续性中断，受肌肉牵拉影响，断端往往回缩，中间为缺损区，有血肿及周围组织填充（图13-11）。此时，肌腱的主动及被动活动的连续性均消失。急性牵拉损伤很少发生肌腱的部分撕裂，动态评估是鉴别完全撕裂与部分撕裂的直接方法。

　　韧带的主要功能是防止关节活动过度或活动异常，关节突然的不对称暴力活动，引起韧带的间接损伤。根据韧带损伤的程度可以分为韧带部分撕裂，此时关节稳定性不受影响；韧带中等程度撕裂时关节松弛，关节腔积液；韧带完全撕裂，则关节不稳定。完全撕裂时，可能合并韧带附着点的撕脱骨折，此时由于局部出血和关节积液可流到关节外组织中，关节肿胀反而较前两种韧带撕裂的程度轻。韧带撕裂的声像图表现为韧带肿胀，回声减低，连续性消失，深方关节腔可出现积液（图13-12）。检查韧带撕裂时，应将患侧关节摆放至韧带紧张拉伸位置，必要时行双侧对比扫查。踝关节外侧的距腓前韧带、跟腓韧带及膝关节的内侧副韧带最常受累。

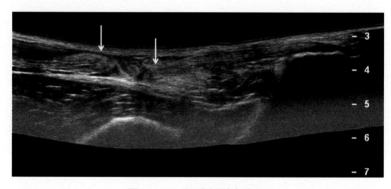

图13-11　跟腱断裂声像图

跟腱长轴切面全景声像图，显示跟腱中部肌腱连续性中断，断端挛缩（箭头），间隙内填充肌腱周围脂肪组织

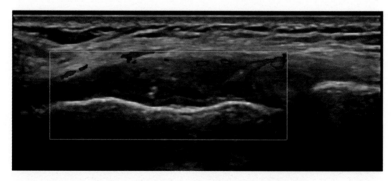

图13-12　膝关节内侧副韧带损伤声像图

内侧副韧带纵断面声像图显示韧带股骨端肿胀，回声减低，韧带内可见不规则无回声裂隙，局部血流信号增加

3.劳损伤　反复长时间的高负荷运动带来运动单元的炎症反应，运动单元包括肌肉、肌腱及其附着端、肌腱附属结构（如腱鞘、滑囊）。运动单元接受应力或负荷后，需要时间适应。同时，运动结束后，如果没有足够的时间恢复就可能出现劳损伤。无论专业运动员还是普通的运动爱好者，劳损伤与训练方法、生物力学机制异常，如关节对线不良、运动装备（如运动鞋）不适有关。

劳损伤常引起肌腱及其辅助结构的退行性变，最好发于肌腱末端的骨附着处，因此也常称作肌腱末端病、附着端炎。此时，肌腱多表现为局部肿胀，回声减低，肌腱的纤维层状排列结构缺失。病程较长者，肌腱内部可见不规则的钙化灶，其附着处骨皮质继发增生，骨赘形成（图13-13）。肌腱的退行性劳损伤见于全身各关节周围肌腱，以下肢的跟腱、髌腱，上肢肘关节的伸肌总腱最为常见。

运动时，肌肉通过吸收和存储能量来中和张力。反复长时间运动时，肌肉附加力量于骨，牵拉骨质，如果时间和强度足够，就会引起骨小梁相应位置发生破裂，即疲劳骨折。疲劳骨折好发于胫腓骨下段、跖骨干等处。声像图表现为局部骨皮质连续性完整，但不光滑，周围可见低回声增生骨膜包绕（图13-14）。探头局部加压有明显疼痛，这一征象有助于寻找病灶并帮助确诊。不能明确骨质是否光滑时，可以进行双侧对比。

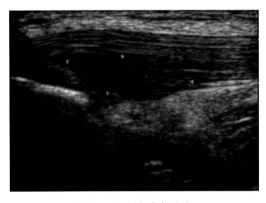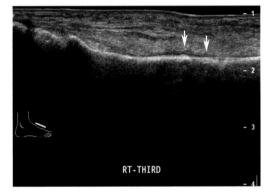

图13-13　髌腱末端病	图13-14　疲劳骨折
髌腱纵断面声像图显示髌腱髌骨附着处，肌腱深层恰位于髌骨尖部区域（*所示范围），回声减低，失去肌腱结构。此处的髌腱末端病，临床习惯称为跳跃膝	右足第3跖骨干处，局部骨质表面不规则，周围可见带状低回声（箭头），为增生骨膜

第三节　软组织肿瘤

软组织指体内非上皮性的、骨外组织结构的总称，大部分软组织病变的超声检查属于骨骼肌肉系统超声检查的范畴，如关节周围的肌腱、韧带、骨骼肌。除运动相关性病变外，软组织肿物是最常见的超声检查项目。

大部分情况下，高频或宽频线阵探头能够很好地进行软组织肿物超声检查。有时肿物过于表浅，应选用14MHz或更高频率的探头，甚至需要涂抹过量耦合剂或垫覆导声垫来增加近场距离，使浅表肿物位于声束聚集区。某些情况下，肿物位置较深或体积较大，为明确肿物边界及范围，可选用5MHz凸阵探头。总的原则是超声图像应清晰显示肿物的前后边界，特别是肿物的后缘边界应充分显示。

软组织肿物的超声检查除要求多切面观察病变结构外，更重点强调对比扫查和动态扫查：对比扫查即肿物与肿物周围正常区域比较，患侧与健侧比较；动态扫查包括探头加压观察肿物的可压缩性，改变肢体位置观察肿物的形态变化及肢体运动过程中肿物与周围结构有无粘连。超声检查过程中应特别注意判断病变的局部解剖层次关系。很多软组织占位性病变具有相似的声像图表现，最终的诊断往往根据其解剖位置确定。当进行浅表软组织肿物内血流信号检测时，探头应尽量减少压迫，保持探头刚好和体表接触。

软组织占位性病变包括肿瘤和瘤样病变，许多病变具有相似的声像图表现，超声检查及CT、MRI等影像学手段都很难给出明确诊断。但是，与其他影像学检查方法不同，超声扫查时医师与患者之间可直接交流，超声医师能够获得相关信息来帮助诊断，如病变的软硬度、病程的长短、有无合并疼痛等，很多时候超声诊断并非完全基于声像图特征而是结合临床信息获得。因此，对于软组织病变的超声诊断，超声医师应首先掌握相应的临床知识并有意识在扫查过程中询问病史等情况。例如，某些病变有着相对特定的发生部位：弹力纤维瘤好发于肩胛下角区、硬纤维瘤好发于腹直肌、淋巴管瘤好发于头颈部及腋窝区等。

（一）与皮肤关系密切的肿物

1.皮脂腺囊肿　非真性肿瘤，为皮脂腺排泄受阻形成的潴留性囊性病变。它好发于皮脂腺分布密集的部位如头面及背部。囊肿内为皮脂与表皮角化物聚集的油脂样豆渣物。根据病程的长短，囊肿大小可由数毫米至数厘米。部分患者有挤压排出豆渣样物病史。

声像图表现（图13-15）：边界清晰的圆形或椭圆形病变，多数有完整包膜伴侧边声影，内部为较均匀的点状低回声，后方回声增强。有时，内部油脂聚集分布呈无回声，与其他成分形成的中等回声区域分层分布。皮脂腺位于真皮层毛根旁，开口于毛囊，所以高频超声显示皮脂腺囊肿的位置有三种类型：病变完全位于皮肤层；病变主体位于皮肤层，部分凸向皮下脂肪层；病变主体位于脂肪层内，但有一蒂样结构与皮肤相连。探头勿加压，仔细扫查，多数皮脂腺囊肿浅层可见一纤细低回声延续至皮肤表面，代表毛根区。CDFI显示皮脂腺囊肿内无血流信号，除非合并感染。

2.表皮样囊肿　一般认为是由明显或不明显的外伤导致表皮进入皮下生长而形成的囊肿。多见于易受外伤或摩擦的部位，如臀部、肘部、胫前、注射部位。囊肿壁由表皮组成，囊内为角化鳞屑。

声像图表现（图13-16）：边界清晰的圆形或椭圆形低回声病变，边界清晰。由于表皮不断生长角化，典型者内部呈"洋葱皮"样特征或见环形钙化。体积较大者可合并破裂及感染，探头加压内部可见流动征象。合并感染时，周边组织水肿增厚，回声增强并可见血流信号。

3.藏毛囊肿及藏毛窦　是好发在骶尾部臀间裂软组织内的一种慢性囊肿或窦道。合并感染时，局部有红、肿、热、痛等急性炎症特点。病理机制一般认为是损伤、手术、异物刺激和慢性感染引起的肉芽肿疾病。本病多在青春期后发病，见于多毛、皮脂过度活动、臀间裂过深和臀部常受伤的患者。声像图特点与表皮样囊肿相似，典型者内部可见毛发强回声（图13-17）。

4.**毛母质瘤**　又称钙化上皮瘤，约40%发生于头颈部，生长缓慢，一般无自觉症状，少数有压痛感。毛母质瘤占皮肤肿瘤的0.5%～1.6%。本病可发生于任何年龄，以青少年最为多见，是20岁以下青少年最常见的皮肤实性肿瘤。毛母质瘤目前多认为来源于毛乳头，钙化是继发性改变，因而瘤体起源于真皮层。

声像图表现（图13-18）：源自皮肤层的圆形或椭圆形肿物，边界清晰。它常见于面、颈部及上肢。瘤体内部回声欠均匀，以低回声为主。约85%的病变内可见点状或斑块状钙化灶强回声，为本病典型的声像图特征。CDFI部分肿物内可见丰富血流信号。

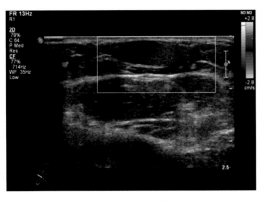

图13-15　前臂皮脂腺囊肿声像图

高频超声显示局部皮下不均质回声结节，结节边界清晰，局部皮肤明显变薄，内部呈无回声-等回声分层分布。CDFI未见血流信号

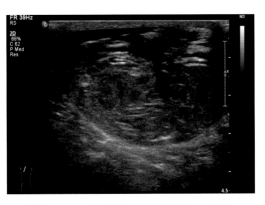

图13-16　大腿后方表皮样囊肿声像图

患者自述大腿后方皮下肿物多年，声像图显示皮下低回声结节，结节内部可见层状排列的强回声，符合表皮样囊肿

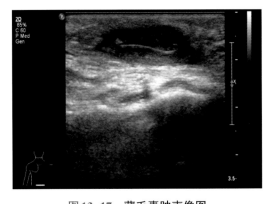

图13-17　藏毛囊肿声像图

骶尾部横断面声像图显示皮下低回声结节，中央可见线状强回声，代表囊肿内毛发

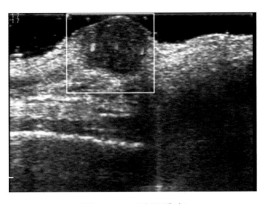

图13-18　毛母质瘤

耳前实性结节，超声显示局部皮肤变薄，凸向皮下组织内低回声结节，边界清晰，内部可见血流信号

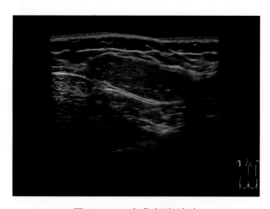

图13-19　肩背部脂肪瘤

声像图显示脂肪层内低回声结节，边界清晰，内部可见条索样强回声分布

（二）浅筋膜层肿物

脂肪瘤是最常见的软组织肿瘤，浅表脂肪瘤占全部软组织肿瘤的16%～50%。大部分脂肪瘤位于浅筋膜内，即脂肪层。但也可位置深在，源于深筋膜、肌间隙及肌肉内部，深在的脂肪瘤体积较大。浅表脂肪瘤质地软，易于推动，体积很少超过5cm。最好发于上背部、颈部、肩部、腹壁和四肢远端，大多数无任何症状。

声像图表现（图13-19）：脂肪层内实性结节，质地软，可压缩。大部分脂肪瘤边界清晰，外形呈圆形或椭圆形。典型的脂肪瘤为等回声或稍高回声，内部可见多发的条索样强回声，长短不一，这些条索的长轴与皮肤平行。由于瘤体内结缔组织、脂肪、水等成分的构成不同，以及一些脂肪瘤的变异类型如血管脂肪瘤、成脂细胞瘤的存在，导致脂肪瘤的回声多变。

深部脂肪瘤可以位于肌肉内或肌间隙，较皮下脂肪瘤少见。肌肉内脂肪瘤常见于四肢较大肌肉内，如股四头肌。按生长情况可以分为边界清晰的肌肉内脂肪瘤和浸润生长的肌肉内脂肪瘤两类。边界清晰的肌肉内脂肪瘤，脂肪组织挤压肌纤维生长，声像图表现为肌肉内边界清晰的卵圆形肿物，内部回声与浅表脂肪瘤相似或呈等回声。当受累肌肉收缩时，可更为突出。浸润生长的肌肉内脂肪瘤，脂肪组织沿肌纤维分布，声像图表现为边界不清晰，内部回声呈强弱交织分布。此类脂肪瘤并非代表恶变，MRI脂肪成像有助于确诊。

脂肪肉瘤的发病率在所有软组织肉瘤中居第二位，好发于50～70岁的男性。临床通常表现为无痛性肿块，病程较长，肿块可非常巨大，晚期出现压迫症状。病理类型可分为高分化型、黏液型、圆细胞型、多形型和去分化型。除四肢肌肉和肌间隙外，尚见于腹膜后。声像图表现：瘤体巨大，呈椭圆形或分叶状，内部回声很难与脂肪瘤区别。一旦CDFI显示病变内血流信号，则应考虑脂肪肉瘤的可能。黏液型脂肪肉瘤由于瘤体内混合较多的黏液组织，多呈较均匀的低回声，后方回声增强；多形细胞型、圆形细胞型及去分化型脂肪肉瘤易侵犯邻近骨和发生转移，瘤体内脂肪成分很少，没有特异性的声像图表现。

血管瘤和血管畸形常常被统称为血管瘤。真正的血管瘤存在内皮细胞增殖，是儿童期常见的肿瘤，大部分血管瘤随年龄增长而最终自行消退。常见于面颈部皮肤及皮下组织。血管畸形属于先天性的脉管系统发育异常，无内皮细胞的增殖。按组成成分可分为毛细血管型、静脉型和动静脉型，各型有所重叠和交叉。血管畸形随患者年龄增长成比例增大，青春期、妊娠、外伤时体积可迅速增大。

静脉型血管畸形，习惯上称为海绵状血管瘤是最常见的血管畸形，病变主要由充满血液的血窦和薄壁静脉构成。在四肢、躯干均可发生，自皮肤至皮下脂肪层、肌肉层，甚至于骨、关节都可累及。海绵状血管瘤质地柔软，可压缩。病变肢体下垂后肿瘤体积可增大，即体位试验阳性，具有重要的诊断价值。瘤体内可形成血栓，机化后导致钙质沉着形成静脉石。主要声像图诊断要点：边界不清晰的混合回声区，内部可见多发网格样或不规则的低回声至无回声区，部分可见到静脉石强回声伴声影（图13-20）。探头加压后比较，肿瘤体积明显压缩。病变处下垂受重力作用，瘤体体积增大。由于瘤体内血流速度缓慢，彩色多普勒超声常不能显示病变内血流信号。当探头反复加压动作时，瘤体内的无回声区内可见液体流动产生的彩色血流信号。

（三）深筋膜及深方肿物

深筋膜及肌肉内的肿物少见，深部软组织肿物发现时往往体积较大，边界清晰，内部回声并无特异性，多需超声引导下穿刺活检才能明确诊断。

弹力纤维瘤具有较特异的发病部位和解剖层次，是发生于软组织中的一种少见的类肿瘤疾患。因好发于背部，故开始将其命名为背部弹力纤维瘤。病变由大量增生肥大的弹力纤维构成。目前较为一致的认识是它并非真性肿瘤，而是增生性瘤样病变，多因反复创伤或摩擦造成弹力组织增生退变所致。

本病好发于50岁以上老年人，女性多于男性，常位于肩胛下角，多为单发。最典型的发病部位是背部肩胛下角区的前方，第6～8肋水平，在前锯肌、背阔肌和菱形肌的深层，与胸壁紧密粘连。由于增生纤维与周围组织交织分布，故声像图（图13-21）表现为边界不清，无包膜的肿块。内部有条索状的高回声和低回声，为瘤体内的纤维组织和脂肪组织交互形成的声学界面所致。CDFI检查多无明显血流信号。

弹力纤维瘤无特异性的声像图特征，超声诊断主要依据其特殊的发病部位和病变层次：肩胛下角区肌肉层深方。

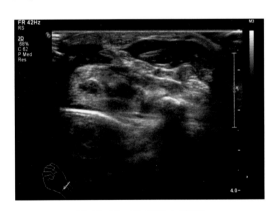

图13-20　软组织血管瘤

前臂横断面声像图显示肌肉间隙及肌肉深层可见不规则回声区，内部可见无回声及斑块样强回声伴声影，探头加压可压缩。符合血管瘤的表现

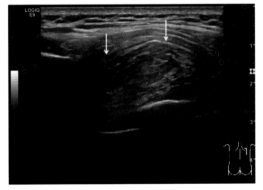

图13-21　肩胛下角区弹力纤维瘤

局部纵断面声像图显示肩胛下角足侧，背部肌层与深方肋骨之间占位性病变（箭头），病变略呈等回声，边界欠清晰，内部可见条索样的强回声与低回声交织分布

（四）关节、肌腱周围常见肿物

关节肌腱周围肿物好发于手腕及足踝区，最常见的病变包括腱鞘囊肿与滑膜囊肿、滑囊炎、腱鞘巨细胞瘤。

1.滑膜囊肿与腱鞘囊肿　是手、腕、踝、膝部最常见的肿物，贴附于关节、肌腱旁。囊内含有胶冻状、黏液样稠厚液体。二者的真正病因不清，目前较为接受的解释是关节滑膜疝理论，即关节滑膜由于关节腔内压力增高，自关节囊薄弱点向关节外疝出，此时形成与关节相通的滑膜囊肿，囊壁为连续的滑膜细胞。随着滑膜囊肿的不断增大，囊内压力的增加，滑膜囊肿逐渐向软组织内延伸，与关节相连的通道中断。此时的囊壁滑膜细胞在囊内压力的影响下形成不连续的扁平细胞，而非真正的滑膜上皮。滑膜囊肿在向组织扩展的过程中往往沿组织内既有管道延伸，如肌腱、神经、血管等，形成所谓的腱鞘囊肿。

声像图（图13-22）表现为关节或肌腱附近的囊状无回声结构，关节附近者形态多不规则，内部可见分隔，仔细观察囊肿深方可见窦道样结构与关节相通。囊肿大小差异很大，体积过小者，临床触诊不清称作"隐匿型囊肿"，仅靠超声检出。陈旧囊肿内部回声增多，可见粗大的分隔，部分囊肿可类似实性肿物回声。滑膜囊肿及腱鞘囊肿质韧，探头加压仅部分被压缩，此点可与关节积液鉴别。

2.腘窝囊肿　又称Baker囊肿，属于滑膜囊肿，为腓肠肌内侧头与半膜肌之间的滑囊积液形成，多与膝关节腔相通。

无论腘窝囊肿的外形、位置及内容物如何，囊肿总有一颈部自腓肠肌内侧头与半膜肌之间突出，这是超声诊断的关键（图13-23）。体积较大的腘窝囊肿可发生破裂，超声表现为囊肿失去圆钝饱满外形，破裂处局部凹陷，探头追踪扫查常可见液体外渗至腓肠肌与比目鱼肌之间。

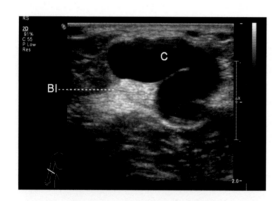

图13-22　肘关节旁腱鞘囊肿

肘关节前方横断面声像图显示肱二头肌肌腱（BI）旁不规则的无回声囊肿（C），内部可见强回声分隔

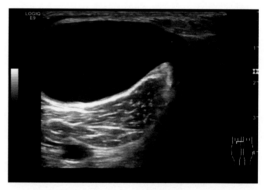

图13-23　腘窝囊肿

外形饱满，边界清晰，深方源自腓肠肌内侧头与半膜肌间

由于腘窝囊肿破裂，囊液外渗导致周围组织继发炎症反应，引起小腿肿胀、疼痛，临床表现类似急性深静脉血栓形成。同时，较大腘窝囊肿压迫静脉回流又会引起深静脉血栓。因此，超声检查腘窝囊肿应常规扫查小腿深静脉。

3.滑囊积液/滑囊炎　滑囊或称滑膜囊是封闭的结缔组织小囊，多位于肌或肌腱与骨面相接触处，能减少二者之间的摩擦。人体关节附近分布很多滑膜囊结构，以肩关节、膝关节周围最为多见。正常情况下滑膜囊内含有少量滑液，不易被超声显示。只有在创伤、炎症、全身系统性疾病累及滑膜囊等情况下，出现滑囊积液时才能被超声探查。

滑囊炎的超声诊断主要根据其解剖位置。急性期超声表现为滑膜囊扩张，囊内充满积液无回声，CDFI显示囊壁上血流信号丰富。慢性滑囊炎时滑膜囊内液体减少，滑膜囊壁增厚，超声表现可类似实性肿物。

4.腱鞘巨细胞瘤　本病与色素沉着绒毛结节性滑膜炎为同类病变，病因尚不清楚。目前认为与炎症、局部创伤有关。多数学者认为本病是由局部肿瘤增生或反应性滑膜炎引起。腱鞘巨细胞瘤好发于30～50岁，通常累及手部特别是第1～3指屈肌腱鞘。临床表现为生长缓慢的无痛性肿物。

声像图（图13-24）表现为边界清晰的低回声肿物，主要位置特点是紧邻肌腱。由于肿物源自腱鞘，所以并不干扰肌腱活动。较大的肿物可压迫局部指骨形成皮质破坏。通常病灶内可见少量血流信号。

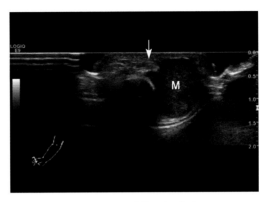

图13-24　腱鞘巨细胞瘤

拇指掌侧面横断面声像图显示拇长屈肌腱（箭头）旁低回声肿物（M），紧邻肌腱，局部可见肿物延伸至肌腱与指骨之间

第四节　周围神经病变

高频超声分辨力的提高，使得细小周围神经能够被清晰显像。常见的周围神经病变包括各部位的神经卡压综合征、神经肿瘤及瘤样病变、神经外伤。

（一）神经卡压综合征

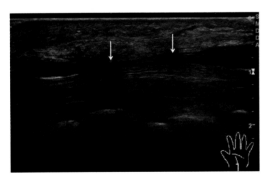

图13-25　神经卡压声像图

左腕部纵断面声像图，显示正中神经于腕管处受压变薄，压迫区域恰位于腕横韧带深方（箭头），腕横韧带近端及远端的正中神经明显肿胀，回声减低，结构不清

其常见于神经走行的骨纤维管位置。骨纤维管是骨骼与局部增厚深层筋膜形成的支持带共同围成的管道，内有神经、血管、肌腱走行。各种原因导致管内容物与管容积不相称时，管内压力增加，神经对压迫最为敏感，首先表现出相应的神经受压症状。

神经局部受压后，引起神经内的静脉回流受阻，神经内静脉淤滞，进而动脉供血受阻，神经出现缺氧、组织间隙水肿。神经卡压的共同超声表现为受压处神经变薄，其近端和（或）远端邻近受压部位神经肿胀，回声减低，神经结构不清晰，局部神经内血流信号增加（图13-25）。除神经改变外，还可显示神经受压的原因，如局部囊肿、增厚的关节滑膜及骨质。常见的神经卡压位置有腕管（正中神经）、肘管（尺神经）、踝管（胫神经）等。

（二）神经肿瘤及瘤样病变

最常见的外周神经肿瘤为神经纤维瘤及神经鞘瘤，也有非肿瘤性的组织瘤样增生如创伤性神经瘤。

神经鞘瘤为较常见的一种外周神经鞘膜肿瘤，好发部位为脊神经根及大的周围神经，以头颈部及四肢屈侧最多见。神经鞘瘤与神经的关系为瘤体将神经纤维束推向一旁，而并不对其造成侵犯。临床上，神经鞘瘤多为单发结节，生长缓慢，早期常无明显症状，当长大到足以压迫神经时，可出现受累神经所供应区的感觉异常或疼痛，并向该神经的末梢区放射。

神经纤维瘤亦起源于外周神经鞘膜细胞，发病率较神经鞘瘤略高，但好发年龄略低于神经鞘瘤。孤立性神经纤维瘤好发部位较神经鞘瘤广，既可位于大的神经干，也可发生于小的皮神经，其与载瘤神经的关系为神经轴索穿越于肿瘤之中并呈扭曲变形状态，因此手术时很难将肿瘤与载瘤神经相剥离。临床上，孤立性神经纤维瘤可为单发或多发结节，一般生长缓慢，表浅部位肿瘤常无明显症状，较深部位的肿瘤可出现相应的神经刺激症状。

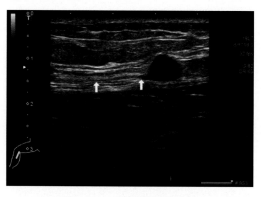

图13-26 神经鞘瘤声像图

膝关节内下方声像图显示，脂肪层内低回声结节，边界清晰，结节头侧与隐神经（箭头）相连，符合神经源性肿瘤特征

神经鞘瘤与神经纤维瘤的声像图特征相似，表现为椭圆形肿物、边界清晰光滑、内部为均匀低回声（部分可伴有囊性变）、后方回声增强，CDFI瘤内可见血流信号。这些表现并不具有特征性，只有在肿物一端或两端发现与神经相连时，方能与其他软组织肿瘤相鉴别（图13-26）。当肿瘤生长于较小的神经，超声明确诊断则较为困难。

跖间神经瘤，又称Morton神经瘤，为趾神经局部发生退行性变伴周围纤维组织增生所致。以第3、4跖骨头间隙最为好发，此处间隙较其他跖骨头间隙小，同时神经相对较粗，容易受到跖骨头挤压。本病是引起足底痛的原因之一。超声表现为近跖骨头间隙处的低回声结节，外形可欠规则，长轴与跖骨平行，结节边界清晰，病变处常表现为血流信号增多。超声检查时配合对应跖骨间隙足背侧按压或手掌握住前足掌加压，可以将神经瘤从跖骨间隙挤压至皮下，利用超声检出。

（三）神经纤维瘤病

神经纤维瘤病一般分为累及外周神经系统的Ⅰ型（NF1）及累及中枢神经系统的Ⅱ型（NF2）两大类。NF1是一种比较常见的神经皮肤综合征，有多种临床表现，可累及多系统脏器。凡符合下列两条或两条以上者即可诊断此病：①皮肤可见6个或6个以上直径大于5mm的牛奶咖啡色斑；②2个或2个以上任何类型的神经纤维瘤或1个丛状型神经纤维瘤；③腋窝或腹股沟区雀斑；④视神经胶质瘤或其他脑实质瘤；⑤2个或2个以上虹膜错构瘤；⑥特征性的骨性病变，包括蝶骨发育不良，假关节或长骨骨皮质变薄；⑦直系一级亲属中有神经纤维瘤病Ⅰ型家族史。

神经纤维瘤病Ⅰ型相关的神经纤维瘤一般分结节型、丛状型及弥漫型三种类型。结节型NF1的表现与孤立性神经纤维瘤病基本一致，但结节一般更大，常为多发，位置较深在；丛状型NF1为Ⅰ型神经纤维瘤病的特有类型，好发于躯干部及上肢，常累及较大神经干的大段范围并蔓延至其分支，形成大量沿神经走行的大小不一的不规则梭形膨大结节，如结节数目众多，可导致此区域肿大并形成"蠕虫位于袋中"样包块；弥漫型NF1以头颈部、后背多见，表现为肿瘤组织在皮肤及皮下组织内沿结缔组织间隔弥漫性生长，并包裹正常结构，从而导致局部皮肤明显增厚及增高，可形成所谓神经瘤性象皮病。同时，病变内常见大量扩张的血管。

结节型和丛状型神经纤维瘤病的声像图表现与普通的神经源性肿瘤并无明显不同。弥漫型神经纤维瘤病主要累及皮肤及皮下组织，超声表现为皮肤及皮下脂肪层明显增厚、无明确边界，内部回声增强，可见数量不等的条带状或结节状的低回声神经组织分布其中，多伴血流信号增多（图13-27，图13-28）。如不认识本病，容易误诊为血管瘤。值得注意的是，神经纤维瘤病患者的病变区皮肤常呈棕褐色，或躯体多发的牛奶咖啡斑，是鉴别诊断的重要依据之一。

（四）神经损伤与创伤性神经瘤

神经损伤见于急性创伤所致的切割伤、牵拉伤，偶尔也见于医源性损伤。超声可以评估神经急性损伤时的部位、程度及周边软组织的损伤情况。神经损伤后继发增生修复改变，除节段性神经增生增粗外，局部神经损伤后的增生一般呈瘤样。根据形态，一般可分为两大类：梭形神经瘤，多由神经干局部损伤或神经慢性摩擦导致的神经局部梭形增大；另一类为截断性神经瘤，为神经断裂、被截断或部分撕脱等导致的神经近端处的瘤样改变。创伤性神经瘤的主要临床症状为局部疼痛及软组织包块。高频超声表现为边界清晰的低回声结节，如发生于较大的神经干，可发现神经自瘤体近端穿入（图13-29）。密切结合外伤病史有助于做出正确诊断。

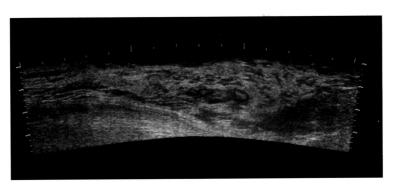

图13-27 弥漫型神经纤维瘤病1

背部全景声像图显示皮肤、皮下脂肪组织结构层次紊乱，正常结构消失，内部可见散在条索状低回声及不规则无回声

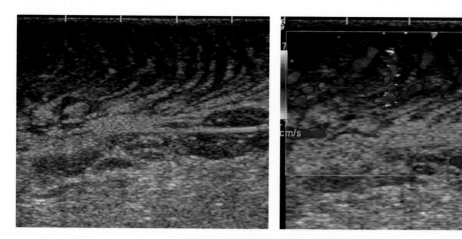

图13-28 弥漫型神经纤维瘤病2

与图13-27为同一患者。高频超声显示皮肤与皮下组织增厚，分界不清，可见多个条索样及结节样低回声，代表粗大的神经。CDFI显示血流信号丰富

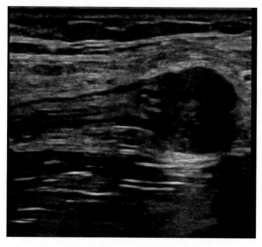

图13-29 坐骨神经创伤性神经瘤

截肢患者，坐骨神经残端呈瘤样增生，神经长轴
切面清晰显示近端坐骨神经与瘤体相延续

第五节 肌肉骨骼系统病变的介入诊疗

肌肉骨骼运动系统的介入超声应用涉及很多领域，如引导占位性病变的穿刺活检帮助获得病理诊断，其应用原则与其他部位的组织学活检基本一致；关节积液、腱鞘积液、滑囊积液等液体聚集性病变的介入操作则可能集诊断、治疗于一体，穿刺液体抽吸送检既可明确诊断，又可缓解局部症状，抽液后还可进行药物注射，强化治疗效果；肌肉骨骼系统运动性损伤和慢性劳损性改变往往带来局部或相应区域的疼痛，介入操作既可进行局部疼痛阻滞注射，也可做较为复杂的超声引导下钙化捣碎治疗。

肌肉骨骼系统病变的超声引导介入治疗与超声诊断并不能截然分开，很多病变都是经超声检查明确后才推荐进一步引导介入治疗。尽管疼痛相关的治疗应用最为广泛，但介入应用并非局限于此。

（一）超声引导下的"封闭治疗"与疼痛阻滞

肌肉骨骼系统疼痛的封闭疗法已经在临床广泛应用，常用于其他保守治疗无效的软组织疼痛，如腱鞘炎、类风湿关节炎、梨状肌综合征等。超声引导下实施"封闭注射"位置精准，规避穿刺损伤其他重要结构。由于局部药物的准确注射，可以在减少药物剂量的同时达到同样的疗效。注射药物一般为糖皮质激素配伍局部麻醉药。

与触诊引导注射不同，超声引导注射前，应再次进行声像图扫查以确认病变。临床无明确病灶的疼痛，超声还可能发现继发原因而避免"封闭注射"。根据病变的部位、深浅，选择相应长度的注射针，穿刺针尖抵达靶位置后再行注射。

超声引导下疼痛治疗的靶点，可以为神经末梢支配的终末结构，如腱鞘内注射、关节腔内注射、局部滑膜囊内注射（图13-30）；也可以针对引起疼痛区域的神经或发生病变的神经，如缓解带状疱疹后胸壁疼痛的肋间神经阻滞（图13-31），梨状肌区域的坐骨神经阻滞。较大范围、非单一末梢神经支配范围的疼痛，还可进行神经根部药物注射并追加局部射频治疗（图13-32）。以上这些内容，已经发展为专门的疼痛治疗学，受到麻醉科、疼痛科、理疗康复科、骨科及影像科的关注。

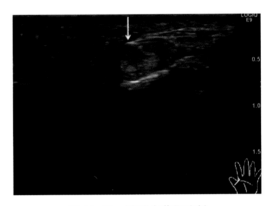

图13-30　腱鞘内药物注射

声像图显示注射针尖（箭头）刺入腱鞘内，恰位于肌腱旁

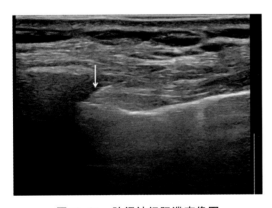

图13-31　肋间神经阻滞声像图

沿肋骨短轴切面，穿刺针（箭头）自足侧向肋间神经区域进针

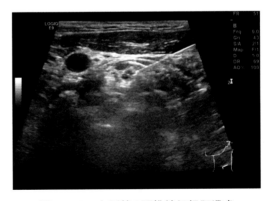

图13-32　左侧第5颈椎神经根阻滞术

左侧颈部横断面扫查，神经根呈圆形低回声，穿刺针尖已经抵达神经后方

（二）超声引导下松解术、肌腱末端病针刺与钙化灶捣碎

超声在肌肉骨骼系统的应用普及及微创概念的推进，使得一些既往需开放手术或关节镜下实施的手术，可以在超声引导下进行。

1.狭窄性腱鞘炎的松解与药物注射　手指屈肌腱鞘狭窄性腱鞘炎，临床又称"弹响指"，较为常见，多发生在手指屈肌腱鞘的A1滑车水平，手指屈肌腱鞘滑车系统为屈肌腱鞘局部增厚的部分，在肌腱活动中起到固定方向、控制肌腱运动轨迹的作用。各种原因导致A1滑车水平腱鞘的增厚，限制了肌腱的运动，二者之间的摩擦、不协调，继而引起肌腱的肿胀，加重了局部腱鞘的相对狭窄和粘连。患者手指屈曲受限，用力被动屈曲时，肿胀的肌腱自狭窄的A1滑车处挤压通过，出现弹响伴显著疼痛，即为"弹响指"。

"弹响指"的治疗包括休息、理疗、局部封闭注射。顽固不愈者，行狭窄处腱鞘切开松解术。高频超声能够清晰显示滑车的增厚，评估狭窄及炎症状态并引导注射，并可引导进行局部的狭窄腱鞘松解术。采用短轴切面引导，选择较细的1ml注射器针头，刺入增厚腱鞘与肌腱之间，超声引导下对增厚腱鞘反复提拉穿刺，至手感局部腱鞘从硬韧状态转为松弛时结束，随即局部注入0.5ml左右类固醇激素与局部麻醉药的混合药液。

上述整个过程在超声实时引导下进行，注意松解及药物注射时穿刺针尖不要刺入肌腱内。

2.肌腱末端病针刺与钙化捣碎　肌腱末端病多为慢性劳损所致，受累肌腱发生胶原纤维变性、断裂、囊性变，继发腱体内钙质沉积，肌腱附着处骨皮质骨赘形成。患者局部明显触痛，关节活动受限。肌腱末端病可发生在全身各部位肌腱，肩部的冈上肌腱、肘关节处的伸肌总腱、膝关节的髌腱近端、踝关节后方的跟腱都是好发部位。肌腱末端病的手术治疗包括病变肌腱的清理，局部钙化灶和骨赘的清除，一般在保守治疗无效后实施。

超声引导下的肌腱末端病介入治疗最早应用于钙化性冈上肌腱炎，疗效显著。随后，全身各部位肌腱的应用均有报道。其治疗原理是，通过人为造成的有控制的肌腱局部损伤激发机体自身抗炎修复过程。针刺提插介入治疗后，局部出血，继而引起血管扩张、充血，捣碎的细小钙化沉积物被吸收，炎性反应逐渐消退并伴随再生修复，达到治疗目的。文献报道，单独应用这一疗法的成功率达60%～74%。

钙化性冈上肌腱炎由于肌腱退行性变伴随钙盐结晶沉积于肌腱内引起肩部活动受限和疼痛。声像图上可表现为弧形、片状、结节状强回声伴后方声影，也可能为细点状稍强回声，无后方声影，探头加压局部可见流动的囊性病灶。病灶周围肌腱多肿胀，回声不均匀减低，可合并肩峰下滑囊积液。病变区血流信号丰富及流动状态的液性钙化者常合并严重的肩关节疼痛和运动障碍，需要介入处理。对于无明显症状的钙化性冈上肌腱炎，无须治疗。

为方便进针操作及缓解患者的恐慌，可采用仰卧位。超声挤压可流动的液性钙化常常为石膏样液体，多可直接被抽出。对于弧状、结节状、不能直接抽吸的钙化灶，超声引导下对钙化区反复提插穿刺，根据钙化硬度可以选用常规注射器针头、20G穿刺针或18G穿刺针进行操作。钙化区穿刺提插时，可以有明显的阻力并伴"沙沙"感

（图13-33）。介入治疗过程中，应在声像图指引下尽量捣碎所有钙化区，如骨皮质表面存在骨赘也应给予处理。具体提插穿刺次数并无固定限制，当手感局部组织松软，声像图显示肌腱肿胀时就可结束捣碎提插治疗。捣碎的钙化灶可以试图抽吸，有学者使用"双针技术"（dual-needle technique），即将两根针于钙化区头侧和足侧分别插入，一根针用作捣碎及注入液体冲洗，另一根针作为捣碎钙化物质的引流。操作较为复杂，但文献报道，两者之间的疗效并无差异。

对于钙化灶周围的病变肌腱或者无钙化灶肌腱末端病的针刺介入治疗时，穿刺针提插的部位为声像图异常区域的肌腱，同样以局部组织松软为治疗结点。

肌腱末端病的超声引导下介入治疗，需要注意以下细节。

（1）治疗前应进行充分的局部麻醉，穿刺针连接注射器，在患者疼痛时，及时注入少量局部麻醉药。

（2）穿刺治疗结束后，以往的研究多在局部注入类固醇激素和局部麻醉药混合液。由于类固醇激素的确切作用机制并不明确，并且存在损伤肌腱的风险，更重要的是注射与否并无明显的疗效差异，因此，现在普遍的观点是无须在治疗后进行

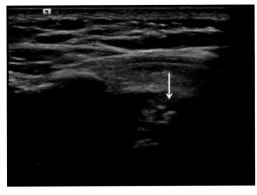

图13-33　冈上肌腱钙化性肌腱炎的超声引导下钙化捣碎抽吸治疗

冈上肌腱长轴切面声像图显示肌腱明显肿胀，局部可见细点样钙化弥漫分布，穿刺针尖刺入钙化区域（箭头）

肌腱内类固醇激素注射。但是，可以在肩峰下滑膜囊内进行注射。其他部位，则可在肌腱周围注射少许局部麻醉药以缓解疼痛。目前，超声引导下肌腱内注射富血小板血浆（PRP）对肌腱末端病的治疗作用引起学者们的广泛注意和研究。虽然，其确切的长期作用还不明晰，但初步研究展现了PRP的短期肯定疗效。

（3）肌腱末端病穿刺提插治疗术后1周至10天内，患者局部疼痛症状可能加重，此时应保持制动。2～6周，疼痛减退时可开始理疗康复。大部分患者，10周左右症状明显消失或缓解，复查显示原有钙化区缩小甚至消失。

（三）超声引导软组织异物取出

软组织异物多有明确外伤史，金属锐器、玻璃、木刺、细塑料管等是常见异物。超声由于不受异物密度影响，特别是对X线阴性异物的检查，已逐渐成为首选方法。常见声像图表现为软组织内大小不等点状、片状或团状强或高回声，形状及大小取决于异物本身。金属、玻璃碎片等异物，后方多出现典型的"彗星尾"征和模糊声影。在脓腔内或邻近骨皮质的异物声影可不明显。异物合并周围组织出血、渗液、脓肿形成时，异物周围可出现无回声区。慢性肉芽肿形成时表现为低回声结节。

软组织异物一般采用手术切开取出，以往为便于术中寻找异物，可进行术前超声体表标记定位或在超声引导下，注射适量亚甲蓝溶液帮助定位。尽管如此，由于术中出血、异物体积过小，与周围组织肉眼不易分辨等原因，常出现手术切开后异物寻找费力、费时，甚至需要术中超声帮助再次定位。

　　超声引导异物取出术时，首先再次超声定位异物位置，选择距皮肤最近处操作。局部消毒铺巾后，沿预定操作路径逐层局部麻醉至异物表面。选用眼科手术器械，减小皮肤切口及组织损伤。异物取出后，重复局部超声扫查确认没有异物残留。皮肤切口无须缝合，按压止血后，局部纱布包扎即可。

　　超声引导下小切口钳取异物一经报道就被广泛实践。笔者的经验表明，异物位置表浅、周围合并脓肿形成者容易取出，而异物位置深在、伤道弯曲者则钳取困难。钳取异物的路径应沿异物长轴方向设计，超声引导过程中，注意时刻保持超声探头、异物及组织钳处于同一平面，并避开周围重要结构如神经、血管等。当组织钳抵达异物表面时，应利用组织镊或手术刀片于异物表面进行适当剥离，清除钳取过程中异物周围组织的牵拉阻碍。长轴及短轴结合扫查，有利于理解组织钳口与异物之间的位置关系，方便调节钳取（图13-34）。

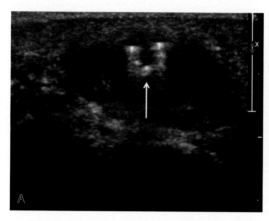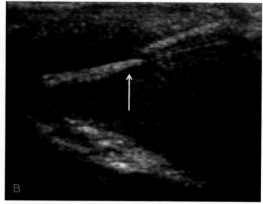

图13-34　超声引导下异物钳取术

A.短轴切面显示组织钳与异物在同一平面，钳口打开位于异物（箭头）两旁；B.长轴切面显示钳口张开，容纳异物尖端（箭头）在中央，准备钳取

（崔立刚）

主要参考文献

曹海根，王金锐，2009. 实用腹部超声诊断学. 北京：人民卫生出版社.

丛淑珍，冯占武，吴丽桑，等，2015. 超声在桥本氏甲状腺炎诊断中的应用价值. 中国超声医学杂志，31（9）：840-841.

付颖，王金锐，2015. 甲状腺结节指南中超声相关部分的解读及问题探讨. 中国超声医学杂志，31（1）：90-92.

傅强，崔立刚，陈文，等，2013. 钙化上皮瘤的超声诊断. 中国超声医学杂志，29（8）：758-760.

傅强，崔立刚，陈文，等，2014. 骶尾部藏毛窦的超声诊断. 中国超声医学杂志，30（1）：86-88.

葛均波，徐永健，2013. 内科学. 第8版. 北京：人民卫生出版社.

郭启勇，2010. 介入放射学. 第3版. 北京：人民卫生出版社.

郭学君，2009. 腹水的超声诊断及声像图分析. 中国医药指南，07（8）：37-38.

何卫东，2010. 经阴道彩色多普勒超声诊断子宫内膜病变. 中国医学影像技术，26（10）：1060-1061.

何文，2012. 实用介入性超声学. 北京：人民卫生出版社.

江凌，崔立刚，王金锐，等，2008. 弹力纤维瘤的声像图表现及其病理基础. 中国医学影像技术，24（9）：1442-1444.

姜玉新，王志刚，2010. 医学超声影像学. 北京：人民卫生出版社.

靳忠民，王萍，唐智勇，等，2013. 超声引导下经皮穿刺无水乙醇硬化治疗甲状腺囊性病变. 中国介入影像与治疗学，10（2）：81-84.

克鲁格 GRF，肖建国，布亚 LM，2008. 病理解剖摄影图谱. 成都：四川大学出版社.

李泉水，2013. 浅表器官超声医学. 北京：人民军医出版社.

李胜利，2004. 胎儿畸形产前超声诊断学. 北京：人民军医出版社.

李胜利，2014. 对中国医师协会超声医师分会《产前超声检查指南（2012）》的深入解读. 中华医学超声杂志（电子版），11（4）：266-282.

马长生，2012. 介入心脏病学. 北京：人民卫生出版社.

倪方才，2015. 介入放射学. 北京：科学出版社.

任卫东，常才，2013. 超声诊断学. 第3版. 北京：人民卫生出版社.

石健，王彬，刘荫华，2010. 乳腺高频彩色多普勒超声检查中应用BI-RADS分级诊断标准对乳腺疾病的诊断价值. 中国医学影像技术，26（5）：877-880.

孙彦，陈文，崔立刚，等，2010. 腹膜假性黏液瘤的声像图特征及超声诊断价值. 中华医学超声杂志（电子版），7（1）：47-53.

王新房，谢明星，2016. 超声心动图学. 第5版. 北京：人民卫生出版社.

谢红宁，2005.妇产科超声诊断学.北京：人民卫生出版社.

亚奇，刘东屏，王学梅，等，2013.超声引导下网膜活检在腹水病因诊断中的临床优越性.中国医科大学学报，42（2）：355-356，363.

燕翠菊，李安华，刘隆忠，等，2015.无痛性亚急性甲状腺炎的超声误诊分析.中国超声医学杂志，31（2）：174-176.

杨娅，2009.超声掌中宝.北京：科学技术文献出版社.

张缙熙，姜玉新，2010.浅表器官及组织超声诊断学.第2版.北京：科学技术文献出版社.

张惜阴，2003.实用妇产科学.第2版.北京：人民卫生出版社.

张瑜，2012.子宫内膜临床病例图鉴.北京：人民军医出版社：123-124.

赵博文，2009.心血管超声诊断学图解.北京：人民军医出版社.

中国医师协会超声医师分会，2010.血管和浅表器官超声检查指南.北京：人民军医出版社.

中国医师协会超声医师分会，2014.介入性超声应用指南.北京：人民军医出版社.

中国医师协会心血管内科分会先心病工作委员会，2011.常见先天性心脏病介入治疗中国专家共识四、经皮球囊肺动脉瓣与主动脉瓣成形术.介入放射学杂志，20（4）：253-260.

周力学，刘颖琳，2010.妇科疾病的超声诊断精要.广州：中山大学出版社.

周裔忠，李华泰，盛国太，2015.结合国情客观认识欧美指南关于经皮二尖瓣球囊成形术的建议.中国循环杂志，30（2）：105-106.

周永昌，郭万学，2012.超声医学.第6版.北京：人民军医出版社.

Baum S，Pentecost M，2010.Abrams介入放射学.徐克，滕皋军，译.北京：人民卫生出版社.

Blumgart LH，2010.肝胆胰外科学.第4版.黄洁夫，译.北京：人民卫生出版社.

Callen PW，2010.妇产科超声学.常才，戴晴，谢晓燕，译.北京：人民卫生出版社.

DeCherney AH，Natuan L，2004.现代妇产科疾病诊断与治疗.第9版.刘新平，宋玉琴，万小平，译.北京：人民卫生出版社.

Donald SB，2009.GROSSMAN心血管介入学.梁雨露，译.北京：人民卫生出版社.

John ML，Jason HR，2015.成人结构性心脏病介入治疗.朱鲜阳，张端珍，张玉顺，等译.北京：北京大学医学出版社.

Agarwal M，Agrawal MS，Mittal R，et al，2012. A randomized study of aspiration and sclerotherapy versus laparoscopic deroofing in management of symptomatic simple renal cysts. Journal of Endourology，26（5）：561-565.

Anderson BO，Bevers TB，Carlson RW，2016. Clinical Breast Examination and Breast Cancer Screening Guideline. Journal of the American Medicine Association，315（13）：1403-1404.

Angiolucci M，Murru R，Melis G，et al，2011. Association between different morphological types and abnormal karyotypes in early pregnancy loss. Ultrasound in Obstetrics Gynecology，37（2）：219-225.

Benacerraf BR，Finberg HJ，Lee W，et al. AIUM practice guideline for the performance of obstetric ultrasound examinations. Journal of Ultrasound in Medicine，32（6）：1083-1101.

Çetin S，Kir G，Yilmaz M，2016. Thyroid paraganglioma diagnosed by fine-needle aspiration biopsy，correlated with histopathological findings：Report of a case. Diagnostic Cytopathology，44（7）：643-647.

Eun NL，Yoo MR，Gweon HM，et al，2016. Thyroid nodules with nondiagnostic results on repeat fine-needle aspiration biopsy（FNAB）：which nodules should be considered for repeat biopsy or surgery rather than follow-up? Ultrasonography，35（3）：234-243.

Kim YJ，Hong HS，Jeong SH，et al，2016. Papillary Thyroid Carcinoma Arising Within a Follicular Adenoma：A Case Report，Ultrasound Features，and Considerations. Ultrasound Quarterly，33（1）：62-65.

Medeiros MM，Graziano L，de Souza JA，et al，2016. Hyperechoic breast lesions：anatomopathological correlation and differential sonographic diagnosis. Radiologia Brasileira，49（1）：43-48.

Nieciecki，et al，2016. The role of ultrasound and lymphoscintigraphy in the assessment of axillary lymph nodes in patients with breast cancer. Journal of Ultrasonography，16（64）：5-15.

Nishimura RA，Otto CM，Bonow RO，et al，2014. 2014 AHA/ACC Guideline for the management of patients with valvular heart disease：executive summary：a report of the American College of Cardiology/American Heart Association Task Force on Practice Guidelines. Circulation，129（23）：2440-2492.

Patel MB，Samuel BP，Girgis RE，et al，2015. Implantable atrial flow regulator for severe，irreversible pulmonary arterial hypertension. Eurointervention：Journal of EuroPCR in Collaboration with the Working Group on Interventional Cardiology of the European Society of Cardiology，11（6）：706.

Quintero RA，Morales WJ，Allen MH，et al，1999. Staging of twin-twin transfusion syndrome. Journal of Perinatology Official Journal of the California Perinatal Association，19：550-555.

Salomon LJ，Alfirevic Z，Berghella V，et al，2011. Practice guidelines for performance of the routine mid-trimester fetal ultrasound scan. Ultrasound in Obstetrics Gynecology，37（1）：116-126.

Salomon LJ，Alfirevic Z，Bilardo CM，et al，2013. ISUOG practice guidelines：performance of first-trimester fetal ultrasound scan . Ultrasound in Obstetrics Gynecology，41（1）：102-113.

Savelli L，Fabbri F，DiDonato N，et al，2014. Heterotopic interstitial pregnancy successfully treated with ultrasound-guided potassium chloride injection in the ectopic embryo. Journal of Obstetrics and Gynaecology，34（3）：396-398.

Singh Ospina，2016. Diagnostic accuracy of ultrasound-guided fine needle aspiration biopsy for thyroid malignancy：systematic review and meta-analysis. Endocrine，53（3）：1-11.

Song YS，Kim JH，Na DG，et al，2016. Ultrasonographic Differentiation Between Nodular Hyperplasia and Neoplastic Follicular-Patterned Lesions of the Thyroid Gland. Ultrasound in Medicine & Biology，42（8）：1816-1824.

Sridharan，2015. Comparison on the use of semi-automated and automated core biopsy needle in ultrasound guided breast biopsy. Medical Journal of Malaysia，70（6）：326-333.